Diabetes mellitus - eine kardiovaskuläre Erkrankung

UNI-MED

UNI-MED Verlag AG
Bremen - London - Boston

Prof. Dr. Dietrich Strödter
I. Medizinische Klinik und Poliklinik
Zentrum für Innere Medizin
Universität Gießen
Klinikstr. 36
35392 Gießen

Die Deutsche Bibliothek - CIP-Einheitsaufnahme

Strödter, Dietrich:
Diabetes mellitus - eine kardiovaskuläre Erkrankung/Dietrich Strödter.-
1. Auflage - Bremen: UNI-MED, 2002
(UNI-MED SCIENCE)
ISBN 3-89599-604-1

Printed in Germany

UNI-MED. Die beste Medizin.

In der Reihe UNI-MED SCIENCE werden aktuelle Forschungsergebnisse zur Diagnostik und Therapie wichtiger Erkrankungen “state of the art” dargestellt. Die Publikationen zeichnen sich durch höchste wissenschaftliche Kompetenz und anspruchsvolle Präsentation aus. Die Autoren sind Meinungsbildner auf ihren Fachgebieten.

Vorwort

Die wesentlichen Spätkomplikationen des Diabetes mellitus sind die kardiovaskulären Folgeerkrankungen. Hierbei steht die Erkrankung des Herzens bezüglich Morbidität und Mortalität an erster Stelle. Die Bedeutung dieser Sekundärkomplikation ist für das Schicksal des Diabetikers in den Vordergrund getreten, nachdem das Risiko des Todes im diabetischen Koma abgenommen hat. Die diabetische Stoffwechsellage stellt nicht nur eine dringliche Indikation zur Sekundärprävention, sondern auch zur Primärprävention der KHK dar.

Diabetiker haben in 7 Jahren genauso viele Myokardinfarkte wie nicht-diabetische Postinfarktpatienten, sie haben somit die Prognose von Postinfarktpatienten. Eine intensivierte Hochdruck-Therapie reduziert beim Diabetiker zudem kardiovaskuläre Folgekomplikationen um den Faktor 2-3 stärker als eine intensivierte Diabetes-Therapie. Letztere resultiert wohl bei 10jähriger Beobachtung (UKPDS) in einer signifikanten Reduktion mikrovaskulärer Komplikationen, nicht jedoch in einer signifikanten Senkung der makrovaskulären Komplikationen wie der Myokardinfarkte! Das bisherige Konzept der optimierten Stoffwechseleinstellung reicht somit nicht aus.

Der jetzt aufgrund der Studienlage vollzogene Paradigmenwechsel beim Diabetes **von der Stoffwechselerkrankung zur kardiovaskulären Erkrankung** beseitigt radikal die bisherige einseitige Schwerpunktlegung und umreißt damit die zur Erzielung besserer Therapieergebnisse notwendige Strategie eindeutiger: Neben optimierter antidiabetischer Therapie ist eine konsequente und stringentere Therapie von kardiovaskulären Folge-/Begleiterkrankungen, Fettstoffwechelstörung, Hypertonie etc. mit Evidenz-basierten Therapiezielen erforderlich. Dieses Konzept ist nicht nur vom Ansatz her eine erfolgversprechendere kardiovaskuläre Präventionsstrategie, sondern schließt auch die fachgerechte Therapie bereits eingetretener kardiovaskulärer Folgeerkrankungen mit ein, fordert somit interdisziplinäre Zusammenarbeit.

Da der Diabetes mellitus prognostisch ein KHK-Risiko-Äquivalent ist, habe ich als Kardiologe in der vorliegenden Monographie die kardialen Besonderheiten beim Diabetes und die kardiologischen Therapieresultate in den Vordergrund gestellt. Bei fast allen kardiologischen Therapie-Interventionen wird der Diabetiker nur auf die prognostische Stufe gebracht, die der Nicht-Diabetiker ohne die Intervention bereits hatte, d.h. der Diabetiker behält die schlechtere Prognose. Eine solche Bestandsaufnahme ist meines Erachtens erste Voraussetzung einer Verbesserung der Therapieresultate beim Diabetiker. Herz und Diabetes, Diabetes und Herz, ein ehemaliges Randgebiet zweier internistischer Subdisziplinen, wird hierdurch die notwendige Aufmerksamkeit finden.

Ich hoffe, mit dieser Monographie dem immer wieder an mich herangetragenen Wunsch nach einer solchen Übersicht gerecht geworden zu sein.

Mein Dank für die Unterstützung hierbei gilt dem UNI-MED Verlag.

Gießen, im Januar 2002 *Dietrich Strödter*

Inhaltsverzeichnis

1. Definition, Diagnose und Häufigkeit des Diabetes mellitus

1.1. Definition des Diabetes

Die Definitionen des Diabetes mellitus der WHO und der American Diabetes Association (ADA) sind nicht ganz identisch.

1.1.1. Bisherige Definition des Diabetes und Diagnosekriterien

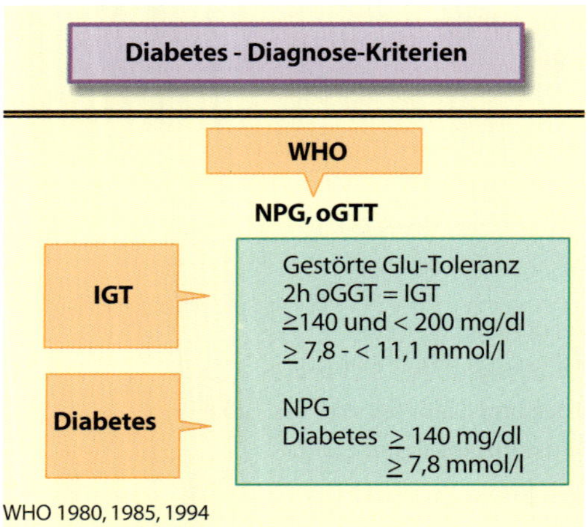

Abb. 1.1: Bisherige Definition des Diabetes nach WHO (WHO 1994).
NPG = Nüchternplasma-Glukose
BZ: Venöses Plasma ≥ 140 mg/dl (im Vollblut und Kapillarblut NBZ ≥ 120 mg/dl).

1.1.2. Neue Diagnosekriterien des Diabetes

Die American Diabetes Association (ADA) hat neue Diabetes-Diagnose-Kriterien (1) festgelegt.

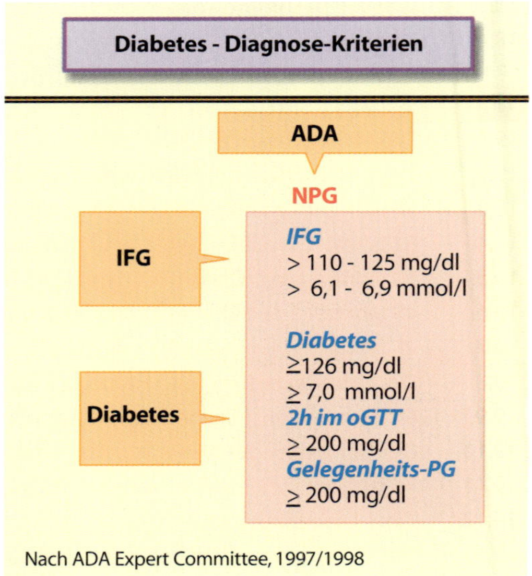

Abb. 1.2: Neue Diagnosekriterien des Diabetes der ADA 1997 (1).

Somit verläßt sich die ADA vor allem in der Diabetesdiagnose auf einen Nüchternplasma-Glukosewert ≥126 mg/dl (≥7 mmol/l) - zweimalig bestimmt, während die WHO einen höheren Plasmaglukosewert von ≥140 mg/dl (≥7,8 mmol/l) beim Nüchternblutzucker festlegt. Als nüchtern gilt ein Zeitraum von 8 h ohne Nahrungsaufnahme (1).

Dieser niedrigere Schnittpunkt wurde gewählt, da die mikrovaskulären Augen- und Nierenveränderungen bereits bei diesen Glukosekonzentrationen beginnen (2). Daneben haben fast alle Patienten mit NPZ ≥140 mg/dl einen Plasmaglukose-2 h-Wert im oGTT von ≥200 mg/dl, aber nur ca. 25 % mit 2 h-oGTT-Werten von ≥200 mg/dl haben NPZ-Werte ≥140 mg/dl, d.h. beide Meßergebnisse geben einen unterschiedlichen Hyperglykämiestatus wieder (1).

2 h-oGTT-Werte von 200 mg/dl entsprechen NPZ-Werten von 120-126 mg/dl.

Die ADA-Kriterien definieren auch eine neue Klasse einer Glukosestoffwechselstörung, die Impaired Fasting Glucose (IFG) mit Plasma-Glukosewerten von ≥110 mg/dl - <126 mg/dl (6,1-7,0 mmol/l), die sich von der WHO-Kategorie der gestörten Glukosetoleranz (IGT, Nüchternplasma-Glukose ≥140 mg/dl (≥7,8 mmol/l) und 2-h-Plasma-Glukose im oGTT <200 mg/dl (<11,1 mmol/l) unterscheidet. Nüchternplasma-Glukosewerte <110 mg/dl (<6,1 mmol/l) schließen einen Diabetes aus. Auch Gelegenheitsplasma-Glukosewerte ≥200 mg/dl mit Vorliegen von Symptomen (= Polyurie und Polydipsie, verbunden mit Gewichts- und Leistungsabnahme) sind pathologisch.

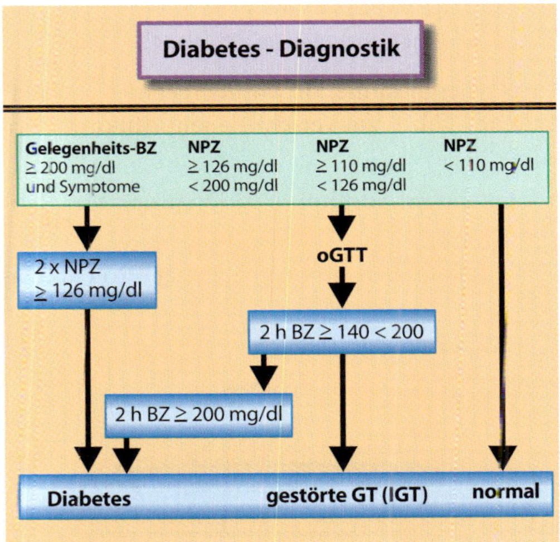

Abb. 1.3: Diabetes-Diagnose-Algorithmus anhand der Glukosewerte in mg/dl.

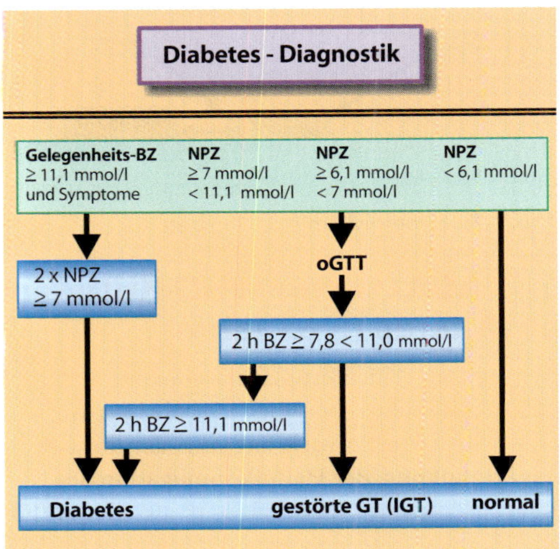

Abb. 1.4: Diabetes-Diagnose-Algorithmus anhand der Glukosewerte in mmol/l

1.1.3. Umrechnungsfaktor der Glukosespiegel von mg/dl zu mmol/l

Glukose von mg/dl zu mmol/l:
mit 0,056 multiplizieren
Glukose von mmol/l zu mg/dl:
mit 18 multiplizieren

1.2. Der orale Glukosetoleranztest

Die American Diabetes Association (ADA) empfiehlt in ihren neuen Richtlinien zur Diagnose des Diabetes mellitus die alleinige Bestimmung der Nüchternplasma-Glukosewerte. Im Gegensatz zur WHO wird für die klinische Routinediagnostik der orale Glukosetoleranztest (=oGTT) mit 75 g Glukose nach 12 h Nahrungskarenz nicht empfohlen.

Was bedeutet dies für die Identifizierung von Personen mit einem erhöhten kardiovaskulären Mortalitätsrisiko?

Dies zeigt unter anderem das Untersuchungsergebnis der DECODE-Studie (3). Hier werden die Nüchtern- und 2-h-Plasmaglukosewerte von 13 prospektiven europäischen Studien an 18048 Männern und 7316 Frauen über eine mittlere Nachbeobachtungszeit von 7,3 Jahren erfaßt.

- Unabhängig von den Nüchternblut-Glukosewerten, d.h. auch bei hier normalen Werten ist bei Personen mit 2-h-Plasma-Glukosewerten ≥200 mg/dl (>11,1 mmol/l) das kardiovaskuläre Mortalitätsrisiko 2- bis 2,5-fach höher als bei Nicht-Diabetikern
- Die alleinige Bestimmung der Nüchternplasma-Glukosewerte ist somit nicht ausreichend, um alle Personen mit einem erhöhten kardiovaskulären Mortalitäts-Risiko zu erfassen
- Der 2-h-Blutglukosewert liefert zusätzliche prognostische Informationen und ermöglicht darüber hinaus auch die Identifizierung von Personen mit gestörter Glukosetoleranz (=IGT, impaired glucose tolerance, nicht zu verwechseln mit IFG = impaired fasting glucose), die bereits ein besonders hohes kardiovaskuläres Risiko besitzen, d.h. ab diesen 2 h-oGTT-Werten steigt das Risiko für Sekundärkomplikationen deutlich an. Deswegen wurde dieser Wert auch beibehalten.

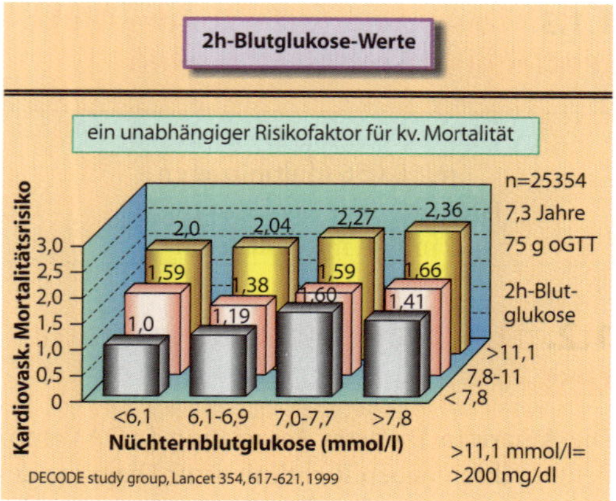

Abb. 1.5: Der orale Glukosetoleranztest als Risikoprädiktor (DECODE-Study).

1.3. Der postprandiale Blutzuckerwert

Nicht nur der 2h-Wert im oGGT, sondern auch die postprandialen Blutzuckerwerte sind mit der Prognose korreliert. Dies wurde durch die Diabetes-Interventionsstudie (DIS) belegt (4). In dieser Studie ist der Nüchternblutzuckerwert bei Diabetikern kein Risikofaktor für die Sterberate. Dagegen geben die eine Stunde nach dem Frühstück gemessenen Blutzuckerwerte, also die postprandialen Blutzuckerwerte das Risiko signifikant an. Ein weiterer prognostischer Prädiktor sind die postprandialen Triglyzeridwerte.

Der Nüchternblutzucker hat damit die geringste Aussagekraft. Der postprandiale Blutzucker korreliert zudem viel besser mit dem HbA_{1c}-Wert (Hanefeld). Der Nüchternblutzucker ist allerdings präziser definiert und reproduzierbarer. Aber nur bei 40 % der Diabetiker wird die Erkrankung allein durch die Bestimmung des Nüchtern-Glukosewertes erkannt. Durch die zusätzliche Messung des postprandialen 2-Stunden-Wertes können jedoch alle Diabetiker schon im frühen Stadium identifiziert werden (Hanefeld).

Somit hat der postprandiale Blutzuckerwert einen höheren prädiktiven Wert hinsichtlich der Wahrscheinlichkeit für Herz-Kreislaufprobleme als der Nüchternblutzucker.

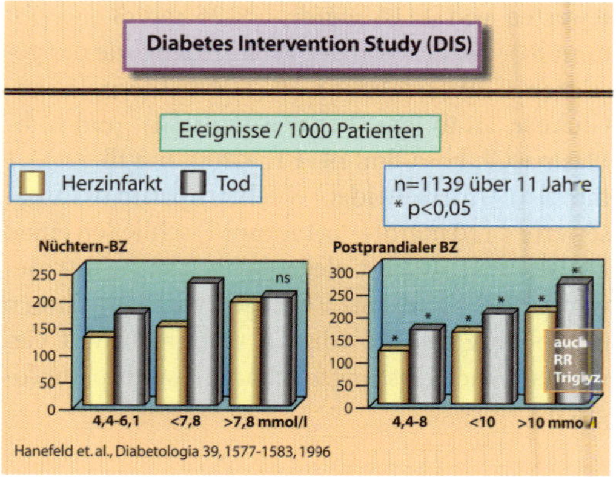

Abb. 1.6: Ergebnisse der DIS-Studie (4).

Die Hyperglykämie, ob vorübergehend oder anhaltend, führt zu verschiedenen Abnormitäten wie:

- verstärktem Sorbitol-Weg (Neuropathie, Retinopathie)
- Veränderungen der Aktivität der Proteinkinase C
- erhöhter Produktion von AGE
- erhöhtem oxidativem Stress

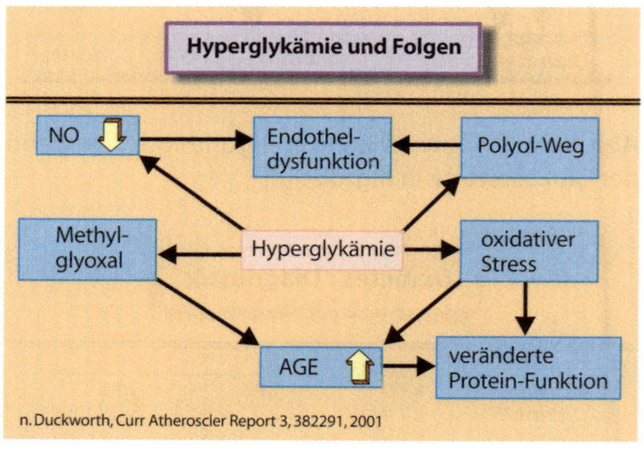

Abb. 1.7: Hyperglykämie und Folgen.

1.4. ADA- versus WHO-Kriterien bei Älteren (> 65 Jahre)

Die neuen Nüchternplasma-Glukose-Kriterien der ADA scheinen bei über 65- Jährigen weniger prädiktiv für die Entwicklung einer kardiovaskulären Erkrankung, der Hauptkomplikation des Diabetes in diesem Alter, zu sein als die WHO-Kriterien (Nüchternplasma-Glukose plus oGTT). Dies ergibt die Cardiovascular Health Study an 4515 Teilnehmern (im Mittel 73 Jahre) (2).

- Zu Beginn haben in diesem Kollektiv von Nicht-Diabetikern
  - nach den ADA-Richtlinien 22,3 % einen abnormen Glukosestatus
  - dagegen doppelt so viele, nämlich 46,8 % nach den WHO-Kriterien
- Die Zahl diabetes-bedingter kardiovaskulärer Erkrankungen (definiert als Myokardinfarkt und Apoplex) ist bei Zugrundelegung der ADA-Kriterien zu Beginn der Studie um den Faktor 3 geringer als bei Zugrundelegung der WHO-Kriterien, 53 vs 159 Fälle pro 10000

Bei Beobachtung über im Mittel 5,9 Jahre haben 581 Teilnehmer ein kardiovaskuläres Ereignis oder sterben daran. Bezüglich des prädiktiven Wertes sind die Nüchternplasma-Glukosewerte der ADA hier weniger prädiktiv als die WHO-Kriterien, Sensitivität 28 % vs 54 % (34 % mit gestörter Glukosetoleranz und 20 % mit neuem Diabetes).

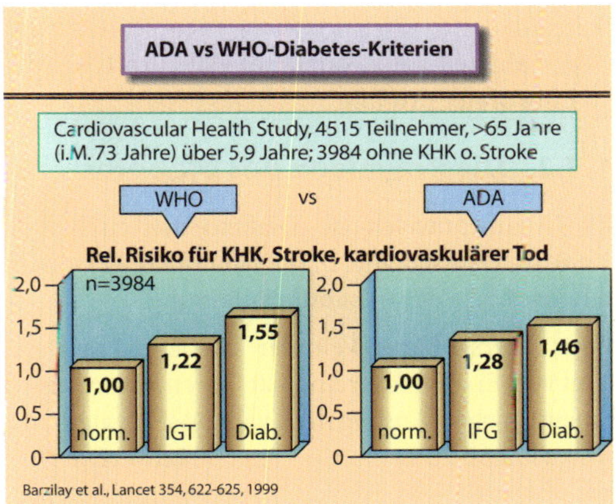

Abb. 1.8: Vergleich der ADA- vs WHO-Kriterien anhand des relativen Risikos für Sekundärkomplikationen.

1.5. IFG versus IGT

Es gibt Hinweise, daß IFG als Prädiktor des Typ II-Diabetes nicht so sensitiv ist wie IGT. Die Sensitivität wird bei IFG mit 26 % angegeben, bei IGT mit 50 % (5,6). Somit sind diese zwei Klassifizierungen weder von den Blutzuckerwerten noch vom prädiktiven Wert her ganz analog. Mit dem IGT bestehen darüber hinaus auch mehr Erfahrungen. Das Risiko für Diabetes und Tod ist für IGT gut dokumentiert (7,8). In der Whitehall-Studie ist die kardiovaskuläre Mortalität bei Personen mit IGT bei Beobachtung über 18-20 Jahre zweimal höher als unter normalen Kontrollen (7).

1.5.1. Die Funagata Diabetes Studie

In dieser Studie werden über 7 Jahre 2016 Personen mit normaler Glukosetoleranz, 382 Personen mit IGT und 253 Diabetiker beobachtet. Die gleiche Population wird dann noch einmal reklassifiziert, in Personen mit normaler Nüchternglukose, Personen mit IFG und Diabetes. Die kumulative Überlebensrate bezüglich kardiovaskulärer Erkrankungen ist bei IGT und Diabetes im Vergleich zu normaler Glukosetoleranz signifikant niedriger, während zwischen der Gruppe mit IFG und normalem Nüchternblutzucker kein signifikanter Unterschied gesehen wird (9).

> Somit ist in dieser Untersuchung IGT ein kardiovaskulärer Risikofaktor, nicht aber IFG

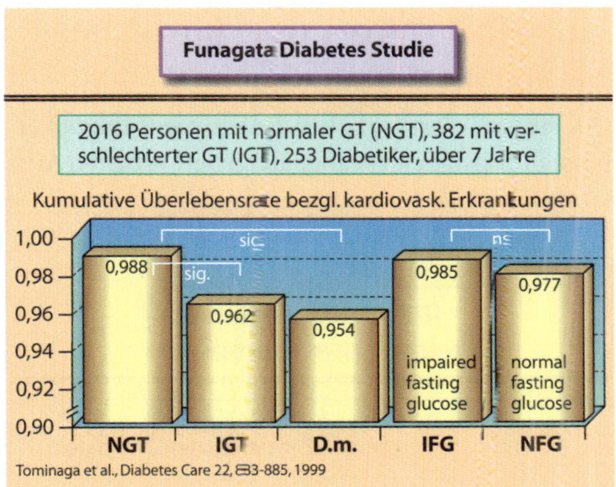

Abb. 1.9: Ergebnisse der Funagata Diabetes Studie. NGT = normale Glukose-Toleranz.

1.5.2. Whitehall-, Paris Prospective- und Helsinki-Policemen-Studie

Andererseits zeigt die gemeinsame Analyse der Whitehall-, der Paris Prospective- und der Helsinki Policemen Studie bei Männern (zu Beginn der Studie Nicht-Diabetiker) im Alter von 44-55 Jahren bei Beobachtung über 20 Jahre, daß bei der Quintile mit den höchsten 2-h-Glukosewerten im oGTT bereits eine signifikant höhere Gesamtmortalität vorliegt als bei den übrigen Personen. Das gleiche wird bezüglich der 2,5 % der Personen des Kollektivs mit den höchsten Nüchtern-Glukosewerten gegenüber den verbleibenden Personen beobachtet (10).

Da somit viele Studien gezeigt haben, daß das kardiovaskuläre Risiko schon im Stadium der gestörten Glukosetoleranz (IGT) bei normalen HbA_{1c}-Werten deutlich erhöht ist, steht der Krankheitswert der früher als latenter oder subklinischer Diabetes bezeichneten IGT außer Frage. Es wird daher auch erwartet, daß die IGT auf der WHO-Sitzung 2001 zur Krankheit erklärt werden wird.

1.5.3. Endotheldysfunktion bei IFG

Auch ist bei Personen mit IFG (mittlerer Nüchternplasma-Glukosewert 117 ±1 mg/dl) im Vergleich zu Probanden mit normalen Nüchternplasma-Glukosewerten eine Endotheldysfunktion im Acetylcholintest nachweisbar (11), ☞ Kap. 4. Da die Endotheldysfunktion ein negativer Prognoseprädiktor ist, dürfte daher bereits hier das Risiko erhöht sein.

1.6. HbA_{1c}-Wert und Blutzuckerwert

Der HbA_{1c}-Wert gibt über die Langzeitblutzucker-Einstellung in den vorangegangenen Wochen Auskunft.

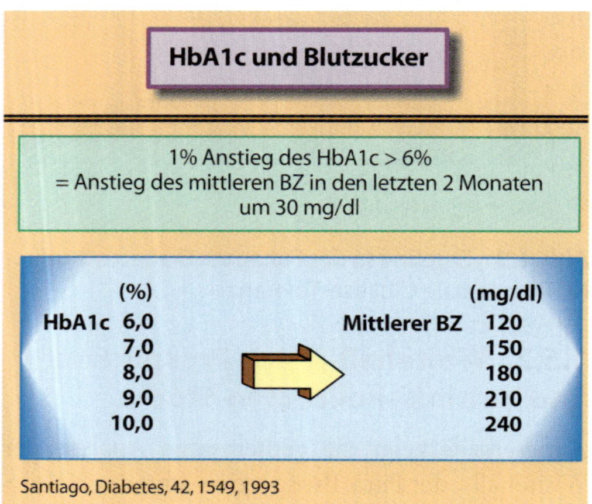

Abb. 1.10: HbA_{1c}-Wert und Blutzuckerwert.

Der HbA_{1c}-Wert gibt keine Auskunft über die postprandialen Blutzucker-Schwankungen. Eine aktuelle Untersuchung (15) bei nicht-insulinpflichtigen Typ II-Diabetikern (n=455) zeigt, daß der HbA_{1c}-Wert am stärksten mit dem mittleren Tagesblutzucker korreliert bzw. einen stärkeren Bezug zum präprandialen als zum postprandialen Blutzuckerwert hat. Nach den Mahlzeiten haben viele dieser Patienten Blutglukose-Spiegel über 8,9 mmol/l (>160 mg/dl) und/oder Blutglukoseanstiege > 2,2 mmol/l (>40 mg/dl). Dies wird auch oft bei Patienten mit HbA_{1c} < 7 %, also mit zufriedenstellender Diabetes-Einstellung gefunden. Die postprandialen Blutzuckerwerte müssen daher sowohl diagnostische (neben NBZ und HbA_{1c} auch postprandiale BZ-Werte kontrollieren) als auch therapeutische Konsequenzen haben.

1.7. Inzidenz und Prävalenz des Diabetes

1.7.1. Definitionen

- Prävalenz:
  Anzahl der Erkrankungsfälle in der Gesamtbevölkerung pro 1.000 Einwohner zu einem bestimmten Zeitpunkt.
- Inzidenz:
  Anzahl neu diagnostizierter Fälle pro 1.000 Einwohner pro Jahr.

1.7.2. Die Prävalenz des Diabetes

Die Gesamtprävalenz des Diabetes mellitus betrug 1990 in Deutschland 3,5-4 Millionen Personen, d.h. ca. 4,5 % der Gesamtbevölkerung.

Eine Altersabhängigkeit der Diabetes-Prävalenz liegt vor. Erst im Alter über 40 Jahren kommt es zu einem raschen Anstieg der Diabetes-Prävalenz auf bis zu knapp 20 % im Alter über 60 Jahre. Die Diabeteshäufigkeit ist bei den Männern unter 60 Jahren niedriger als bei Frauen, dagegen bei den über 60 jährigen Männern höher als bei Frauen über 60 Jahre.

Eine weitere Zunahme der Diabetiker ist zu erwarten; von einer Zunahme von mindestens 2,5 % pro Jahr wird ausgegangen. Die Zahl der Diabetiker soll bis zum Jahr 2002 in Deutschland auf 4,5 Millionen steigen, d.h auf 5,6 % der Gesamtbevölkerung (12). Hierbei sind 93-95 % der Fälle dem Typ II-Diabetes zuzurechnen. Bei Berücksichtigung der neuen ADA-Diabetes-Diagnosekriterien (NBZ ≥ 126 mg/dl) dürfte sich die Prävalenzrate der Diabetiker um wenigstens 10-20 %, d.h. auf 6,7 % erhöhen, d.h. jeder 15. Einwohner wäre in Deutschland betroffen.

In einer repräsentativen Bevölkerungsstichprobe wird aufgrund von HbA_{1c}-Messungen eine Gesamthäufigkeit des Diabetes in Deutschland von 8,2 % angenommen (13), d.h. 6,7 Millionen betroffene Menschen. Dazu kommen die ca. 10 Millionen Menschen mit einem metabolischen Syndrom, einer Vorstufe des Typ-II-Diabetes. Für das Jahr 2010 ergibt eine Hochrechnung, daß jeder 10. Deutsche Diabetiker ist.

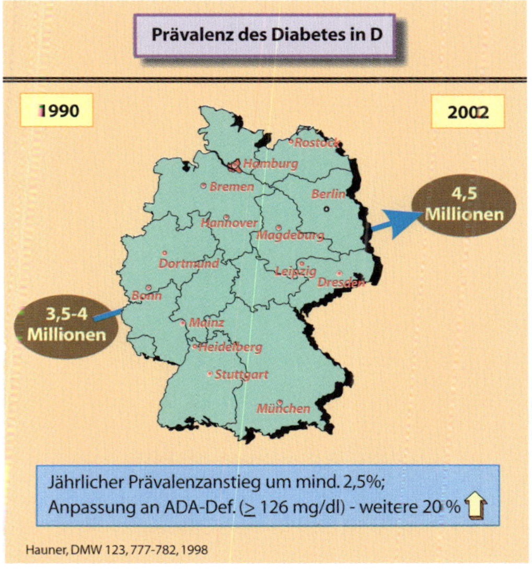

Abb. 1.11: Diabetes-Prävalenz in Deutschland.

Die Prävalenz des Typ I-Diabetes liegt in Deutschland zwischen 0,07 % bis 0,1 % bzw. wird sein Anteil auf 5-7 % aller Diabetes-Patienten in Deutschland geschätzt.

Gründe für die Zunahme der Diabetes-Prävalenz sind:

- Dank des Fortschritts der Medizin werden die Menschen heute älter und erleben damit häufiger die Manifestation eines Typ II-Diabetes
- Nach den neuen Diabetes-Kriterien ist ein manifester Diabetes heute bereits mit niedrigeren Blutzuckerwerten definiert
- Durch die veränderte Lebensweise der heutigen Gesellschaft, insbesondere durch Überernährung und fehlende körperliche Aktivität, wird die Diabeteserkrankung gefördert
- Auch eine genetische Ursache ist gegeben: Verbessert hat sich auch die Chance für diabetische Frauen, Kinder zu bekommen

1.7.3. Die Inzidenz des Diabetes

Die Inzidenz des Diabetes mellitus über alle Altersgruppen lag bei 358 pro 100000 Personenjahre. Besonders hoch ist die Diabetes-Inzidenz des Diabetes ist bei den über 60 Jährigen mit etwa 1200/100000 Personenjahre, also um den Faktor 3-4 höher (14).

Die Inzidenz des Typ I-Diabetes liegt in Baden-Württemberg in den Jahren 1987-1993 in der Altersgruppe der 0-14 Jährigen bei 11,6/100000 Personenjahre, in Nordrhein-Westfalen 1993/94 bei 13,4/100000 Personenjahre.

Somit ist der Diabetes eine der bedeutenden Volkskrankheiten.

Entsprechend hoch ist die jährliche Zahl der Neuerkrankungsfälle an Folgeerkrankungen des Diabetes. Hierbei sind

- die kardiovaskulären Erkrankungen, insbesondere die KHK, die häufigste Sekundärkomplikation, allein zu 35000 tödlichen Myokardinfarkten/Jahr führend

daneben ebenfalls häufig

- die Retinopathie mit 56000 Neuerkrankungsfällen pro Jahr
- die pAVK mit 28000 diabetes-bedingten Amputationen/Jahr
- die ca. 4000 neuen Dialysefälle/Jahr

1.8. Zusammenfassung

Neuer pathologischer Nüchternplasma-Glukosewert als Diabetes-Kriterium ist ≥ 126 mg/dl (≥ 7 mmol/l).
Der normale Nüchternplasma-Glukosewert beträgt < 110 mg/dl.
Ein Plasma-Glukosewert von ≥ 110 - < 126 mg/dl entspricht IFG = impaired fasting glucose.
Gelegenheitsplasma-Glukosewerte über 200 mg/dl plus klassische Symptome wie Polyurie, Polydipsie und unerklärbare Gewichtsabnahme weisen darüber hinaus auf Diabetes hin.

1.9. Literatur

1. The Expert Committee on the Diagnosis and Classification of Diabetes mellitus: Report of the expert committee on the diagnosis and classification of diabetes mellitus. Diabetes Care 20, 1183-1197, 1997

2. Barzilay JI, Spiekerman CF, Wahl PW, Kuller LH, Cushman M, Furberg CD, Dobs A, Polak JF, Savage PJ: Cardiovascular disease in older adults with glucose disorders: comparison of American Diabetes Association criteria for diabetes mellitus with WHO criteria. Lancet 354, 622-625, 1999

3. The Decode study group: Glucose tolerance and mortality: comparison of WHO and American Diabetic Association diagnostic criteria. The DECODE study group on behalf of the European Diabetes Epidemiology Group. Lancet 354, 617-621, 1999

4. Hanefeld M, Fischer S, Julius U, Schulze J, Schwanebeck U, Schmechel H, Ziegelasch HJ, Lindner J, the DIS Group: Risk factors for myocardial infarction and death in newly detected NIDDM: the Diabetes Intervention Study, 11-year follow-up. Diabetologia 39, 1577-1583, 1996

5. Davies M: New diagnostic criteria for diabetes – are they doing what they should? Lancet 354, 610-611, 1999

6. Shaw JE, de Courten MP, Hodge AM, McCarthy D, Greeboo H, Chitson P, Alberti KGMM, Zimmet PZ: IGT or IFG for predicting NIDDM: who is right, WHO or ADA. Diabetes 47, suppl 1, A150, 1998

7. Fuller JH, Shipley MJ, Rose G, Jarrett RJ, Keen K: Mortality from coronary heart disease and stroke in relation to degree of glycaemia: the Whitehall Study. Brit Med J 287, 867-870, 1983

8. Jarrett RJ, Keen H, Fuller JH, McCartney M: Worsening to diabetes in men with impaired glucose tolerance. Diabetologia 16, 25-30, 1979

9. Tominaga M, Eguchi H, Manaka H, Igarashi K, Kato T, Sekikawa A: Impaired glucose tolerance is a risk factor for cardiovascular disease, but not impaired fasting glucose. Diabetes Care 22, 883-885, 1999

10. Balkau B, Shipley M, Jarrett RJ, Pyörälä K, Pyörälä M, Forhan A, Eschwege E: High blood glucose concentration is a risk factor for mortality in middle-aged nondiabetic men. Diabetes Care 21, 360-367, 1998

11. Vehkavaara S, Seppala L, Westerbacka J, Groop PH, Jarvinen H: In vivo endothelial dysfunction characterizes patients with impaired fasting gucose. Diabetes Care 22, 2055-2060, 1999

12. Hauner H: Verbreitung des Diabetes mellitus in Deutschland. Dtsch Med Wschr 123, 777-782, 1998

13. Palitzsch KD, Nusser J, Arndt H, Enger I, Zietz B, Cuk A, Schäffler A, Büttner R, Frick E, Rath H, Schölmerich J und die Diabetomobil-Studiengruppe: Die Prävalenz des Diabetes mellitus wird in Deutschland deutlich unterschätzt - eine bundesweite epidemiologische Studie auf der Basis einer HbA_{1c}-Analyse. Diabetes und Stoffwechsel 8, 189-200, 1999

14. Michaelis D, Jutzi E, Albrecht G: Prevalence and incidence trends of non-insulin-dependent diabetes mellitus (NIDDM) in the population of the GDR. Dtsch Z Verdau Stoffwechselkr 47, 301-310, 1987

15. Bonora E, Calcaterra F, Lombardi S, Bonfante N, Formentini G, Bonadonna RC, Muggeo M: Plasma glucose levels throughout the day and HbA_{1c}, interrelationships in type 2 diabetes. Diabetes Care 24, 2023-2029, 2001

2. Diabetes mellitus - eine kardiovaskuläre Erkrankung

Diabetes mellitus ist nach einer aktuellen Stellungnahme der American Heart Association (AHA) eine kardiovaskuläre Erkrankung (1). Diese zunächst überraschende, jedoch durchaus zutreffende Charakterisierung entspricht einem Paradigmenwechsel von der Stoffwechselerkrankung Diabetes zur kardiovaskulären Erkrankung Diabetes. Mit diesem Paradigmenwechsel wird von der AHA die eigentliche präventive und therapeutische Zielvorgabe bei Diabetes auf den entscheidenden Punkt gebracht. Die Optimierung der Blutzucker-Stoffwechseleinstellung ist zum Erreichen der kardiovaskulären Therapieziele nur eine Basisforderung an den Diabetologen. Weitere Forderungen an den Kardiologen kommen hinzu. D.h. positivere Perspektiven sind beim Problem Diabetes nur durch interdisziplinäre Zusammenarbeit erreichbar.

- Ganz aktuell hat die UKPDS-Studie (2) bei Typ II-Diabetes gezeigt, daß eine intensivierte gegenüber einer konventionellen Diabetes-Therapie über 10 Jahre (HbA_{1c} 7,0 % vs 7,9 %, p<0,0001) wohl mit einer signifikanten Reduktion mikrovaskulärer Ereignisse um 25 % (p<0,0099), vor allem weniger Retina-Photokoagulationen) einhergeht, die makrovaskulären Komplikationen wie Herzinfarkt (nicht-tödlich, tödlich, plötzlicher Herztod) jedoch um nur 16 % (p=0,052) seltener sind, die Gesamtmortalität sogar nur um 6 % niedriger ist (p=0,44)
- Die UKPDS-Studie zeigt aber auch, daß eine intensivierte Hochdrucktherapie bei diesen Diabetikern zu besseren Therapieresultaten führt als eine optimierte Diabetes-Therapie
- Ganz ähnlich ist die Datenlage der DCCT-Studie (3) bei Typ I-Diabetikern. D.h. trotz optimaler Stoffwechseleinstellung sind die erreichten Therapieergebnisse durchaus noch verbesserungswürdig
- Dies unterstreicht noch einmal eindrucksvoll die Forderung nach einer komplexen multidisziplinären Therapiestrategie

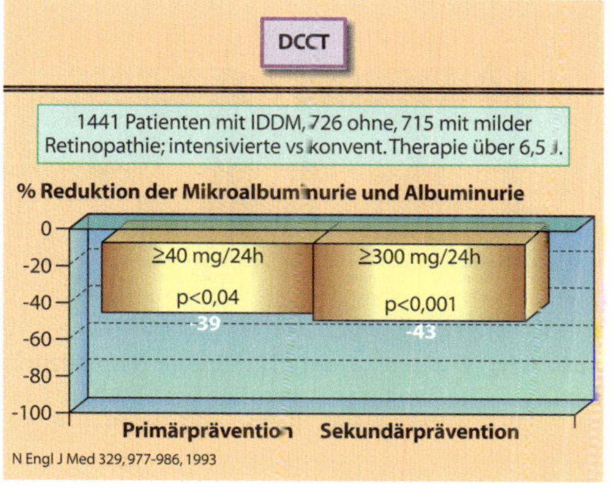

Abb. 2.1a: Ergebnisse der DCCT-Studie bei Typ I-Diabetes. Intensivierte vs konventionelle Therapie bei Patienten ohne und mit Mikroalbuminurie.

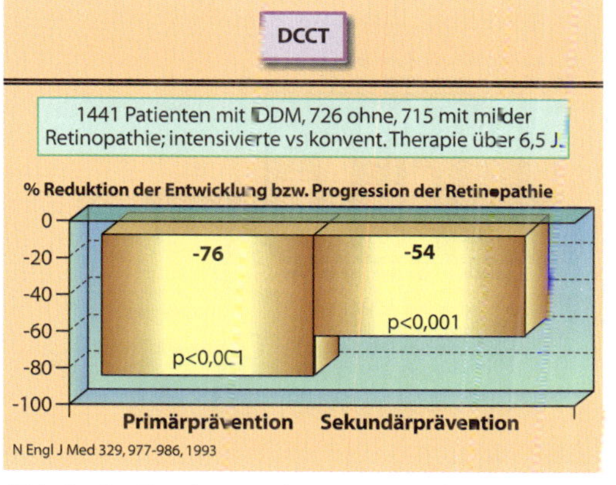

Abb. 2.1b: Ergebnisse der DCCT-Studie bei Typ I-Diabetes. Intensivierte vs konventionelle Therapie bei Patienten ohne und mit Retinopathie.

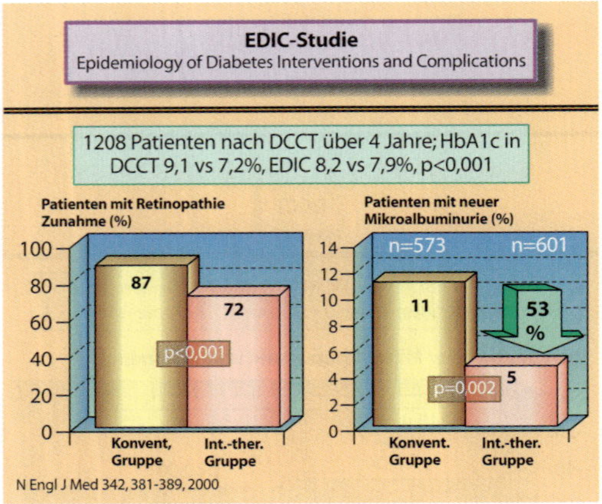

Abb. 2.1c: Ergebnisse der EDIC-Studie (Fortsetzung der DCCT über weitere 4 Jahre) bei Typ I-Diabetes. Intensivierte vs konventionelle Therapie bezüglich Zunahme der Retinopathie und neuer Mikroalbuminurie.

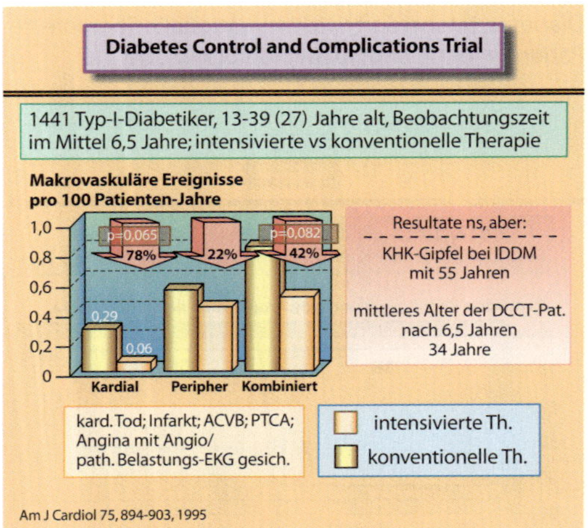

Abb. 2.1d: Ergebnisse der DCCT-Studie bezüglich makrovaskulärer Ereignisse.

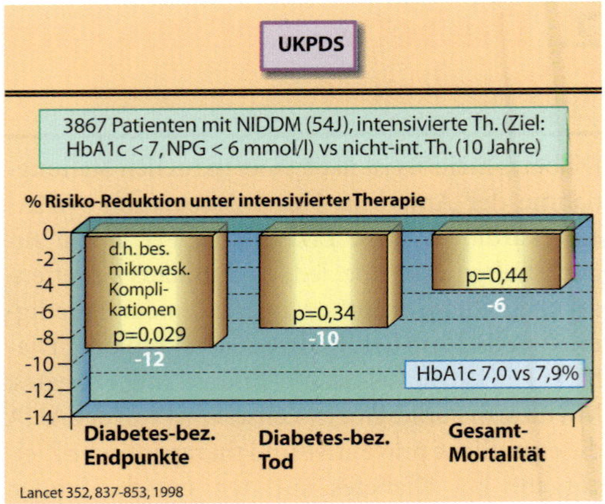

Abb. 2.2a: Ergebnisse der UKPDS bei Typ II-Diabetes. Intensivierte Therapie vs konventionelle Therapie.

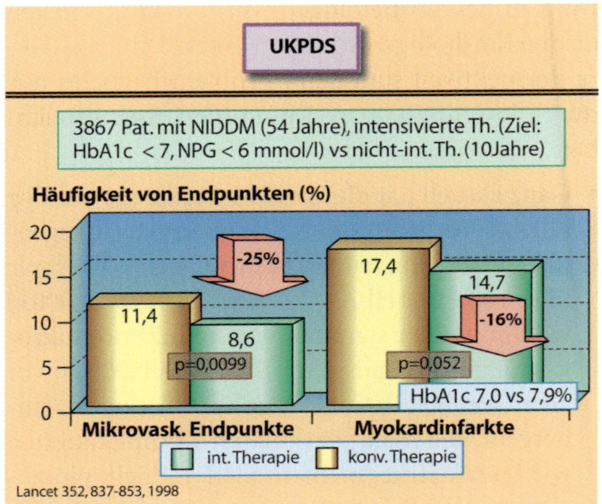

Abb. 2.2b: Ergebnisse der UKPDS bei Typ II-Diabetes. Intensivierte Therapie vs konventionelle Therapie bezüglich mikro- und makrovaskulärer Komplikationen.

Die UKPDS hat gezeigt, daß eine HbA_{1c}-Senkung von 1 % wohl zu einer Abnahme von mikrovaskulären Endpunkten um 37 % führt (p<0,0001), der tödliche und nicht-tödliche Myokardinfarkt dagegen aber nur um 14 % (p<0,0001) pro 1 % HbA_{1c}-Abfall zurückgeht (4).

2.1. Von der endokrinen zur kardiovaskulären Erkrankung

Die wesentlichen Spätkomplikationen des Diabetes mellitus sind die degenerativen Gefäßveränderungen. Hierbei steht die Erkrankung des Herzens bezüglich Mortalität und Morbidität an erster Stelle (5). Die Bedeutung dieser Sekundärkomplikationen ist für das Schicksal des Diabetikers in den Vordergrund getreten, nachdem das Risiko des Todes im diabetischen Koma abgenommen hat. Wie Joslin und Mitarbeiter (6) in einer großen Übersicht feststellten, fiel die Todesrate bei Diabetikern durch Koma in den Jahren 1895-1957 von 63,8 % auf 1,1 %, während sich die primär kardiale Todesrate im gleichen Zeitraum von 6,1 % auf 50,2 % erhöhte.

Vor diesem Hintergrund der kardiovaskulären Komplikationen wird die Aussage verständlich, daß Diabetes mellitus, natürlich primär eine endokrine Erkrankung, letztlich eine kardiovaskuläre Erkrankung wird bzw. ist (1).

Diese kardiovaskulären Komplikationen umfassen neben der KHK

- die Mikroangiopathie des Herzens
- die cerebrovaskuläre Erkrankung mit Apoplex
- die periphere arterielle Verschlußkrankheit (pAVK)
- die Mikroangiopathie mit
  - Nephropathie
  - Retinopathie
  - Neuropathie
- die Kardiomyopathie
- die Herzinsuffizienz

Hierbei stehen bezüglich Mortalität die makrovaskulären Erkrankungen ganz im Vordergrund. In der UKPDS-Studie haben 9 Jahre nach Diabetes-Diagnose-Stellung 29 % der Patienten einen diabetes-bezogenen Endpunkt, 20 % eine makrovaskuläre, 9 % eine mikrovaskuläre Komplikation (7).

Setzt man in der MRFIT-Studie die kardiovaskulären Todesursachen in der Gesamtheit gleich 100 %, so beträgt die KHK-Mortalität allein 74,4 % (8)!

Der neu diagnostizierte Diabetiker hat nach Yudkin nur noch 2/3 der Lebenserwartung des Nichtdiabetikers gleichen Alters (9). Oder ab Diagnosestellung des Diabetes haben Männer bei Vergleich eines Todesregisters mit einem Diabetesregister (in Wales) im Mittel eine um 7 Jahre, Frauen eine im Mittel um 7,5 Jahre kürzere Lebenserwartung (10). Die verlorenen Lebensjahre reichen bei Berücksichtigung des Lebensalters bei Diagnosestellung von 25,9 Jahren bei den ≤ 35 Jährigen und 0,9 (Männer) bis 1,6 Jahren (Frauen) bei den ≥ 85 Jährigen (10).

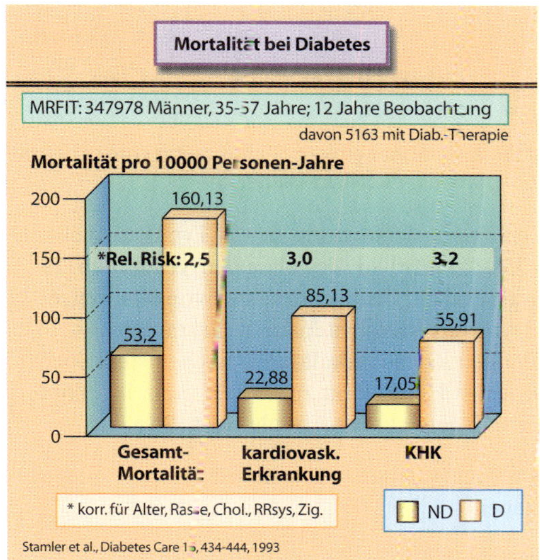

Abb. 2.3: Mortalität bei männlichen Diabetikern vs Nicht-Diabetikern.

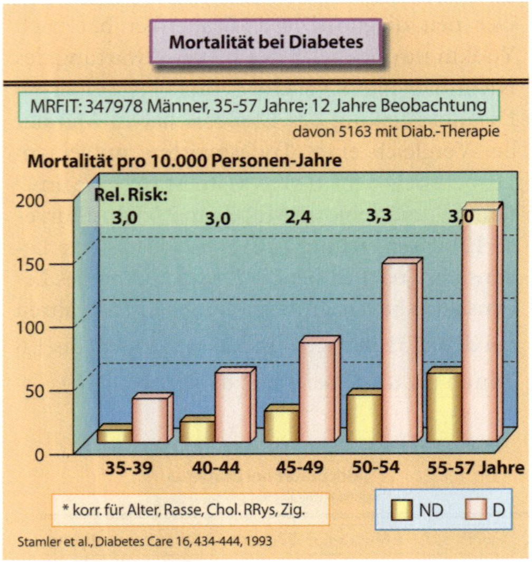

Abb. 2.4: Abhängigkeit der Mortalität vom Lebensalter, Diabetiker vs Nicht-Diabetiker.

In einer Untersuchung an 134 Typ II-Diabetikern (35-70 Jahre) in Skandinavien versterben 29 % während der Beobachtungszeit von 9 Jahren, 68 % davon an kardiovaskulären Erkrankungen (11). Bei den kardiovaskulären Ursachen steht wiederum der Herzinfarkt mit 73 % ganz im Vordergrund, gefolgt vom Apoplex mit 19 %.

Zu Beginn dieser Studie haben die später Verstorbenen

- höhere HbA_{1c}-Werte ($p<0{,}002$)
- höhere LDL- und Triglyzerid-Werte ($p=0{,}007$)
- niedrigeres HDL ($p=0{,}007$)
- eine erhöhte Albumin-Ausscheidung ($p=0{,}0001$)

Klinisch sind die verstorbenen Diabetiker charakterisiert durch häufigere

- Retinopathie (42 % vs 16 %, $p=0{,}002$)
- Neuropathie (57 % vs 23 %, $p<0{,}001$)
- Mikroalbuminurie 45 % vs 6 %, $p<0{,}0001$)
- KHK (50 % vs 13 %, $p<0{,}0001$)
- pAVK (27 % vs 9 %, $p=0{,}005$)

Somit wird die Prognose neben der bereits bestehenden Makroangiopathie durch weitere Faktoren mitbestimmt.

2.2. Ursachen der Zunahme des Diabetes-Häufigkeit

Die Auswirkungen des Diabetes auf das öffentliche Gesundheitssystem sind bereits beträchtlich und werden noch weiter zunehmen. Dies hat mehrere Gründe:

- Zum einen steigt die Inzidenz des Diabetes mit zunehmendem Alter - in Deutschland nimmt die Zahl Älterer deutlich zu
- Zum anderen beginnt der Typ II-Diabetes bei Personen mit Übergewichtigkeit (Adipositas) und körperlicher Inaktivität schon in früherem Alter, und diese Umstände nehmen ebenfalls zu
- Darüber hinaus hat die Insulin-Therapie die Prognose der Typ-I-Diabetiker deutlich verbessert, aber auch hier steigt mit jedem gewonnenen Lebensjahr die Zahl der kardiovaskulären Komplikationen

2.3. Woran stirbt der Diabetiker?

Die kardiovaskuläre Erkrankung ist die häufigste Komplikation beim Typ II-Diabetes und ist in Europa bei 66 % die Todesursache bei Typ II-Diabetikern (12). Ein gleicher Prozentsatz von 65 % wird für die USA angegeben (13). Die Todesursachen differieren in Abhängigkeit vom Alter des Diabetikers, vom Typ des Diabetes (in früheren Übersichten keine präzise Differenzierung), von der Dauer des Diabetes, aber auch durchaus vom Wohnland des Diabetikers. So haben Typ I-Diabetiker in Finnland nicht nur eine bessere Lebenserwartung als im Baltikum, sie sterben in Finnland auch seltener in der diabetischen Ketoazidose (29).

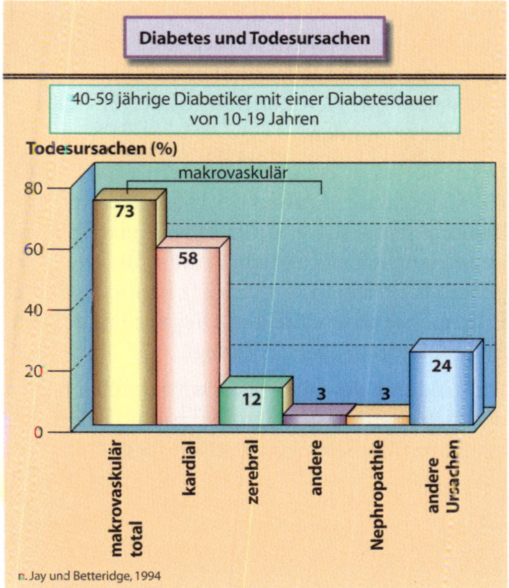

Abb. 2.5a: Todesursachen bei Diabetes.

Todesursachen bei Diabetes

bei Diabetes-Dauer 10-19 Jahre

	< 20 J	20-39 J	40-59 J	>60 J
makrovaskulär	19	51	73	75
kardial	15	44	58	52
zerebral	2	5	12	18
andere		2	3	5
Nephropathie	55	17	3	1
andere Ursachen	28	32	24	24

modifiziert nach Marks, Krall in: Joslin's Diabetes Mellitus, Lea & Febinger, 209-254, 1971

Abb. 2.5b: Todesursachen bei Diabetes.

Auch in den USA wird in einem Consensus-Statement der ADA die kardiovaskuläre Erkrankung mit 80 % zur häufigsten Todesursache beim Diabetiker erklärt (14). Drei Viertel dieser Todesfälle werden wiederum auf die KHK zurückgeführt. Der akute Myokardinfarkt ist hierbei die ganz wesentliche Todesursache (15). Diabetische Myokardinfarkt-Patienten haben nicht nur in der akuten Phase eine höhere Mortalität (16, 17) als Nicht-Diabetiker, sondern auch in der Langzeit-Beobachtung (18, 19).

2.4. Diabetes mellitus - ein KHK-Äquivalent

Die Prävalenz der KHK, diagnostiziert über verschiedene Methoden, wird bei erwachsenen diabetischen Patienten mit 55 % angegeben, während die KHK-Prävalenz in der allgemeinen Bevölkerung mit 2-4 % angenommen wird (20).

In der MONICA-Augsburg-Studie (Übersicht 1985-1994) wurden in der 25 bis 74 jährigen Augsburger Bevölkerung 9662 Myokardinfarkte inklusive plötzlichem Herztod registriert. 2775 dieser Betroffenen (Männer 24,8 %, Frauen 38,2 %) waren Diabetiker, d.h. 28 7 % der Infarktpatienten, somit jeder 3. bis 4. Der Diabetes mellitus ist bei Männern mit einem 3,7fach, bei Frauen mit einem 5,9fach erhöhtem Myokardinfarktrisiko verbunden (21).

Diabetiker (mittleres Alter 58 Jahre, in Finnland) haben in 7 Jahren genauso häufig Myokardinfarkte wie nicht-diabetische Postinfarktpatienten. Ein prognostischer Unterschied zwischen beiden Gruppen besteht nicht. Diabetiker haben somit die Prognose von nicht-diabetischen Postinfarktpatienten. Haben Diabetiker schon einmal einen Infarkt gehabt, dann haben sie doppelt so häufig Re-Infarkte als nicht-diabetische Postinfarktpatienten (22).

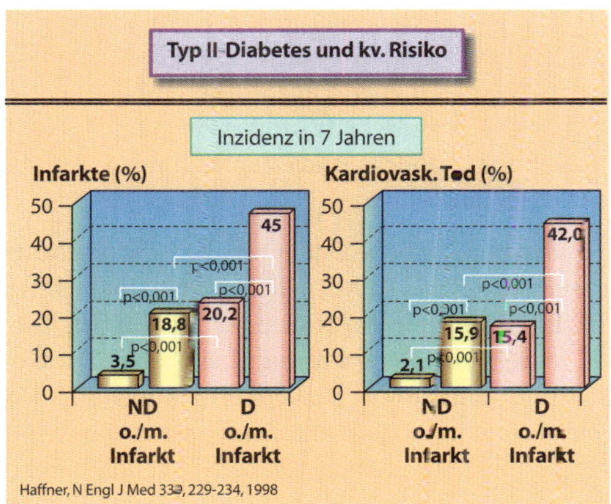

Abb. 2.6: Typ II-Diabetes und kardiovaskuläres Risiko (o. = ohne, m. = mit).

- Diabetiker haben in der gleichen Untersuchung ohne vorausgegangenen Myokardinfarkt 5 mal häufiger einen Apoplex

- Diabetische Postinfarktpatienten haben in 7 Jahren 2,5 mal häufiger einen Apoplex als nicht-diabetische Postinfarktpatienten

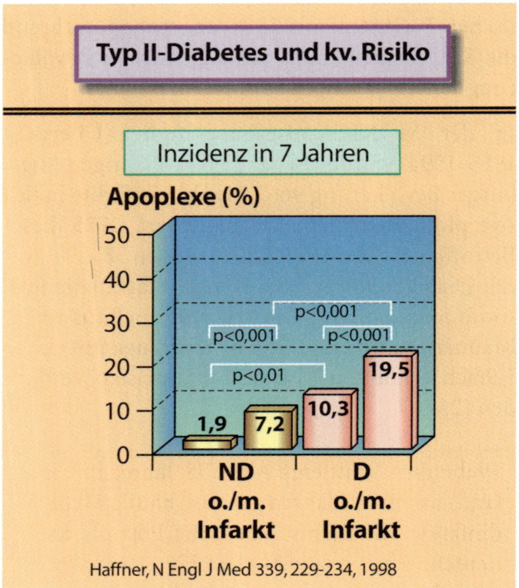

Abb. 2.7: Typ II-Diabetes und Apoplexrate in 7 Jahren.

Die neuen NCEP-Richtlinien (23) aus dem Jahr 2001 charakterisieren daher **Diabetes als KHK-Risiko-Äquivalent** (= mehr als 20 % Risiko in den nächsten 10 Jahren ein ernsteres KHK-Ereignis zu bekommen). Diese Richtlinien nehmen den Diabetes neben die KHK in die höchste Risikogruppe auf. D.h. die diabetische Stoffwechsellage stellt nicht nur eine dringliche Indikation zur Sekundärprävention, sondern auch zur Primärprävention der KHK dar.

Tendenziell ähnliche Daten wie die Untersuchung von Haffner u. Mitarb. liefert die prospektive DUBBO-Studie in Australien bei Älteren (im Mittel 70 Jahre) bei Beobachtung über 5 Jahre. Die Gesamtmortalität ist bei Diabetikern doppelt so hoch wie bei Nicht-Diabetikern. Die Inzidenz der KHK ist hier bei Männern mit Diabetes zweimal höher, bei Frauen dreimal höher als bei nicht-diabetischen Personen (24).

Auch die ebenfalls bei Älteren (im Mittel 73 Jahre) über 6,4 Jahre durchgeführte Cardiovascular Health Study ergibt ähnliche Resultate (25). Verglichen mit Diabetes ohne subklinische Erkrankung ist der Diabetes bei Bestehen einer subklinischen Erkrankung mit einem 1,5fach höheren Mortalitätsrisiko, einem 1,99fach höheren Risiko für KHK und einem 1,93fach höheren Risiko für Myokardinfarkt verbunden.

Der Diabetes ist ein unabhängiger kardiovaskulärer Risikofaktor. Entwickeln Diabetiker eine sich klinisch manifestierende kardiovaskuläre Erkrankung, dann haben sie zudem eine schlechtere Prognose als Patienten mit gleicher kardiovaskulärer Erkrankung ohne Diabetes. Dies wird in den einzelnen Kapiteln näher dargelegt.

Die Prognose des Diabetikers wird darüber hinaus durch weitere Risikofaktoren mitbestimmt, die häufig mit Diabetes assoziiert sind wie

- Hochdruck
- Fettstoffwechselstörung
- Adipositas

was letztlich im metabolischen Syndrom, einer Risikokonstellation höchster Brisanz gipfeln kann.

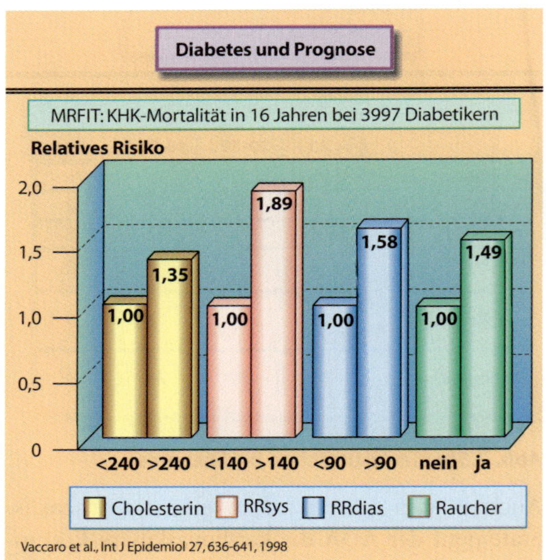

Abb. 2.8: Diabetes und KHK-Mortalität bei Begleiterkrankungen.

Bei Typ I-Diabetikern mit intensivierter Insulintherapie wurden bei 3674 Patienten folgende Mortalitätsprädiktoren gefunden:

- Nephropathie (Makroproteinurie)
- Rauchen
- Diabetesdauer
- Serumcholesterin

- niedriger sozialer Status
- Alter
- männliches Geschlecht
- systolischer Blutdruck (26)

Bei Typ I-Diabetikern steigt die kumulative KHK-Mortalität ab dem 35. bis 40. Lebensjahr an und führt dann im Vergleich zu Nicht-Diabetikern zu einer Exzess-Mortalität. Die kumulative KHK-Mortalität beträgt im Alter von 55 Jahren 35 %! Die Exzess-Mortalität steht hierbei nicht mit dem Alter des Auftretens des Diabetes in Zusammenhang, sondern mit der Existenz einer Nephropathie. Bei Fehlen einer Nephropathie ist die KHK-Mortalität nur halb so groß, aber im Vergleich zu Nicht-Diabetikern noch deutlich erhöht (27).

Ein wesentlicher prognostischer Faktor ist somit hier die Erkrankungsdauer.

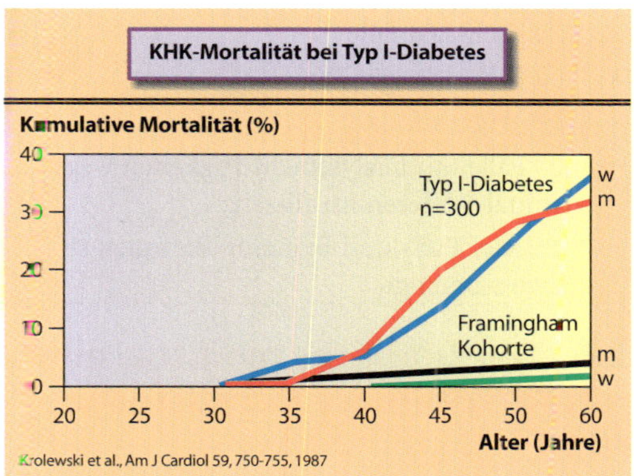

Abb. 2.9: KHK-Mortalität bei Typ I-Diabetes.

2.5. Kein Rückgang der KHK-Mortalität bei Diabetikern

Der Tod durch Herzinfarkt ist in Deutschland in den letzten Jahren bei der Gesamtbevölkerung rückläufig.

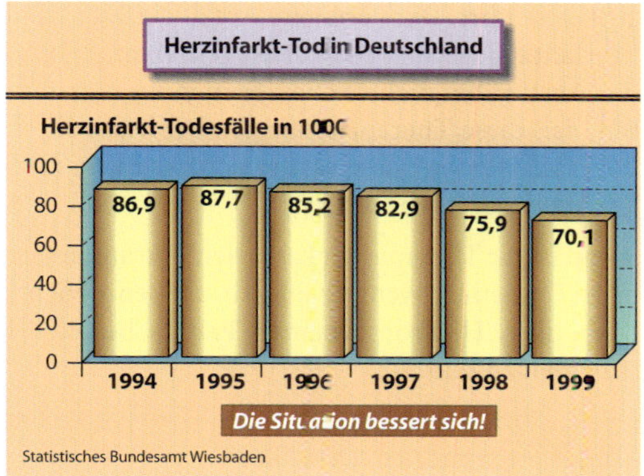

Abb. 2.10: Häufigkeit der Herzinfarkt-Todesfälle in Deutschland.

Auch in den USA ist die kardiale Mortalität in den letzten 30 Jahren rückläufig:

- sie ging bei nicht-diabetischen Männern um 36,4 % (jeweils alterskorrigiert) zurück
- bei diabetischen Männer dagegen nur um 13,1 %
- die kardiale Mortalität fiel bei nicht-diabetischen Frauen um 27 %
- stieg dagegen bei diabetischen Frauen um 23 % an (28)!
- Gleiche Relationen werden auch für die Gesamtmortalität und die KHK-Mortalität beobachtet

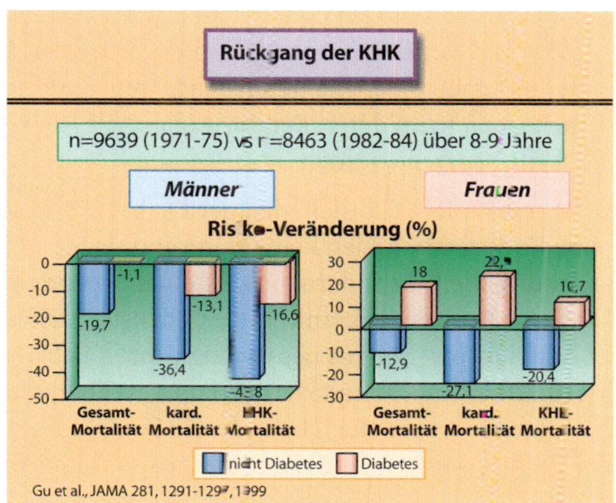

Abb. 2.11: Rückgang der KHK bei Nicht-Diabetikern vs Verhalten bei Diabetikern.

Der Rückgang der kardialen Mortalität in der US-Bevölkerung wird auf eine Reduktion kardiovaskulärer Risikofaktoren wie auch auf eine Verbesserung in der Behandlung kardialer Erkrankungen zurückgeführt. Der geringere Abfall der kardialen Mortalität dagegen bei diabetischen Männern und der Anstieg bei diabetischen Frauen weist darauf hin, daß diese Therapiestrategien bei Diabetikern offensichtlich weniger wirksam bzw. nicht zum Tragen gekommen sind.

Somit ist die Therapie der kardialen Erkrankungen beim Diabetiker weniger effektiv als beim Nicht-Diabetiker. Hiervon scheinen Frauen besonders betroffen zu sein.

Der Einfluß des Diabetes auf die kardiovaskuläre Mortalität nimmt zu. Dies hat mehrere Gründe.

- Kardiologen schätzen den Diabetes als besonderes Problem falsch ein
- Kardiologen stellen beim Diabetiker mehr die kardiale Manifestation in den Vordergrund, weniger das zugrundeliegende metabolische Problem, ohne dessen besondere Beachtung das wünschenswerte Ziel nicht erreicht werden kann
- Diabetologen dagegen haben nur das metabolische Problem vor Augen, setzen Antidiabetica ein und versuchen, den Stoffwechsel optimal zu kontrollieren
- Diese Problem kann nur durch entsprechende Zusammenarbeit zwischen Diabetologen und Kardiologen gelöst werden
- Überraschenderweise sind Kardiologen in Diabeteskliniken jedoch eine Rarität, in der Tat ein Mißstand vor dem Hintergrund der Datenlage! Bei Bestehen einer solchen fruchtbaren Zusammenarbeit kann deren Zerstörung nur als Rückschritt beurteilt werden

Es ist somit offensichtlich, daß der Diabetes durch seine Endorganschäden keine reine endokrine Erkrankung bleibt, sondern sich zu einer vorrangig kardiovaskulären Erkrankung entwickelt. Daher ist bei Diabetes mellitus neben Laien- bzw. Betroffenenaufklärung, intensivierter Diabetes-Therapie auch gerade wegen der Therapie der Begleit- bzw. Folgeerkrankungen die Zusammenarbeit vieler medizinischer Subdisziplinen notwendig, von denen die Kardiologie wiederum ganz oben anstehen muß.

Dies wird durch die 2 großen Studien mit intensivierter Diabetes-Therapie bei Typ I-Diabetes (DCCT) und Typ II-Diabetes (UKPDS) noch einmal eindrucksvoll unterstrichen (2,3). Während die intensivierte Diabetes-Therapie hier bei der Verhinderung mikrovaskulärer Schäden erfolgreich ist, resultiert diese Therapie aber nicht in einer signifikanten Reduktion makrovaskulärer Komplikationen, insbesondere nicht in einer Senkung der KHK-Todesrate.

Neben dem Hausarzt, in der Regel Allgemeinmediziner/prakt. Arzt oder Internist sind in die Betreuung involviert:

- Diabetologe
- Kardiologe
- Angiologe
- Augenarzt
- Nephrologe
- Urologe u.a.

Der Diabetes mellitus verursacht in Deutschland pro Jahr:

- 30000 Schlaganfälle
- 3000 Erblindungen
- 35000 Herzinfarkte
- 8000 Fälle mit Dialysebedürftigkeiten wegen terminaler Niereninsuffizienz
- 70 % aller Fuß- und Beinamputationen sind diabetes-bedingt

2.6. Der Diabetes mellitus, eine interdisziplinäre Herausforderung

Die 5-Jahres-Therapieziele der St. Vincent-Deklaration von 1989 sind selbst nach 10 Jahren noch nicht annähernd erreicht.

Diese Ziele sind:

- 1/3 weniger Neuerblindungen
- 1/3 weniger Dialysepflicht
- 1/3 weniger Amputationen
- Verminderung der Folgekrankheiten
- Verminderung der Frühsterblichkeit
- Qualitätssicherungsmaßnahmen
- Erzielung einer fortschrittsgerechten Diagnostik, Therapie und Selbstbetreuung

2.7. Laufende Studien bei Typ II-Diabetes

Hintergrund dieser Studien ist die o.g. deutlich erhöhte kardiovaskuläre Komplikationsrate, die durch die etablierte Diabetes-Therapie nur unzureichend beeinflußt wird. Neue Therapie-Konzepte mit Glitazonen könnten hier eventuell einen Fortschritt bringen.

DREAM-Studie

(Diabetes Reduction Approaches with Ramipril and Rosiglitazone Medications)

Es geht hier um die Frage, ob ein Typ II-Diabetes bei Personen mit gestörter Glukosetoleranz durch die Behandlung mit dem Glitazon, Ramipril oder der Kombination aus beidem verhindert werden kann (n=4000 über 3 Jahre). Primärer Endpunkt ist der Übergang einer Insulinresistenz zu einem manifesten Typ II-Diabetes.

RECORD-Studie

(Rosiglitazone Evaluation for Cardiac Outcomes and Regulation of Glycaemia in Diabetes)

Geprüft wird hier die Kombination Rosiglitazon mit Sulfonylharnstoff oder mit Metformin und die Kombination Sulfonylharnstoff plus Metformin auf die Blutzuckereinstellung und die Reduktion kardiovaskulärer Ereignisse; primäre Endpunkte sind stationäre Aufnahme oder Tod durch kardiovaskuläre Erkrankung (n=3956, Studiendauer 6 Jahre).

ADOPT

(Avandia Diabetes Outcomes and Progression Trial)

Hier geht es um die Frage nach dem Zeitpunkt, ab dem eine Monotherapie mit Sulfonylharnstoff, Metformin oder Rosiglitazon nicht mehr wirksam ist.

2.8. Zusammenfassung

Diabetiker haben eine 2-4fach höhere jährliche Mortalität als Nicht-Diabetiker.

Beim Typ II-Diabetiker ist die Haupttodesursache kardiovaskulär (66 %), vor allem kardial (Myokardinfarkt) bedingt.

Die Lebenserwartung ist bei Typ II-Diabetikern um im Mittel 5-10 Jahre verkürzt.

Typ II-Diabetiker haben in 7 Jahren genauso viele Myokardinfarkte wie nicht-diabetische Postinfarktpatienten, haben somit cum grano salis die Prognose von Postinfarktpatienten.

Bei Typ I-Diabetikern ist die kardiovaskuläre Mortalität um das 3-6 fache erhöht.

Auch bei Typ I-Diabetes ist die kardiale Mortalität führend.

Die intensivierte Diabetes-Therapie hat weder beim Typ I- noch beim Typ II-Diabetes zu einer signifikanten Abnahme der KHK-Mortalität geführt.

Diabetes ist eine kardiovaskuläre Erkrankung oder ein KHK-Risiko-Äquivalent.

Neben intensivierter Diabetes-Therapie müssen daher kardiovaskuläre protektive Gesichtspunkte bei der Therapie des Diabetikers eine weitere bedeutende Rolle spielen.

Oder noch weiter gefaßt: Eine interdisziplinäre konzertierte Aktion aller bei der Therapie des Diabetikers, seiner Begleit- und Folgeerkrankungen, beteiligten Ärzte ist zur Verbesserung seiner Prognose der richtige Ansatzpunkt.

2.9. Literatur

1. Grundy SM, Benjamin IJ, Burke GL, Chait A, Eckel RH, Howard BV, Mitch W, Smith SC, Sowers JR: Diabetes and cardiovascular disease. A statement for healthcare professionals from the American Heart Association. Circulation 100, 1134-1146, 1999

2. UK Prospective Diabetes Study (UKPDS) Group: Intensive blood-glucose control with sulphonylureas or insulin compared with conventional treatment and risk of complications in patients with type 2 diabetes (UKPDS 33). Lancet 352, 837-853, 1998

3. The Diabetes Control and Complications Trial (DCCT) Research Group: The effect of intensive treatment of diabetes on the development and progression of long-term complications in insulin-dependent diabetes mellitus. N Engl J Med 329, 978-986, 1993

4. Stratton IM, Adler AJ, Neil AW, Matthews DR, Manley SE, Cull CA, Hadden D, Turner RC, Holman RR, on behalf of the UK Prospective Diabetes Study Group: Association of glycaemia with macrovascular and microvascular complications of type 2 diabetes (UKPDS 35): prospective observational study. Brit Med J 321, 405-412, 2000

5. Kessler II: Mortality experience of diabetic patients: a twenty-six year follow-up study. Am Med J 51, 715-724, 1971

6. Joslin EP, Root HF, White p, Marble H: The treament of diabetes mellitus. 10th ed. Sea & Febiger, Philadelphia, p. 188, 1959

7. Turner R, Cull C, Holman R: United Kingdom Prospective Diabetes Study 17: a 9-year update of a randomized, controlled trial on the effect of improved metabolic control on complications in non-insulin-dependent diabetes mellitus. Ann Intern Med 124, 136-145, 1996

8. Stamler J, Vaccaro O, Neaton JD, Wentworth D, for the Multiple Risk Factor Intervention Trial Research Group: Diabetes, other risk factors, and 12-yr cardiovascular mortality for men screened in the Multiple Risk Factor Intervention Trial. Diabetes Care 16, 434-444, 1993

9. Yudkin JS: How can we best prolong life? The benefits of coronary risk factor reduction in non-diabetic and diabetic subjects. Brit Med J 306, 1313-1318, 1993

10. Morgan CL, Currie CJ, Peters JR: Relationship between diabetes and mortality: a population study using record linkage. Diabetes Care 23, 1103-1107, 2000

11. Forsblom CM, Sane T, Groop PH, Töttermann HJ, Kallio M, Saloranta C, Laasonen L, Summanen L, Lepäntalo M, Lasatikainen L, Matikainen E, Teppo AM, Koskimies S, Groop L: Risk factors for mortality in type II (non-insulin-dependent) diabetes: evidence of a role for neuropathy and a protective effect of HLA-DR4. Diabetologia 41, 1253-1262, 1998

12. Panzram G: Mortality and survival in type 2 (non-insulin-dependent) diabetes mellitus. Diabetologia 30, 123-131, 1987

13. Geiss LS, Herman WH, Smith PJ, National Diabetes Data Group. Diabetes in America. Bethesda, Md: National Institutes of Health, National Institute of Diabetes and Digestive and Kidney Diseases, 233-257, 1995

14. American Diabetes Association: Consensus statement: role of cardiovascular risk factors in prevention and treatment of macrovascular disease in diabetes. Diabetes Care 16, suppl 2, 72-78, 1993

15. Morrish NJ, Stevens LK, Head J, Fuller JH, Jarrett RJ, Keen H: A prospective study of mortality among middle-aged diabetic patients (the London cohort of the WHO Multinational Study of Vascular Disease in Diabetics). I. causes and death rates. Diabetologia 33, 538-541, 1990

16. Jaffe AS, Spadaro JJ, Schechtman U,K, Roberts R, Geltman EM, Sobel BE: Increased congestive heart failure after myocardial infarction of modest extent in diabetic patients. Am Heart J 108, 31-37, 1984

17. Stone PH, Muller JE, Hartwell T, York BJ, Rutherford JD, Parker CB, Turi ZG, Strauss HW, Willerson JT, Robertson T, Braunwald E, Jaffe AS, and the MILIS Study Group: The effect of diabetes mellitus on prognosis and serial left ventricular function after acute myocardial infarction: Contribution of both coronary disease and diastolic left ventricular dysfunction to the adverse prognosis. J Am Coll Cardiol 14, 49-57, 1989

18. Smith JW, Marcus FI, Serokman A: Prognosis of Patients with diabetes mellitus after acute myocardial infarction. Am J Cardiol 54, 718-721, 1984

19. Herlitz J, Malmberg K, Karlson BW, Ryden L, Hjalmarson A: Mortality and morbidity during a five-year follow-up of diabetics with myocardial infarction. Acta Med Scand 244, 31-38, 1988

20. Fein F, Scheuer J: Heart disease in diabetes mellitus: theory and practice. In: Rifkin H, Porre D Jr, editors. New York: Elsevier, 812-823, 1990

21. Löwel H, Stieber J, Koenig W, Thorand B, Hörmann A, Gostomzyk J, Keil U: Das Diabetes-bedingte Herzinfarktrisiko in einer süddeutschen Bevölkerung: Ergebnisse der MONICA-Augsburg-Studien 1985-1994. Diab Stoffw 8, 11-21, 1999

22. Haffner SM, Lehto S, Rönnemaa T, Pyörälä K, Laakso M: Mortality from coronary heart disease in subjects with type 2 diabetes and in nondiabetic subjects with and without prior myocardial infarction. N Engl J Med 339, 229-234, 1998

23. Expert Panel on Detection, Evaluation, and Treatment of High Blood Cholesterol in Adults: Executive summary of the third report of the National Cholesterol Education Program (NCEP) expert panel on detection, evaluation, and treatment of high blood cholesterol in adults (Adult Treatment Panel III). JAMA 285, 2486-2497, 2001

24. Simons LA, McCallum J, Friedlaender Y, Simons J: Diabetes, mortality and coronary heart disease in the prospective Dubbo Study of Australian elderly. Aust N Z J Med 26, 66-74, 1996

25. Kuller LH, Velentgas P, Barzilay J, Beauchamp NJ, O'Leary DH, Savage PJ: Diabetes mellitus. Subclinical cardiovascular disease and risk of incident cardiovascular disease and all-cause mortality. Arterioscl Thromb Vasc Biol 20, 823-829, 2000

26. Muhlhauser I, Overmann H, Bender R, Jorgens V, Berger M: Predictors of mortality and end-stage diabetic

complication in patients with type 1 diabetes mellitus on intensified insulin therapy. Diabet Med 17, 727-734, 2000

27. Krolewski AS, Kosinski EJ, Warram JH, Leland OS, Busick EJ, Asmal AC, Rand LJ, Christlieb AR, Bradley RF, Kahn CR: Magnitude and determinants of coronary artery disease in juvenile-onset insulin-dependent diabetes mellitus. Am J Cardiol 59, 750-755, 1987

28. Gu K, Cowie CC, Harris MI: Diabetes and decline in heart disease mortality in US adults. JAMA 281, 1291-1297, 1999

29. Podar T, Solntsev A, Reunanen A, Urbonaite B, Zalinkececius R, Karvonen M, La Porte RE, Tuomilehto J: Mortality in patients with childhood-onset type 1 diabetes in Finland, Estonia, and Lithuania: follow-up of nationwide cohorts. Diabetes Care 23, 290-294, 2000

3. Die diabetische Kardiopathie

3.1. Definition und Bedeutung

Diabetische Nephropathie, diabetische Neuropathie oder diabetische Retinopathie sind klar definierte diabetes-induzierte Organkomplikationen. Diabetische Kardiopathie - was ist jedoch das? Die kardiale Beteiligung beim Diabetes mellitus in Form myokardialer, interstitieller, vaskulärer, neuraler und metabolischer Alterationen des Herzens wird als ätiologische Einheit unter dem Begriff der diabetischen Kardiopathie zusammengefaßt.

Mit diesem Begriff wird darüber hinaus auch erst der hohe kardiale Gefährdungsgrad des Diabetikers ins rechte Licht gerückt, letztlich damit seine kardial deutlich ungünstigere Prognose unmißverständlich klargestellt. Diese Botschaft wird auch ganz aktuell mit dem Begriff" Diabetes mellitus - ein KHK-Risiko-Äquivalent" vermittelt (1). Die schlechtere Prognose bezieht sich bei dem Begriff " Diabetische Kardiopathie" nicht nur

- auf die KHK
  - d.h. den akuten Infarkt
  - auf den häufigeren akuten Herztod
  - auf die chronische KHK bzw. den diabetischen Postinfarktpatienten

sondern auch

- auf die Prognose bei Herzinsuffizienz

Die schlechtere Prognose bezieht sich aber auch auf die therapeutischen Interventionen beim Diabetiker wie PTCA, Stent, Atherektomie, ACB-OP etc.

Der Diabetiker stirbt nicht nur häufiger, sondern auch früher am Herzen. Die KHK ist hierbei die häufigste makrovaskuläre Todesursache. Werden nur die diabetes-induzierten Todesursachen berücksichtigt, so sterben 75-80 % der Diabetiker am Herzen (2, 3, 4, 5, 6, 7). Die gleiche Häufigkeit des kardialen Todes weisen auch Hypertoniker auf.

> Bei beiden Krankheiten, Diabetes wie Hochdruck, ist somit das Herz das entscheidende prognose-bestimmende Zielorgan.

Diabetische Kardiopathie heißt jedoch nicht nur koronare Herzkrankheit. Eine Vielzahl weiterer diabetes-bedingter Veränderungen, alle Strukturelemente des Herzens betreffend - myokardiale, interstitielle, vaskuläre, neurale, aber auch der myokardiale Metabolismus und Energiehaushalt- beeinflussen darüber hinaus mittelbar oder unmittelbar den Verlauf der kardialen Erkrankung. Diese vielen Einflüsse addieren sich und tragen somit zur schlechten kardialen Prognose des Diabetikers bei.

3.2. Kardiale Veränderungen bei diabetischer Kardiopathie

Solche Veränderungen sind:

Die diabetische Mikroangiopathie inklusive Endotheldysfunktion mit Einschränkung der Koronarreserve, die Hyperkoagulabilität und Thrombopathie bei gestörter Fibrinolyse, somit ein Ungleichgewicht der Hämostase, eine vermehrte Fibrosierung des Myokards bei stärkerer Herzmuskelmassenzunahme trotz gleicher Blutdruckwerte, die diabetische autonome Neuropathie und ihre kardiale Beeinflussung, nicht zuletzt auch die diabetische Kardiomyopathie, wenngleich deren Existenz noch kontrovers diskutiert wird. Ein Hinweis hierauf könnte eine bei Typ I-Diabetes früh nachweisbare diastolische Dysfunktion sein. Daß eine Kardiomyopathie bei Diabetes nicht ins Auge sticht, schließt ihre Existenz jedoch in keiner Weise aus, weil sie durchaus diskret ausgeprägt sein kann. Da jedoch die rechtzeitige Erkennung einer Erkrankung in ihrer frühesten Entwicklungsstufe die oberste Maxime der präventiven Kardiologie ist, sind entsprechende Untersuchungen zu fordern.

Neben Veränderungen des Myokardstoffwechsels finden sich beim Diabetes mellitus eine Vielzahl subzellulärer Alterationen, die vor allem bei tierexperimentellen Untersuchungen aufgedeckt wurden.

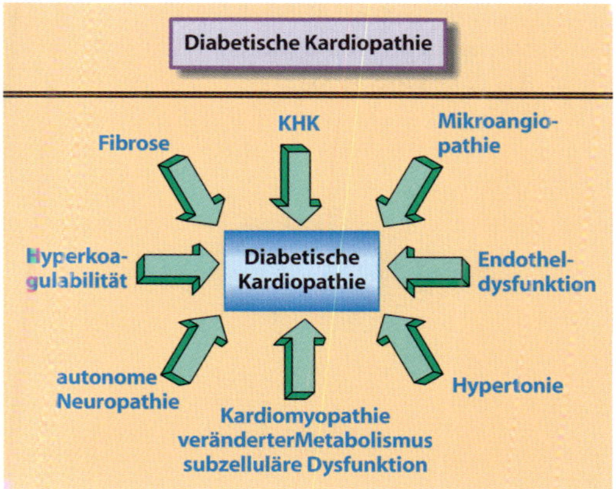

Abb. 3.1: Definition der diabetischen Kardiopathie.

Der Terminus **diabetische Kardiopathie** ist daher in der synoptischen und prognostischen Aussage dem Begriff der **hypertensiven Herzerkrankung** vergleichbar. Auch in diesem Begriff ist die Primärerkrankung Hochdruck bereits näher durch eine begleitende Linksventrikelhypertrophie, eine vermehrte linksventrikuläre Fibrose, eine reduzierte Koronarreserve, eine diastolische Dysfunktion etc. beschrieben, also auch hier ist diese nosologische Einheit durch eine Vielzahl von ungünstigen Veränderungen, die zur Prognose beitragen, charakterisiert. Die Zahl vorhandener Alterationen ist bei diabetischer Kardiopathie allerdings noch umfangreicher. Dennoch ist der Begriff der hypertensiven Herzerkrankung bislang noch geläufiger als der Begriff der diabetischen Kardiopathie.

Häufig wird der Begriff der diabetischen Kardiopathie auch mit dem Begriff der diabetischen Kardiomyopathie gleichgesetzt. Diese Begriffe sind in keiner Weise synonym zu verwenden, da mit dem Begriff der diabetischen Kardiomyopathie nur ein kleiner, von der Existenz her durchaus noch strittiger Teil (die Existenz wird aber zunehmend anerkannt) der diabetischen Kardiopathie zu bezeichnen ist.

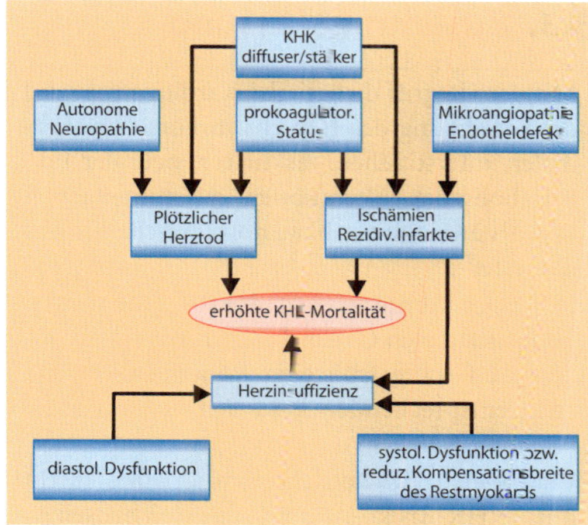

Abb. 3.2: Diabetische Kardiopathie - Zusammenhänge, die die schlechtere kardiale Prognose des Diabetikers erklären.

Diese multiplen Einflußmöglichkeiten können noch durch einen beim Diabetiker überproportional häufig (2-4 mal häufiger) vorhandenen Hypertonus verstärkt werden. Diabetes und Hypertonus, aus kardialer Sicht eine besonders gefährliche Allianz, kommen zudem sehr häufig zusammen vor und stellen eine besondere Herausforderung an die Therapie dar.

Daneben sollte in Anbetracht der unterschiedlichen Pathogenese zwischen kardialen Veränderungen beim Typ I- und Typ II-Diabetes mellitus differenziert werden, eine Differenzierung, die gerade häufig in der älteren Literatur fehlt. Die Forderung nach differenzierter Darstellung gilt darüber hinaus auch für die Dauer des Diabetes, seine Therapie, das Alter des untersuchten Diabetikers, seine Krankheitsdauer, die bereits vorhandenen Organkomplikationen wie auch die Begleiterkrankungen. Auch spielt die Einstellung der diabetischen Stoffwechsellage bei den kardiologischen Befunden eine nicht unbedeutende Rolle.

Aufgrund der Komplexität müssen die verschiedenen Veränderungen in einzelnen Kapiteln gesondert dargestellt.

3.3. Zusammenfassung

Mit dem Begriff diabetische Kardiopathie wird die Beteiligung des Herzens in Form myokardialer, interstitieller, vaskulärer, neuraler und metabolischer Alterationen zusammengefaßt und als ätiologische bzw. nosologische Einheit dargestellt.

Der Begriff unterstreicht darüber hinaus den hohen kardialen Gefährdungsgrad des Diabetikers und sollte frühzeitig Veranlassung sein, nach entsprechenden kardialen Erkrankungszeichen zu suchen.

Wenngleich "Diabetische Kardiopathie" nicht mit "KHK-Risiko-Äquivalent" gleichzusetzen ist, so beinhalten doch beide Begriffe die gleiche prognostische Aussage.

3.4. Literatur

1. Expert Panel on Detection, Evaluation, and Treatment of High Blood Cholesterol in Adults: Executive summary of the third report of the National Cholesterol Education Program (NCEP) expert panel on detection, evaluation, and treatment of high blood cholesterol in adults (Adult Treatment Panel III). JAMA 285, 2486-2497, 2001

2. Stamler J, Vaccaro O, Neaton JD, Wentworth D, for the Multiple Risk Factor Intervention Trial Research Group: Diabetes, other risk factors, and 12-yr cardiovascular mortality for men screened in the Multiple Risk Factor Intervention Trial. Diabetes Care 16, 434-444, 1993

3. Panzram G: Mortality and survival in type 2 (non-insulin-dependent) diabetes mellitus. Diabetologia 30, 123-131, 1987

4. Geiss LS, Herman WH, Smith PJ, National Diabetes Data Group. Diabetes in America. Bethesda, Md: National Institutes of Health, National Institute of Diabetes and Digestive and Kidney Diseases, 233-257, 1995

5. American Diabetes Association: Consensus statement: role of cardiovascular risk factors in prevention and treatment of macrovascular disease in diabetes. Diabetes Care 16, suppl 2, 72-78, 1993

6. Morrish NJ, Stevens LK, Head J, Fuller JH, Jarrett RJ, Keen H: A prospective study of mortality among middle-aged diabetic patients (the London cohort of the WHO Multinational Study of Vascular Disease in Diabetics). I. causes and death rates. Diabetologia 33, 538-541, 1990

7. Forsblom CM, Sane T, Groop PH, Töttermann HJ, Kallio M, Saloranta C, Laasonen L, Summanen L, Lepäntalo M, Lasatikainen L, Matikainen E, Teppo AM, Koskimies S, Groop L: Risk factors for mortality in type II (non-insulin-dependent) diabetes: evidence of a role for neuropathy and a protective effect of HLA-DR4. Diabetologia 41, 1253-1262, 1998

4. Die koronare Mikroangiopathie

4.1. Morphologische Veränderungen

In der Praxis steht die koronare Herzerkrankung (KHK) beim Diabetiker nicht nur therapeutisch ganz eindeutig im Vordergrund, sondern sie ist auch für den Patienten prognostisch die entscheidende Organkomplikation. Mikrovaskuläre Abnormitäten und Dysfunktionen kommen beim Diabetes wohl systemisch vor, dominieren aber in einigen Gefäßprovinzen das Krankheitsbild (Retinopathie, glomeruläre Dysfunktion). Mikroangiopathische Veränderungen, die zu pathologischem Belastungs-EKG oder Angina pectoris führen können, kommen aber auch im Herzen des Diabetikers vermehrt vor. Wenngleich die Mikroangiopathie hier das klinische Krankheitsbild nicht vorrangig bestimmt, so trägt sie jedoch durchaus zur Prognose bei. Solche Veränderungen sind in den Widerstandsgefäßen des Herzens und im Kapillarbereich strukturell nachweisbar, können aber auch funktionell in Form einer Einschränkung der Koronarreserve nachgewiesen werden. Das Anfangsstadium einer solchen Schädigung ist der Endothelfunktionsdefekt, der in den großen wie auch kleinen Koronargefäßen vorhanden ist.

Bei pathologisch-anatomischer bzw. histologischer Untersuchung ist eine Mikroangiopathie (20-500 µm) bei 72 % der normotensiven Diabetiker (n=50) vorhanden - 36 % davon, d.h. die Hälfte hat zusätzlich eine Makroangiopathie im Bereich der Koronarien, während vergleichbare Nicht-Diabetiker (n=32) solche Veränderungen nur in 28 % aufweisen (1,2). Neben einer Verdickung der Basalmembran, Intimaproliferationen, perivaskulärer Fibrose, Verringerung der Kapillardichte wurden auch Mikroaneurysmen im menschlichen Herzen beschrieben (3).

4.2. Funktionelle Veränderungen des Koronarsystems bei Diabetes

4.2.1. Eingeschränkte Koronarreserve bei Typ II-Diabetes

Bei angiographisch normalem Koronarangiogramm haben Typ II-Diabetiker eine eingeschränkte Koronarreserve (4). Sie zeigen im Vergleich zu gesunden Kontrollen, in Ruhe und während adenosin-induzierter Hyperämie, mit intrakoronarem Doppler an der LAD untersucht, eine signifikant geringere Koronarreserve (=Fluß bei Hyperämie/Basis). Hierbei haben Diabetiker mit Retinopathie eine noch stärkere Einschränkung der Koronarreserve als Diabetiker ohne Retinopathie. Eine präproliferative Retinopathie geht mit einer noch stärker eingeschränkten Koronarreserve einher als eine leichtere Retinopathie. Somit kann diese Untersuchung zeigen, daß es eine Verbindung zwischen koronarer Mikrozirkulation und diabetischer Retinopathie gibt.

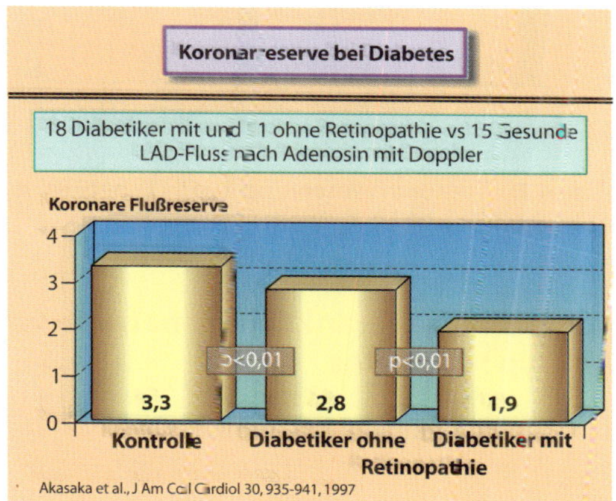

Abb. 4.1: Koronarreserve bei Typ II-Diabetikern in Abhängigkeit von einer Retinopathie.

Bei Typ II-Diabetikern (5) mit normalem Koronarangiogramm ist die Koronarreserve (Quotient von Koronarwiderstand in Ruhe zu minimalem Koronarwiderstand nach Dipyridamol i.v.; Koronarflußmessung: Argonmethode) im Vergleich zu Gesunden bei vergleichbaren Blutdruckwerten um 57 % niedriger (1,8 bei Diabetikern; 4,2 bei den Kontrollpersonen; p<0,001; Normalwert 4-5). Parallel hierzu ist die diastolische Funktion bei dopplerechokardiographischer Untersuchung bei den NIDDM-Patienten schlechter, die systolische Funktion dagegen nicht unterschiedlich.

Gleiche Ergebnisse liefert eine Untersuchung von Yokoyama u. Mitarb. (6) bei Typ II-Diabetikern mit ebenfalls koronarangiographisch unauffälligen Koronarien. Hier ist nicht nur ebenfalls die Koronarreserve bei Diabetes eingeschränkt, sondern das Ausmaß der Einschränkung erweist sich zudem als abhängig von der Diabeteseinstellung, gemessen am HbA_{1c}, d.h. bei einem $HbA_{1c} \geq 8$ % ist die Koronarreserve (Messung nach Dipyridamolgabe) stärker eingeschränkt als bei einem $HbA_{1c} < 8$ %.

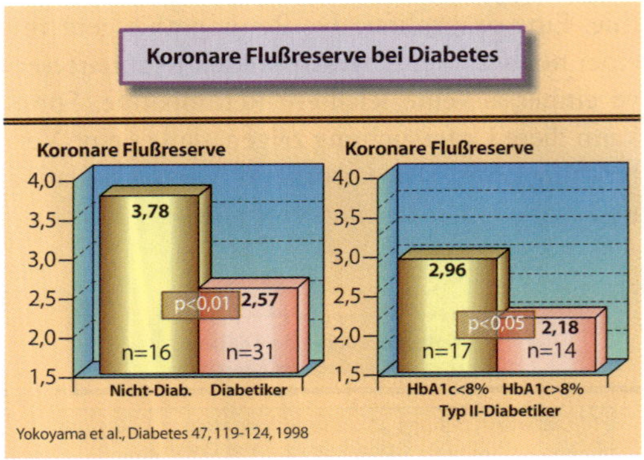

Abb. 4.2: Die Koronarreserve bei Typ II-Diabetikern in Abhängigkeit vom HbA_{1c}-Wert.

4.2.2. Eingeschränkte Koronarreserve bei Typ I-Diabetes

Eine Einschränkung der Koronarreserve bei jungen Männern mit Typ I-Diabetes, Mikroalbuminurie, diabetischer Neuropathie und ohne obstruktive KHK ist auch von Pitkanen et al. (7) bei einem Vergleich mit nicht-diabetischen Männern nachgewiesen worden. Beide Gruppen sind bezüglich Blutdruck und Serumlipiden vergleichbar. Der myokardiale Blutfluß (Positronenemissionstomographie) ist während euglykämischer Hyperinsulinämie in Ruhe gleich, nach Dipyridamolgabe bei den Diabetikern jedoch signifikant geringer, d.h. die Koronarreserve (Ratio aus Fluß während Hyperämie und Ruhe) ist bei Typ I-Diabetikern um 28 % geringer. Eine in dieser Größenordnung reduzierte Koronarreserve ist auch von der hypertensiven Herzerkrankung des Nicht-Diabetikers her bekannt. Eine Assoziation zwischen Koronarreserve und Serumlipiden oder HbA_{1c} wird nicht gefunden. Die reduzierte Koronarreserve könnte nach Ansicht dieser Autoren zur Pathogenese der diabetischen Kardiomyopathie beitragen.

4.2.3. Die Bedeutung der eingeschränkten Koronarreserve

Somit finden sich Hinweise, daß sowohl bei Typ I- als auch bei Typ II-Diabetikern mit angiographisch normalen Koronararterien, d.h. ohne koronare Makroangiopathie, eine deutlich reduzierte Koronarreserve als Ausdruck einer funktionell wirksamen Mikroangiopathie vorhanden ist.

- Für die Sauerstoffversorgung des Herzens spielt die Koronarreserve eine entscheidende Rolle
- Da die Sauerstoffausschöpfung des Koronarblutes in Ruhe bereits submaximal ist, kann ein erhöhter Sauerstoffbedarf des Herzens nur über eine Durchblutungszunahme gedeckt werden, d.h. durch eine Weitstellung der Koronargefäße
- Dies ist bei eingeschränkter Koronarreserve nicht möglich und muß letztlich zur Ischämie führen
- Eine Ischämie ist nicht nur bei Stenosierung der großen epikardialen Gefäße, d.h. bei KHK, sondern auch im Rahmen einer Mikroangiopathie möglich

Diese Mikroangiopathie muß nicht zwangsläufig strukturell faßbar sein, sondern kann auch nur funktionell bedingt sein. Neben strukturellen Veränderungen wie Mediahypertrophie, Basalmembranverdickungen, perivaskulärer Fibrose sind auch funktionelle Störungen der Endothelfunktion als Ursache einer eingeschränkten Koronarreserve nachgewiesen.

Entsprechende morphologische Veränderungen in den kleinen Koronarien und in der koronaren Endstrombahn sind vielfältig beschrieben. Diese latenten, zunächst in Ruhe sich eventuell nicht manifestierenden Veränderungen können in Situationen erhöhter kardialer Belastung wie körperlicher Belastung, erhöhtem Blutdruck oder erhöhter Herzfrequenz zum Tragen kommen, und so einen Circulus vitiosus initiieren, der letztlich in einer klinisch manifesten diastolischen/systolischen LV-Dysfunktion enden kann und die Auswirkungen einer makrovaskulären Störung aggraviert.

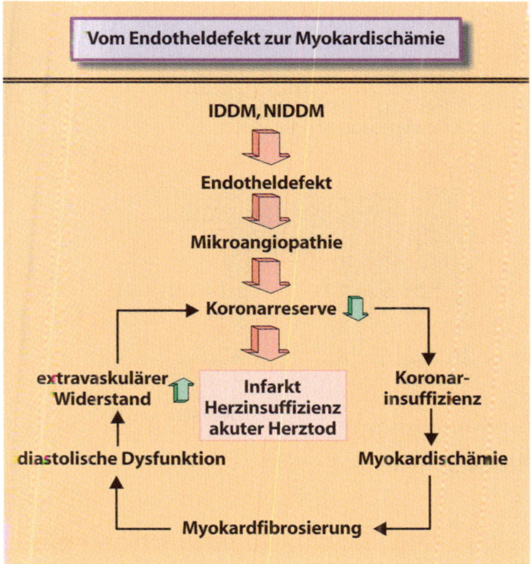

Abb. 4.3: Vom Endotheldefekt zur Myokardischämie.

4.3. Die Endotheldysfunktion im diabetischen Herzen

Das Endothel trennt das Blut von den anderen Gefäßschichten. Auf Grund seiner Lage ist das Endothel damit permanent nicht nur dem hämodynamischen Stress, dem erhöhten Blutdruck, sondern auch permanent dem metabolischen Stress, dem LDL und erhöhten Blutzucker ausgesetzt.

Somit ist das Endothel die Gefäßschicht, die an gefährdetster Stelle steht. Dadurch überrascht es nicht, daß schon sehr früh bei Risikofaktoren wie Diabetes ein Endothelschaden nachweisbar ist:

- zunächst ein funktioneller Defekt, die Endotheldysfunktion
- dann ein morphologisch faßbarer Schaden, die atherosklerotische Plaque

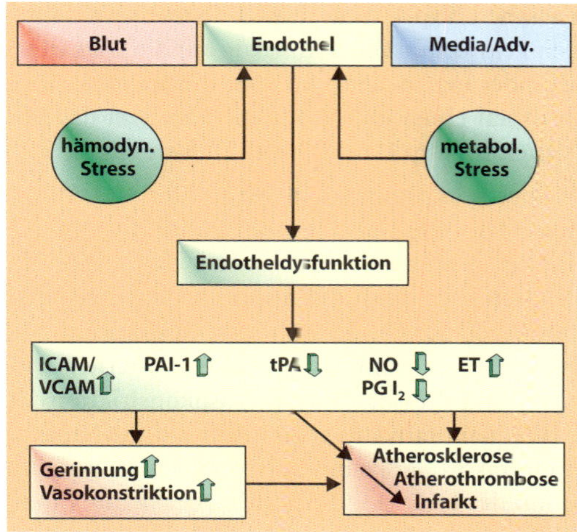

Abb. 4.4: Folgen des hämodynamischen und metabolischen Stresses auf das Endothel.

4.3.1. Die Endotheldysfunktion bei Typ I- und Typ II-Diabetes

Nitenberg et al. (8) haben bei Typ-I und Typ-II-Diabetikern eine eingeschränkte Koronarreserve über intrakoronaren Doppler und Vasodilatation durch intrakoronar appliziertes Papaverin nachweisen können. Als Ursache einer eingeschränkten Koronarreserve kommt neben einer Mediahypertrophie, dem wohl relevantesten Faktor bei Hypertonie, auch eine Endothelfunktionsstörung in Betracht. Eine solche Endotheldysfunktion konnte bei diesen Typ-I- und Typ-II-Diabetikern mit Hilfe des Acetylcholin-Testes in den epikardialen Koronararterien nachgewiesen werden.

Acetylcholin führt in normalen Gefäßen über eine EDRF=NO-Freisetzung zu einer Vasodilatation, bei Diabetes mellitus, aber auch bei anderen Erkrankungen wie KHK, Hypertonie etc. jedoch zu keiner Reaktion oder sogar zu einer Vasokonstriktion. In der o.g. Studie (8) haben alle Patienten eine normale LV-Funktion, einen normalen LVMI und auch angiographisch normale Koronarien. Zur Beurteilung der Endothelfunktion wird Acetylcholin intrakoronar in steigender Dosierung bei quantitativer Angiographie appliziert. Während sich bei niedriger Acetylcholin-Konzentrationen bei Diabetikern keine Veränderung der Koronardiameter, bei höherer Konzentration sich sogar eine Vasokonstriktion findet, kommt es bei nichtdiabetischen Kontrollen dagegen unter allen Konzentrationen zu einer eindeutigen Vasodilatation.

Zwischen Typ-I- und Typ-II-Diabetikern findet sich kein Unterschied in Bezug auf die Diameterveränderung in den einzelnen Segmenten. Dies weist auf einen NO-Produktionsmangel des Endothels bei Typ I- und Typ II-Diabetes hin.

Andererseits ist auch ein verstärkter NO-Abbau durch Radikale, beim Diabetiker und Hyperglykämie vermehrt auftretend, denkbar. In der Tat finden sich auch hierfür Hinweise. In einer weiteren Untersuchung (9) an 22 Typ II-Diabetikern mit angiographisch normalen Koronararterien tritt beim Cold-Pressor-Test eine Vasokonstriktion der LAD (quantitative Angiographie) auf, auf Papaverin intrakoronar keine Änderung, d.h. keine Dilatation der LAD. Auf L-Arginin-Applikation, dem Vorläufer von NO, findet sich in beiden physiologischen Tests keine Verbesserung der Gefäßreaktion. Jedoch ist nach i.v.-Gabe von Deferoxamin, das die eisen-katalysierte Bildung von Hydroxylradikalen verhindert, eine Verbesserung der Gefäßreaktion, d.h. eine Vasodilatation nachweisbar. Dies könnte Hinweis darauf sein, daß bei Typ II-Diabetes weniger ein Mangel an Substrat für NO vorliegt, sondern hier vielmehr eine verstärkte NO-Inaktivierung als Ursache der endothelialen Dysfunktion in Betracht kommt. So weist z.B. Plasma von Diabetikern erhöhte Spiegel von thiobarbitursäure-reaktiven Substanzen und Lipid-Hydroperoxiden auf (10, 11).

4.3.2. Erhöhte Endothelin-Produktion bei Diabetes

Daneben wird Endothelin, ein proliferativ und vasokonstriktorisch wirkendes Peptid aus 21 Aminosäuren, bei Typ I- und Typ II-Diabetikern im Endothel vermehrt produziert (12, 13). Erhöhte Endothelinspiegel finden sich auch bei Typ II-Diabetikern, wobei diese bei vorhandener Retinopathie signifikant höher sind als bei Patienten ohne diese Spätkomplikation (12). Ähnliche Resultate bei Typ II-Diabetikern werden in weiteren Untersuchungen bestätigt, u.a. nach Bypass-Operation im Sinus coronarius (14).

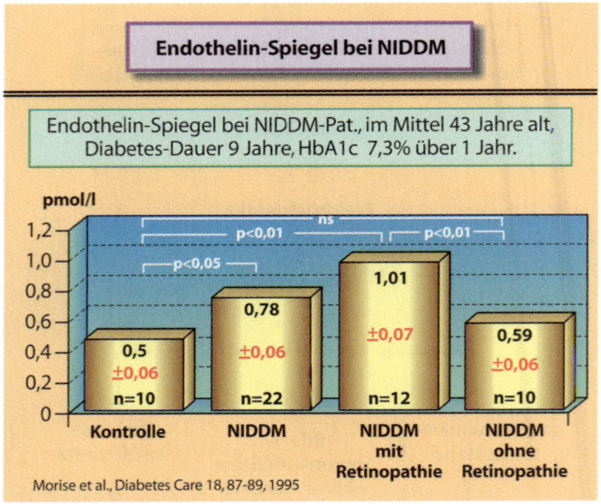

Abb. 4.5: Erhöhte Endothelin-Produktion bei Diabetes.

4.3.3. Die Endotheldysfunktion - eine komplexe Störung

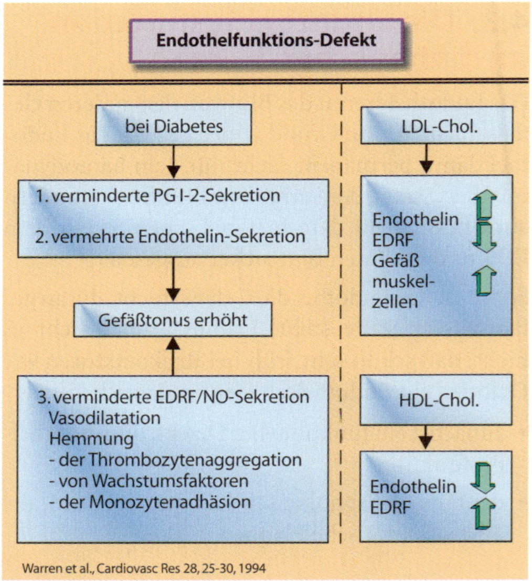

Abb. 4.6a: Übersicht über die endotheliale Dysfunktion bei Diabetes.

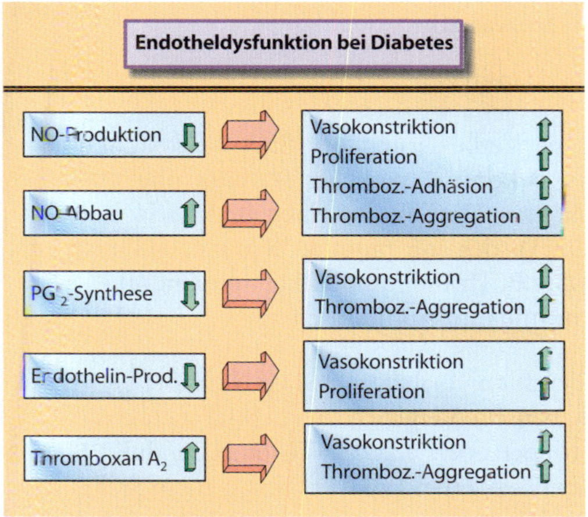

Abb. 4.6b: Übersicht über die endotheliale Dysfunktion bei Diabetes.

Die Endotheldysfunktion beinhaltet somit

- eine reduzierte Vasodilatation oder paradoxe Vasokonstriktion
- eine erhöhte lokale Bildung von Adhäsionsmolekülen (15)
- eine erhöhte Radikalbildung
- eine erhöhte lokale Gerinnung und
- eine verminderte lokale Fibrinolyse

4.3.4. Endotheldysfunktion bei IFG und Hyperglykämie

Auch ist bei Personen mit IFG (mittlerer Nüchternplasma-Glukosewert 117 ±1 mg/dl) im Acetylcholintest im Vergleich zu Probanden mit normalen Nüchternplasma-Glukosewerten eine Endotheldysfunktion nachweisbar (16). Da die Endotheldysfunktion ein Prognoseprädiktor ist, dürfte somit bereits hier das Risiko erhöht sein.

Bei lokaler Hyperglykämie über 6 Stunden (300 mg/dl) ist bei Gesunden im Bereich der A. brachialis ebenfalls eine Verschlechterung der endothelabhängigen Vasodilatation nachweisbar, was auf die Bedeutung der Hyperglykämie bei der bei Diabetikern nachweisbaren Endotheldysfunktion hinweist (17).

4.3.5. Die Endothelfunktion bei Diabetes und Hochdruck

Bei Untersuchung der Widerstandsgefäße des Unterarms im Acetylcholintest zeigen Preik und Mitarb. (18), daß bei Typ-II-Diabetikern die Endothelfunktion im Vergleich zu gesunden Kontrollen gestört ist, bei Hypertonikern noch stärker, am stärksten allerdings bei diabetischen Hypertonikern.

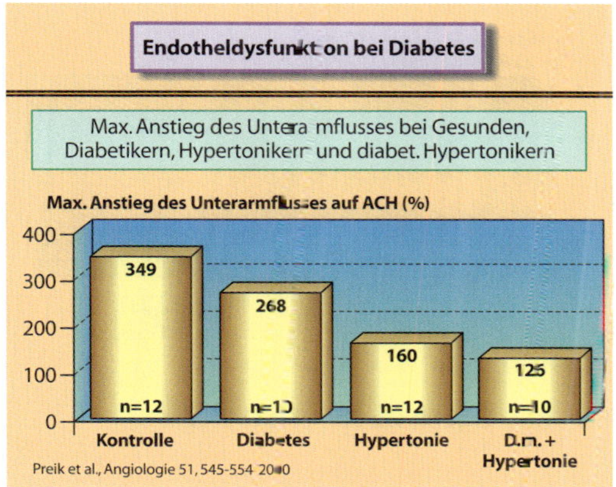

Abb. 4.7: Die endothelabhängige Flußreserve in Prozent des maximalen Vorderarmflusses im Acetylcholintest.

4.3.6. Die klinische Bedeutung einer Endotheldysfunktion

Diese Endothelfunktionsstörung ist insofern von klinischer Bedeutung, als sie die Koronarperfusion auf mikrovaskulärer Ebene bis hin zur Ischämie verschlechtern kann (19). Eine Normalisierung bzw. Verbesserung der Endothelfunktion durch ACE-Hemmer wurde im Rahmen der TREND-Studie (20) bei KHK-Patienten (20 % davon Diabetiker) nachgewiesen. Bei diesen Patienten, die zur PTCA anstanden, wurde, wenn in einem weiteren Gefäß eine höchstens 40 %ige Stenose (im Mittel 22 %ig) vorhanden war, in diesem ein ACH-Test mit quantitativer Angiographie durchgeführt inklusive einer Kontrolle nach 6-monatiger Therapie mit 40 mg Quinapril versus Placebo. Unter dem ACE-Hemmer nimmt der Koronardiameter gegenüber der Voruntersuchung im Mittel um 12,1 % zu, unter Placebo um 0,8 % ab ($p=0{,}002$). Der Unterschied im Effekt ist bei Patienten mit LDL > 130 mg/dl größer als bei Patienten < 130 mg/dl. Als Ursache des ACE-Hemmer-Effektes wird eine verringerte Vasokonstriktion und Superoxidbildung durch vermindert anfallendes Angiotensin II sowie eine Verstärkung der endothelialen NO-Produktion durch Bradykinin diskutiert.

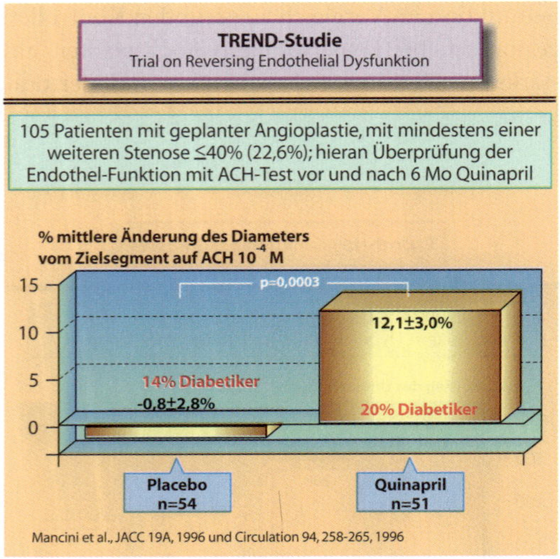

Abb. 4.8: Ergebnisse der TREND-Studie.

4.3.7. Die therapeutische Beeinflussung der Endotheldysfunktion

Das die Gabe von L-Arginin, aus dem NO entsteht, die Endotheldysfunktion bei Diabetes nicht korrigiert, zeigt nicht nur die Untersuchung von Nitenberg (9), sondern auch eine Studie von Mullen et al. (21) bei Typ I-Diabetes und Untersuchung im Bereich der A. brachialis (6 Wochen 2 x 7g/d). Dagegen führt die Gabe des CSE-Hemmers Atorvastatin (40 mg/d) in der gleichen Untersuchung nicht nur zu einer Abnahme des LDL um 48 %, sondern auch zu einer signifikanten Verbesserung der fluß-vermittelten Dilatation des Gefäßes, p=0,018. Daß Antioxidantien wie Deferoxamin die Endothelfunktion im Bereich der LAD bei Typ II-Diabetikern verbessert, zeigt die Untersuchung von Nitenberg et al. (9), s.o. Bei Typ II-Diabetikern mit milder Hypertonie verbessert, ja normalisiert Allopurinol die Endothelfunktion (Untersuchung der Unterarmdurchblutung). Als Mechanismus wird eine verminderte Radikalbildung durch Blockade der Xanthin-Oxidase angenommen (22). Vitamin C führt sowohl bei Patienten mit insulinpflichtigem wie auch mit nicht-insulinpflichtigem Diabetes zu einer Verbesserung der zuvor reduzierten endothelabhängigen Vasodilatation (23, 24). Somit ist bei Diabetes ein günstiger Effekt belegt für

- Deferoxamin
- Allopurinol
- Atorvastatin
- Vitamin C

Eine Verbesserung der Endotheldysfunktion ist auch durch körperliches Training möglich. Als indirekter Hinweis auf einen Endothelschaden gilt ein Anstieg von endothel-abhängigen Parametern wie z.B. Thrombomodulin (= ein Endothelzellfaktor mit antithrombotischer Wirkung).

Typ I- (n=14) als auch Typ II-Diabetiker (n=13) haben im Vergleich zu nicht-diabetischen Kontrollpersonen erhöhte Thrombomodulin-Spiegel im Plasma (bei Typ I-Diabetikern um 38 % höher, bei Typ II-Diabetikern um 44 % höher als bei Kontrollpersonen, beides $p<0{,}05$) (33). Dies bestätigen auch andere Autoren (34, 35). Körperliches Training über 3 Monate führt sowohl bei Typ I- als auch bei Typ II-Diabetikern zu einer Normalisierung der Thrombomodulin-Spiegel als indirekten Hinweis auf eine Verbesserung der Endotheldysfunktion (33).

Diese Senkung der Thrombomodulinspiegel ist insofern von Bedeutung, als diese Serumspiegel Prognoseprädiktoren darstellen (erhöhte Serumspiegel u.a. auch bei Myokardinfarkt, Atherosklerose etc.). Sie sind sowohl mit der Progression der zugrundeliegenden Krankheit als auch mit einem Anstieg der Mortalitätsrate assoziiert (35).

4.3.8. Die Gefäßfunktion bei Belastung

Scherstreß ist ein entscheidender Reiz für die vaskuläre NO-Produktion. Somit werden unter Belastung nicht nur in der Peripherie die Gefäße weiter, sondern auch im Koronarsystem, hier der Koronarreserve entsprechend. Bei Endotheldysfunktion werden die Gefäße weniger erweitert, reagieren eventuell gar nicht oder werden sogar paradoxerweise enger (25, 26, 27, 28). Hierdurch erklärt sich u.a., weswegen der Diabetiker so hochgradig kardial gefährdet ist.

Eine Vielzahl von Pharmaka kann hier eingreifen und die Endothelfunktion verbessern, dies aber durchaus in unterschiedlichem Ausmaß. Nicht alle diese Substanzen sind allerdings beim Diabetiker bislang diesbezüglich untersucht.

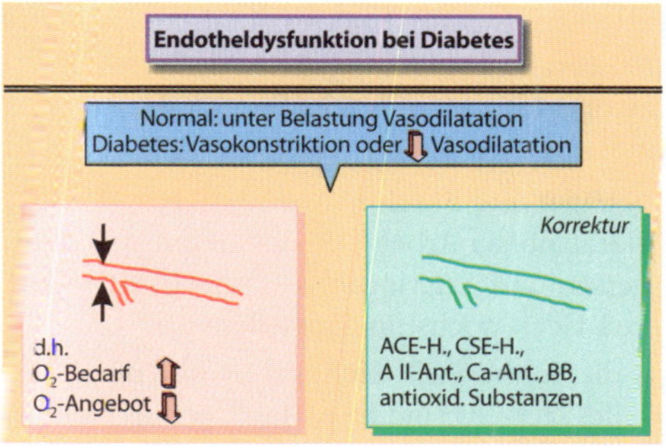

Abb. 4.9: Das Koronarsystem bei Belastung.

Bei Typ II-Diabetikern (n=22) mit angiographisch unauffälligen Koronarien, aber mit Hinweisen auf myokardiale Perfusionsdefekte im Stress-Thallium-Szintigramm, findet sich bei Belastung mit einem Cold-Pressor-Test eine signifikant geringere Zunahme des Blutflusses in der LAD (intrakoronarer Doppler und quantitative Angiographie) als bei gesunden, ebenfalls koronarangiographisch unauffälligen Kontrollpersonen (14,7 % vs 75,5 % bei Gesunden, p=0,0001), dies bei vergleichbarem Anstieg des Druck-Frequenz-Produktes (29). Diese durch sympathische Stimulation auslösbare mikrovaskuläre Dysfunktion kann die belastungsinduzierten Perfusionsanomalien bei diesen Diabetikern erklären, nicht nur bei Kälteexposition, sondern auch bei physischem und mentalem Stress (29).

4.3.9. Die Endotheldysfunktion als Prognoseprädiktor

Die Endotheldysfunktion ist ein Prognoseprädiktor.

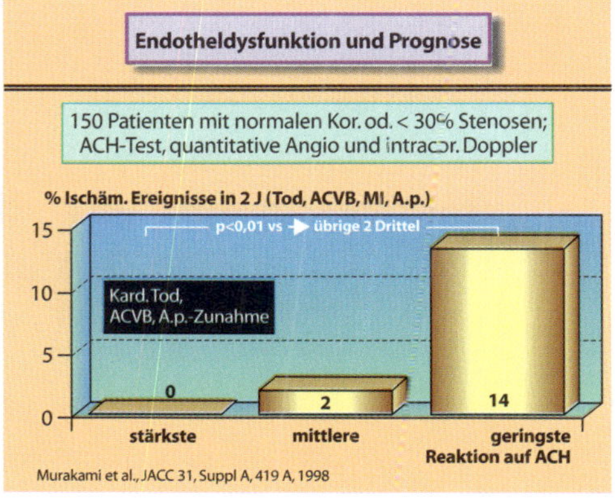

Abb. 4.10a: Die Prognose der Endotheldysfunktion, japanische Studie.

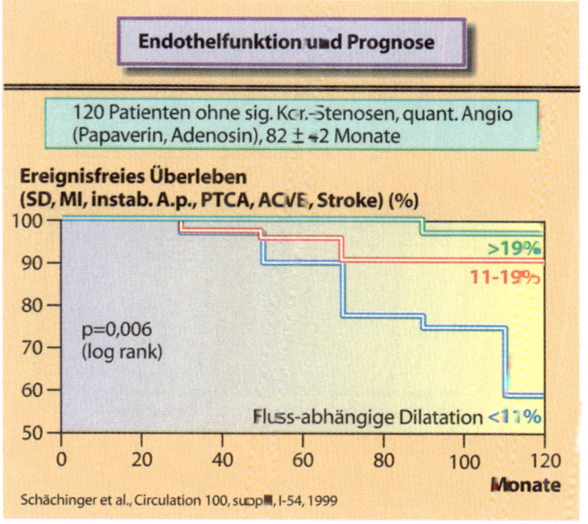

Abb. 4.10b: Die Prognose der Endotheldysfunktion, deutsche Studie.

4.4. Die Kollateralen im diabetischen Herzen

Kollateralen entwickeln sich bei fortgeschrittener KHK. Ihr Entstehungsreiz ist u.a. die Hypoxie bzw. Ischämie. Das Ausmaß ihrer Ausbildung verhält sich proportional zum Koronarstenosegrad.

Kollateralen stellen einen Kompensationsversuch dar. Hierdurch kann eine Ischämie in Ruhe kompensiert werden, reicht jedoch zur Deckung des O_2-Bedarfs unter Belastungsbedingungen nicht aus. Bei gleicher KHK-Ausprägung gibt es aber nicht unwesentliche Unterschiede in der Kollateral-Ausbildung.

So haben Diabetiker mit KHK (n=205, im Mittel 59 Jahre, >75 %ige Stenosen bei Ein- oder Mehrgefäßerkrankung) weniger angiographisch sichtbare Kollateralen (Rentrop-Klassifikation) als vergleichbare Nicht-Diabetiker (n=205), p=0,034 (30), obgleich die Zahl der betroffenen Gefäße in der Diabetikergruppe höher ist: 1,58 vs 1,42, p=0,005. Kein Unterschied bei 1- und 3-GFE; 2-GFE 36 % vs 25 %).

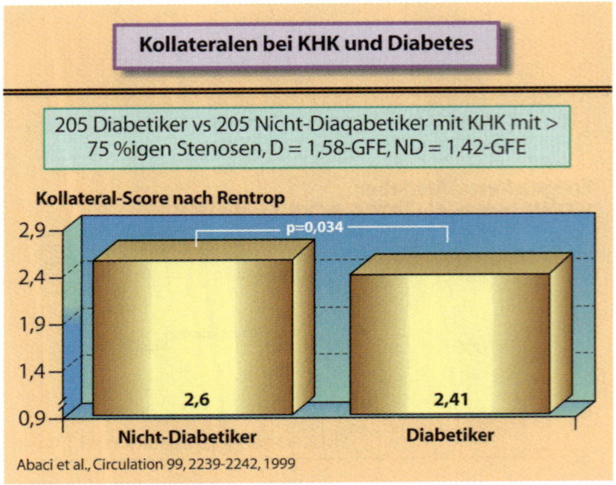

Abb. 4.11: Kollateralen bei KHK-Patienten mit und ohne Diabetes.

Da die angiographisch sichtbaren Kollateralen (Durchmesser ≥ 100 µm) nur einen Teil der Kollateralen darstellen, gibt dieser Parameter nicht die Quantität des Kollateralkreislaufs wieder, ein Problem, das allerdings beiden Vergleichsgruppen zu eigen ist.

Daß der Diabetes mellitus ein inhibierender Faktor für eine Kollateralbildung ist, wird auch von anderen Autoren beschrieben (31).

> Wenngleich die Infarkthäufigkeit durch Kollateralisierung nicht signifikant verringert wird, scheint jedoch hierdurch nicht nur die Infarktgröße begrenzt, sondern auch der klinische Verlauf und die Prognose des akuten Myokardinfarktes günstig beeinflußt zu werden.

Mancher Patient mit totaler Okklusion eines Gefäßes hat dank entsprechender Kollateralbildung weder Infarktzeichen noch eine LV-Dysfunktion in Ruhe. In diesem Kollektiv mit kompletten Verschluß eines Koronargefäßes ohne Infarkt sind Diabetiker mit 20 % seltener vertreten als in einem Kollektiv mit kompletten Verschluß eines Koronargefäßes mit Infarkt, hier mit 35 % (31).

Diese verminderte Kollateralbildung überrascht zunächst, ist doch der Diabetes als Stimulator der Angiogenese, zumindest im Bereich der Retina bekannt.

- Schaper und Buschmann (32) weisen im Editorial zu obiger Arbeit (30) darauf hin, daß Angiogenese und Arteriogenese 2 verschiedene Arten von Gefäßwachstum darstellen
  - die funktionell wichtigeren Kollateralgefäße des Herzens sind nicht das Ergebnis einer Angiogenese (Aussprossen von Kapillaren), sondern
  - einer Arteriogenese (Vergrößerung vorbestehender arteriolärer Verbindungen) (32)
- Letztere wird nicht über eine Hypoxie reguliert sondern über eine vermehrte simultane Expression von Wachstumsfaktoren und ihrer Rezeptoren (32)
- Somit findet sich bei Diabetes neben einer verstärkten Angiogenese (Retinopathie, Hyperglykämie als Reiz) eine verminderte Arteriogenese (32)

4.5. Zusammenfassung

Bei Typ I- und Typ II-Diabetikern findet sich ein Endothelfunktionsdefekt, der Folge eines Produktions-Ungleichgewichts von endothelialen Vasodilatatoren und Vasokonstriktoren ist.

Zum einen steht einer verminderten NO-Produktion offensichtlich ein vermehrter Abbau von NO durch Radikale gegenüber, zum anderen findet sich eine erhöhte Produktion des Vasokonstriktors und Wachstumsfaktors Endothelin.

Dieser endotheliale Defekt, Anfangsstadium der Arteriosklerose, jedoch noch reversibel, mündet in eine Störung der Koronarperfusion, die als verminderte Koronarreserve vielfach nachgewiesen ist.

Die klinische Bedeutung liegt in einer hierdurch begünstigten Ischämie, die sich zunächst in einer diastolischen Dysfunktion bemerkbar macht, strukturell zu vermehrter Fibrosierung führt und letztlich ein ischämisches Ereignis bei koronarer Makroangiopathie aggraviert -eine weitere Erklärung der ungünstigeren Prognose des Diabetikers.

Dieser Endothelfunktionsdefekt ist jedoch durch Pharmaka wie ACE-Hemmer, AT_1-Rezeptorantagonisten, Calcium-Antagonisten, dilatative Betablocker, CSE-Hemmer und antioxidative Substanzen korrigierbar.

Diabetiker haben angiographisch eine geringere kardiale Kollateralbildung bei KHK. Dies dürfte Ausdruck einer bei Diabetes reduzierten Arteriogenese sein.

4.6. Literatur

1. Zoneraich S, Silverman G: Myocardial small vessel disease in diabetic patients. In: Zoneraich S, ed. Diabetes and the Heart, Springfield, Charles C. Thomas, p 3-18, 1978

2. Zoneraich S: Unravelling the conundrums of the diabetic heart diagnosed in 1876: Prelude to genetics. Can J Cardiol 10, 945-949, 1994

3. Factor SM, Okun EM, Minase T: Capillary microaneurysms in the human diabetic heart. N Engl J Med 302, 384-388, 1980

4. Akasaka T, Yosida K, Hozum Z, Takagi T, Kaji S, Kawamoto T, Morioka S, Yoskikawa J: Retinopathy identifies marked restriction of coronary flow reserve in patients with diabetes mellitus. J Am Coll Cardiol 30, 935-941, 1997

5. Strauer BE, Motz W, Vogt M, Schwartzkopff B: Impaired coronary flow reserve in NIDDM: a possible role for diabetic cardiopathy in humans. Diabetes 46, Suppl 2, S 119-124, 1997

6. Yokoyama I, Ohtake T, Momomura S, Yonekura K, Woo-Soo S, Nishokawa J, Sasaki Y, Omata M: Hyperglycemia rather than insulin resistance is related to reduce coronary flow reserve in NIDDM. Diabetes 47, 119-124, 1998

7. Pitkanen OP, Nuutila P, Raitakari OT, Ronnemaa T, Koskinen PJ, Iida H, Lehtimaki TJ, Laine HK, Takala T, Viikari JS, Knuuti J: Coronary flow reserve is reduced in young men with IDDM. Diabetes 47, 248-254, 1998

8. Nitenberg A, Valensi P, Dachs R, Dali M, Aptecar E, Attali J-R: Impairment of coronary vascular reserve and ACH-induced coronary vasodilatation in diabetic patients with angiographically normal coronary arteries and normal left ventricular function. Diabetes 42, 1017-1025, 1993

9. Nitenberg A, Paycha F, Ledoux S, Sachs R, Attali J-R, Valensi P: Coronary artery responses to physiological stimuli are improved by deferoxamine but not by L-arginine in non-insulin-dependent diabetic patients with angiographically normal coronary arteries and no other risk factors. Circulation 97, 736-743, 1998

10. Nourooz-Zadeh J, Tajaddini-Sarmadi J, McCarthy S, Betteridge DJ, Wolff SP: Elevated levels of authentic plasma hydroperoxides in NIDDM. Diabetes 44, 1054-1058, 1995

11. Keaney JF, Loscalzo J: Diabetes, oxidative stress, and platelet activation. Circulation 99, 189-191, 1999

12. Morise T, Takeuchi Y, Kawano M, Koni I, Takeda R: Increased plasma levels of immunoreactive endothelin and von Willebrand factor in NIDDM patients. Diabetes Care 18, 87-89, 1995

13. Peppa-Patrikiou M, Scordili M, Antoniou A, Giannaki M, Dracopoulou M, Dacou-Voutetakis C: Carotid atherosclerosis in adolescents and young adults with IDDM. Relation to urinary endothelin, albumin, free cortisol, and other factors. Diabetes Care 21, 1004-1007, 1998

14. Fogelson FG, Nawas SI, Vigneswaran WT, Ferguson JL, Law WR, Sharma AC: Diabetic patients produce an increase in coronary sinus endothelin-1 after coronary artery bypass grafting. Diabetes 47, 1161-1163, 1998

15. Zoppini G, Targher G, Cacciatori V, Guerriero A, Muggeo M: Chronic cigarette smoking is associated with increased plasma circulating intercellular adhesion molecule 1 levels in young type 1 diabetic patients. Diabetes Care 22, 1871-1874, 1999

16. Vehkavaara S, Seppala L, Westerbacka J, Groop PH, Jarvinen H: In vivo endothelial dysfunction characterizes patients with impaired fasting glucose. Diabetes Care 22, 2055-2060, 1999

17. Williams SB, Goldfine AB, Timimi FK, Ting HH, Roddy A, Simonson DC, Creager MA: Acute hyperglycemia attenuates endothelium-dependent vasodilation in humans in vivo. Circulation 97, 1695-1701, 1998

18. Preik M, Kelm M, Rösen P, Tschöpe D, Strauer BE: Additive effect of co-existent type 2 diabetes and arterial hypertension on endothelial dysfunction in resistance arteries of human vasculature. Angiology 51, 545-554, 2000

19. Nahser P, Brown R, Oskarrson H, Winiford M, Rossen J: Maximal coronary flow reserve and metabolic coronary vasodilation in patients with diabetes mellitus. Circulation 91, 635-640, 1995

20. Mancini GB, Henry GC, Macaya C, O'Neil BJ, Pucillo AL, Carer AG, Wargovich TJ, Mudra H, Luscher TF, Klibaner MI, Haber HE, Uprichard AC, Pepine CJ, Pitt B: Angiotensin-converting enzyme inhibition with quinapril improves endothelial vasomotor dysfunction in patients with coronary artery disease. The TREND (Trial on Reversing Endothelial Dysfunction). Circulation 94, 258-265, 1996

21. Mullen MJ, Wright D, Donald AE, Thome S, Thomson H, Deanfield JE: Atorvastatin but not L-arginine improves endothelial function in type I diabetes mellitus: a double-blind study. J Am Coll Cardiol 36, 410-416, 2000

22. Butler R, Morris AD, Belch JJ, Hill A, Struthers AD: Allopurinol normalizes endothelial dysfunction in type 2 diabetes with mild hypertension. Hypertension 35, 746-751, 2000

23. Ting HH, Timimi FK, Boles KS, Creager SJ, Ganz P, Creager MA: Vitamin C improves endothelium-dependent vasodilation in patients with non-insulin-dependent diabetes mellitus. J Clin invest 97, 22-28, 1996

24. Timimi FK, Ting HH, Haley EA, Roddy MA, Ganz P, Creager MA: Vitamin C improves endothelium-dependent vasodilation in patients with insulin-dependent diabetes mellitus. J Am Coll Cardiol 31, 552-557, 1998

25. Kaufmann PA, Frielingsdorf J, Mandinov L, Seiler C, Hug R, Hess OM: Reversal of abnormal coronary vasomotion by calcium antagonists in patients with hypercholesterolemia. Circulation 97, 1348-1354, 1998

26. Yeung AC, Vekshtein VI, Krantz DS, Vita JA, Ryan TJ, Ganz P, Selwyn AP: The effect of atherosclerosis on the vasomotor response of coronary arteries to mental stress. N Engl J Med 325, 1551-1556, 1991

27. Gage JE, Hess DM, Murakami T, Ritter M, Grimm J, Krayenbuehl HP: Vasoconstriction of stenotic coronary arteries during exercise in patients with classical angina pectoris: Reversibility by nitroglycerin. Circulation 73, 865-876, 1986

28. Tdadani U: Oral nitrates: More than symptomatic therapy in coronary artery disease? Cardiovasc Drugs Ther 11, 213-218, 1997

29. Nitenberg A, Ledoux S, Valensi P, Attali R-R, Antony I: Impairment of coronary microvascular dilation in response to cold pressor-induced sympathetic stimulation in type 2 diabetic patients with abnormal stress thallium imaging. Diabetes 50, 1180-1185, 2001

30. Abaci A, Oguzhan A, Kahraman S, Eryol NK, Ünal S, Arinc H, Ergin A: Effect of diabetes mellitus on formation of coronary collateral vessels. Circulation 99, 2239-2242, 1999

31. Morimoto S, Hiasa Y, Hamai K, Wada T, Aihara T, Kataoka Y, Mori H: Influence factors on coronary collateral development. Kokyu-To-Junkan 37, 1103-1137, 1989

32. Schaper W, Buschmann I: Collateral circulation and diabetes. Circulation 99, 2224-2226, 1999

33. Rigla M, Fontcuberta J, Caixas A, Pou JM, de Leiva A, Perez A: Physical training decreases plasma thrombomodulin in type I and type II diabetic patients. Diabetologia 44, 93-99, 2001

34. Ciarla MV, Bocciarelli A, Di Gregorio S, Tordi A, Cotroneo P, Mar G, Ghirlanda G, Strom R: Autoantibodies and endothelial dysfunction in well-controlled, uncomplicated insulin-dependent diabetes mellitus patients. Atherosclerosis, 158, 241-246, 2001

35. Califano F, Giovanniello T, Pantone P, Campana E, Parlapiano C, Alegiani F, Vincentelli GM, Turchetti P: Clinical importance of thrombomodulin serum levels. Eur Rev Med Pharmacol Sci 4, 59-66, 2000

5. Myokardveränderungen und diastolische Funktion bei Diabetes

5.1. Interstitielle Myokardveränderungen bei Diabetes

Wie bei Hypertonie oder im Alter verändert sich auch die kardiale Gewebszusammensetzung bei Diabetes mellitus, hier jedoch bereits in jüngerem Alter. Eine im Vergleich zu nicht-diabetischen Altersgenossen (im Mittel 32 Jahre, gleicher Blutdruck, gleicher BMI, HbA_{1c} im Mittel 8,3 %) bei Typ-I-Diabetikern nachweisbare signifikant höhere Echodichte des Septums (Ultraschallgewebscharakterisierung) um 45 % wird auf eine vermehrte Fibrose zurückgeführt (1). Die Echodichte des Myokards ist bei diesen Diabetikern erhöht, unabhängig von einer vorhandenen oder fehlenden Spätkomplikation wie Nephropathie oder Retinopathie. Ähnliche Resultate werden auch von Perez und Mitarbeitern (2) bei 54 IDDM-Patienten beschrieben. Allerdings sind in diesem Kollektiv 30 % Hypertoniker eingeschlossen. Eine vermehrte Fibrose des Myokards ist darüber hinaus nicht nur beim experimentellen Diabetes bekannt, sondern auch bei Diabetikern ohne KHK und Hypertonie histologisch nachgewiesen (3, 4) und bei Typ I-Diabetikern mit normalem Koronarangiogramm bioptisch gesichert (5).

Die höhere Prävalenz diastolischer Abnormitäten bei Diabetikern mit Mikroangiopathie/Mikroalbuminurie könnte auf eine mögliche pathogenetische Rolle der Mikrozirkulation hinweisen, die zu einer interstitiellen und perivaskulären Fibrose führt und sekundär zu einer abnormen Relaxation, d.h. zu einer diastolischen Dysfunktion, eventuell auch zu einer Massenzunahme des Myokards (6, 7).

5.2. Die stärkere Muskelmasse des linken Ventrikels bei Diabetes

5.2.1. Stärkere Muskelmasse bei Typ II-Diabetes

Typ II-Diabetiker mit Hypertonie (Blutdruck vergleichbar über 10 Jahre, gleicher peripherer Widerstand, gleiche Ejektionsfraktion) haben bei gleichen Diametern des linken Ventrikels stärkere Septum- und Hinterwanddicken als nicht-diabetische Hypertoniker mit vergleichbaren Blutdruckwerten (8). Dies gilt in der gleichen Studie (8) auch für den linksventrikulären Massenindex (LVMI/m^2 Körperoberfläche). Eine positive Korrelation des LVMI/m^2 zu den Nüchtern-Blutglukosespiegeln kann mit $p<0{,}05$ nachgewiesen werden. Nach den Devereux-Kriterien für LVH haben 72 % der Diabetiker in dieser Untersuchung, jedoch nur 32 % der Nicht-Diabetiker eine LVH. Diese Daten lassen vermuten, daß der Diabetes, hier Typ II (kein Patient mit Insulin behandelt, 10 Patienten mit Diät, 15 Patienten mit oralen Antidiabetika) die Entwicklung der LVH bei Patienten mit essentieller Hypertonie unabhängig vom arteriellen Blutdruck verstärkt und so zur erhöhten kardiovaskulären Morbidität und Mortalität des Diabetikers mit Hypertonie beitragen kann.

5.2.2. LV-Masse und Wanddicken bei Typ I-Diabetikern

Typ I-Diabetiker mit Spätschäden haben signifikant stärkere linksventrikuläre Wanddicken als Nicht-Diabetiker, aber auch als Typ I-Diabetiker ohne Spätschäden, ohne daß allerdings bereits eine Linksherzhypertrophie vorliegt (7). Als Ursache der in diesem Diabetikerkollektiv (Diabetiker mit Spätschäden) nachweisbaren stärkeren Wanddicke von Septum und Hinterwand ist neben dem gering höheren (nicht-signifikant bei Normotonie) Ruheblutdruck besonders die unter Belastung signifikant höhere Blutdruckentwicklung zu diskutieren, zumal der Belastungsblutdruck grundsätzlich eine bessere Korrelation zur Linksherzhypertrophie zeigt als der Gelegenheitsblutdruck (9, 10). Die höhere Blutdruckentwicklung unter Belastung dürfte wiederum Ausdruck der generalisierten Endotheldysfunktion sein.

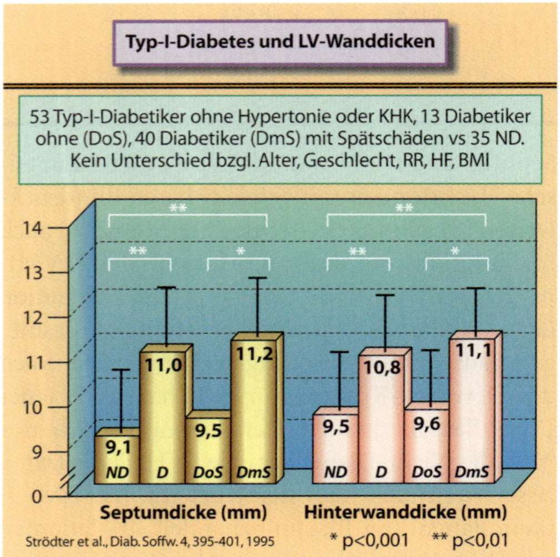

Abb. 5.1: LV-Wanddicken bei Typ I-Diabetikern.

Gleiche Resultate zur LV-Masse ergibt auch die Strong Heart Studie (11) bei 1124 normotensiven diabetischen und nicht-diabetischen Probanden. Auch hier findet sich eine erhöhte LV-Masse bei Diabetikern. Diese ist neben häufigerer diastolischer Dysfunktion (43 % vs 32 %; p<0,001), aber auch mit Unterschieden im systolischen Blutdruck (126 mmHg vs 122 mmHg; p<0,04) verbunden. Eine weitere Analyse der STRONG Heart Studie gibt die Abb. 5.2 wieder.

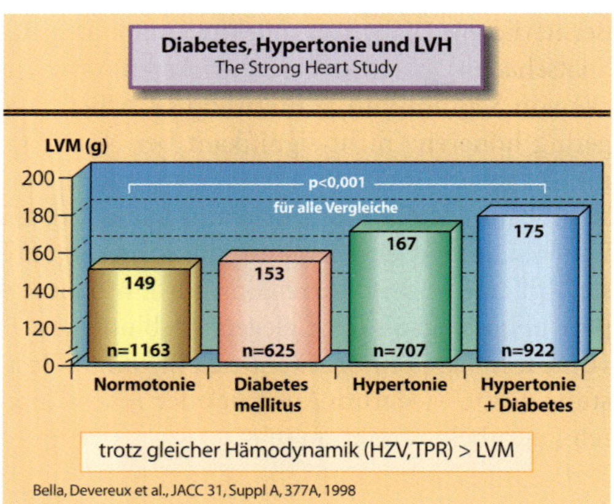

Abb. 5.2: LV-Wanddicken bei Diabetikern und Hypertonikern in der STRONG Heart-Studie.

Eine stärkere Wanddicke finden auch Airaksinen et al. (12) bei normotensiven jungen Frauen mit Typ I-Diabetes und Mikroangiopathie. Auch Kimball et al. (6) beschreiben bei jungen Diabetikern (mittleres Alter 17 ± 3 Jahre, Diabetesdauer 9 ± 5 Jahre) eine signifikant größere linksventrikuläre Muskelmasse (aber ebenfalls noch im Normbereich) als bei einem vergleichbaren Alterskollektiv. Trotz normotensiver Blutdruckwerte finden auch Sampson et al. (13) bei vergleichbarer Diabetesdauer und fehlendem signifikanten Unterschied im Ruheblutdruck bei Diabetikern mit Mikroalbuminurie signifikant stärkere Septumdicken (11,7 mm vs 9,8 mm) als bei diabetischen Kontrollen ohne Mikroalbuminurie oder bei Nicht-Diabetikern.

5.2.3. Klinische Bedeutung einer erhöhten LV-Masse

Diabetiker (zwischen Typ I und Typ II wird nicht unterschieden) mit LVH-Zeichen im EKG haben in einer Analyse der Framingham-Studie ein deutlich höheres Risiko bezüglich kardiovaskulärer Ereignisse als Nicht-Diabetiker mit LVH im EKG (14). Auch hier ist die Glukoseintoleranz nach Korrektur bezüglich Alter, BMI und Blutdruck mit einer erhöhten LVH-Inzidenz im EKG verbunden.

Eine Analyse anhand von 7924 Personen über 16,8 Jahre (NHANES II) ergibt (unabhängig von Diabetes), daß die Prävalenz einer LVH bei Hypertonikern natürlich höher ist als bei Normotonikern (29,9 vs 6,4 pro 1000, p<0,001), daß aber Normotoniker mit LVH eine ähnliche Überlebensrate haben wie Hypertoniker mit LVH, aber eine niedrigere als Normotoniker und Hypertoniker ohne LVH (15). D.h. eine LVH ist grundsätzlich ein negativer Prognoseprädiktor.

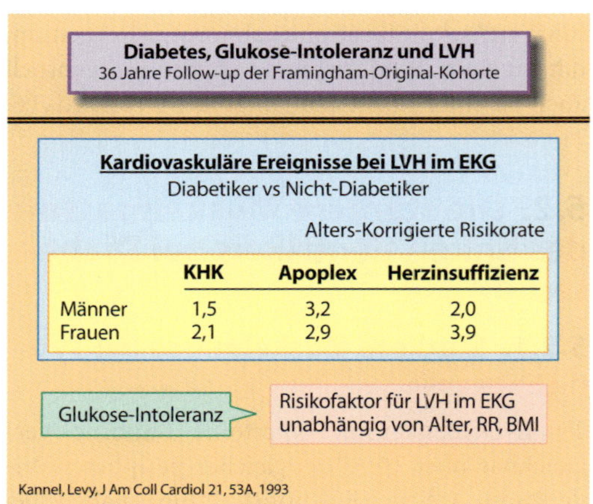

Abb. 5.3: LVH im EKG und Prognose bei Diabetes.

5.3. Die diastolische LV-Dysfunktion bei Diabetes

Eine diastolische Dysfunktion, in der Regel der systolischen Funktionsstörung vorausgehend, ist bei Typ I-Diabetikern, aber auch bei Typ II-Diabetikern (16) bei Auswertung verschiedener dopplerechokardiographischer Parameter durch viele Untersucher nachgewiesen worden. Da bei der Frage diabetes-bedingter Veränderungen andere Einflußmöglichkeiten wie Hochdruck und KHK auszuschließen sind, sind junge Typ I-Diabetiker ein diesbezüglich besonders gut untersuchtes Kollektiv. In diesen Untersuchungen findet sich meist eine eindeutige Zunahme der Häufigkeit der gestörten diastolischen Funktionsparameter mit Auftreten diabetischer Spätkomplikationen, insbesondere der diabetischen Nephropathie. Mögliche gemeinsame pathogenetische Mechanismen sind wahrscheinlich (6, 7). Inwieweit bereits diese subklinische Funktionsstörung Diabetiker mit erhöhtem Risiko bezüglich der Entwicklung einer manifesten Herzerkrankung identifizieren kann, bleibt jedoch unklar. Diese diastolische Dysfunktion wird aber als inzipiente diabetische Kardiomyopathie interpretiert (7, 17). Hierbei finden sich Hinweise für Störungen beider Formen der diastolischen Dysfunktion, d.h. Hinweise auf

- eine Relaxationsstörung (aktiver Prozeß)
- eine Compliancestörung (passiver Prozeß)

wobei die Relaxationsstörung als erster Marker einer diabetischen Kardiomyopathie interpretiert wird (7, 17)

Auch bei Hypertonie findet sich in der Regel noch vor Nachweis einer LVH eine Relaxationsstörung, der erst später im Rahmen der LVH-Entwicklung die Compliancestörung folgt (18). Nicht immer ist in Anbetracht der geringen diastolischen Funktionsstörungen eine Differenzierung zwischen beiden Formen dopplerechokardiographisch möglich. Auch werden beide Begriffe der diastolischen Funktionsstörung in der Literatur häufig nicht ganz korrekt synonym verwendet.

Kardial völlig asymptomatische, normotone Patienten mit lang bestehendem Typ I-Diabetes zeigen dopplerechokardiographisch signifikante Störungen der diastolischen Funktion (2, 7, 17, 19, 20, 21, 22, 24, 24). Je nach Diabetesdauer oder begleitenden Organkomplikationen sind hiervon in diesen Untersuchungen 25-90 % der Diabetiker betroffen. Die Inzidenz der diastolischen Funktionsstörung dürfte jedoch von verschiedenen Faktoren abhängig sein, nicht nur von Umfang und Sensitivität der untersuchten Parameter bzw. der Definition des positiven Nachweises -einige Autoren fordern 2 pathologische Parameter (17, 21), sondern auch von der Zusammensetzung der untersuchten Kollektive bzw. deren Differenzierung. Patienten mit Spätschäden wie Nephropathie, Neuropathie und Retinopathie haben diese linksventrikuläre diastolische Funktionsstörung nicht nur häufiger, sie ist bei ihnen auch stärker ausgeprägt (2, 7, 12, 21, 25, 26).

Aber selbst bei Typ I-Diabetikern ohne Spätschäden sind diese Veränderungen nachweisbar (7). Andererseits wird selbst bei Diabetikern ohne Spätschäden und fehlender diastolischer Dysfunktion bei herkömmlicher Untersuchungstechnik diese Dysfunktion durch Provokationstests nachgewiesen (27, 28), d.h. sie ist hier bereits latent vorhanden.

Daß die diastolische Dysfunktion weder Folge einer gestörten systolischen Funktion ist noch auf andere Faktoren wie Hypertonie, KHK, Alter und eine höhere, wenngleich noch im Normbereich liegende LV-Masse, zurückgeführt werden kann, zeigt eine Untersuchung, die zum ersten Mal bei Diabetikern nicht nur Parameter des mitralen Einflußtraktes untersucht, sondern auch Parameter des aortalen Ausflußtraktes, die selbst von LVH unabhängig sind (7). Darüber hinaus sind diese Parameter des aortalen Ausflußtraktes die diesbezüglich sensitivsten Parameter.

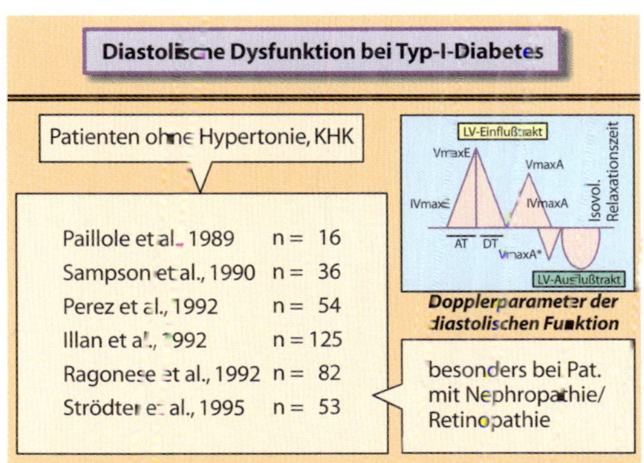

Abb. 5.4: Diastolische Dysfunktion bei IDDM und Dopplerparameter.

Auch die neuen STRONG HEART STUDY-Ergebnisse (n=2411; Untersuchung von 4 Gruppen: Normotoniker, Hypertoniker und jeweils beide mit Diabetes) zeigen, daß der Diabetes (keine Typ-Angabe) bei Normotonie mit einem abnormem LV-Relaxationsmuster im mitralen Einflußtrakt assoziiert ist, ähnlich im Ausmaß wie bei Hypertonie. Die abnorme LV-Relaxation ist am stärksten bei hypertensiven Diabetikern ausgeprägt (29). Die LV-Relaxationsstörung ist zudem bei schlechter Blutzuckereinstellung stärker.

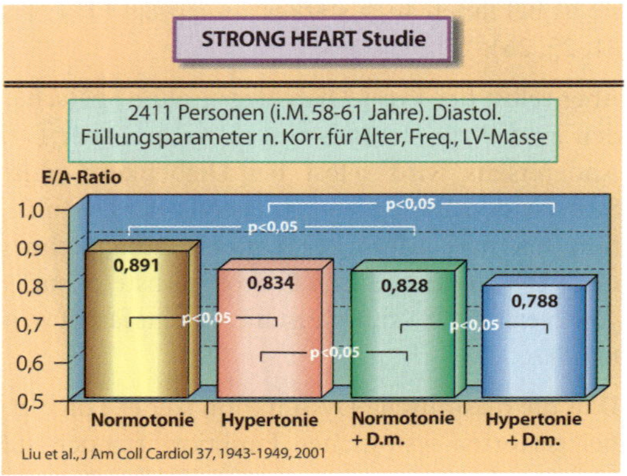

Abb. 5.5: Diastolische Dysfunktion bei Diabetes in der STRONG Heart Study.

5.4. Zusammenfassung

Normotensive Diabetiker haben eine höhere, wenngleich noch im Normbereich liegende linksventrikuläre Masse oder stärkere Wanddicken des linken Ventrikels als Nicht-Diabetiker.

Auch haben hypertensive Diabetiker bei gleichen Blutdruckwerten stärkere Wanddicken als nicht-diabetische Hypertoniker.

Normotensive Typ I-Diabetiker ohne klinische Hinweise auf eine kardiale Erkrankung weisen bereits eine diastolische Dysfunktion auf, die bei Nachweis von diabetischen Spätschäden (Mikroalbuminurie) ausgeprägter ist.

Parallel zur inzipienten Nephropathie entwickelt sich bei diesen Patienten somit offensichtlich eine inzipiente Kardiopathie.

Deren prognostische Relevanz wird jedoch erst durch Langzeit-Nachuntersuchungen geklärt werden können.

Auch bei Typ II-Diabetikern findet sich eine diastolische LV-Dysfunktion.

Diese diastolische LV-Dysfunktion, klinisch inapparent, dürfte bei eingetretener myokardialer Schädigung Mitursache der hier häufigeren Herzinsuffizienz sein.

5.5. Literatur

1. Di Bello V, Talarico L, Picano E, Di Muro C, Landini L, Paterni M, Matteucci E, Giusti C, Giampietro O: Increased echodensity of myocardial wall in the diabetic heart: An ultrasound tissue characterization study. J Am Coll Cardiol 25, 1408-1415, 1995

2. Perez JE, McGill JB, Santiago JV, Schechtman KB, Waggoner AD, MillerJD, Sobel BE: Abnormal myocardial acoustic properties in diabetic patients and their correlation with the severity of disease. J Am. Coll Cardiol 19, 1154-1162, 1992

3. Hoeven Van KH, Factor SM: A comparison of the pathological spectrum of hypertensive, diabetic, and hypertensive-diabetic heart disease. Circulation 82, 848-855, 1990

4. Regan TJ, Lyons MM, Ahmed SS, Levinson G, Oldewurtel HA, Ahmad MR, Haider B: Evidence for cardiomyopathy in familial diabetes mellitus. J Clin Invest 60, 885-899, 1977

5. Fisher BM, Gillen G, Lindop GBM, Dargie HJ, Frier BM: Cardiac function and coronary arteriography in asymptomatic type I (insulin-dependent) diabetic pa-

tients: evidence for a specific diabetic heart disease. Diabetologia 29, 706-712, 1986

6. Kimball TR, Daniels SR, Khoury PR, Magnotti RA, Turner AM, Dolan LM: Cardiovascular status in young patients with insulin-dependent diabetes mellitus. Circulation 90, 357-361, 1994

7. Strödter D, Wegenaer M, Federlin K: Reduzierte diastolische Funktion bei Typ-I-Diabetikern. Diab Stoffw 4, 395-401, 1995

8. Grossman. E, Shemesh J, Shamiss A, Thaler M, Caroll J, Rosenthal T: Left ventricular mass in diabetes-hypertension. Arch Int Med 152, 1001-1004, 1992

9. Gottdiener JS, Brown J, Zoltick J, Fletcher RD: Left ventricular hypertrophy in men with normal blood pressure relation to exaggerated blood pressure response to exercise. Ann Intern Med 112, 161-166, 1990

10. Nathwani D, Reeves RA, Marquez-Julio A, Leenen FHH: Left ventricular hypertrophy in mild hypertension. Correlation with exercise blood pressure. Am Heart J 109, 386-387, 1985

11. Liu JE, Roman MJ, Fabsitz RR, Welty TK, Lee ET: Cardiac and biochemical correlates of diabetic dysfunction in diabetes: The Strong Heart Study. Circulation 98, Suppl 1, I-574, 1998

12. Airaksinen JKE, Ikäheimo MJ, Kaila J, Linnaluoto M, Takkunen J: Impaired left ventricular filling in young female diabetics. An echocardiographic study Acta Med Scand 216, 509-516, 1984

13. Sampson MJ, Chambers JB, Sprigings DC, Drury PL: Abnormal diastolic function in patients with type I diabetes and early nephropathy. Brit Heart J 64, 266-271, 1990

14. Kannel WB, Levy D: Diabetes, glucose intolerance and left ventricular hypertrophy in the Framingham study. J Am Coll Cardiol 21, 53A, 1993

15. Brown DW, Giles WH, Croft JB: Left ventricular hypertrophy as a predictor of coronary heart disease mortality and the effect of hypertension. Am Heart J 140, 848-856, 2000

16. Uusitupa M, Mustonen J, Laakso M. Vainio P, Länsimies E, Talwar S, Pyörälä K: Impairment of diastolic function in middle aged type1 (insulin-dependent) and non type 2 (non-insulin-dependent) diabetic patients free from cardiovascular disease. Diabetologia 31, 783-791, 1988

17. Paillole C, Dahan M, Paycha F, Solal AC, Passa P, Gourgon R: Prevalence and significance of left ventricular filling abnormalities determined by Doppler echocardiography in young type I (insulin-dependent) diabetic patients. Am J Cardiol 64, 1010-1015, 1989

18. Messerli FH: Antihypertensive therapy - going to the heart of the matter. Circulation 81, 1128-1135, 1990

19. Airaksinen JKE, Koistinen MJ, Ikäkeimo MJ, Huikuri HV, Korhonen U, Pirrttiaho,H. Linnaluoto MK, Takkunen JT: Augmentation of atrial contribution to left ventricular filling in IDDM subjects as assessed by echocardiography. Diabetes Care 12, 159-161, 1989

20. Danielsen R, Nordrehaug E, Lien E, Vik-Mo H: Subclinical left ventricular abnormalities in young subjects with long-term type I diabetes mellitus detected by digitized M-mode echocardiography. Am J Cardiol 60, 143-146,1987

21. Illan F, Valdes-Chavarri M, Tebar J, Garcia A, Pascual H, Soria F, Hernandez A, Vicente T: Anatomical and functional cardiac abnormalities in type I diabetes. Clin Invest 70, 403-410, 1992

22. Riggs TW, Transue D: Doppler echocardiographic evaluation of left ventricular diastolic function in adolescents with diabetes mellitus. Am J Cardiol 65, 899-902, 1990

23. Takenaka K, Sakamoto T, Amano K, Oku J, Fujinami K, Murakami T, Toda I, Kawakubo K, Sugimoto T: Left venticular filling determined by Doppler echocardiography in diabetes mellitus. Am J Cardiol 61, 1140-1143, 1988

24. Zarich SW, Arbuckle BE, Cohen LR, Roberts M, Nesto RW: Diastolic abnormalities in young asymptomatic diabetic patients assessed by pulsed Doppler echocardiography. J Am Coll Cardiol 12, 114-120, 1988

25. Kahn JK, Zola E, Juni JE, Vini AL: Radionuclide assessment of left ventricular diastolic filling in diabetes mellitus with and without cardiac autonomic neuropathy. J Am Coll Cardiol 7, 1303-1309, 1986

26. Shapiro LM: Echocardiographic features of impaired ventricular function in diabetes mellitus. Brit Heart J 47, 439-444, 1982

27. Gotzsche O, Sihm I, Lund S, Schmitz O: Abnormal changes in transmitral flow after acute exposure to nitroglycerin and nifedipine in uncomplicated insulin-dependent diabetes mellitus: A doppler-echocardiographic study. Am Heart J 126, 1417-1426, 1993

28. Ragonese F, Ferrazza A, Paolini A, Reale F: Left ventricular diastolic filling in type I diabetes mellitus: A pulsed Doppler echocardiographic study. Eur J Med 1, 69-74, 1992

29. Liu JE, Palmieri V, Romann MJ, Bella JN, Fabsitz R, Howard BV, Welty TK, Lee ET, Devereux RB: The impact of diabetes on left ventricular filling pattern in normotensive and hypertensive adults: The STRONG HEART Study. J Am Coll Cardiol 37, 1943-1949, 2001

6. Die Koagulopathie bei Diabetes

6.1. Hyperkoagulabilität und reduzierte Fibrinolyse-Aktivität

Die erhöhte Mortalität des Diabetikers beim akuten Infarkt und in der Postinfarktphase wird häufig mit stärker ausgeprägter Arteriosklerose der Koronarien gleichgesetzt, sozusagen synonym verwendet. Natürlich ist die atherosklerotische Plaque Voraussetzung eines Koronarereignisses, auf die sich bei Ruptur der Plaque die Atherothrombose setzt. Somit tragen neben der Zahl der Plaques vor allem deren Ruptur-Bereitschaft, daneben aber auch die Atherothromboseneigung zur Häufigkeit und zur Schwere des akuten Koronarsyndroms bei.

Da die Atherothrombose somit letztlich das entscheidende Ereignis ist, das zum klinisch faßbaren Syndrom führt, nämlich zum akuten Koronarsyndrom, zum Apoplex oder zur akuten Extremitätenischämie, liegt es nahe, daß Thrombogenese und Fibrinolyse bei Typ I- wie Typ II-Diabetikern im Sinne einer erhöhten Koagulationsbereitschaft alteriert sind, d.h. ein Ungleichgewicht vorliegen könnte. Dies ist in der Tat der Fall. Nicht zuletzt deswegen ist zur Minderung der Thromboseneigung heute nach Erkenntnissen der HOT-Studie ein großzügiger Umgang mit ASS unter primärpräventiven Gesichtspunkten gerade beim hypertensiven Typ II-Diabetiker (nach Blutdrucknormalisierung) sinnvoll, was jetzt auch von der WHO und der ISH in ihren neuen Hypertonie-Richtlinien von 1999 formuliert wird. Bei Diabetes mellitus liegt ein prokoagulatorischer Status vor.

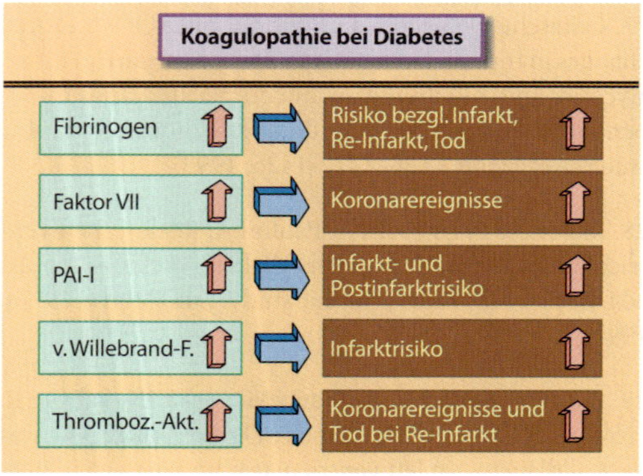

Abb. 6.1: Koagulopathie bei Diabetes mellitus - eine Übersicht.

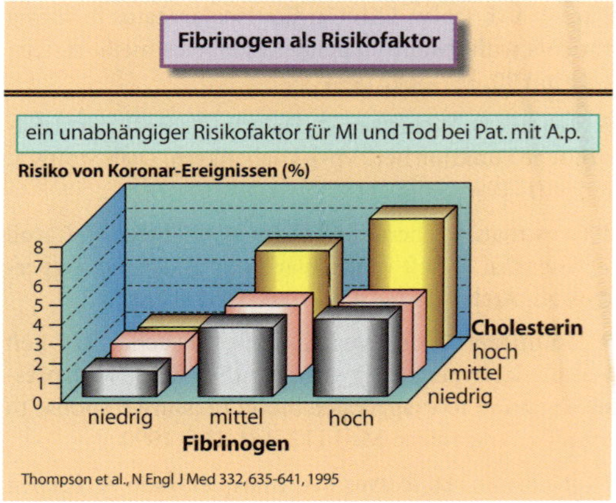

Abb. 6.2: Fibrinogen als Risikofaktor für Koronarereignisse (Infarkt, akuter Herztod) bei Patienten mit Angina pectoris.

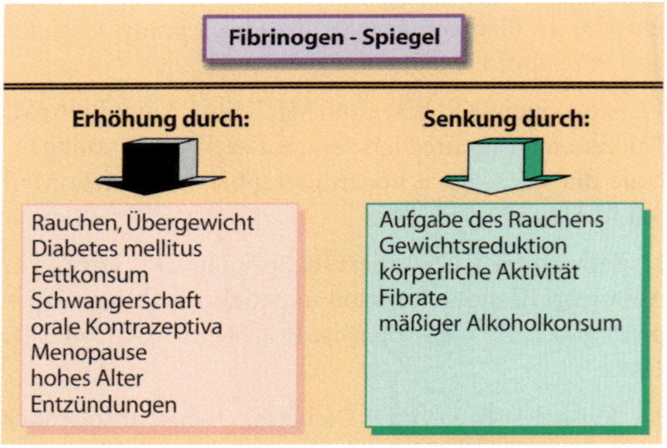

Abb. 6.3: Erhöhte Fibrinogenspiegel und Möglichkeiten Ihrer Beeinflussung.

6.2. Plasmatische Hyperkoagulabilität

Eine Hyperkoagulabilität ist sowohl bei Typ I- als auch bei Typ II-Diabetikern beschrieben (1). Die Plättchen-abhängige Thrombin-Bildung ist bei Typ I- und Typ II-Diabetes erhöht, dies in Abhängigkeit vom HbA_{1c}-Wert. Diese Hyperkoagulabilität findet sich bei Diabetikern mit, aber auch bei Diabetikern ohne Organkomplikationen. Bei schlechterer Typ II-Diabetes-Kontrolle (= HbA_{1c} > 9 %) ist diese Störung stärker ausgeprägt als bei Patienten mit besserer Diabetes-Einstellung (= HbA_{1c}<9 %) (1). Das gleiche findet sich bei Typ I-Diabetes bei einem mittleren HbA_{1c} von 8,1 %.

Auch die Plasmaspiegel von

- Fibrinogen
- Faktor VII und
- Faktor VIII

sind bei Diabetes erhöht und stellen einen weiteren Risikofaktor dar (1, 2). Durch gute Blutzuckerkontrolle können beim Diabetiker erhöhte Fibrinogenspiegel gesenkt werden. Eine Erhöhung der Fibrinogenspiegel wird auch bei postprandialer Hyperglykämie des Diabetikers beobachtet (3). Die Antithrombin III-Aktivität ist bei Diabetes herabgesetzt, wodurch die Koagulabilität ebenfalls erhöht ist. Diese Hyperkoagulabilität spielt gerade beim metabolischen Syndrom eine wichtige Rolle.

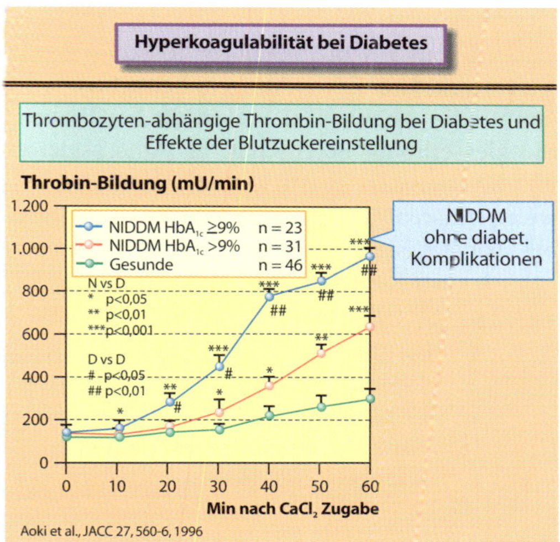

Abb. 6.4: Hyperkoagulabilität bei Typ II-Diabetes in Abhängigkeit von der Diabetes-Einstellung.

6.3. Erhöhte Thrombozytenaggregation bei Diabetes - diabetische Thrombopathie

Auch die Thrombozyten zeigen bei Typ II-Diabetes eine erhöhte Aggregationsbereitschaft, meßbar an der hier verstärkten Sekretion der proaggregatorischen Substanz Thromboxan. Eine Hyperkoagulabilität im Rahmen einer erhöhten Thromboxan A_2-Bildung, gemessen an einer erhöhten Thromboxan B_2-Ausscheidung, ist bei 50 Typ II-Diabetikern versus 32 Nicht-Diabetikern von Davi (4) et al. nachgewiesen worden. Durch Insulintherapie, aber auch durch strikte Diät und körperliche Aktivität bei Fortsetzung der oralen Therapie mit Glipizid kommt es nach 2-6 Wochen zu einer signifikanten Abnahme der Thromboxansynthese und auch der PAI-1-Spiegel (5), d.h. die erhöhte Thrombozytenaggregationsbereitschaft bei Diabetes ist somit durch Stoffwechseleinstellung korrigierbar. Dies ist durch eine weitere Untersuchung bei Typ I- und Typ II-Diabetes bestätigt worden (6). Auch in dieser Untersuchung kann gezeigt werden, daß eine gute Stoffwechseleinstellung in einer Verminderung der Thromboxanproduktion bzw. in einer Verminderung der renalen Ausscheidung der Hauptmetaboliten des Thromboxans, des TXB_2 resultiert. Somit ist eine Verbindung zwischen der Güte der Glukoseeinstellung und der Thrombozytenaktivierung anzunehmen (6).

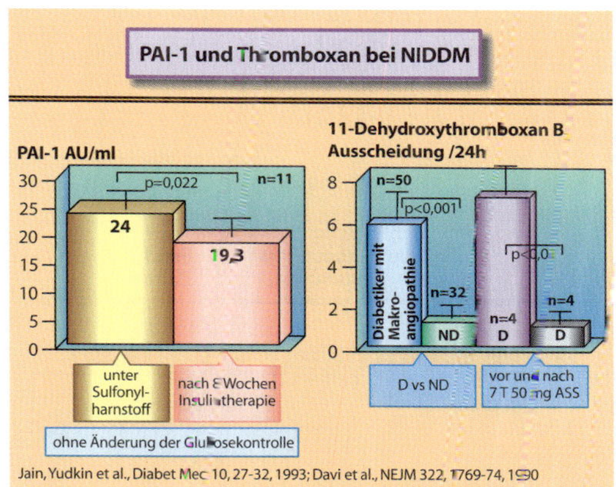

Abb. 6.5: PAI-1 und Thromboxan bei Typ II-Diabetes.

Bei Diabetikern zirkuliert eine erhöhte Fraktion aktivierter Thrombozyten, auch bei nicht erkennbarer Gefäßschädigung. Darüber hinaus zeigen diese Thrombozyten neben der erhöhten Aggregations- auch eine erhöhte Adhäsionsbereitschaft (7) auf die verschiedensten Agonisten wie Adrenalin, Kollagen, Thrombin etc. Thrombozyten von Diabetikern setzen neben vasokonstriktorischen (Thromboxan, Serotonin) und proaggregatorischen Substanzen (Thromboxan) vermehrt Wachstumsfaktoren wie PDGF und TGF-β frei, die die Neointima-Proliferation, ja letztlich die Atherosklerose fördern. Durch intensivierte Insulintherapie kann die Wachstumsfaktoren-Aktivität der Thrombozyten jedoch normalisiert werden (7).

6.4. Die reduzierte Fibrinolyse-Aktivität bei Diabetes

Neben der Hyperkoagulabilität ist der Diabetes auch durch eine gestörte Fibrinolyse gekennzeichnet (8). Eine Insulintherapie führt bei den gleichen Patienten ohne Änderung in den Glukosewerten zu niedrigeren PAI-1-Werten als unter einer Therapie mit Sulfonylharnstoff. Unter Insulin nehmen parallel dazu die C-Peptid- und Proinsulin-Spiegel ab. Erhöhte Plasminogen-Aktivator-Inhibitor (PAI-1)-Spiegel im Plasma weisen auf eine verschlechterte Fibrinolyse hin. Erhöhte Plasma-PAI-1-Spiegel sind bei Typ II-Diabetes (8, 9) beschrieben. Die PAI-1-Spiegel sind unter Sulfonylharnstoff-Therapie signifikant höher als 8 Wochen nach Umstellung der Therapie auf Insulin, dies trotz gleich guter Glukosekontrolle (8). Eine verminderte Fibrinolyse-Aktivität steht wiederum in Zusammenhang mit rezidivierenden Infarkten (10) und ist ein Prädiktor koronarer Ereignisse (11).

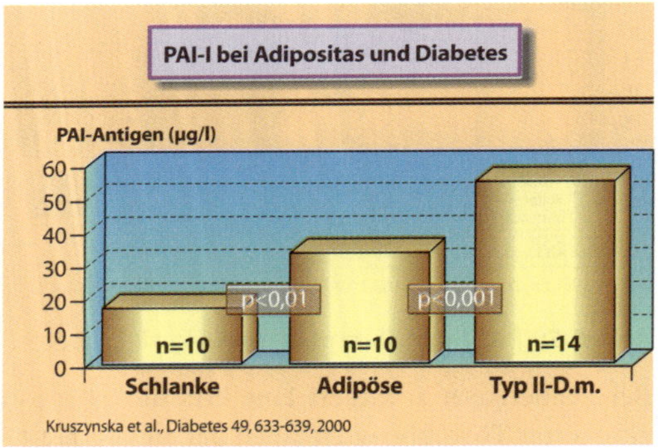

Abb. 6.6: PAI-I bei Adipositas und Diabetes.

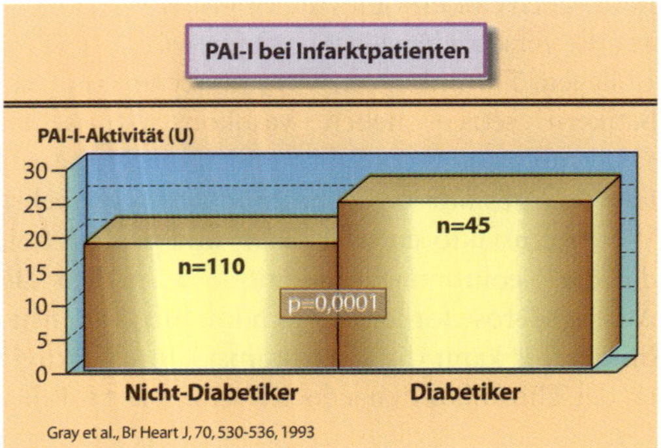

Abb. 6.7: PAI-I bei diabetischen und nicht-diabetischen Infarktpatienten.

Nicht nur im Plasma sondern auch im Atherektomiematerial von Koronarstenosen, d.h. in den Plaques, sind bei Typ II-Diabetes höhere PAI-1-Spiegel als bei vergleichbaren Nicht-Diabetikern gemessen worden (12). Dies könnte die erhöhte Thrombose- und Restenosierungsrate bei Diabetikern erklären. Typ I-Diabetiker mit Mikroalbuminurie haben eine signifikant höhere PAI-1-Aktivität als Patienten ohne Mikroalbuminurie (13). Das gleiche gilt für die Fibrinogen-Spiegel. Das erhöhte kardiovaskuläre Risiko des Diabetikers mit Mikroalbuminurie könnte hiermit in Zusammenhang stehen.

6.4.1. PAI-I und kardiovaskuläres Risiko

Da PAI-I als ein unabhängiger Risikofaktor für kardiovaskuläre Erkrankungen betrachtet wird, könnte die erhöhte PAI-I-Aktivität bei Diabetes die hier erhöhte Bereitschaft zu Atherosklerose und Re-Stenose nach Angioplastie zumindest teilweise erklären (14). Die erhöhte PAI-I-Aktivität bei Diabetes ist mit einer geringeren Wahrscheinlichkeit einer Reperfusion bei Lyse assoziiert (15). Glitazone (Troglitazon) verbessern nicht nur die Insulinsensitivität, sondern mindern auch die bei Typ II-Diabetikern erhöhten PAI-I-Spiegel (16). Beim akuten Myokardinfarkt (unabhängig von Diabetes) führt in der HEART-Studie der ACE-Hemmer, hier Ramipril, zu einer Senkung der PAI-I-Spiegel.

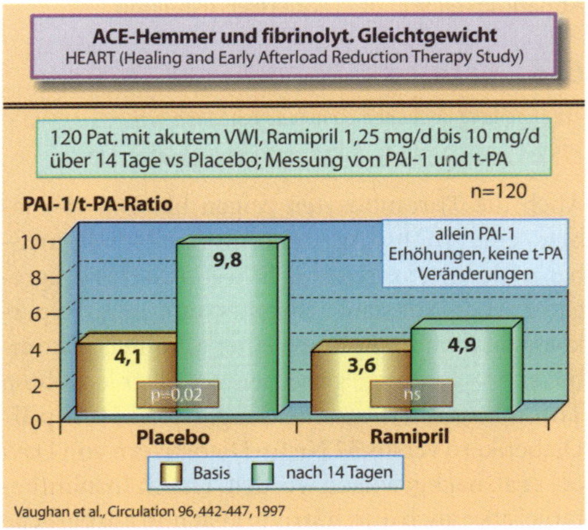

Abb. 6.8: Ergebnisse der HEART-Studie.

6.5. Zusammenfassung

Bei Typ I- und Typ II-Diabetes ist das Gerinnungssystem in einen prokoagulatorischen Zustand versetzt, der die Atherothromboseneigung bei Diabetikern begünstigt und als Folge davon häufiger zu Infarkt, Restenosierung nach PTCA, Atherektomie oder Stenteinlage führt.

Der prokoagulatorische Zustand ist sowohl Folge einer erhöhten Aggregationsbereitschaft der Thrombozyten, einer plasmatischen Hyperkoagulabilität als auch einer reduzierten Fibrinolysefähigkeit (erhöhte PAI-1-Spiegel).

Der prokoagulatorische Zustand steht zudem offensichtlich mit der Güte der Stoffwechseleinstellung in Zusammenhang, d.h. ist bei schlecht eingestellter Stoffwechsellage erhöht.

6.6. Literatur

1. Aoki I, Shimoyama K, Aoki N, Homori M, Yanagisawa A, Nakahara K, Kawai Y, Kitamura SI, Ishikawa K: Platelet-dependent thrombin generation in patients with diabetes mellitus: effects of glycemic control of coagulability in diabetes. J Am Coll Cardiol 27, 560-566, 1996

2. Ceriello A: Coagulation activation in diabetes mellitus: the role of hyperglycaemia and therapeutic prospects. Diabetologia 36, 1119-1125, 1993

3. Ceriello A, Taboga C, Tonutti L, Giacomello R, Stel L, Motz E, Pirisi M: Post-meal coagulation activation in diabetes mellitus. Diabetologia 39, 469-473, 1996

4. Davi G, Catalano I, Averna M, Notarbartolo A, Strano A. Ciabattoni G, Patrono C: Thromboxane biosynthesis and platelet function in type II diabetes mellitus. N Engl J Med 322, 1769-1774, 1990

5. Davi G, Belvedere M, Vigneri S, Catalano I, Giammarresi C, Roccaforte S, Consoli A, Mezzetti A: Influence of metabolic control on thromboxane biosynthesis and plasminogen activator inhibitor type-1 in non-insulin-dependent diabetes mellitus. Thromb Haemost 76, 34-37, 1996

6. Davi G, Ciabattoni G, Consoli A, Mezzetti A, Falco A, Santarone S, Pennese E, Vitacolonna E, Bucciarelli T, Constantini F, Capani F, Patrono C: In vivo formation of 8-iso-prostaglandin F2 alpha and platelet activation and vitamin E supplementation. Circulation 99, 224-229, 1999

7. Aronson D, Bloomgarden Z, Rayfield EJ: Potential mechanisms promoting restenosis in diabetic patients. J Am Coll Cardiol 27, 528-535, 1996

8. Jain SK, Nagi DK, Slavin BM, Lumb PJ, Yudkin JS: Insulin therapy in type 2 diabetic subjects suppresses plasminogen activator inhibitor (PAI-1) activity and proinsulin-like molecules independently of glycaemic control. Diabet Med 10, 27-32, 1993

9. Lynch M, Gammage MD, Lamb P: Acute myocardial infarction in diabetic patients in the thrombolytic era. Diab Med 11, 162-165, 1993

10. Hamsten A, Walldius G, Szamosi A, Blomback M: Plasminogen activator inhibitor in plasma: risk factor for recurrent myocardial infarction. Lancet 3, 3-9, 1987

11. Juhan-Vague I, Pyke SD, Alessi MC, Jespersen J, Haverkate F, Thompson, SG: Fibrinolytic factors and the risk of myocardial infarction or sudden death in patients with angina. Circulation 94, 2057-2063, 1996

12. Sobel BE, Woodcock-Mitchell J, Schneider DJ, Holt RE, Marutsuka K, Gold H: Increased plasminogen activator inhibitor type 1 in coronary artery atherectomy specimens from type 2 diabetic compared with non-diabetic patients. Circulation 97, 2213-2221, 1998

13. Gruden G, Cavallho-Perin P, Bazzan M, Stella S, Vuolo A, Pagano G: PAI-1 and factor VII activity are higher in IDDM patients with microalbuminuria. Diabetes 43, 426-429, 1994

14. Nordt TK, Bode C: Impaired endogenous fibrinolysis in diabetes mellitus: mechanisms and therapeutic approaches. Semin Thromb Hemost 26, 495-501, 2000

15. Gray RP, Yudkin JS, Patterson DL: Enzymatic evidence of impaired reperfusion in diabetic patients after thrombolytic therapy for acute myocardial infarction: a role for plasminogen activator inhibitor? Brit Heart J 70, 530-536, 1993

16. Kruszynska YT, Yu JG, Olefsky JM, Sobel BE: Effects of troglitazone on blood concentrations of plasminogen activator inhibitor 1 in patients with type 2 diabetes and in lean and obese normal subjects. Diabetes 49, 633-639, 2000

7. Der kardiale Metabolismus bei Diabetes

7.1. Charakteristika des myokardialen Stoffwechsels

Obwohl freie Fettsäuren die wesentliche Substratquelle für den Energiestoffwechsel des gesunden und diabetischen Herzens darstellen, ist das Herz grundsätzlich ein Allesfresser, d.h. kann verschiedenste Substrate zur Energiegewinnung heranziehen. Dennoch macht sich der Insulinmangel bei Diabetes im Myokardstoffwechsel durchaus bemerkbar.

Während Ischämie greift das Herz vermehrt auf Glukose als Energielieferant zurück, zumal die Oxidation von Glukose mit einer besseren P/O-Ratio verbunden ist als die Oxidation von Fettsäuren, d.h. bei Glukoseoxidation wird pro Molekül O_2 mehr ATP geliefert als bei der Oxidation von Fettsäuren.

Bei anaeroben Zuständen bleibt als Energielieferant allein die Glykolyse. Die glykolytische Energiegewinnung hat jedoch nur eine geringe Kompensationsbreite. Als Folge der Ischämie wird das Glukose-Transportprotein GLUT 4 vermehrt exprimiert bei verstärkter Translokation von GLUT 4 (auch GLUT 1, aber von geringerer Bedeutung) zur Plasmamembran (1, 2), wodurch die Glukoseaufnahme bzw. der Transport von Glukose zum Ort seiner Oxidation verstärkt wird. Reize für eine verstärkte GLUT 4-Translokation sind auch Insulin und Hypoxie. Bei Diabetes sind die GLUT 4-Spiegel allerdings reduziert (3). Darüberhinaus ist bei Diabetes die ATP-Produktion aus Glukose weniger effektiv (4, 5, 6, 7, 8, 9), da die bei relativem Insulinmangel erhöhte Lipolyse mit konsekutiv erhöhten Fettsäuren die Glykolyse und Glukoseoxidation hemmt. Dies ist als Randle-Zyklus bekannt.

Somit wird der myokardiale Stoffwechsel bei Diabetes folgendermaßen charakterisiert:

- Die Aufnahme und Utilisation von Glukose ist reduziert
- Hauptenergielieferanten sind hier Triglyzeride bzw. Fettsäuren, ggf. Ketonkörper

7.2. Myokardstoffwechsel bei Ischämie

Bei Ischämie ist das Herz auf den anaeroben Glukosestoffwechsel angewiesen. Eine erhöhte Glukoseaufnahme und ein konsekutiv verstärkte Glykolyse gehen bei myokardialer Ischämie mit erhaltener Myokardfunktion einher (10, 11, 12). Der verminderte GLUT 4 Besatz und die verminderte GLUT 4-Translokation bei Diabetes sind ein Grund für eine verminderte Verfügbarkeit von Glukose, was sich in größerer myokardialer Schädigung bzw. in reduzierter mechanischer Kompensationsbreite des nicht-infarzierten Myokards bemerkbar macht (13, 14). Dies könnte durch eine kompensatorisch stärkere Beta-Oxidation korrigiert werden, was allerdings nicht nur ein noch bestehendes O_2-Angebot voraussetzt, sondern auch nur über eine Zunahme des myokardialen Sauerstoffverbrauchs möglich wäre. Diese ist bei Ischämie jedoch bereits defizitär, folglich kein gangbarer Weg.

Somit bleibt bei Ischämie der entscheidende, ja limitierende Mechanismus der verstärkte glykolytische Fluß, durch den das Herz die ATP-Konzentrationen angesichts verschlechterter oxidativer Phosphorylierung aufrechtzuerhalten versucht (15, 16). Daß ein verminderter GLUT 4-Besatz des Myokards bei Ischämie ungünstige kardiale Effekte zur Folge hat, ist beschrieben (14).

7.3. Erhöhte Laktatproduktion des diabetischen Herzens

Aber auch unabhängig vom reduzierten GLUT 4 Transport ist der intrazelluläre Glukosestoffwechsels bei Diabetes gestört, insbesondere erkennbar an einer verminderten Aktivität der Pyruvatdehydrogenase (PDH). Als Folge der verminderten PDH-Aktivität erscheint vermehrt Laktat im Sinus coronarius. Dies ist nicht nur vielfältig experimentell belegt (4, 5, 6, 7, 8, 9), sondern auch bei Typ I-Diabetes durch Messung der Laktatspiegel in der Aorta und im Sinus coronarius nachgewiesen (17). Nach abendlichem Weglassen des Insulins und hierdurch bedingtem Nüchternblutzucker von $10{,}0 \pm 2{,}0$ mmol/l finden sich bei diesen Patienten erhöhte Laktatspiegel im Sinus coronarius als Hinweis auf eine vermehrte Produktion eines sonst myokardial verstoffwechselten Substrates. Eine Insulingabe mit Erreichen einer Euglykämie normalisiert den Stoffwechsel inklusive der Laktat-Werte (17).

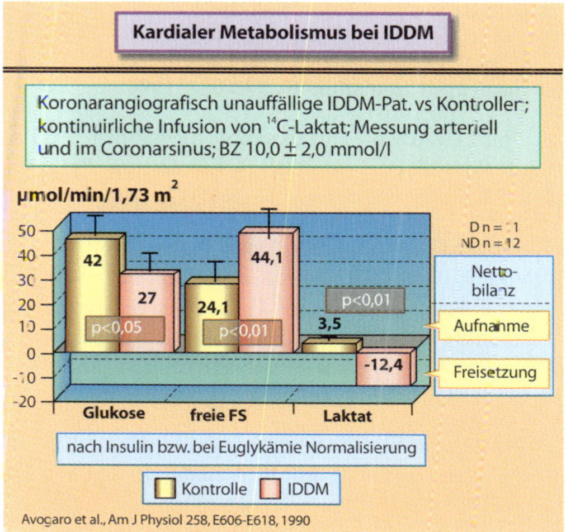

Abb. 7.1: Kardialer Metabolismus in vivo bei Typ I-Diabetes (FS = Fettsäuren.).

Eine Laktatproduktion ist sonst nur von der Ischämie her bekannt. Auf Grund dieser Ähnlichkeiten hat Williamson (18) die Hyperglykämie mit einer Pseudohypoxie verglichen, wenngleich zwischen beiden Stoffwechselsituationen natürlich massive quantitative, aber auch biologische Unterschiede gegeben sind. In beiden Zuständen verschiebt sich das zelluläre Redoxpotential, gemessen am NADH/NAD-Quotienten. Dies kann zu mechanischen und elektrischen Störungen führen. Auch im Herzen diabetischer Ratten ist eine solche Verschiebung des Redoxpotentials bereits 1979 von Kobayashi und Neely (19) nachgewiesen worden und kann über eine bei Diabetes verminderte Aktivität des Malat-Aspartat-Shuttles erklärt werden. Vor dem Hintergrund des gestörten Myokardstoffwechsels bei Diabetes mit reduzierter ATP-Produktion überrascht es daher nicht, daß diese Patienten im Rahmen eines Myokardinfarktes trotz gleicher Infarktgröße häufiger in die manifeste Herzinsuffizienz rutschen.

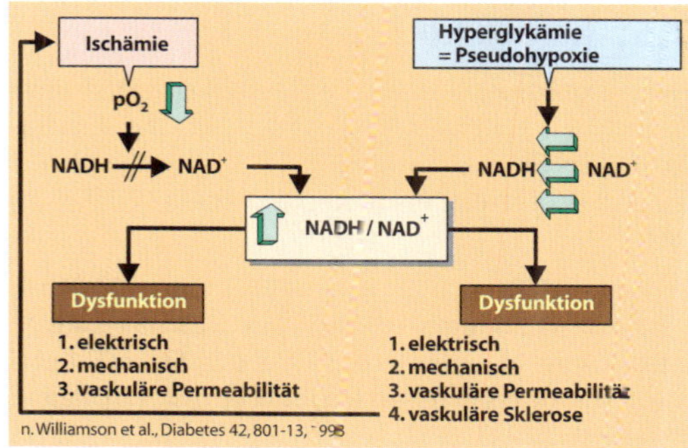

Abb. 7.2: Hyperglykämie, eine Pseudohypoxie.

Daß eine Verbesserung der kardialen Pumpfunktion über eine Verbesserung des myokardialen Stoffwechsels erreicht werden kann, ist nicht nur experimentell am diabetischen Herzen belegt, u.a. mit Dichloracetat, Thioctsäure, Insulin, Inseltransplantation etc. (3, 5, 7, 8, 9), sondern auch klinisch bei Patienten mit Herzinsuffizienz mit Dichloracetat, einem PDH-Aktivator beschrieben (20). Auch die günstigen Resultate der DIGAMI-Studie (21, 22) mit Insulininfusionen beim Infarkt und hierdurch bedingtem Überlebensvorteil müssen unter diesem Aspekt gesehen werden (☞ Kap. 14). In die gleiche Richtung gehen auch vielfältige klinische Beobachtungen, aus denen angenommen wird, daß eine verstärkte Glukosezufuhr während Ischämie den Schaden begrenzt und das Überleben verbessert (12, 15, 23).

7.4. Zusammenfassung

Der Myokardstoffwechsel bei Diabetes ist durch eine reduzierte Aufnahme und Utilisation von Glukose zur Energiebereitstellung charakterisiert. Triglyzeride bzw. Fettsäuren sind der entscheidende Energielieferant.

Der myokardiale Stoffwechsel des Diabetikers hat bei Ischämie eine reduzierte Kompensationsbreite, was zum ungünstigeren Verlauf nach Infarkt beitragen könnte.

Vorteile durch Korrekturen des alterierten myokardialen Stoffwechsels sind experimentell belegt und auch beim Diabetiker möglich.

Für den klinischen Nutzen ist die optimale Stoffwechseleinstellung des Diabetikers das entscheidende Prinzip.

7.5. Literatur

1. Sun D, Nguyen N, DeGrado T, Schwaiger M, Brosius F: Ischemia induces translocation of the insulin-responsive glucose-transporter GLUT 4 to the plasma membrane of cardiac myocytes. Circulation 89, 793-788, 1994

2. Young LH, Renfu Y, Russell R, Hu X, Caplan M, Ren J, Schulman GI, Sinusas AJ: Low-flow ischemia leads to translocation of canine heart GLUT-4 and GLUT-1 glucose transporters to the sarcolemma in vivo. Circulation 95, 415-422, 1997

3. Stanley W, Hall J, Hacker T, Hernandez L, Whitesell L: Decreased myocardial glucose uptake during ischemia in diabetic swine. Metabolism 46, 168-172, 1997

4. Oliver M, Opie H : Effects of glucose and fatty acids on myocardial ischaemia and arrhythmias. Lancet 343, 155-158, 1994

5. Strödter D: Diabetische Kardiomyopathie - Tatsache oder Fiktion? Habilitationsschrift, Gießen 1987

6. Strödter D, Willmann P, Willmann J, Federlin K, Schaper W: Results of a balance of energy in the diabetic heart, pp 383-393. In: The Diabetic Heart, edited by Nagano M and Dhalla NS, Raven Press, LTD, New York, 1991

7. Strödter D, Lehmann E, Lehmann U, Tritschler HJ, Bretzel RG, Federlin K: The influence of thioctic acid on metabolism and function of the diabetic heart. Diabet Res Clin Pract 29, 19-26, 1995

8. Strödter D, Overbeck A, Syed Ali S, Seitz S, Bretzel RG, Federlin K: Improvement of cardiac performance and metabolism in long-term diabetes mellitus after treatment with insulin. Exp Clin Endocrinol Diab 103, 354-360, 1995

9. Stroedter D, Schmidt T, Bretzel RG, Federlin K: Glucose metabolism and left ventricular dysfunction are normalized by insulin and islet transplantation in mild diabetes in the rat. Acta Diabetologica 32, 235-243, 1995

10. Eberli FR, Weinberg EO, Grice WN, Horowitz GL, Apstein CS: Protective effect of increased glycolytic substrate against systolic and diastolic dysfunction and increased coronary resistance from prolonged global underperfusion and reperfusion in isolated rabbit hearts perfused with erythrocyte suspensions. Circ Res 68, 466-481, 1991

11. Runnman EM, Lamp ST, Weiss JN: Enhanced utilization of exogenous glucose improves cardiac function in hypoxic rabbit ventricle without increasing total glycolytic flux. J Clin Invest 86, 1222-1233, 1990

12. Apstein CS: Glucose-insulin-potassium for acute myocardial infarction: remarkable results from a new prospective, randomized trial. Circulation 98, 2223-2226, 1998

13. Aronson D, Rayfield EJ, Chesebro JH: Mechanisms determining course and outcome of diabetic patients who have had acute myocardial infarction. Ann Intern Med 126, 296-306, 1997

14. Tian R, Abel D: Responses of GLUT 4-deficient hearts to ischemia underscore the importance of glycolysis. Circulation 103, 2961-2966, 2001

15. Depre C, Vanoverschelde JL, Taegtmeyer H: Glucose for the heart. Circulation 99, 578-588, 1999

16. Opie LH: Aerobic and anaerobic metabolism. In: The Heart: Physiology, From Cell to Circulation, Philadelphia, Pa: Lippincott-Raven; pp 295-342, 1999

17. Avogaro A, Nosaldini R, Doria P, Fioretto P, Velussi M, Vigorito C, Sacca L, Toffolo G, Cobelli C, Trevisan R, Duner E, Razzolini R, Rengo F, Crepaldi G: Myocardial metabolism in insulin-deficient diabetic humans without coronary artery disease. Am J Physiol 258 (Endocrin. Metab 21) E606-E618, 1990

18. Williamson JR, Chang K, Frangos M, Hasan KS, Ido Y, Kawamura T, Nyengaard JR, Van den Enden M, Kilo C, Tilton RG: Hyperglycemic pseudohypoxia and diabetic complications. Diabetes 42, 801-813. 1993

19. Kobayashi K, Neely JR: Control of maximum rates of gycolysis in rat cardiac muscle. Circ Res 44, 166-175, 1979

20. Bersin RM, Wolfe C, Kwasman M, Lau D, Klinski C, Tanaka K, Khorrami P, Henderson GN, De Marco T, Chatterje K: Improved hemodynamic function and mechanical efficiency in congestive heart failure with sodium dichloracetate. J Am Coll Cardiol 23, 1617-1624, 1994

21. Malmberg K, Ryden L, Efendic S, Herlitz J, Nicol P, Waldenström A, Wedel H, Welin L, on behalf of the DIGAMI-Studie Group: Randomized trial of insulin-glucose infusion followed by subcutaneous insulin treatment in diabetic patients with acute myocardial infarction (DIGAMI Study); effects on mortality at 1 year. J Am Coll Cardiol 26, 57-65, 1995

22. Malmberg K: Prospective randomised study of intensive insulin treatment on long term survival after acute myocardial infarction in patients with diabetes mellitus. DIGAMI (Diabetes mellitus, Insulin Glucose Infusion in Acute Myocardial Infarction) study group. Brit Med J 314, 1512-1515, 1997

23. Diaz R, Paolasso EA, Piegas LS, Tajer CD, Moreno MG, Corvalan R, Isea JE, Romero G, on behalf of the ECLA (Estudios Cardiologicos Latinoamerica) Collaborative Group: Metabolic modulation of acute myocardial infarction. The ECLA Glucose-insulin-potassium pilot trial. Circulation 98, 2227-2234, 1998

8. Die diabetische Kardiomyopathie

8.1. Definition

Mit dem Begriff diabetische Kardiomyopathie wird seit Jahrzehnten die Existenz einer diabetesspezifischen Herzerkrankung diskutiert. Wenngleich vor allem epidemiologische, klinische, pathologisch-anatomische und experimentelle Untersuchungen dieses Konzept stützen (1, 2, 3, 4, 5, 6, 7, 8, 9, 10, 11, 12, 13, 14), wird die Diskussion hierüber allerdings noch kontrovers geführt (15, 16). Dies ist nicht zuletzt darauf zurückzuführen, daß beim Diabetiker in der täglichen Praxis nicht zwangsläufig eine klinisch sich manifestierende progrediente Herzinsuffizienz im Sinne einer Kardiomyopathie gesehen wird.

Darüber hinaus führt der Diabetes natürlich auch über eine Koronarsklerose bzw. KHK oder Hypertonie zu einer Beeinflussung der Herzfunktion. Diese potentiellen Ätiologien einer gestörten Herzfunktion sind daher bei der Frage nach diabetes-induzierter Dysfunktion des Herzens genauso auszuschließen wie eine valvuläre oder äthylische Herzerkrankung.

Wenngleich mit dem Begriff Kardiomyopathie ursprünglich nicht-vaskulär bedingte, unmittelbar das Myokard betreffende Erkrankungen bezeichnet werden, ist es durchaus gerechtfertigt, für die Mikroangiopathie eine entsprechende definitionsbedingte Beschränkung nicht gelten zu lassen, da Myokardzelle und Endstrombahn als funktionelle Einheit anzusehen sind. Die in den vorangegangenen Kapiteln dargestellten Besonderheiten bei Diabetes mellitus, von der Makroangiopathie abgesehen, können somit hier sämtlich pathogenetische Bedeutung haben.

Auf die umfangreichen experimentellen Ergebnisse zur Frage der diabetischen Kardiomyopathie, so interessant sie sind, sei nicht im einzelnen eingegangen, da der vorliegenden Leitfaden klinisch orientiert sein soll. Die experimentellen Daten beziehen sich neben Veränderungen des Myokardstoffwechsels auf Veränderungen der kontraktilen Proteine und Membranphospholipide, aber auch auf Störungen der intrazellulären Signalkaskade und auf mitochondriale Störungen. Die erste Stoffwechselbilanz des diabetischen Herzens wurde von Strödter und Mitarbeitern (10) am Modell des isoliert arbeitenden Rattenherzens dargestellt.

8.2. Literatur

1. Fein FS, Sonnenblick EH: Diabetic cardiomyopathy. Prog Cardiovasc Dis 27, 255-270, 1985

2. Fein FS: Diabetic cardiomyopathy. Diabetes Care 13, Suppl 4, 1169-1179, 1990

3. Fein FS, Sonnenblick EH: Diabetic cardiomyopathy. Cardiovasc Drugs Ther 8, 65-73, 1994

4. Galderisi M, Anderson KM, Wilson PWF, Levy D: Echocardiographic evidence for the existence of a distinct diabetic cardiomyopathy (The Framingham Heart Study). Am J Cardiol 68, 85-89, 1991

5. Regan TJ: Congestive heart failure in the diabetic. Ann Rev Med 34, 161-168, 1983

6. Regan TJ, Weisse AB: Diabetic cardiomyopathy. J Am Coll Cardiol 19, 1165-1166, 1992

7. Uusitupa M, Mustonen J, Laakso M. Vainio P, Länsimies E, Talwar S, Pyörälä K: Impairment of diastolic function in middle aged Type1 (insulin-dependent) and non Type 2 (non-insulin-dependent) diabetic patients free from cardiovascular disease. Diabetologia 31, 783-791, 1988

8. Zoneraich S: Unravelling the conundrums of the diabetic heart diagnosed in 1876: Prelude to genetics. Can J Cardiol 10, 945-95, 1994

9. Strödter D: Diabetische Kardiomyopathie - Tatsache oder Fiktion? Habilitationsschrift, Gießen 1987

10. Strödter D, Willmann P, Willmann J, Federlin K, Schaper W: Results of a balance of energy in the diabetic heart, pp 383-393. In: The Diabetic Heart, edited by Nagano M and Dhalla NS, Raven Press, LTD, New York, 1991

11. Strödter D, Lehmann E, Lehmann U, Tritschler HJ, Bretzel RG, Federlin K: The influence of thioctic acid on metabolism and function of the diabetic heart. Diabet Res Clin Pract 29, 19-26, 1995

12. Strödter D, Overbeck A, Syed Ali S, Seitz S, Bretzel RG, Federlin K: Improvement of cardiac performance and metabolism in long-term diabetes mellitus after treatment with insulin. Exp Clin Endocrinol Diab 103, 354-360, 1995

13. Stroedter D, Schmidt T, Bretzel RG, Federlin K: Glucose metabolism and left ventricular dysfunction are normalized by insulin and islet transplantation in mild diabetes in the rat. Acta Diabetologica 32, 235-243, 1995

14. Stroedter D, Schmitt M, Broetz T, Federlin K, Schaper W: Reversibility of diabetic cardiomyopathy by therapeutic interventions in mild diabetes, pp 349-359. In: Cardiovascular disease in diabetes, edited by Nagano M, Mochizuki S, Dhalla NS, Kluwer Academic Publishers, Boston/Dordrecht/London, 1992

15. Borow KM, Jaspan JP, Williams KA, Neumann A, Wolinski-Walley P, Lang RM: Myocardial mechanics in young adult patients with diabetes mellitus: effects of altered load, inotropic state and dynamic exercise. J Am Coll Cardiol 15, 1508-1517, 1990

16. Starling MR: Does a clinically definable diabetic cardiomyopathy exist? J Am Coll Cardiol 15, 1518-1520, 1990

9. Die autonome kardiale Neuropathie

9.1. Klinische Bedeutung

Eine erhöhte sympathische Aktivität ist mit einem erhöhten Risiko bezüglich kardiovaskulärer Ereignisse, Infarkt und akutem Herztod, verbunden. Viele epidemiologische Untersuchungen haben die gesteigerte Herzfrequenz als eigenständigen Prognoseprädiktor identifiziert.

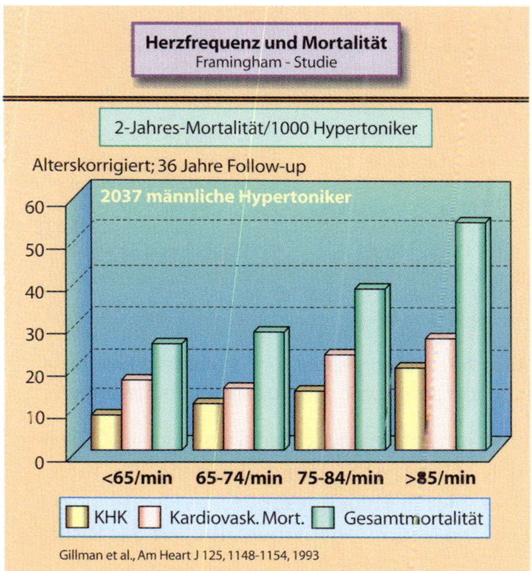

Abb. 9.1: Die Herzfrequenz als Risikoindikator.

Auch beim Diabetes besteht im Rahmen der autonomen kardialen Neuropathie zunächst durch Schädigung des Parasympathikus ein sympathikotones Übergewicht, das sich in einer Ruhetachykardie äußert. Diese Ruhetachykardie bildet sich später bei Befall des Sympathicus (Latenz ca. 5 Jahre) zurück.

Diese erhöhte sympathische Aktivität verstärkt hämodynamische wie hämostatische Risikofaktoren, begünstigt konsekutiv Plaqueruptur und Atherothrombose (1).

Frühestes Zeichen einer kardialen autonomem Neuropathie sind daher

- ein Herzfrequenzanstieg
- die Abnahme der Herzfrequenzvariabilität, also die Frequenzstarre am Tag wie in der Nacht
- die Neigung zu orthostatischen Reaktionen, dies bei Schädigung des Sympathikus

Parallel zur Schädigung der vegetativen Nervenfasern findet sich eine gestörte Wahrnehmung kardialer Schmerzen, was zum bekannten Bild der stummen Ischämie und des stummen Myokardinfarktes führt.

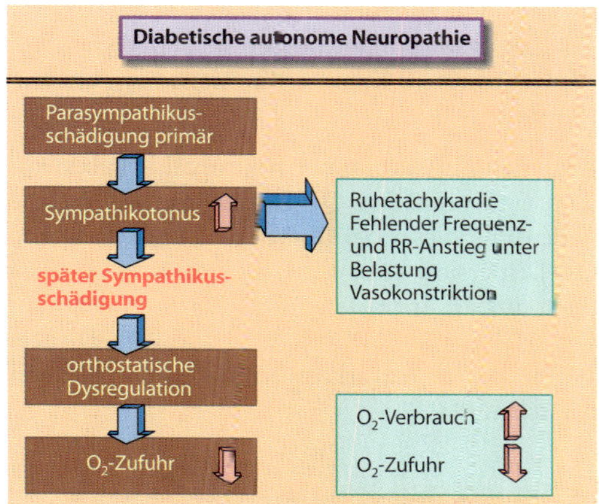

Abb. 9.2: Verlauf der diabetischen kardialen autonomen Neuropathie.

Die kardiale autonome Neuropathie kann leicht im Inspirations-/Exspirationstest (< 10 Herzaktionen/min Differenz) nachgewiesen werden, die orthostatische Dysregulation durch systolischen Blutdruckabfall von > 30 mmHg nach plötzlichem Aufstehen.

Daß bereits eine IFG (impaired fasting glucose, Glukose 110-125 mg/dl) mit einer signifikant reduzierten Herzfrequenzvariabilität einhergeht (bei Diabetes noch stärker reduziert), ergibt eine Analyse der Framingham-Daten (2). Die Herzfrequenzvariabilität ist somit invers assoziiert mit den Plasma-Glukosespiegeln.

Diabetiker mit autonomer Neuropathie haben häufiger kardiale Ereignisse und zeigen beim Vergleich mit Diabetikern ohne autonome Neuropathie ein verändertes zirkadianes Ischämiemuster (3). In mehreren prospektiven Studien wird eine etwa fünffach erhöhte Mortalität innerhalb von 5-10 Jahren bei Diabetikern mit autonomer Neuropathie gegenüber Diabetikern ohne diese nervale

Funktionsstörung beobachtet (3). Die Daten des Honolulu Heart Programms (4) zeigen, daß Diabetes ein Prädiktor des plötzlichen Herztodes ist bzw. daß Diabetes mit einem Risiko hinsichtlich Arrhythmie-Tod verbunden ist. Bereits bei der Diagnosestellung des Typ I-Diabetes liegt bei fast jedem fünften Patienten eine kardiale autonome Neuropathie vor. Diese kann somit nicht als Spätkomplikation aufgefaßt werden (5).

Auch wird die bei Diabetikern häufige QT-Zeitverlängerung mit einer autonomen Neuropathie in Verbindung gebracht (6, 7). Eine verlängerte QT-Zeit prädisponiert wiederum zu malignen Tachyarrhythmien, Kammerflimmern bzw. akutem Herztod.

Patienten mit autonomer Neuropathie haben zudem eine verstärkte QT-Dispersion (8). Welche Bedeutung dieser bei Diabetikern nachweisbaren QT-Dispersion prognostisch zukommt (8), ist noch unklar. Erste Daten von Typ II-Diabetikern weisen daraufhin, daß die QT- und QTc-Dispersion in der Tat zuverlässige Prognoseprädiktoren darstellen (8).

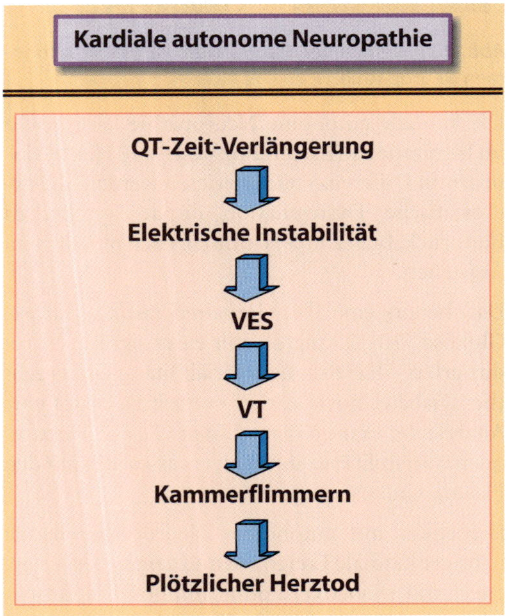

Abb. 9.3: QT-Zeit-Verlängerung und mögliche Folgen.

Das gleiche gilt auch für die in Ruhe wie unter Belastung nachweisbaren vermehrten Spätpotentiale bei Diabetes (9, 10), die bei Postinfarktpatienten ein anerkannter Prognoseprädiktor sind. Beide Parameter sind diesbezüglich beim Diabetiker durch Langzeituntersuchungen noch weiter zu validieren.

Daneben bestehen bei Diabetikern größere Jod 123 MIGB-Aufnahmedefekte im Rahmen der Metaiodo-benzylguanidin-Szintigraphie (MIBG) (5), einer Methode zur direkten Quantifizierung der kardialen sympathischen Innervation.

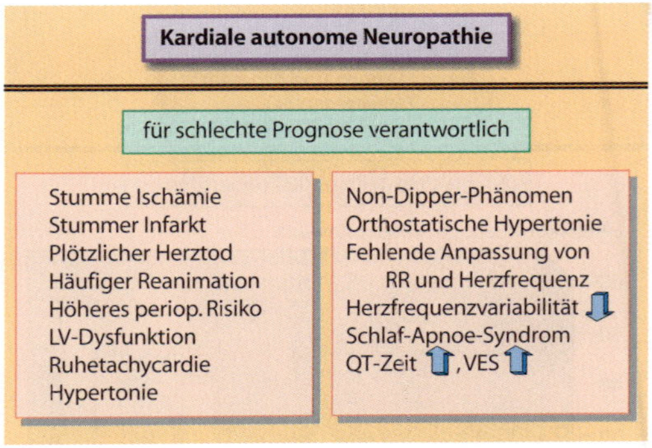

Abb. 9.4: Faktoren, die für schlechtere Prognose bei kardialer autonomer Neuropathie verantwortlich sind.

Eine multifaktorielle Intervention (ACE-Hemmer, Statine, ASS, Antioxidanzien), d.h. intensive Therapie der Hyperglykämie, des Hochdrucks und der Hyperlipoproteinämie reduziert das Risiko einer autonomen Neuropathie in der STENO Typ II-Studie (11) um 68 % (☞ Kap. 11.8.1.4.).

Inwieweit die autonome Neuropathie ein eigenständiger Risiko-Indikator ist oder Begleitfaktor einer fortgeschrittenen Diabetes-Erkrankung mit den verschiedensten Organkomplikationen, ist unklar. Eine spezifische Therapiestudie der autonomen Neuropathie mit entsprechenden Resultaten liegt nicht vor.

Daß eine autonome Neuropathie (2 Tests) die Prognose von Postinfarktpatienten (< 28 Tage nach Infarkt) verschlechtert, hat auch die ATRAMI-Studie (12) gezeigt (n=1284 Patienten, davon 17 % Diabetiker; EF im Mittel 49 %, mittlere Beobachtungszeit 21 Monate). Auch in der HOORN-Studie (13) (n=605, alle Teilnehmer bis auf bekannte Diabetiker mit oGTT untersucht: davon 282 mit NGT, 164 mit IGT, 85 mit neuer Diabetes-Diagnose, 74 mit bekanntem Diabetes, Beobachtung 9 Jahre) zeigt, daß eine gestörte autonome

Funktion (7 Tests) mit einer Zunahme der Gesamtmortalität einhergeht, dies aber nur bei Patienten mit Diabetes, Hypertonie oder vorbestehender kardiovaskulärer Erkrankung.

9.2. Zusammenfassung

Die kardiale autonome Neuropathie macht sich zunächst durch Frequenzanstieg, Frequenzstarre und Neigung zu orthostatischen Reaktionen bemerkbar.

Diabetiker mit autonomer Neuropathie haben häufiger kardiale Ereignisse.

Aufgrund der Neuropathie fehlt die kardiale Schmerzwahrnehmung, was die hier beobachtete stumme Ischämie und den stummen Myokardinfarkt erklärt.

9.3. Literatur

1. Muller JE, Tofler GH, Stone PH : Circadian variation and triggers of onset of acute cardiovascular disease. Circulation 79, 733-743, 1989

2. Singh JP, Larson MG, O'Donnell CJ, Wilson PF, Tsuji H, Lloyd-Jones DM, Levy D: Association of hyperglycemia with reduced heart rate variability (the Framingham Heart Study). Am J Cardiol 86, 309-312, 2000

3. Zarich S, Waxman S, Freeman RT, Mittleman M, Hegarty P, Nesto RW: Effect of autonomic nervous system dysfunction on the circadian pattern of myocardial ischemia in diabetes mellitus. J Am Coll Cardiol 24, 956-962, 1994

4. Curb JD, Rodriguez BL, Burchfiel BM, Abbott RD, Chiu D, Yano K: Sudden death, impaired glucose tolerance, and diabetes in Japanese American men. Circulation 91, 2591-2595, 1995

5. Ziegler D, Weise F, Langen KJ, Piolot R, Boy C, Hubinger A, Muller-Gartner HW, Gries FA: Effect of glycaemic control on myocardial sympathetic innervation assessed by (123I) metaiodobenzylguanidine scintigraphy: a 4-year prospective study in IDDM patients. Diabetologia 41, 443-451, 1998

6. Kahn JK, Sisson JC, Vinik AI: QT-interval prolongation and sudden cardiac death in diabetic autonomic neuropathy. J Clin Endocrinol Metab 64, 751-754, 1987

7. Wei K, Dorian P, Newman D, Lander A: Association between QT disperson and autonomic dysfunction in patients with diabetes mellitus. J Am Coll Cardiol 26, 859-863, 1995

8. Naas AAO, Davidson NC, Thompson C, Cummings F, Ogston SA, Jung RT, Newton RW, Struthers AD: QT and QTc disperson are accurate predictors of cardiac death in newly diagnosed non-insulin dependent diabetes: cohort study. Brit Med J 316, 745-746, 1998

9. Schöttler J, Federlin K, Strödter D: Erhöhte Inzidenz ventrikulärer Spätpotentiale nach Ergometriebelastung bei Diabetikern. Diabet Stoffw 6, Suppl. 3, 32, 1997

10. Wagner R, Federlin K, Strödter D: Hohe Prävalenz ventrikulärer Spätpotentiale bei Diabetikern. Diabet Stoffw 6, Suppl. 3, 36, 1997

11. Gaede P, Vedel P, Parving HH, Pedersen O: Intensified multifactorial intervention in patients with type 2 diabetes mellitus and microalbuminuria: the Steno type 2 randomised study. Lancet 353, 617-622, 1999

12. La Rovere MT, Bigger JT Jr, Marcus FI, Mortara A, Schwartz PJ, for the ATRAMI (Autonomic Tone and Reflexes After Myocardial Infarction) Investigators: Baroreflex sensitivity and heart rate variability in prediction of total cardiac mortality after myocardial infarction. Lancet 351, 478-484, 1998

13. Gerritsen J, Dekker JM, TenVoorde BJ, Kostense PJ, Heine RJ, Bouter LM, Heethaar RM, Stehouwer CDA: Impaired autonomic function is associated with increased mortality, especially in subjects with diabetes, hypertension, or a history of cardiovascular disease. Diabetes Care 24, 1793-1798, 2001

10. Diabetes und Hypertonie, eine unheilvolle Allianz

10.1. Häufigkeit der Kombination von Diabetes und Hypertonie

Diabetes und Hypertonie sind häufige Erkrankungen. Die Koinzidenz beider Erkrankungen ist darüber hinaus groß und von der Pathogenese her erklärbar. Hochdruck kommt bei Diabetikern doppelt so häufig vor wie bei Nicht-Diabetikern (1). Diese Kombination ist auf Grund ihrer synergistischen Auslösung kardiovaskulärer Folgeerkrankungen besonders ungünstig, ja wird aus prognostischer Sicht als gefährliche Allianz beurteilt. Eine Differenzierung zwischen Typ I- und Typ II-Diabetes ist bei dieser Kombination notwendig.

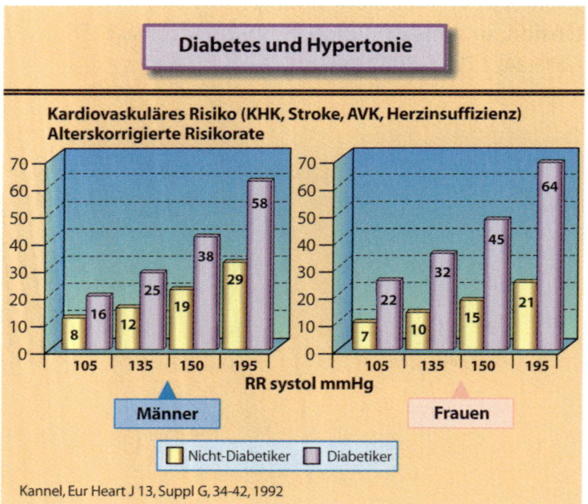

Abb. 10.1: Das kardiovaskuläre Risiko bei Hypertonus und Diabetes.

10.1.1. Typ I-Diabetes und Hochdruck - Häufigkeit und Pathogenese

Während Typ I-Diabetiker zum Zeitpunkt der Diagnose bezüglich Hypertonievorkommen zunächst unauffällig sind, steigt bei diesen Patienten die kumulative Prävalenz der Hypertonie im Laufe von 30 Jahren auf ca. 40 % an (2). Dieser Anstieg wird bei Auftreten einer Mikroalbuminurie beobachtet, also erst mit Entwicklung einer diabetischen Nephropathie. Typ I-Diabetiker, die keine Nephropathie entwickeln, haben dagegen nicht häufiger eine Hypertonie (2). Somit entspricht der Hochdruck bei Typ I-Diabetikern einer sekundären renalen Hypertonie (3), d.h. die Nierenschädigung führt hier zum Hochdruck. Die Mikroalbuminurie (30-300 mg/d) geht dabei der sekundären Hypertonie um Jahre voraus (4). Bei Auftreten bzw. Nachweis einer Makroalbuminurie liegt dann bereits meist eine behandlungsbedürftige Hypertonie vor.

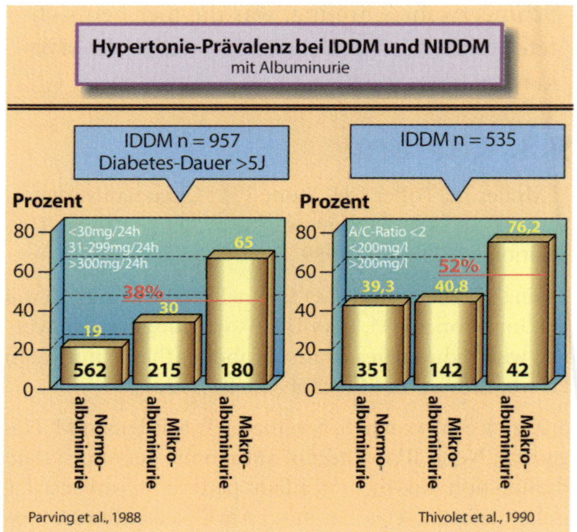

Abb. 10.2: Hypertonie-Prävalenz bei Typ I- und Typ II-Diabetes.

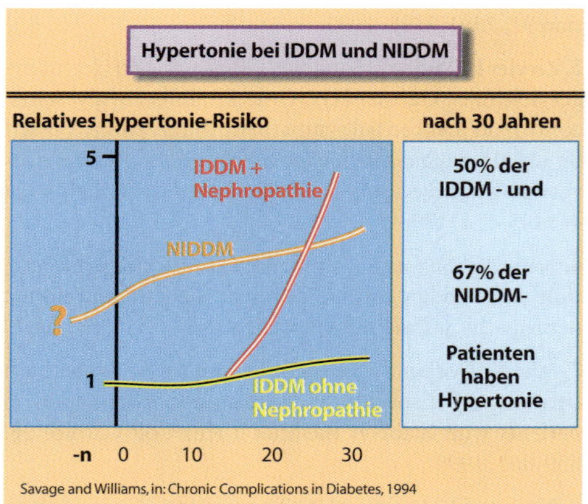

Abb. 10.3: Zusammenhang zwischen Diabetes und Auftreten einer Hypertonie.

Inwieweit die Nephropathie die einzige Ursache bei der Hypertonie-Entwicklung des Typ I-Diabetes ist, muß nach einer neuen Untersuchung bei Niereninsuffizienz im Endstadium zumindest bei diesen Patienten hinterfragt werden. In dieser Untersuchung (61) bekommen 111 Typ I-Diabetiker (Ausgangs-RR 151/88 mmHg) eine Pankreastransplantation (108 davon eine Nieren-/Pankreastransplantation, eine andere Gruppe von 28 Typ I-Diabetikern (Ausgangs-RR 151/83 mmHg) nur eine Nierentransplantation. Der Hochdruck der nieren-pankreastransplantierten Patienten fällt während eines Monats auf 134/77 mmHg (p<0,001), nach 18 Monaten beträgt er 126/70 mmHg (p<0,001), obwohl die antihypertensive Medikation reduziert und eine immunsuppressive Therapie eingeleitet wird. Nach 18 Monaten sind 34 % normotensiv (<130/85 mmHg) bzw. beträgt die Zahl antihypertensiver Medikamente vor OP im Mittel 2,5 vs 0,9 pro Patient nach 18 Monaten (p<0,001). Dagegen verändert sich der Blutdruck in der Gruppe mit alleiniger Nierentransplantation nicht.

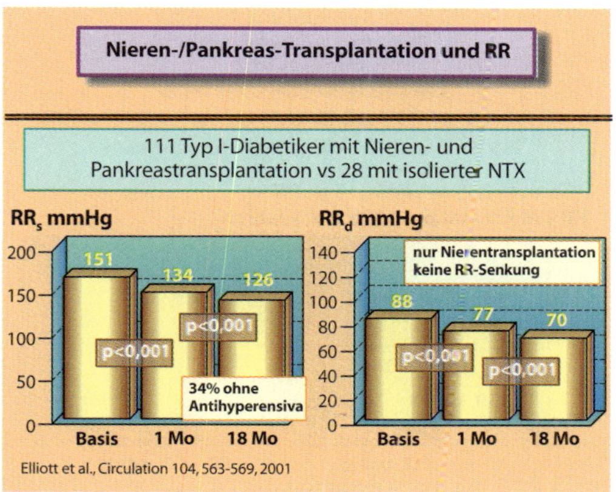

Abb. 10.4: Blutdruckverhalten nach Nieren- und Pankreastransplantation vs alleiniger Nierentransplantation.

Somit besteht die Möglichkeit, daß die durch die Pankreastransplantation verbesserten metabolischen Abnormitäten bei diesen Typ I-Diabetikern auch eine Rolle bei der Aufrechterhaltung eines Hypertonus spielen (61).

10.1.2. Typ II-Diabetes und Hochdruck - Häufigkeit und Pathogenese

Ganz anders ist die Situation dagegen beim Typ II-Diabetiker. Zum Zeitpunkt der Diagnosestellung haben hier bereits 50 % einen Hypertonus. Die Häufigkeit erhöhter Blutdruckwerte oder eines abnormalen Blutdrucktagesprofils wird mit 80 % angegeben (5). Dagegen beträgt die Prävalenz der essentiellen Hypertonie in der erwachsenen Bevölkerung "nur" 15-20 %. Im Verlauf von 30 Jahren steigt dieser Prozentsatz bei Typ II-Diabetikern gegen 75 %-80 % an.

Bei diesen Diabetikern führt die essentielle Hypertonie zur Nierenschädigung. Die Nierenschädigung ist somit hier Folge des Hochdrucks. Die Renalisierung des Hochdrucks in Verbindung mit dem Diabetes fördert letzlich im Sinne eines Circulus vitiosus die Entwicklung der Niereninsuffizienz.

Auch in der HyperGen-Studie (20 % Diabetiker) fällt auf, daß die Diagnose eines Diabetes im Mittel im Alter von 48 ± 12 Jahren gestellt wird, die Diagnose eines Hypertonus jedoch bereits 9 Jahre zuvor, im Alter von 39 ± 12 Jahren (6). Auf diese Zusammenhänge wird im Kapitel 12 (metabolisches Syndrom) näher eingegangen.

Typ II-Diabetiker sind meist adipös. Adipositas per se ist aber auch mit vermehrtem Hypertonie-Vorkommen assoziiert. Eine Hypertonie ist bei den adipösen Diabetikern wiederum häufiger als bei den adipösen Nicht-Diabetikern (7).

Neben Hochdruck und Adipositas findet sich vor Manifestation eines Typ II-Diabetes häufig eine Fettstoffwechselstörung und Glukoseintoleranz. Die Insulinresistenz und konsekutiv die Hyperinsulinämie sind somit offensichtlich ein wesentlicher Faktor in der Genese der Hypertonie bei diesen Patienten (8). Mindestens 50 % aller Typ II-Diabetiker haben einen Hypertonus (8). Bei dieser Mengenangabe ist allerdings von der alten Definition der Hypertonie auszugehen!

Bei Berücksichtigung heutiger Hypertonie-Kriterien (≥140/90 mmHg, früher ≥160/95 mmHg) haben in einer australischen Studie konsekutiv untersuchter Typ II-Diabetiker (n=2331) immerhin 69 % einen Hypertonus mit Blutdruck-Werten >140/>90 mmHg (9)!

10.2. Behandlungsstand bei Diabetes und Hypertonie

In dieser australischen Studie (9) nehmen nur 59 % der hypertensiven Diabetiker antihypertensive Medikamente, der Rest ist unbehandelt. Nur 31 % der behandelten Diabetiker sind seitens des Hochdrucks adäquat therapiert, der größte Teil aber, nämlich 69 % ist suboptimal therapiert.

Diese unzufriedenstellende Situation ist auch allgemein von Hypertonikern, aber auch von der Sekundärprävention bei Postinfarktpatienten her bekannt. Da Diabetiker die gleiche Prognose wie nicht-diabetische Postinfarktpatienten haben (10), ist die inkonsequente Therapie trotz leicht zu stellender Diagnose aber gerade beim hypertensiven Diabetiker um so folgenreicher als der Hypertonus das kardiovaskuläre Risiko der Diabetiker noch einmal verdoppelt.

10.3. Kardiovaskuläres Risiko bei Diabetes und Hypertonie

10.3.1. Das Risiko dieser Koinzidenz allgemein

Das gemeinsame Auftreten von Diabetes und Hypertonie beim gleichen Patienten ist für das kardiovaskuläre System eine Risikokonstellation höchster Brisanz (11, 12, 13, 14, 15, 16). Dies wird nur noch durch das metabolische Syndrom, bei dem weitere Risikofaktoren noch hinzukommen, überboten. Das Apoplex-Risiko, ja das Risiko für jedes kardiovaskuläre Ereignis, verdoppelt sich bei dieser Konstellation (16, 17).

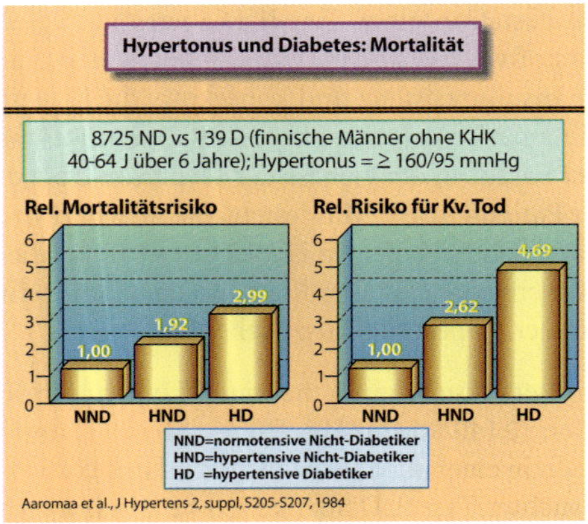

Abb. 10.5: Mortalitätsrisiko bei Diabetes und Hypertonie vs Hypertonie und Normotonie.

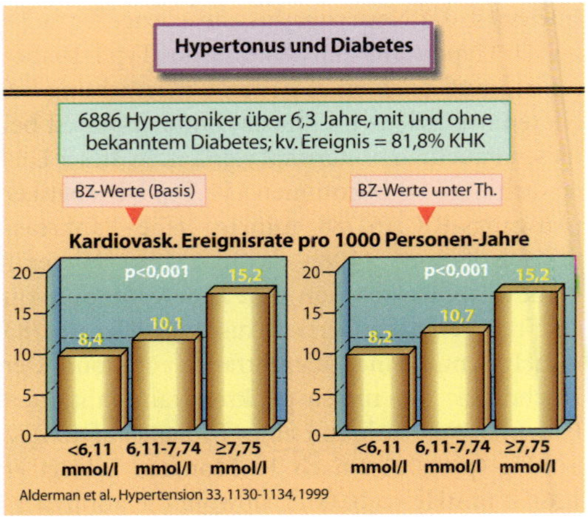

Abb.10.6: Prognose bei Diabetes und Hypertonie in Abhängigkeit von der Glukoseeinstellung.

Auch das Ergebnis der Whitehall-Studie weist auf diese ungünstige Kombination hin (18). Hypertoniker mit gestörter Glukosetoleranz haben hier eine vierfach höhere KHK-Mortalität als Normotoniker mit unauffälligem Glukosestoffwechsel.

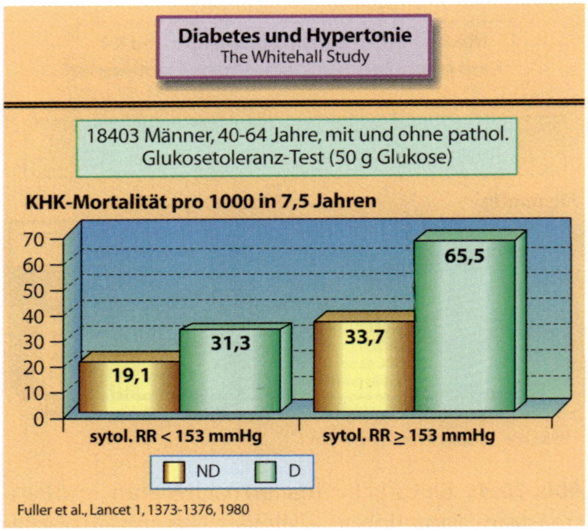

Abb. 10.7: Ergebnis der Whitehall-Studie bei gestörter Glukosetoleranz.

Aber auch in der WHO Multinational Study of Vascular Disease in Diabetes ist die kardiovaskuläre Mortalität bei Diabetes (Typ I- und Typ II-Diabetes) 2-3mal höher als bei normotensiven Diabetikern (19).

Die Hypertonie ist wie in der Allgemeinbevölkerung ein unabhängiger Risikofaktor für KHK und Apoplex. Bei Diabetes wird aber durch einen begleitenden Hypertonus die Atheroskleroseentwicklung wesentlich beschleunigt. Dies ist nicht nur mit einer Zunahme der Häufigkeit der KHK und des Apoplexes verbunden, sondern auch mit einem verstärkten Fortschreiten der Nephropathie bis hin zur Niereninsuffizienz und der Retinopathie bis hin zur Erblindung.

Hypertoniker, die von ihrem Diabetes wissen, haben in 6 Jahren ein doppelt so hohes kardiovaskuläres Ereignisrisiko wie Hypertoniker, die nicht bewußt an Diabetes erkrankt sind (20,8 vs 8,6/1000, n=6886) (13).

In placebo-kontrollierten prospektiven Studien bei Älteren verdoppelt sich bei Diabetikern mit Hochdruck das Risiko für

- Apoplex
- kardiovaskuläre Mortalität und
- Gesamtmortalität

im Vergleich zu nicht-diabetischen Patienten mit Hypertonus (20, 21, 22, 23, 24). Diese Resultate seien näher dargestellt.

10.3.2. Apoplexe und kognitive Eigenschaften

HOT-Studie

Die hypertensiven Diabetiker haben ein 2,5fach höheres Risiko für einen Apoplex als die nicht-diabetischen Hypertoniker (24).

UKPDS

Hypertensive Diabetiker haben 2,47 mal häufiger einen Apoplex als normotensive Typ II-Diabetiker (25). Beim Vergleich von systolischen Blutdruckwerten von 110-120 mmHg mit Werten von 130-140 mmHg, also Werten im oberen Normbereich, ist dieses Risiko bereits doppelt so hoch, bei Blutdruckwerten zwischen 150-160 mmHg dreimal so hoch.

Finnische Studie

(n = 8077 Männer, 8572 Frauen, Beobachtung über 16,4 Jahre). Das Mortalitätsrisiko durch Apoplex wird durch Diabetes bei Männern um das 6 fache, bei Frauen um des 8 fache erhöht (20)

Framingham-Studie

Die Kombination von Diabetes und Hypertonie erhöht das Risiko einer deutlichen Minderung der kognitiven Fähigkeiten (26).

ARIC-Studie

Patienten mit Diabetes und/oder Hypertonie (47-70 Jahre) haben in 6 Jahren einen signifikant größeren Rückgang der kognitiven Fähigkeiten als vergleichbare andere Personen dieser Altersgruppe (Gesamtkollektiv n=10963) ohne diese Erkrankungen. Während Diabetes mit dem größten Abfall an kognitiven Fähigkeiten verbunden ist, ist der Hypertonus ohne Diabetes diesbezüglich nur ein Risikofaktor bei über 58 Jährigen. Selbst bei der Subgruppe der 47-57 jährigen Diabetiker ist bereits eine Minderung der kognitiven Eigenschaften erkennbar. Für Rauchen oder Hyperlipidämie wird dagegen diesbezüglich in dieser Untersuchung bei dieser Fragestellung kein Zusammenhang gefunden (27).

Studie der Osteoporotic Fractures Research Group

Ähnliche Ergebnisse erbringt diese prospektive Kohortenstudie (23) an ≥ 65 jährigen Frauen (n=9679), von denen 682 Diabetiker (7 %) sind (3 Tests). Die Diabetikerinnen haben bereits zu Beginn der Studie geringere kognitive Fähigkeiten. Der Funktionsabfall dieser Fähigkeiten ist zudem über die Zeit von 3 und 6 Jahren bei diesen Diabetikerinnen deutlich stärker als bei den Nicht-Diabetikerinnen.

10.3.3. Kardiovaskuläre Mortalität und KHK-Mortalität

Finnische Studie

(n=139 männliche Diabetiker vs 8725 Nicht-Diabetiker, über 6 Jahre, 40-64 Jahre alt, initial keine kardiovaskuläre Erkrankung). Im Vergleich zu normotensiven Nicht-Diabetikern beträgt die alters-korrigierte Mortalitätsrate bei hypertensiven Nicht-Diabetikern 1,93, dagegen 2,99 bei hypertensiven Diabetikern.

Ebenfalls im Vergleich zu normotensiven Nicht-Diabetikern beträgt das kardiovaskuläre Mortalitätsrisiko bei hypertensiven Nicht-Diabetikern 2,62, dagegen bei hypertensiven Diabetikern bereits 4,69 (17). Gleiche Resultate ergeben andere Untersuchungen (7, 18).

Whitehall-Studie

Hypertoniker mit gestörter Glukosetoleranz haben eine 4 mal höhere KHK-Mortalität als Normotoniker ohne gestörte Glukosetoleranz (18).

Hypertension in Diabetes Study Group

Im Vergleich mit nicht-diabetischen Kontrollpersonen haben hypertensive Typ II-Diabetiker ein etwa vierfach erhöhtes kardiovaskuläres Mortalitäts- und Morbiditätsrisiko (7).

10.3.4. Retinopathie, Nephropathie, Linksherzhypertrophie

Weitere Veränderungen betreffen die

- Nephropathie
- Retinopathie
- LVH

Auch hier verdoppelt sich bei Koinzidenz von Diabetes und Hochdruck das Risiko.

Nephropathie

Hochdruck ist auch ein ganz wesentlicher Risikofaktor für die Progredienz der diabetischen Nephropathie (29, 30).

Retinopathie

Das gleiche gilt auch für die Retinopathie. Bei Pima-Indianern mit Typ II-Diabetes und systolischen Blutdruckwerten von mindestens 145 mmHg ist die Retinopathie mit Exsudaten doppelt so häufig wie bei Diabetikern mit Blutdruckwerten < 125 mmHg systolisch (31).

Bei Patienten mit Diabetes-Diagnosestellung nach dem 30. Lebensjahr erhöhen höhere systolische Blutdruckwerte die Prävalenz und den Schweregrad einer Retinopathie, p<0,001. Kein Unterschied findet sich dagegen bezüglich des diastolischen Blutdruckes (32). Typ II-Diabetiker mit Blutdruckwerten über 140 mmHg entwickeln häufiger eine Retinopathie als solche mit Blutdruckwerten < 140 mmHg (33).

Linksventrikuläre Hypertrophie (LVH)

Hypertensive Diabetiker haben bei gleichen Blutdruckwerten häufiger eine LVH (Devereux-Kriterien > 134 g/m^2) als Nicht-Diabetiker, 72 % vs 32 %! Auch sind die Wanddicken und der LVMI bei den hypertensiven Diabetikern signifikant größer als bei nicht-diabetischen Hypertonikern und normotensiven Diabetikern (34).

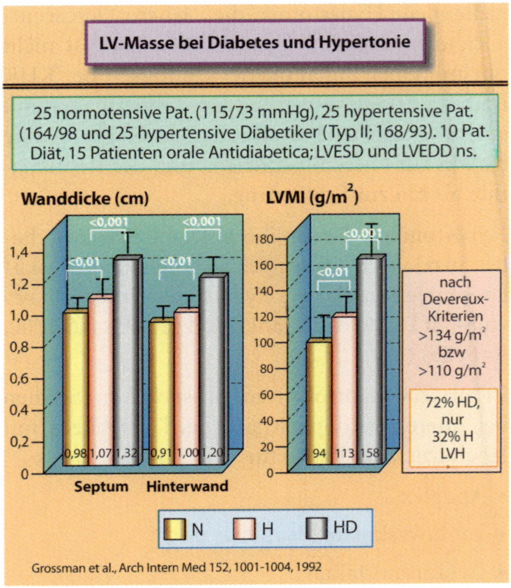

Abb. 10.8: Die LV-Masse und LV-Wanddicken bei Normotonie, Hypertonie sowie Diabetes und Hypertonie.

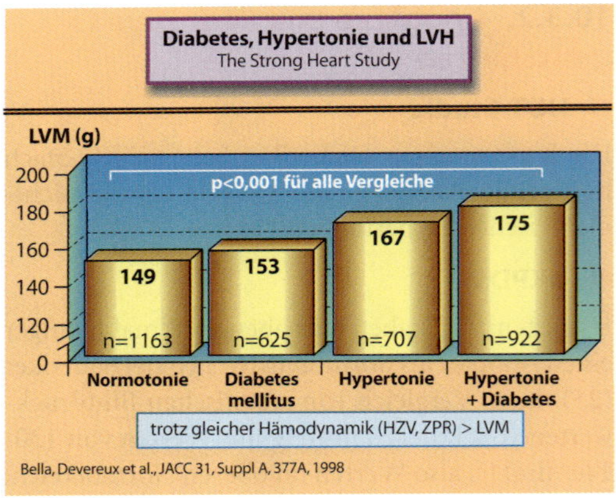

Abb. 10.9: Ergebnisse der STRONG Heart Study zur LVH bei Diabetes und Hypertonie.

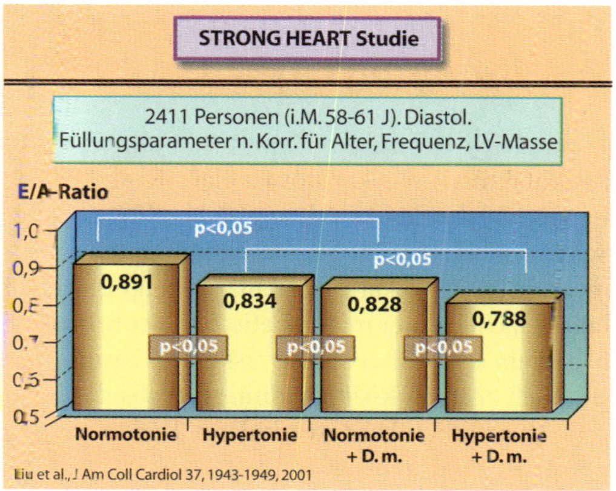

Abb. 10.10: Ergebnisse der STRONG Heart Study zur diastolischen Funktion bei Diabetes und Hypertonie.

10.3.5. Systolischer Blutdruck und Organkomplikationen in UKPDS

Die Inzidenz klinischer Komplikationen ist signifikant mit dem systolischen Blutdruck assoziiert. Zwischen systolischen Blutdruckwerten von 168 bis 114 mmHg (so der Median der Blutdruckwerte von 3642 in diese Analyse einbezogenen Patienten der UKPDS) ist jeder Abfall um 10 mmHg im systolischen Druck mit einer Abnahme

- jedes diabetes-bezogenen Endpunktes um 12 % (p<0,0001)
- diabetes-bezogener Todesfälle um 15 % (p<0,0001)
- der Myokardinfarkte um 11 % (p<0,0001) und
- mikrovaskulärer Komplikationen um 13 % (p<0,0001) verbunden (35)

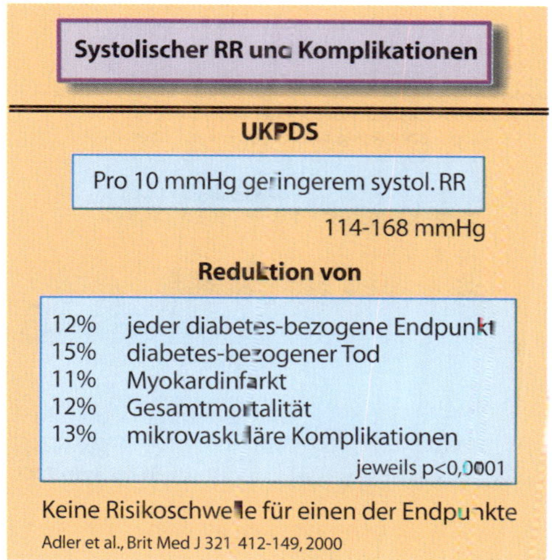

Abb. 10.11: Systolischer Blutdruck und Endpunkte in UKPDS.

10.4. Welcher Risikofaktor ist gefährlicher - Hypertonie oder Diabetes?

Die UKPDS-Studie zeigt, daß der erhöhte Blutdruck ein strengerer Risikofaktor für makrovaskuläre Ereignisse ist als der erhöhte Blutzuckerspiegel. Pro 10 mmHg Blutdruckanstieg steigt das Risiko um 15 % verglichen mit einem Anstieg des Risikos von 11 % pro 1 % Anstieg des HbA_{1c} (36). Folglich ist die intensivierte Hochdrucktherapie in dieser Studie bei der Verhinderung der Endpunkte der intensivierten Diabetestherapie um den Faktor 2-3 überlegen.

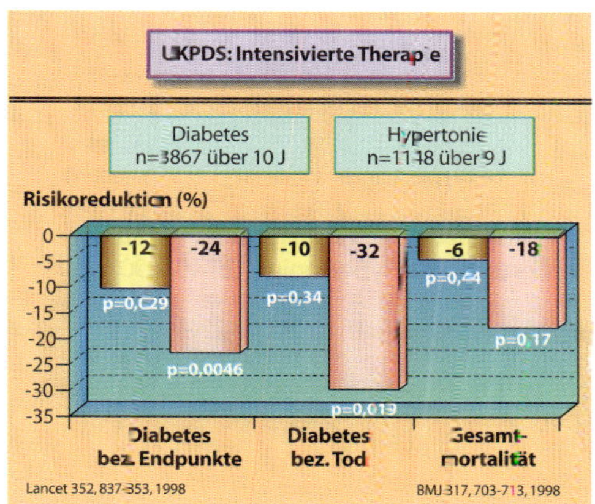

Abb. 10.12a: Ergebnisse bei intensivierter Diabetes-Therapie vs intensivierter Hochdruck-Therapie in UKPDS.

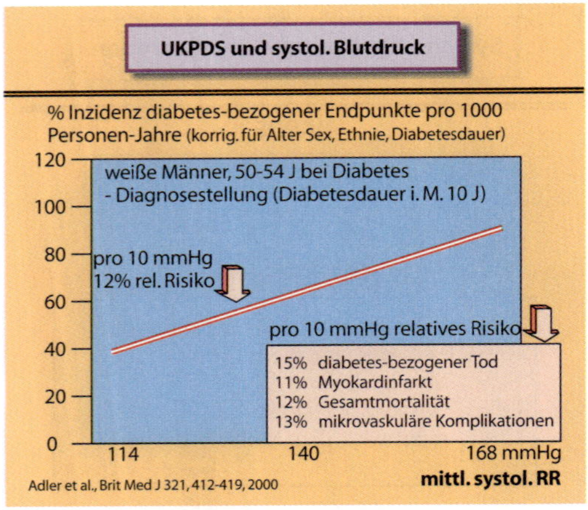

Abb. 10.12b: Ergebnisse bei Senkung des systolischen Blutdrucks in UKPDS.

10.5. Hypertonie-Definition heute

Die Hypertonie-Definition hat sich seit 1959 (WHO) ganz eindeutig zu niedrigeren Druckwerten verändert. Die ehemalige Grenzwert-Hypertonie ist heute Teil der milden und mittelschweren Hypertonie.

Hypertonie

Milde Hypertonie	140 - 159 mmHg *und/oder* 90 - 99 mmHg
Mittelschwere Hypertonie	160 - 179 mmHg *und/oder* 100 - 109 mmHg
Schwere Hypertonie	≥180 mmHg *und/oder* ≥110 mmHg
Isolierte systol. Hypertonie	≥140/<90 mmHg

WHO und ISH, J Hypertens 17, 151-183, 1999

Abb. 10.13: Hypertonie-Stadien heute (WHO/ISH 1999).

10.6. Hypertonie und Risikostratifizierung (WHO/ISH 1999)

Wenngleich bei milder Hypertonie ohne weitere Risikofaktoren das kardiovaskuläre Risiko gering ist, sind Diabetiker mit dem gleichen Hypertonie-Schweregrad bereits Hochrisikopatienten (definiert als 20-30 % kardiovaskuläre Ereignisse in 10 Jahren). Diabetiker mit diabetischer Nephropathie haben ein sehr hohes kardiovaskuläres Risiko, also ein noch höheres Risiko, definiert als absolutes Risiko hinsichtlich kardiovaskulärer Ereignisse von >30 % in 10 Jahren (37).

Risiko bei Hypertonie

Weitere RF	Milde Hypertonie	Moderate Hypertonie	Schwere Hypertonie
keine	niedrig	mittel	hoch
1 bis 2 RF	mittel	mittel	sehr hoch
3 od. >RF D.m./End.S.	hoch	hoch	sehr hoch
klin. End-organschäden	sehr hoch	sehr hoch	sehr hoch

WHO/ISH, J Hypertens 17, 151-183, 1999

Abb. 10.14: Hypertonie und Risikostratifizierung.

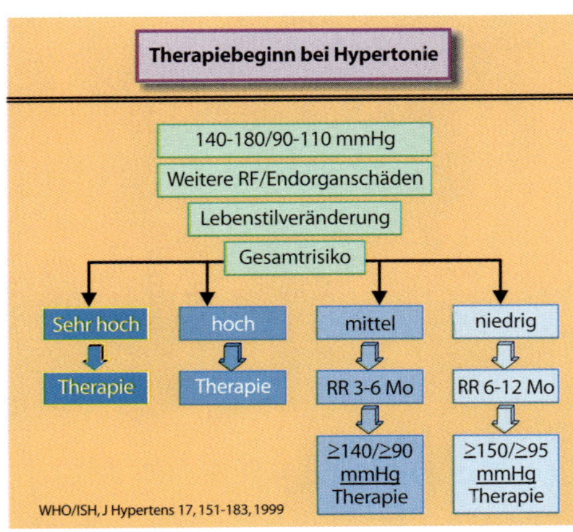

Abb. 10.15: Hypertonie und Therapie-Indikation.

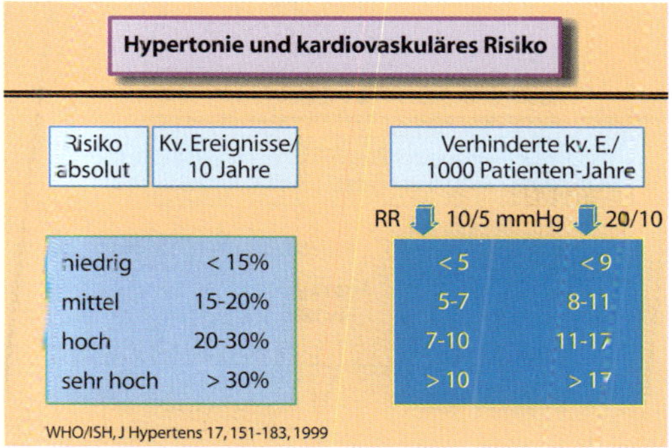

Abb. 10.16: Klassifizierung des Risikos und Risikominderung durch Therapie.

Auf Grund der Daten der HOT- und UKPDS-Studie hat die WHO/ISH die Normotonie und die Therapieziele bei Hypertonie neu definiert, auch für Diabetiker mit und ohne Nephropathie (37).

10.7. Antihypertensiva-Einteilung

Zur Hochdruck-Therapie bietet sich eine Vielzahl von Antihypertensiva an.

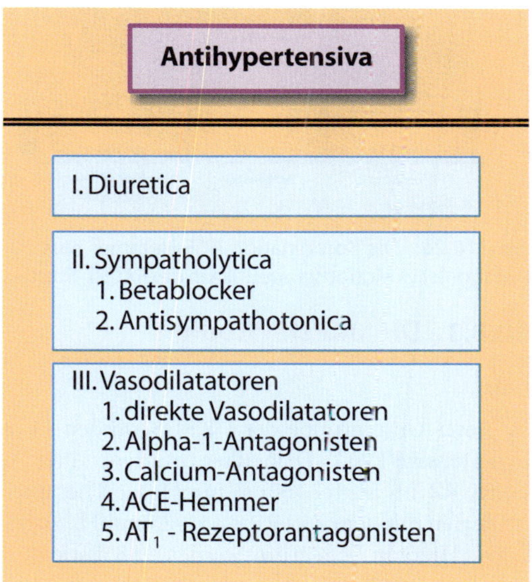

Abb. 10.17: Übersicht über die Antihypertensiva.

10.8. Ist ein Antihypertensivum beim Diabetiker überlegen?

Da der hypertensive Diabetiker ein besonders hohes Morbiditäts- und Mortalitätsrisiko hat, sind hier bereits in kürzerer Therapiezeit Unterschiede im antihypertensiven Therapieerfolg zu erwarten als beim nicht-diabetischen Hypertoniker. Gezielte Untersuchungen hierüber bezüglich Mortalität, kardialer und cerebraler Morbidität wie auch mikroangiopathischer Veränderungen (Nephropathie, Retinopathie, Neuropathie) liegen daher vor.

10.8.1. Die ABCD-Studie

(38)

470 Typ II-Diabetiker mit Hochdruck bekommen entweder den Ca-Antagonisten Nisoldipin (Ausgangs-RR 155/98 mmHg, mittleres Alter 57,2 Jahre) oder den ACE-Hemmer Enalapril (Ausgangs-RR 156/98 mmHg mittleres Alter 57,7 Jahre) über 5 Jahre. Ziel der Studie, die auch über einen normotensiven Arm verfügt) ist der Vergleich einer moderaten RR-Senkung (80-89 mmHg diastolisch) versus intensiver RR-Kontrolle (75 mmHg).

- Unter Enalapril ist das Risiko für tödlichen und nicht-tödlichen Myokardinfarkt um den Faktor 5 niedriger als unter Nisoldipin, 5 vs 25 Fälle (p=0,001), allerdings ein sekundärer Endpunkt
- Diese Relation bleibt auch bei Beurteilung nach der Güte der Hochdruck-Therapie erhalten: Bei intensiver Einstellung treten 12 Infarkte (tödlich und nicht-tödlich) unter Nisoldipin vs 4 unter Enalapril auf (p=0,03), bei moderater Einstellung 13 Infarkte unter Nisoldipin vs 1 unter Enalapril (p=0,002)
- Bezüglich des nicht-tödlichen Infarktes beträgt die Relation 22 zu 5 (p=0,001), d.h. das 4,8 fache zugunsten des ACE-Hemmers. D.h. dieser ist dem Ca-Antagonisten hier bezüglich dieses Endpunktes überlegen
- Ein signifikanter Unterschied bezüglich kardiovaskulärer Todesfälle (5 vs 10), Gesamtmortalität oder Herzinsuffizienz findet sich dagegen nicht

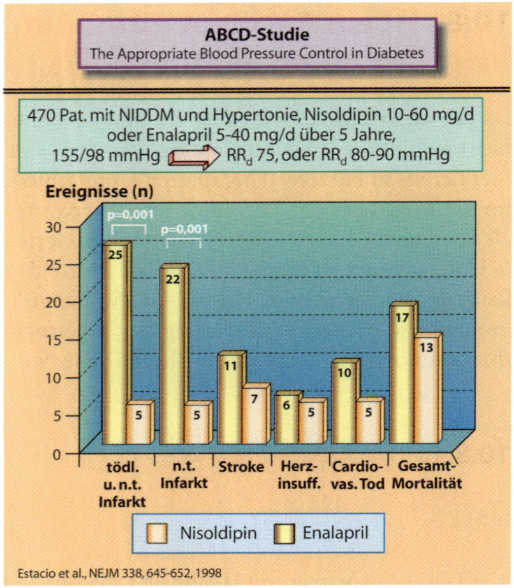

Abb. 10.18: Die Ergebnisse der ABCD-Studie.

10.8.2. Die FACET-Studie

(39)

Eingeschlossen in diese Studie sind 380 Typ II-Diabetiker mit Hypertonie (> 140/>90 mmHg, im Mittel 170/95 mmHg in der Fosinoprilgruppe vs 171/94 mmHg in der Amlodipingruppe, n=191) und einem mittleren Alter von 63 Jahren. Ausschlußkriterien sind u.a. KHK und Apoplex in der Anamnese, ein Serumkreatinin > 1,5 mg/dl. Die Patienten werden randomisiert einer offenen Therapie mit 20 mg/d Fosinopril oder 10 mg/d Amlodipin zugeführt. Die Beobachtungsdauer beträgt 3,5 Jahre.

> Unter dem ACE-Hemmer ist das Risiko für den kombinierten Endpunkt (Myokardinfarkt, Apoplex oder Hospitalisation wegen Angina pectoris) um 49 % geringer (14/189 vs 27/191), p=0,03.

Somit ergeben diese beiden, allerdings nicht großen Studien (ABCD, FACET) bei Diabetikern eine Überlegenheit des ACE-Hemmers in der Organprotektion gegenüber dem Ca-Antagonisten.

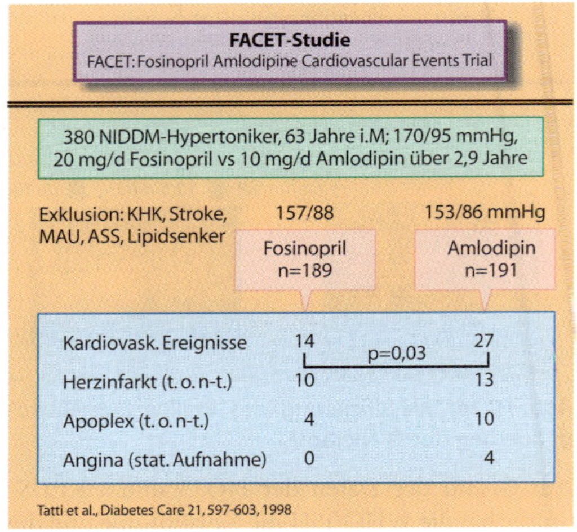

Abb. 10.19: Die Ergebnisse der FACET-Studie.

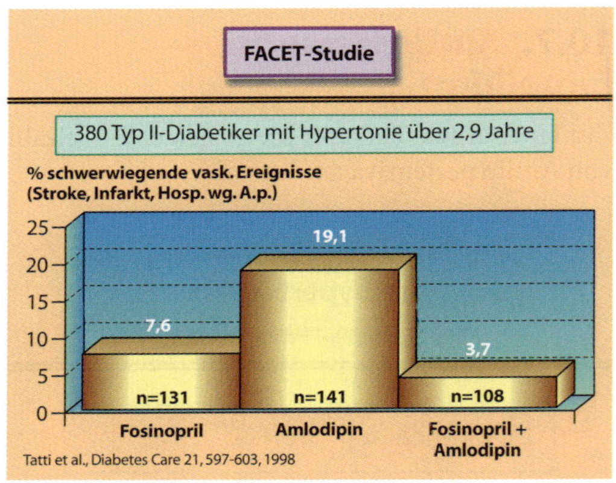

Abb. 10.20: Die Kombination ACE-Hemmer plus Ca-Antagonist vs Monotherapeutika in der FACET-Studie.

10.8.3. Die UKPDS-Studie

(40)

In dieser Untergruppe der UKPDS werden 1148 hypertensive Typ II-Diabetiker (mittleres Alter 56 Jahre, RR im Mittel 160/94 mmHg) 2 Therapiestrategien mit dem Ziel RR < 150/85 mmHg zugeführt. Hiervon wiederum werden 758 Patienten streng eingestellt, 358 Patienten primär mit Atenolol bis 100 mg/d (erreichter RR 144/83 mmHg), 400 Patienten primär mit Captopril bis 2 x 50 mg/d (erreichter RR 143/81 mmHg). Der Unterschied ist systolisch nicht signifikant, allerdings diastolisch (p=0,02). 27 % der Captopril-Patienten brauchen allerdings 3 oder mehr Antihypertensiva, in der Atenolol-Gruppe sind dies 31 %. Darüber hinaus nehmen 22 % bei der letzten Kontrolle nicht mehr Captopril, 35 % nicht mehr den Betablocker Atenolol (p<0,0001).

- Die mittlere Gewichtszunahme ist in der Atenolol-Gruppe größer (3,4 kg vs 1,6 kg; p=0,02)
- Die klinischen Diabetes-bezogenen makrovaskulären tödlichen und nicht-tödlichen Endpunkte sind unter beiden Therapieregimen gleich
- Auch bezüglich Verschlechterung einer Retinopathie um 2 Schweregrade finden sich keine signifikanten Unterschiede (37 % vs 37 %)
- Hinsichtlich des Auftretens einer Albuminurie ≥ 300 mg/d findet sich ebenfalls kein signifikanter Unterschied, 5 % (Captopril) vs 9 % (Atenolol); p=0,09
- Die Kreatininwerte sind zwischen den Gruppen ebenfalls nicht unterschiedlich
- Die Autoren kommen zu dem Schluß, daß Blutdrucksenkung wohl wichtiger ist als die benutzte Medikation. Einschränkend muß jedoch festgehalten werden, daß eine vergleichende Monotherapie, die eine solche Aussage erlauben könnte, hier nicht durchgeführt wurde!

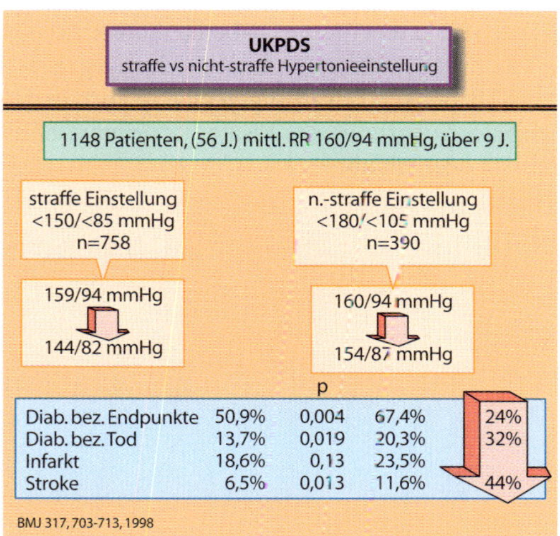

Abb. 10.21: Ergebnisse der UKPDS. Vergleich von Betablocker vs ACE-Hemmer bei straffer Hypertonie-Einstellung.

10.8.4. Die INSIGHT-Studie

(41)

Hier geht es primär um die Frage, ob neuere Antihypertensiva bei hypertensiven Hochrisikopatienten effektiver sind als eine diuretische Medikation. Untersucht werden Nifedipin GITS 30 mg vs Hydrochlorothiazid 25 mg plus 2,5 mg Amilorid 1 x pro Tag, ggf. Dosisverdopplung, eventuell zusätzlich 25-50 mg Atenolol oder 5-10 mg/d Enalapril. Eingeschlossen sind 6321 Hypertoniker (50-80 Jahre, mit RR-Werten ≥150/95 mmHg oder RR ≥ 160 mmHg systolisch mit wenigstens einem weiteren kardiovaskulären Risikofaktor (Cholesterin ≥ 6,43 mmol/l, ≥ 10 Zigaretten pro Tag bis mindestens 1 Jahr vor Studieneintritt, familiäre Belastung bezüglich Myokardinfarkt bei Eltern und Geschwistern < 50 Jahre, LVH, KHK (Koronarangiographie, path. Belastungs-EKG, path. EKG mit deszendierenden ST-Senkungen, pAVK, Proteinurie ≥ 0,5 g/24h. Der Blutdruck liegt im Mittel bei 173/99 mmHg und fällt unter der Therapie auf 138/82 mmHg. Beobachtungsdauer 51 Monate. 23,7 % der untersuchten Patienten haben eine isolierte systolische Hypertonie.

- Der primäre Endpunkt (kardiovaskulärer Tod, Myokardinfarkt, Herzinsuffizienz, Apoplex) ist in beiden Therapiegruppen nicht unterschiedlich, 6,5 % unter Nifedipin GITS vs 5,8 % unter dem Diuretikum, p=0,35 bzw. 18,2 vs 16,5 Ereignisse pro 1000 Patienten-Jahre
- Ernstere Nebenwirkungen betreffen häufiger das Diuretikum als den Ca-Antagonisten, 880 vs 796, p=0,02
- Nifedipin wird dagegen in 8 % wegen peripherer Ödeme abgesetzt, p<0,0001
- Unter Nifedipin findet sich jedoch signifikant seltener eine Gicht, eine pAVK, ein Diabetes oder eine Verschlechterung der Nierenfunktion (GFR)

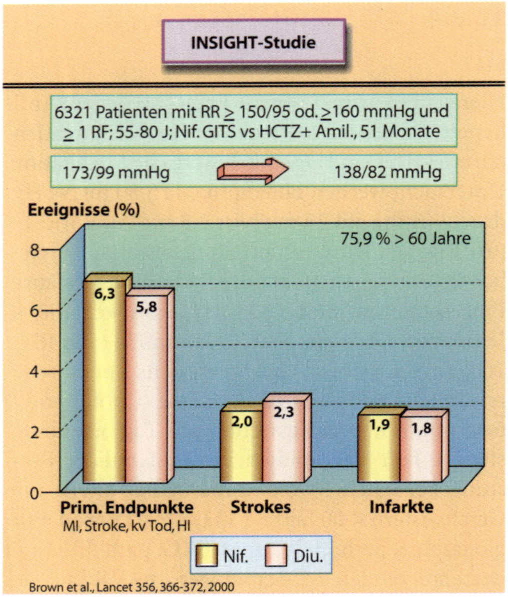

Abb. 10.22: Ergebnisse der INSIGHT-Studie.

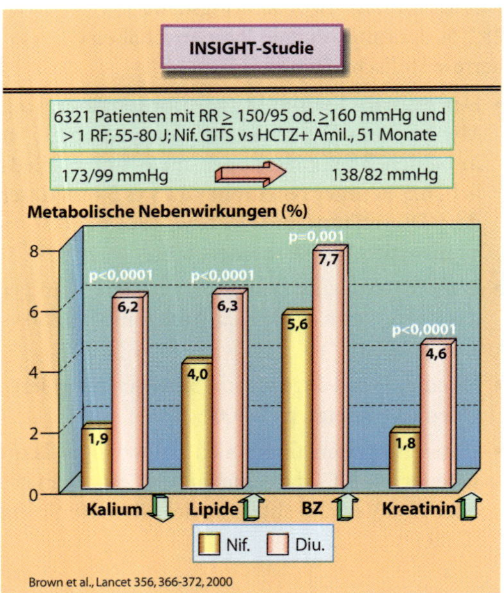

Abb. 10.23: Metabolische Nebenwirkungen von Nifedipin und Diuretika in der INSIGHT-Studie.

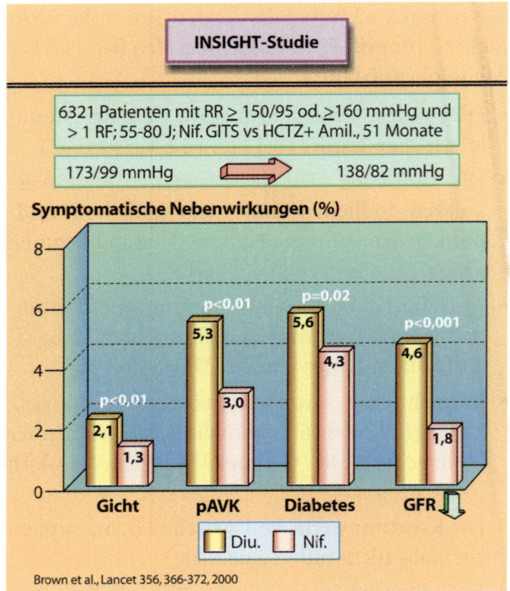

Abb. 10.24: Folgeerkrankungen in der INSIGHT-Studie unter Nifedipin und Diuretika.

10.8.4.1. Die Diabetiker in der INSIGHT-Studie

20,6 % der Studienteilnehmer sind Diabetiker. 32 % der Patienten, die zusätzlich Enalapril erhalten, sind in dieser Studie Diabetiker, unter Atenolol als Zusatzmedikation finden sich dagegen nur 19 % Diabetiker. Erwartungsgemäß ist auch in der Diabetes-Subgruppe das Risiko für primäre Endpunkte deutlich höher:

- unter Nifedipin 8,3 %
- unter dem Diuretikum 8,4 % (ns), damit aber in beiden Therapiegruppen nicht unterschiedlich

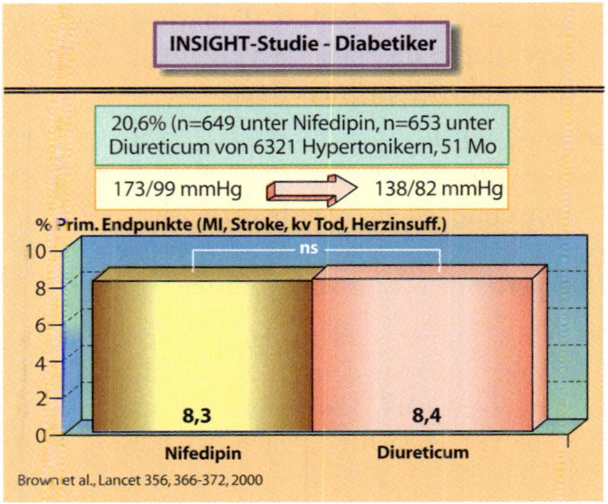

Abb. 10.25: Ergebnisse der INSIGHT-Studie bei den Diabetikern.

10.8.5. Die NORDIL-Studie

(42)

In dieser Studie mit 10881 Hypertonikern (Diltiazem vs Diuretikum oder Betablocker), in der bezüglich der primären Endpunkte ebenfalls kein signifikanter Unterschied zwischen beiden Therapieregimen in 5 Jahren Beobachtung gefunden wird, sind Diabetiker nur mit 6,5 % (Diltiazem-Gruppe bzw. 6,9 % (Diuretikum/Betablocker-Gruppe) vertreten, so daß keine Subgruppenanalyse vorliegt.

10.8.6. Die ALLHAT-Studie (Diuretikum und Alpha-Blocker-Arm)

(43, 44)

Die ALLHAT-Studie (43,44) umfaßt 42448 Hochrisiko-Hypertoniker (≥ 55 Jahre), davon 15297 Diabetiker (36 %) mit einer geplanten Therapie über 6 Jahre mit Diuretikum (Chlorthalidon), Alpha-1-Blocker (Doxazosin), Ca-Antagonisten (Amlodipin), ACE-Hemmer (Lisinopril). Endpunkte sind: Tödliche und nicht-tödliche KHK, ACB-OP, Angina pectoris, Herzinsuffizienz. Somit ist von dieser Studie eine wesentliche Information bezüglich der antihypertensiven Therapie beim älteren Diabetiker zu erwarten (44).

Ein Teilergebnis, der Vergleich Diuretikum vs Alphablocker ist bereits publiziert (43). In diesem Teilergebnis (Vergleich Chlorthalidon, n=15268, vs Alphablocker Doxazosin, n=9067; Beobachtungszeit 3,3 Jahre) profitieren die Hypertoniker (n=24335), die ebenfalls mindestens einen weiteren kardiovaskulären Risikofaktor haben müssen, von den günstigen Stoffwechseleffekten des Alphablockers im Vergleich zum Diuretikum nicht.

- Es finden sich bei gleicher Drucksenkung gleiche Resultate bezüglich des primären Endpunktes tödlicher und nicht-tödlicher Myokardinfarkt, 6,26 % (Doxazosin) vs 6,3 % (Chlorthalidon), p=0,71
- Die Gesamtmortalität ist auch nicht unterschiedlich, 9,62 % vs 9,08 %
- Der kombinierte sekundäre kardiovaskuläre Endpunkt (KHK-Tod, nicht-tödlicher Myokardinfarkt, Stroke, Angina, Koronar-Revaskularisation, Herzinsuffizienz) ist unter Doxazosin um 25 % größer (25,45 % vs 21,76 %; p<0,001)
- Dies ist vor allem durch eine doppelt so häufig nachweisbare Herzinsuffizienz bedingt, rel. Risiko 2,04 (p<0,001)

Somit findet sich unter dem Diuretikum die gleiche Minderung des Risikos hinsichtlich KHK-Tod und nicht-tödlichem Myokardinfarkt wie unter dem Alphablocker, das Diuretikum senkt jedoch signifikant das Risiko bezüglich kombinierter kardiovaskulärer Endpunkte, vor allem das Risiko der Herzinsuffizienz.

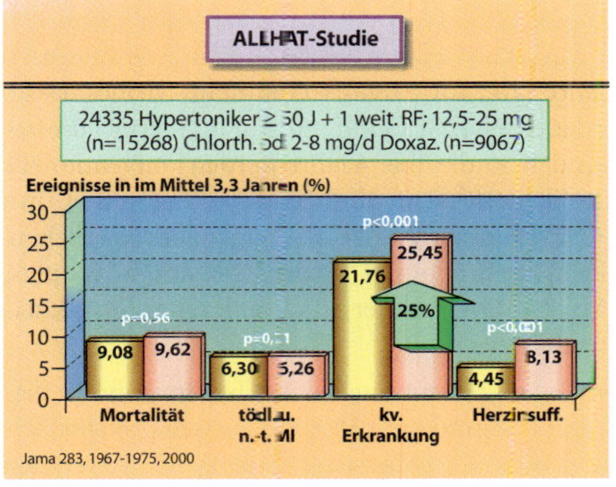

Abb. 10.26: Ergebnisse der ALLHAT-Studie (Diuretikum vs Alphablocker).

10.8.6.1. Die Diabetiker in diesem Teil-Arm der ALLHAT-Studie

- 35,1 % (Doxazosin) bzw. 35,9 % (Diuretikum) der Patienten sind Typ II-Diabetiker
- Bezüglich des kombinierten vaskulären Endpunktes profitieren die Diabetiker nicht von den

günstigen Stoffwechseleffekten des Alphablockers, das relative Risiko ist diesbezüglich bei Diabetikern wie Nicht-Diabetikern erhöht (1,24 vs 1,26, jeweils p<0,001)

- Das gleiche gilt auch hinsichtlich der Herzinsuffizienz, relatives Risiko 2,14 beim Diabetiker vs 1,99 beim Nicht-Diabetiker, jeweils p<0,0017

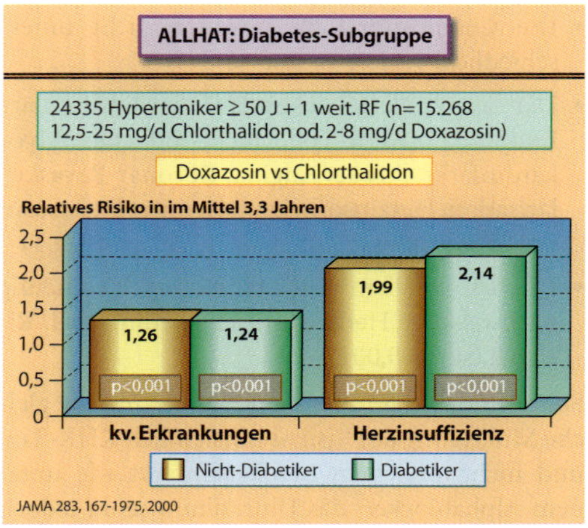

Abb. 10.27: Die ALLHAT-Studie - Diabetiker vs Nicht-Diabetiker im Diuretikum- vs Alphablocker-Arm.

10.8.7. Die STOP II-Studie

(45)

In dieser 6614 ältere Hypertoniker (70-84 Jahre, 76 Jahre i.M.; RR ≥180/≥105 mmHg - beides davon oder eines, i.M. 194/98 mmHg im Liegen) umfassenden Studie über 4 Jahre werden konventionelle Antihypertensiva (Betablocker, Diuretika) mit ACE-Hemmern und Ca-Antagonisten verglichen. Primärer Endpunkt ist der Tod durch Apoplex, Myokardinfarkt oder durch andere kardiovaskuläre Ursachen.

- Unter konventionellen Antihypertensiva ist dieser Endpunkt mit 19,8 Ereignissen pro 1000 Patienten-Jahren genauso häufig wie unter den beiden neueren Antihypertensiva
- Bei den Einzelendpunkten wie alle Myokardinfarkte (tödlich und nicht-tödlich) oder auch alle Apoplexe findet sich tendenziell ein Vorteil zugunsten der ACE-Hemmer vs konventionellen Antihypertensiva
- Beim Vergleich Ca-Antagonisten vs konventionellen Antihypertensiva besteht auch für Ca-Antagonisten ein tendenzieller Vorteil bezüglich Minderung der Apoplex-Häufigkeit. Die Myokardinfarktrate ist dagegen unter konventionellen Antihypertensiva geringer
- Hinsichtlich Myokardinfarkten findet sich dagegen eine tendenzielle Überlegenheit für die konventionellen Antihypertensiva, bedingt durch die Überlegenheit konventioneller Antihypertensiva vs Ca-Antagonisten
- ACE-Hemmer sind in der Verhinderung der Myokardinfarkte dem Ca-Antagonisten signifikant überlegen (23 % weniger Myokardinfarkte, p=0,018), ebenso bezüglich der Verhinderung der Herzinsuffizienz (22 % seltener, p=0,025)
- 11 % der Patienten (n=719) haben einen Diabetes. Bei diesen unterscheiden sich die 3 Therapiearme in der Häufigkeit des primären Endpunktes nicht signifikant
- Die Diabetes-Entwicklung ist unter den neuen Antihypertensiva tendenziell seltener

10.8.8. Die CAPPP-Studie

(46)

In diese Studie sind 10985 Hypertoniker (Captopril-Gruppe 167/104 mmHg, im Mittel 51 Jahre alt), davon 572 Diabetiker (55 Jahre im Mittel alt) eingeschlossen. Es erfolgt eine Therapie mit Captopril (bis 100 mg 1-2 mal/Tag!) oder eine konventionelle Therapie mit Diuretika, Betablockern (Atenolol, Metoprolol) oder beiden Pharmaca. Die Beobachtungsdauer beträgt 6,1 Jahre. Zielblutdruck ist ≤ 90 mmHg diastolisch. Der primäre kombinierte Endpunkt ist tödlicher und nicht-tödlicher Myokardinfarkt, Apoplex oder andere kardiovaskuläre Todesfälle. Während bezüglich des primären Endpunktes im Gesamtkollektiv keine signifikanten Unterschiede zu finden sind (11,1 primäre Endpunkte unter Captopril pro 1000 Patienten-Jahre versus 10,5 unter konventioneller Therapie, p=0,52), ist dies bei der Subgruppe der Diabetiker anders.

Für Patienten mit Diabetes (46, 67) bei Beginn der Studie gilt:

- Unter Captopril findet sich eine um 66 % geringere Rate an tödlichen und nicht-tödlichen Myokardinfarkten (p=0,002) als unter dem Betablocker

- Die Häufigkeit aller kardialen Ereignisse ist um 33 % seltener (p=0,03), die Gesamtmortalität um 46 %, p=0,034
- Alle primären Endpunkte sind um 41 % seltener, p=0,019
- Kein Unterschied findet sich hinsichtlich des tödlichen und nicht-tödlichen Apoplexes

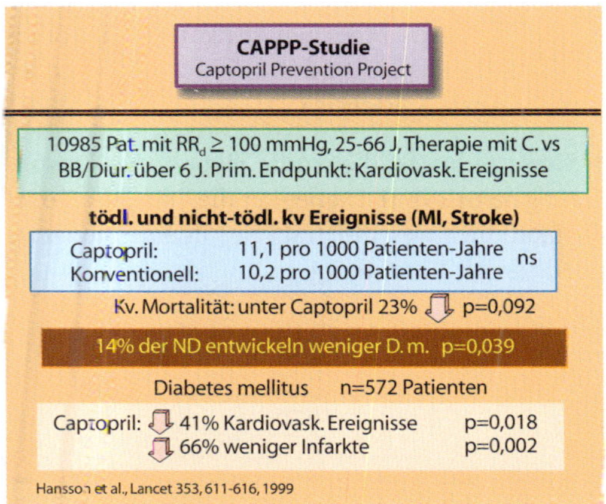

Abb. 10.28: Ergebnisse der CAPPP-Studie bei Hypertonie: Konventionelle Therapie vs ACE-Hemmer.

10.8.9. Das Hypertension Detection Follow-up Program (HDFP)

(47)

Eingeschlossen sind 10940 Hypertoniker mit RR-Werten > 90 mmHg (Alter 30-69 Jahre), davon 9,9 % Diabetiker (n=1079). Hier erfolgt der Vergleich einer systematischen Therapie (stepped care = SC) vs einer herkömmlichen Therapie (referred care = RC). Die Diagnose der Hypertonie basiert auf 7 Messungen! Beobachtungsdauer 5 Jahre. Basistherapie Chlorthalidon, eventuell zusätzlich Reserpin, Methyldopa, Hydralazin als 3. Stufe.

- Bei den 9861 Nicht-Diabetikern ist die Mortalität um 17,4 % (60,1 vs 72,8 Tote pro 1000 Patienten-Jahre) in der SC-Gruppe signifikant niedriger als in der RC-Gruppe
- Dagegen besteht bei den Diabetikern nur ein geringer (0,8 %!) Unterschied zwischen den Todesraten in beiden Gruppen, SC 105,8 vs 106,6 Tote pro 1000 Patienten-Jahre (RC)
- Somit hat bei Diabetikern die vorrangig diuretische Medikation nur einen geringen Nutzen erbracht (48)

10.9. Straffe oder moderate Blutdrucksenkung beim hypertensiven Diabetiker?

Hierzu geben eine Untergruppe der HOT- und der UKPDS-Studie Auskunft.

10.9.1. Die hypertensiven Diabetiker der HOT-Studie

(24)

1501 der 18790 HOT-Studienpatienten (50-80 Jahre, RR-Werte diastolisch zwischen 105-115 mmHg, im Mittel 170/105 mmHg, Alter im Mittel 61,5 Jahre, Beobachtungsdauer 3,8 Jahre) sind Diabetiker. Auch sie sind den 3 Therapiezielen zugeordnet, ≤ 90 mmHg (n=501), ≤ 85 mmHg (n=501), ≤ 80 mmHg (n=499) diastolisch.

- Diabetiker mit dem Therapieziel ≤ 80 mmHg haben signifikant seltener größere kardiovaskuläre Ereignisse (tödlicher und nicht-tödlicher Infarkt, Apoplex und andere kardiovaskuläre Todesfälle (45 vs 22, p=0,005), d.h. nur halb soviel (51 %) wie in der Zielgruppe ≤ 90 mmHg
- Die kardiovaskuläre Mortalität ist beim Vergleich dieser beiden Gruppen ebenfalls deutlich niedriger, 21 vs 7 Fälle, p=0,016
- Tendenziell niedriger ist die Gesamtmortalität dieser beiden Gruppen, 30 vs 17 Todesfälle, p=0,068
- Dies gilt auch für die Myokardinfarkte, 14 vs 7 Myokardinfarkte, p=0,11
- Diabetiker profitieren bezüglich kardiovaskulärer Ereignisse besonders von einer starken Drucksenkung

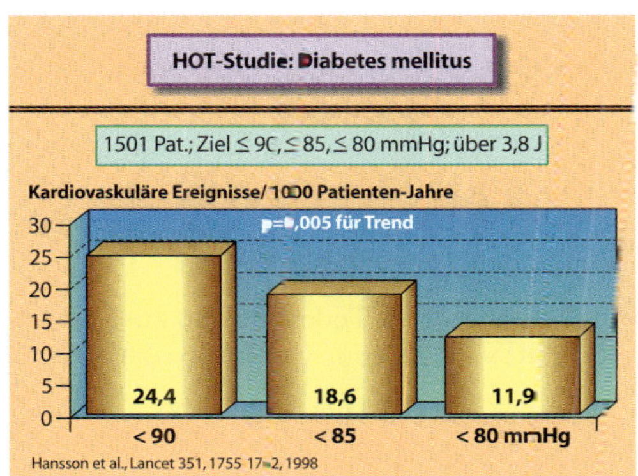

Abb. 10.29: Ergebnisse der HOT-Studie bei Diabetikern.

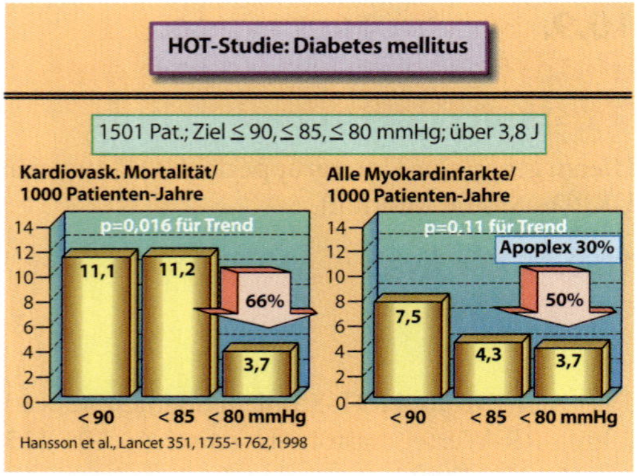

Abb. 10.30: Weitere Ergebnisse der HOT-Studie bei Diabetikern.

10.9.2. Straffe versus moderate RR-Senkung - UKPDS-Ergebnisse

(48)

Diese Untersuchung umfaßt 1148 Typ II-Diabetiker mit einem mittleren Alter von 56 Jahren und einem Blutdruck bei Eintritt in die Studie (48) von 160/94 mmHg. 758 Patienten werden einer Gruppe mit straffer Einstellung zugeteilt (primär ACE-Hemmer oder Betablocker, erreichter RR 144/82 mmHg), 390 Patienten einer Gruppe mit moderater Blutdrucksenkung (erreichter RR 154/87 mmHg). Der Unterschied zwischen beiden RR-Einstellungen beträgt 10/5 mmHg (p<0,0001). Beobachtung über 8,4 Jahre.

- Bei straffer Hypertonie-Einstellung sind diabetes-bezogene Endpunkte (plötzlicher Herztod, Tod durch Hyper- oder Hyperglykämie, tödlicher und nicht-tödlicher Myokardinfarkt, Angina pectoris, Herzinsuffizienz, Apoplex, Niereninsuffizienz, Amputation, Glaskörperblutung, retinale Photokoagulation, Blindheit eines Auges oder Katarakt) im Vergleich zu moderater Einstellung um 24 % seltener (259 von 758 vs 179 von 390 Patienten mit einem oder mehr Endpunkten, p=0,0046)
- Diabetes-bezogene Todesfälle sind um 32 % seltener, 82 von 758 vs 62 von 390, p=0,019
- Apoplexe sind um 44 % seltener, 38 von 758 vs 34 von 390, p=0,013
- Mikrovaskuläre Endpunkte sind um 37 % seltener, 68 vs 54, p=0,0092
- Eine Verschlechterung der Retinopathie um 2 Stufen ist zudem bei straffer Einstellung um 34 % seltener, p=0,0004, parallel hierzu findet sich ein um 47 % geringeres Risiko für Visusverschlechterung, p=0,004
- Die Gesamtmortalität ist bei intensiver Blutdrucksenkung tendenziell um 18 % niedriger, p=0,17
- Nach 9 Jahren brauchen allerdings bei straffer Blutdruckeinstellung 29 % der Patienten 3 oder mehr Antihypertensiva
- Somit reduziert die straffe Hypertonie-Einstellung beim Typ II-Diabetiker die Diabetes-Komplikationen wesentlich stärker als eine moderate Blutdruck-Einstellung

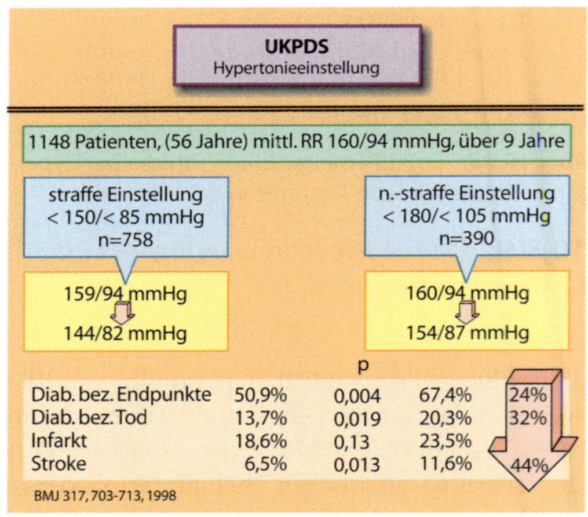

Abb. 10.31: Die Ergebnisse der UKPDS bei Typ II-Diabetikern- straffe vs moderate Blutdruck-Einstellung.

10.9.3. Intensivierte Diabetes-Therapie vs intensivierte Hochdruck-Therapie

Welche dieser Therapiestategien sind beim hypertensiven Diabetiker erfolgreicher?

Der entsprechende Vergleich der Daten von UKPDS zeigt, daß unabhängig vom berücksichtigten Endpunkt die intensivierte Hochdruck-Therapie günstigere Resultate bringt als die intensivierte Diabetes-Therapie. Beides sollte zur Risikominderung konsequent durchgeführt werden.

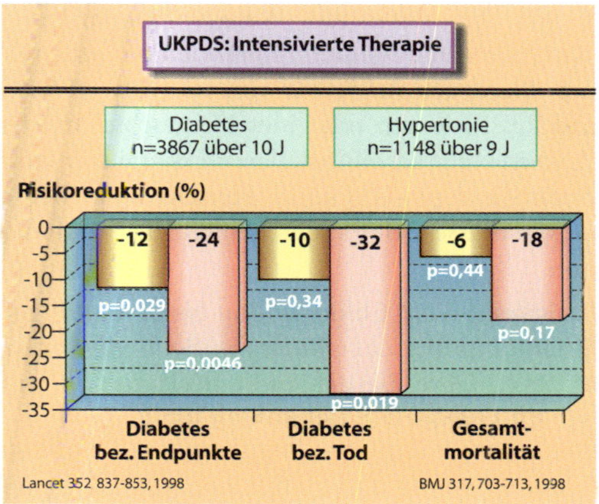

Abb. 10.32: Vergleich der Ergebnisse bei intensivierter Hochdruck-Therapie vs intensivierter Diabetes-Therapie.

10.10. Die isolierte systolische Hypertonie (ISH)

Die isolierte systolische Hypertonie ist eine typische Hypertonieform des Älteren, die früher als Erfordernishochdruck völlig fehlinterpretiert wurde. Daß der systolische Blutdruck bezüglich KHK-Tod oder Apoplex bedeutsamer ist als der diastolische Blutdruck, hat die MRFIT-Studie deutlich gezeigt.

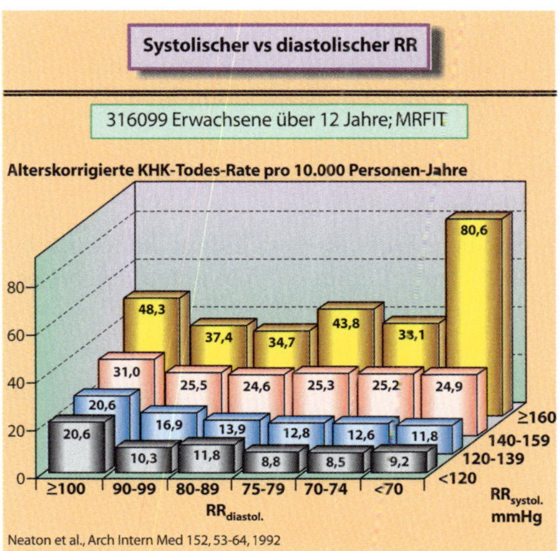

Abb. 10.33: Systolischer vs diastolischer Blutdruck und KHK-Mortalität.

Die isolierte systolische Hypertonie geht mit dem größten Risiko für KHK-Tod einher. Ganz ähnlich sieht das Risiko in dieser Studie auch für Apoplex-Tod als Endpunkt aus. Die Definition dieser speziellen Hypertonieform hat sich in den letzten Jahrzehnten ebenfalls gewandelt. Dies muß beim Vergleich der Studien berücksichtigt werden. Während die systolische Hypertonie früher analog der WHO-Definition ≥160/≤95, zum Teil auch ≥ 160/≤ 90 mmHg definiert wurde, ist die Definition des 5. Joint National Committee on Detection, Evaluation, and Treatment of High Blood Pressure mit ≥ 140/< 90 mmHg deutlich niedriger angesetzt. Diese Definition wurde 1997 auch vom 6. JNC und 1999 von der WHO/ISH angenommen.

10.10.1. Pathogenese der ISH

Der Blutdruck entspricht dem Produkt aus Herzzeitvolumen (HZV) x peripherem Widerstand (TPR). Im Alter kommt eine weitere Störung der Hämodynamik hinzu, nämlich die Compliance-Störung der großen Gefäße, der Windkesseldefekt. Normalerweise verschwinden 50 % des Schlagvolumens während der Systole im Windkessel, um in der Diastole weiter zu fließen. Bei starren Gefäßen ist dies nicht mehr möglich ist, der Windkessel nimmt nur noch einen geringeren Anteil des Schlagvolumens auf.

Dadurch steigt der systolische Blutdruck an, der diastolische Blutdruck fällt dagegen ab, die Blutdruckamplitude, der Pulsdruck nimmt zu. Somit ist die isolierte systolische Hypertonie eine ausgebrannte systolische/diastolische Hypertonie. Sie weist auf eine diffuse Arteriosklerose hin, was ihre schlechtere Prognose erklärt.

Weitere Mechanismen spielen beim erhöhten systolischen Blutdruck zusätzlich eine Rolle wie schnellere arterielle Puls-Reflexionswellen etc., worauf allerdings hier nicht weiter eingegangen sei.

Der erhöhte Pulsdruck ist ein negativer Prognoseprädiktor:

- nicht nur bei Hochdruck
- sondern auch bei Herzinsuffizienz
- Postinfarktpatienten
- Niereninsuffizienz

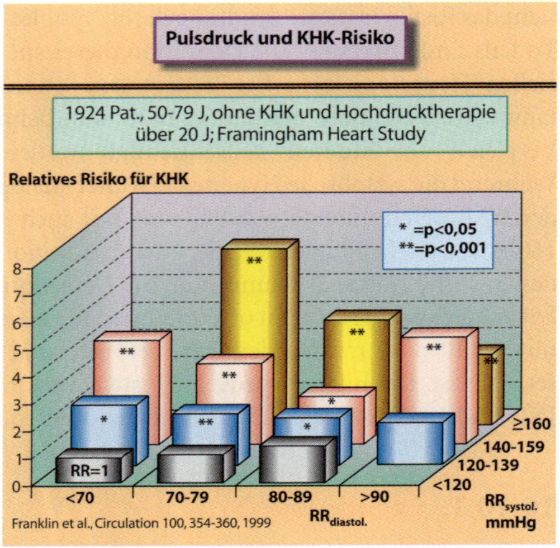

Abb. 10.34: Pulsdruck als Risikoprädiktor bei kardialen Erkrankungen.

10.10.2. ISH bei Diabetikern häufiger

Die isolierte systolische Hypertonie ist bei Diabetikern häufiger als bei Nicht-Diabetikern. Ja, die systolische Hypertonie nach alter Definition wird beim Diabetiker als häufigste Hypertonieform (49) angegeben. Im Krankengut eines Distriktkrankenhauses ist die isolierte systolische Hypertonie mit 48 % bei männlichen und 60 % bei weiblichen Diabetikern die mit Abstand häufigste Hypertonieform (50).

Bei Zugrundelegung der damals neuen Definition der isolierten systolischen Hypertonie (5. JNC) haben Diabetiker bei 3 jähriger Überwachung und Mittelung der RR-Werte zu 66 % eine ISH (51).

Eine reduzierte arterielle Compliance findet sich nicht nur im Alter oder bei Typ II-Diabetes, sondern auch bei jungen (mittleres Alter 23 Jahre) normotensiven Typ I-Diabetikern (Diabetesdauer im Mittel 8 Jahre) (52). Dies wird im Kap. 13.4. näher ausgeführt.

10.10.3. Ergebnisse der SHEP-Studie

(21, 53)

10.10.3.1. Ergebnisse im Gesamtkollektiv

(53)

Eingeschlossen in diese Studie sind 4736 Hypertoniker (57 % Frauen) ≥ 60 Jahre (im Mittel 71,6 Jahre) mit systolischen Blutdruckwerten von 160-219 mmHg, diastolischen RR-Werten < 90 mmHg. Im Mittel sind die Patienten 72 Jahre alt und haben einen Blutdruck im Sitzen von im Mittel 170/77 mmHg. Patienten mit einer Vorgeschichte oder Zeichen einer kardiovaskulären Erkrankung wurden in dieser placebo-kontrollierten Studie ebenso ausgeschlossen wie Patienten mit renaler Dysfunktion.

Basistherapie ist Chlorthalidon bis 25 mg/d, ggf. Atenolol 25 mg oder Reserpin. Beobachtung im Mittel 4,5 Jahre. Ziel der Studie: bei Hypertonikern mit RR systolisch ≥ 180 mmHg RR-Reduktion < 160 mmHg, bei Patienten mit RR systolisch zwischen 160-179 mmHg RR-Reduktion um 20 mmHg.

Der Blutdruck wird in der Verum-Gruppe auf 143/67 mmHg, in der Placebogruppe auf 155/72 mmHg gesenkt. Der Unterschied beträgt somit nur 12/5 mmHg, jedoch im klinischen Ergebnis ein ganz großer Unterschied:

- 36 % weniger Apoplexe (= primärer Endpunkt); 5,2 % vs 8,2 %, p=0,0003
- 27 % weniger Myokardinfarkte plus Koronartod
- 33 % weniger Myokardinfarkte, 2,1 % vs 3,1 %
- 54 % seltener Entwicklung einer Herzinsuffizienz; 2,0 % vs 4,3 %
- 32 % weniger größere kardiovaskuläre Ereignisse (= tödlicher und nicht-tödlicher Myokardinfarkt, plötzlicher Herztod, ACB-OP, PTCA, tödlicher und nicht-tödlicher Schlaganfall, TIA, Aneurysma, Endarteriektomie), 12,2 % vs 17,5 %
- 13 % geringere Gesamtmortalität, 9,0 % vs 10,2 %, ns
- eine neue Diabetes-Entwicklung findet sich bei 8,6 % unter Verum vs 7,5 % unter Placebo, ns

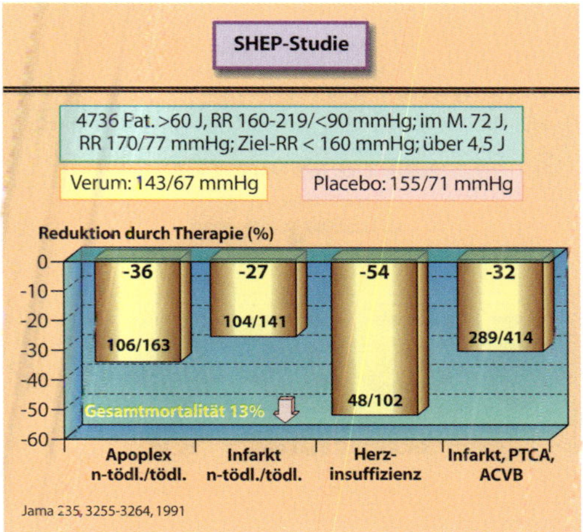

Abb. 10.35: Die Ergebnisse der SHEP-Studie.

10.10.3.2. Ergebnisse der SHEP-Studie bei nicht-insulinabhängigen Diabetikern

(21)

Von den 4736 Hypertonikern sind 583 (12,3 %) nicht-insulinabhängige Diabetiker (Kriterien: ärztliche Diagnose, orale Antidiabetica, NBZ ≥ 140 mg/dl), was der natürlichen Diabetes-Inzidenz in dieser Altersgruppe nicht entspricht. Dies ist dadurch bedingt, daß insulin-pflichtige Diabetiker von vornherein ausgeschlossen wurden, ebenso Patienten mit abgelaufenen größeren kardiovaskulären Ereignissen wie kürzlich abgelaufenem Myokardinfarkt, Apoplex oder Niereninsuffizienz.

- Die kumulative 5-Jahres-Rate für größere kardiovaskuläre Ereignisse (nicht-tödlicher und tödlicher Myokardinfarkt, plötzlicher Herztod, ACB-OP, PTCA, nicht-tödlicher und tödlicher Apoplex, TIA, Aneurysma, Endarteriektomie) ist bei Diabetikern wie Nicht-Diabetikern gegenüber Placebo jeweils um 34 % geringer, bei Diabetikern 21,4 % (Verum) vs 31,5 % (Placebo), bei Nicht-Diabetikern 13,3 (Verum) vs 18,4 (Placebo)
- Die NNT beträgt für Diabetiker somit 9, für Nicht-Diabetiker 20
- Die absolute Risiko-Reduktion ist für Diabetiker über 5 Jahre bezüglich dieses Endpunktes doppelt so groß (101/1000 vs 51/1000 behandelten Fällen) wie für Nicht-Diabetiker. Dies reflektiert das größere kardiovaskuläre Risiko des Diabetikers
- Diese größere absolute Risikoreduktion ($p<0,05$) findet sich auch für die kumulative 5-Jahresrate größerer KHK-Ereignisse (tödlicher und nicht-tödlicher Myokardinfarkt, plötzlicher Herztod, schneller Herztod, ACB-OP, PTCA), bei Diabetikern 9,2 % (Verum) vs 16,1 % unter Placebo, bei Nicht-Diabetikern 6,9 % (Verum) vs 7,6 % unter Placebo
- Somit ist ein niedrig dosiertes Diuretikum in der Prävention kardiovaskulärer Ereignisse bei Diabetikern wie bei Nicht-Diabetikern effektiv. Diabetiker profitieren jedoch auf Grund ihres höheren Risikos von der Blutdrucksenkung durch das Diuretikum stärker

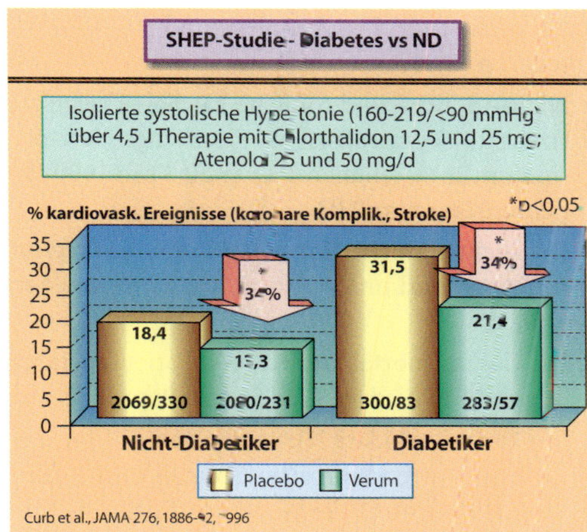

Abb. 10.36: Die Ergebnisse der SHEP-Studie bei Diabetikern.

10.10.4. Die Ergebnisse der SYST-EUR-Studie

(54, 55)

10.10.4.1. Ergebnisse im Gesamtkollektiv

In dieser zweiten in Europa durchgeführten placebo-kontrollierten Studie bei systolischer Hypertonie sind 4695 Hypertoniker (67 % Frauen) ≥ 60 Jahre mit systolischen Blutdruckwerten von 160-219 mmHg, diastolischen RR-Werten < 95 mmHg eingeschlossen. Im Mittel sind die Patienten 70 Jahre alt und haben einen Blutdruck von 174/84 mmHg (Mittelwert). Basistherapie ist der Ca-Antagonist Nitrendipin 10-40 mg/d, ersetzt oder ergänzt durch Enalapril 5-20 mg/d oder Hydrochlorothiazid oder beides versus Placebo. Ziel ist die Senkung des systolischen RR < 150 mmHg oder wenigstens 20 mmHg Drucksenkung systolisch.

Bei einem mittleren Ausgangsblutdruck von 174/86 mmHg geht der Druck unter Verum auf im Mittel 151/79 mmHg, unter Placebo auf 161/84 mmHg zurück. Der Unterschied zwischen beiden Gruppen beträgt somit nur 10/5 (10,1/4,5) mmHg, hinsichtlich der Ergebnisse jedoch ein riesiger Unterschied.

- Die kumulative Rate an Apoplexen ist nach 2 Jahren mittlerer Beobachtungszeit in der Verumgruppe um 42 % niedriger; 7,9 vs 13,7 Apoplexe pro 1000 Patienten-Jahre, p=0,003. Deswegen wird die Studie vorzeitig abgebrochen
- Die nicht-tödlichen Apoplexe sind um 44 % seltener; p=0,007
- Nicht-tödliche und tödliche kardiale Ereignisse (Infarkt, Herzinsuffizienz, plötzlicher Herztod) sind um 26 % seltener, 15,1 vs 20,5 pro 1000 Patienten-Jahre; p=0,03
- Der nicht-tödliche Herzinfarkt und die Herzinsuffizienz sind unter Verum um 33 % seltener; p=0,03
- Die Gesamtmortalität pro 1000 Patienten-Jahre ist um 14 % niedriger, 20,5 vs 24,0; p=0,22
- Der kardiovaskuläre Nutzen ist unter Monotherapie mit Nitrendipin genauso groß wie bei denjenigen Patienten, die zusätzlich Enalapril, Hydrochlorothiazid oder beides in Ergänzung zu Nitrendipin oder anstatt Nitrendipin bekommen haben (55)

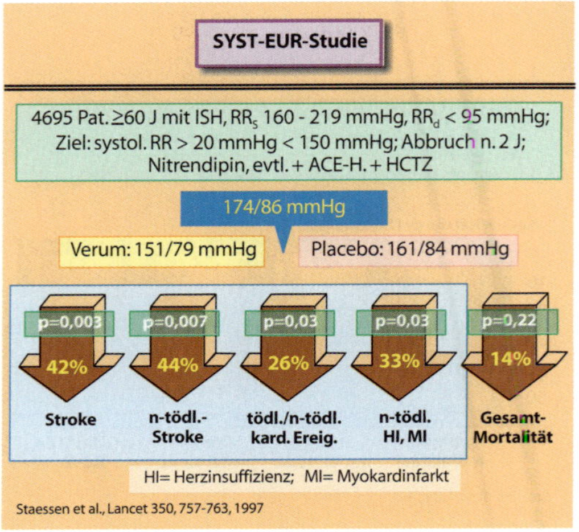

Abb. 10.37: Die Ergebnisse der SYST-EUR-Studie.

10.10.4.2. Ergebnisse der SYST-EUR-Studie bei Diabetikern

(20)

In der SYST-EUR-Studie sind 492 Patienten (10,5 %) Diabetiker eingeschlossen, von denen 226 orale Antidiabetika, 12 Patienten Insulin und 51 Patienten beides nahmen.

- Die Subgruppenanalyse ergibt, daß Diabetiker wesentlich stärker von der Hochdruck-Therapie profitieren als Nicht-Diabetiker
- Die Gesamtmortalität (nach Korrektur für Sex, Alter, Rauchen etc.) ist bei Diabetikern um 55 % niedriger, p=0,04; vor Korrektur 26,4 % vs 45,1 % = 41 % niedriger
- Die kardiovaskuläre Mortalität ist um 76 % geringer, p=0,02
- Die kardiovaskulären Ereignisse sind um 69 % seltener, p=0,01; vor Korrektur 22 % vs 57,6 % =62 % niedriger, p=0,002
- Die Apoplexe sind um 73 % seltener als unter Placebo, p=0,13

Somit ist die Therapie mit Ca-Antagonisten besonders effektiv bei älteren Diabetikern mit isolierter systolischer Hypertonie. Einen Hinweis, daß Ca-Antagonisten eventuell ungünstig seien (wie von Furberg et al., 2000 diskutiert), ergibt diese Studie in keiner Weise.

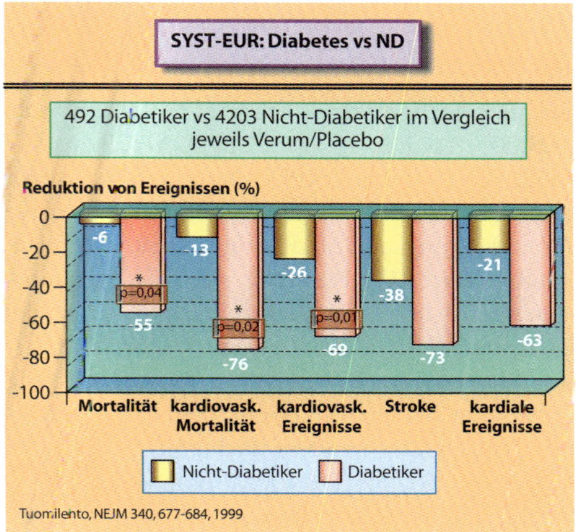

Abb. 10.38: Die Ergebnisse der SYST-EUR-Studie bei Diabetikern vs Nicht-Diabetikern.

10.10.5. Vergleich von SHEP und SYST-EUR

Dieser Vergleich zeigt, daß in der SYST-EUR-Studie die gleichen Ergebnisse erzielt werden wie in der SHEP-Studie, in SYST-EUR unter dem Ca-Antagonisten jedoch bereits in 2 Jahren, unter dem Diuretikum in der SHEP-Studie in 4,5 Jahren!

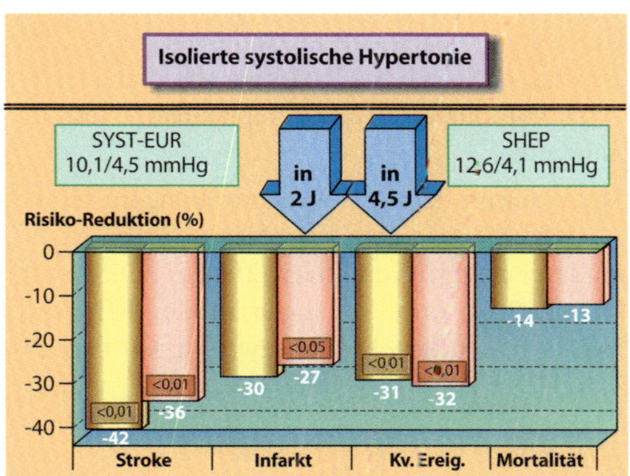

Abb. 10.39: Vergleich SHEP vs SYST-EUR.

10.10.6. Die SYST-China-Studie

(23)

10.10.6.1. Ergebnisse im Gesamtkollektiv

In diese Studie sind 2394 über 60 jährige Patienten mit isolierter systolischer Hypertonie (RR >160-219 systolisch, diastolisch <95 mmHg, mittleres Alter 66,5 Jahre, RR im Mittel 170,5/86 mmHg, Beobachtungsdauer 3 Jahre) eingeschlossen. Therapie mit Nitrendipin 10-40 mg/d, eventuell plus Captopril oder/und Hydrochlorothiazid versus Placebo. Nach 2 Jahren ist der Blutdruck in der aktiv behandelten Gruppe um 20/5 mmHg, in der Placebogruppe um 10,9/1,9 mmHg gefallen.

Die aktive Therapie reduziert

- die Zahl der Apoplexe um 38 %, 13,0 vs 20,8 % pro 1000 Patientenjahre, p=0,01
- die Gesamtmortalität um 39 %, 17,4 vs 28,4 pro 1000 Patienten-Jahre, p=0,003
- die kardiovaskuläre Mortalität um 39 %, 9,4 vs 15,2 pro 1000 Personen-Jahre, p=0,03
- die Apoplex-Mortalität um 58 %, 2,9 vs 6,9 pro 1000 Patienten-Jahre, p=0,02
- die kardiovaskulären tödlichen und nicht-tödlichen Endpunkte um 37 %, 21,4 vs 33,3 pro 1000 Patienten-Jahre, p=0,004

Somit verbessert der Ca-Antagonist bzw. die gewählte Kombination die Prognose dieser Patienten mit ISH

10.10.6.2. Die Diabetiker in der SYST-China-Studie

(22)

Nur 98 Patienten dieser Studie hatten einen Diabetes (=4,1 %), d.h. deutlich weniger als in SHEP und SYST-EUR.

- Diabetes erhöht in der Placebo-Gruppe dieser Studie das Risiko für alle Endpunkte (Gesamtmortalität, kardiovaskuläre Mortalität, alle tödlichen und nicht-tödlichen kardiovaskulären Endpunkte, alle Apoplexe, alle kardialen Endpunkte) um den Faktor 2-3; p<0,05
- Die aktive Therapie dagegen reduziert dieses Exzeß-Risiko des Diabetikers
  - die kardiovaskuläre Mortalität signifikant (p=0,04)
  - die übrigen Endpunkte dagegen nur tendenziell (p=0,12-0,86)

Die günstigen Effekte finden sich unter Monotherapie wie auch unter der Kombination.

Der Vergleich des Therapieerfolges zeigt, daß Diabetiker von der Hochdrucktherapie tendenziell stärker profitieren als Nicht-Diabetiker.

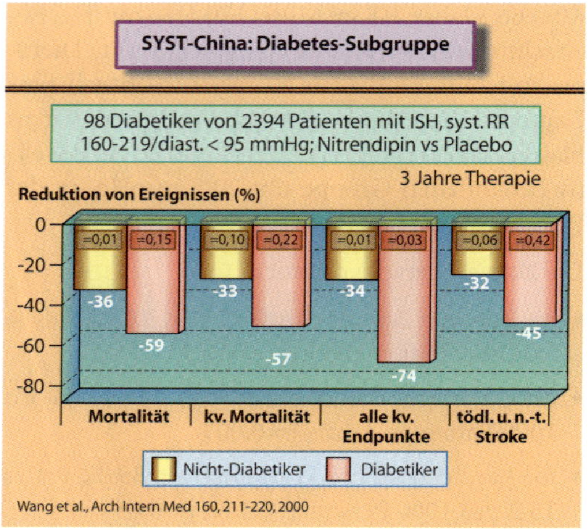

Abb. 10.40: Ergebnisse der SYST-China-Studie: Diabetiker vs Nicht-Diabetiker.

10.10.7. Die 3 Studien bei ISH im Vergleich (NNT)

Bei Behandlung von 1000 Patienten über 5 Jahre können in diesen 3 Studien bei Diabetikern mehr größere kardiovaskuläre Endpunkte verhindert werden als bei bei nicht-diabetischen Patienten (22). Bei Einsatz von moderneren Substanzen sind die Erfolge größer als bei Diuretika.

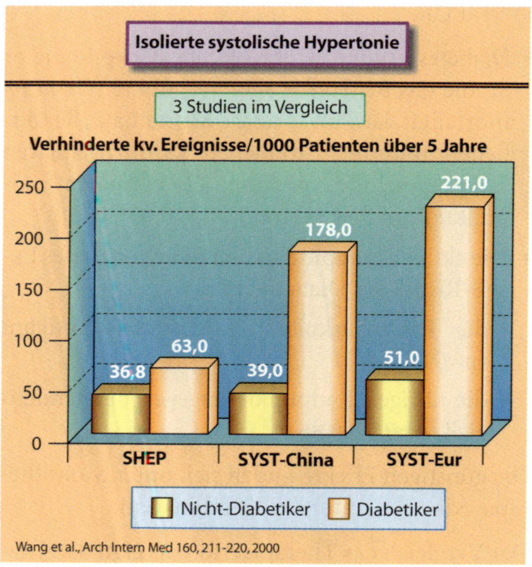

Abb. 10.41: Ergebnisse bei isolierter systolischer Hypertonie (ISH) im Vergleich (20, 21, 22).

10.11. Sind alle Antihypertensiva beim Diabetiker gleich gut?

Bei der Analyse von 8 Studien mit Hypertonie (ABCD, FACET, HOT, CAPPP, SHEP, SYST-EUR, SYST-China, UKPDS) kommen Grossman et al. (12) zu dem Resultat, daß jede intensive Drucksenkung, egal ob niedrig dosierte Diuretika, Betablocker, ACE-Hemmer oder Ca-Antagonisten als first-line Behandlung eingesetzt waren, die kardiovaskuläre Morbidität und Mortalität gesenkt haben. Eine Kombination sei zudem häufig notwendig, bei Diabetikern in mehr als 60 % notwendig und könne zudem noch günstiger sein als eine Monotherapie. Diesen Autoren ist voll zuzustimmen. Einschränkend muß jedoch festgehalten werden, daß Ca-Antagonisten bei der isolierten systolischen Hypertonie des Diabetikers gegenüber anderen untersuchten Substanzen einen Vorteil zu bieten scheinen:

- die Rate kardialer Endpunkte wird hier um 63 %
- die Häufigkeit des Apoplexes um 73 %
- die Gesamtmortalität immerhin um 55 % gesenkt

Ähnliche Vorteile gelten für ACE-Hemmer bei hypertensiven Diabetikern (FACET, ABCD), erst recht bei solchen mit arteriosklerotischer Grunderkrankung - Patienten im Sinne der HOPE-Studie oder natürlich bei Patienten wie diabetischen Organkomplikationen wie Nephropathie und Retinopathie.

Auch kommt dem AT_1-Rezeptorantagonisten bei Hochdruck und diabetischer Nephropathie ein besonderer nephroprotektiver Effekt zu. Dies ist im PRIME-Programm wie auch in der RENAAL-Studie eindrucksvoll nachgewiesen worden (☞ Kap. 11.).

Hypertensive Diabetiker und RR-Senkung

RR-Senkung und Effekt auf das Risiko

	Ziel-Blutdruck (mmHg)	
n Patienten	<90	<80
Diabetes	501	499
Nicht-Diabetiker	5763	5763
Risiko		
Infarkt	2,30	1,50
Größere kv. Ereign.	2,77	1,30
Stroke	2,54	1,80
Kv. Mortalität	3,66	0,91
Ges.-Mortalität	2,18	1,03

Grossman et al., Arch Intern Med 160, 2447-2452, 2000

Abb. 10.42: Risikominderung durch Blutdrucksenkung bei Diabetikern in Abhängigkeit vom Ausmaß der Blutdrucksenkung.

10.12. Antihypertensiva und Diabetes-Entwicklung

Unter einigen Antihypertensiva entwickeln Hypertoniker seltener einen Diabetes mellitus, unter anderen dagegen häufiger einen Diabetes.

10.12.1. Seltenere Diabetes-Entwicklung unter ACE-Hemmern

CAPPP-Studie (46)

In der CAPPP-Studie (n= 10985 Hypertoniker) entwickeln von den Nicht-Diabetikern unter dem ACE-Hemmer Captopril 14 % seltener einen Diabetes als unter dem Betablocker Atenolol, p=0,039.

HOPE-Studie (56)

In der HOPE-Studie bei Patienten mit atherosklerotischer Grunderkrankung entwickeln unter dem ACE-Hemmer Ramipril (10 mg/d) bei einer Drucksenkung von im Mittel 3/2 mmHg sogar 34 % seltener einen Diabetes (3,6 % vs 5,4 % bzw. 102 vs 155 Patienten; p=<0,001).

Angesichts der schlechten Prognose des Typ II-Diabetikers ist dies für den ACE-Hemmer ein ganz vielversprechendes Ergebnis.

STOP II-Studie (45)

In dieser 6614 ältere Hypertoniker (70-84 Jahre, RR ≥180/≥105 mmHg) umfassenden Studie über 4 Jahre findet sich dagegen bezüglich des neuen Auftretens eines Diabetes kein signifikanter Unterschied zwischen neueren (ACE-Hemmer, Ca-Antagonist) und älteren Antihypertensiva (Betablocker, Diuretika), auch nicht beim Vergleich ACE-Hemmer vs. konventionelle Antihypertensiva oder Ca-Antagonisten vs konventionelle Antihypertensiva. Die neueren Substanzen zeigen hier diesbezüglich nur tendenziell eine seltenere Diabetes-Entwicklung.

DREAM

(Diabetes REduction with an Ace-inhibitor and other Medication)

In dieser Studie wird der Zusammenhang zwischen ACE-Hemmer und geringerer Diabetes-Entwicklung jetzt prospektiv untersucht. Ca. 4000 Patienten mit eingeschränkter Glukosetoleranz erhalten Ramipril und Rosiglitazon in einem 2 x 2 faktoriellen Design. Endpunkt ist die Häufigkeit der Diabetes-Entwicklung. Ende 2005 werden die Ergebnisse erwartet.

10.12.2. Häufigere Diabetes-Entwicklung

In einer prospektive Kohortenstudie mit 12550 Hypertonikern im Alter von 45 bis 64 Jahren ohne Diabetes entwickelt sich in 6 Jahren unter einem Thiazid nicht häufiger ein Diabetes als unter keiner antihypertensiven Therapie. Das gleiche gilt für Patienten unter ACE-Hemmern oder Ca-Antagonisten. Auffallend ist, daß das Risiko einer Diabetes-Entwicklung unter Betablockade (Betablocker der 1. und 2. Generation) um 28 % erhöht ist, dagegen unter anderen Antihypertensiva wie z B. Diuretika nicht. Andererseits ist der kardiovaskuläre Nutzen einer Betablocker-Therapie umfangreich belegt, so auch die Autoren dieser Untersuchung (57).

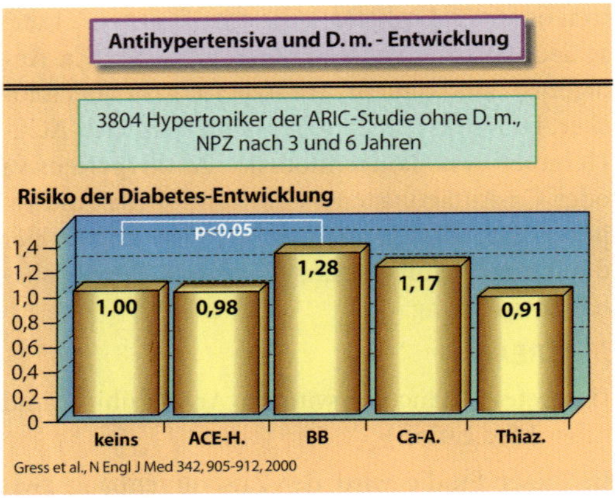

Abb. 10.43: Diabetes-Entwicklung unter antihypertensiver Therapie.

10.13. Diagnostik beim hypertensiven Diabetiker

- Anamnese
- körperliche Untersuchung inklusive Pulsstatus und Gefäßauskultation
- Blutdruckmessung initial an beiden Armen, im Sitzen oder Liegen nach 5 Minuten Ruhe sowie sofort und 2 Minuten nach Aufstehen zur Erfassung einer orthostatischen Dysregulation, z.B. bei autonomer Neuropathie
- EKG
- Belastungs-EKG
- Echokardiographie zur Klärung der Frage nach LVH, linksventrikulärer systolischer und diastolischer Funktion, EF etc.
- 24h-Blutdruckmessung. Hier kann der aufgehobene nächtliche Blutdruckabfall, also das Fehlen eines zirkadianen Rhythmus Hinweis auf eine bereits eingetretene Organschädigung sein. Auch zur Therapiekontrolle ist diese Methode sinnvoll
- Abdomensonographie zur Beurteilung von Niere, Aorta etc.
- Fundoskopie
- Laborstatus mit Elektrolyten, harnpflichtigen Substanzen, Blutzucker, LDL, HDL, Triglyzeriden, HbA_{1c} etc., im Urin Sediment, Mikroalbuminurie, Proteinurie quantitativ
- eventuell Duplex-Sonographie der Gefäße

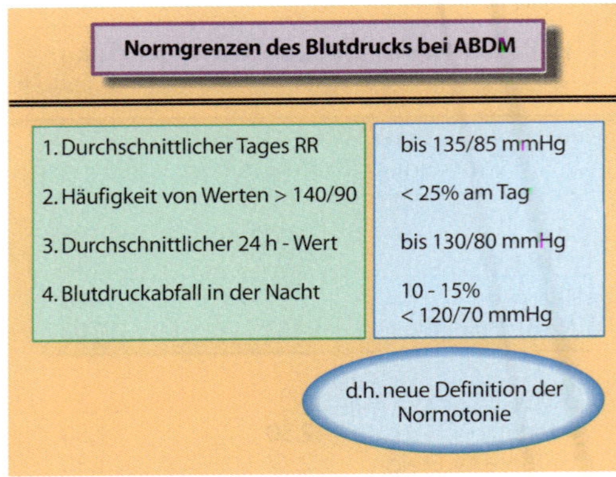

Abb. 10.44: Blutdruck-Normwerte im ABDM.

Diese Werte gelten für alle Patienten. Besondere Werte für Diabetiker liegen für diese Methode nicht vor. Non-Dipper, d.h. Personen ohne nächtlichen Blutdruckabfall, scheinen ein größeres Risiko bezüglich Nephropathie-Entwicklung zu haben.

Auch Typ II-Diabetiker haben bei aufgehobenem zirkadianen Rhythmus häufiger tödliche und nicht-tödliche vaskuläre Ereignisse (58).

10.14. Blutdruck-Therapieziele heute

10.14.1. Die WHO/ISH-Richtlinien

Die WHO/ISH-Richtlinien basieren auf den Erfahrungen von HOT und UKPDS und wurden Anfang 1999 publiziert.

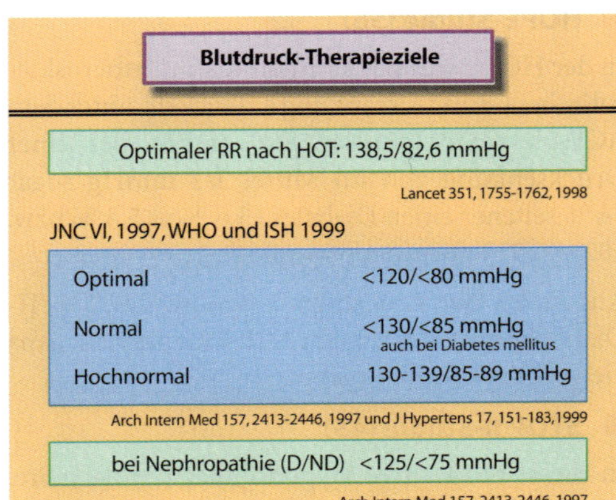

Abb. 10.45: Blutdruck-Therapieziele heute!

10.14.2. Empfehlungen verschiedener Fachgesellschaften

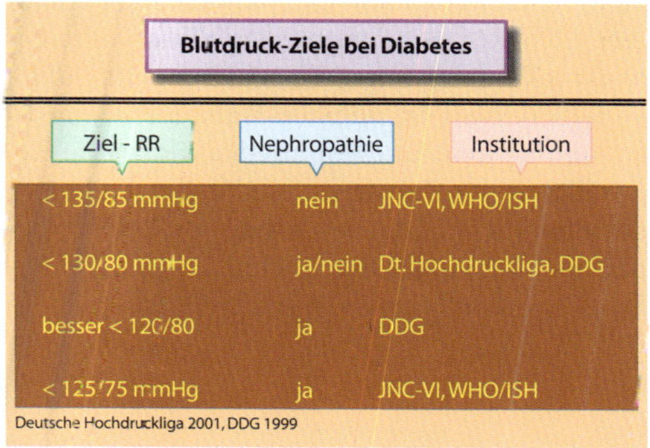

Abb. 10.46: Die Empfehlungen verschiedener Fachgesellschaften zum Zielblutdruck.

10.15. Antihypertensiva bei Diabetes - gibt es Präferenzen?

Sichere Präferenzen bei den einzusetzenden Antihypertensiva gibt es nicht. Die diabetes-induzierte Komplikation ist bei der Auswahl der Antihypertensiva ebenso zu berücksichtigen wie auch die Begleiterkrankung bzw. mögliche Interaktionen mit anderen Therapien oder auch die individuelle Verträglichkeit. Somit ist keines der zur Verfügung stehenden Antihypertensiva von vornherein nicht geeignet. Eine individuelle Entscheidung muß somit auch beim Diabetiker getroffen werden! Dennoch gibt es durchaus einige Antihypertensiva, die bevorzugt beim Diabetiker zum Einsatz kommen. Dies sei näher dargelegt.

10.15.1. Die Stoffwechseleffekte der Antihypertensiva

Bei Diabetes und Hochdruck ist die Stoffwechselneutralität der einzusetzenden Antihypertensiva zu fordern. Bezüglich dieser Qualität unterscheiden sich die Antihypertensiva. Hierbei gibt es selbst innerhalb einer Substanzklasse deutliche Unterschiede (z.B. Betablocker). Darüberhinaus sind diese Effekte auch dosis-abhängig.

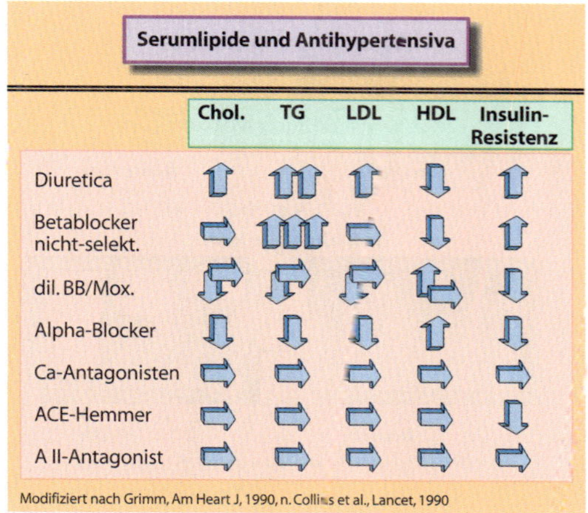

Abb. 10.47: Stoffwechseleffekte der Antihypertensiva (dil. BB = dilatative Betablocker; Mox. = Moxonidin).

10.15.2. Die Regression der LVH

Die LVH-Regression fällt unter den einzelnen Antihypertensiva unterschiedlich aus.

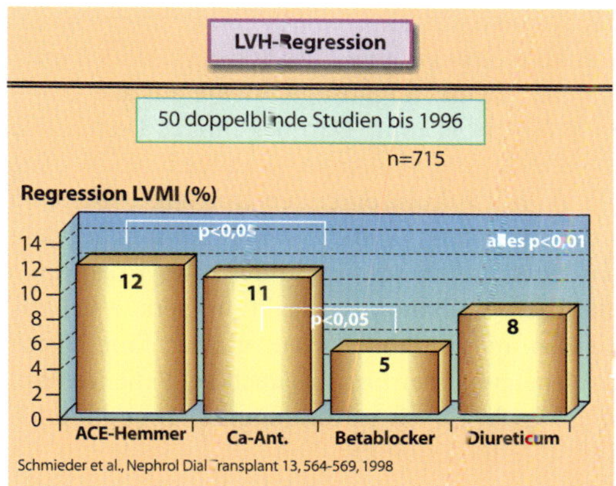

Abb. 10.48: Metaanalyse zur Regression der LVH in doppelblinden Studien.

Auch die AT_1-Rezeptorantagonisten führen zu einer stärkeren Regression der LVH als Betablocker der 2. Generation.

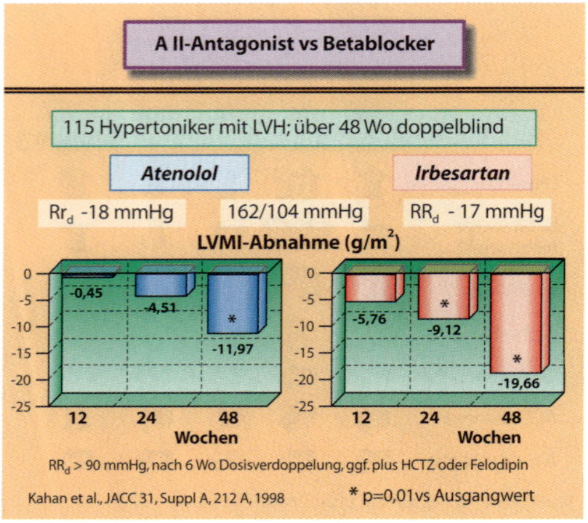

Abb. 10.49: Regression der LVH unter Betablocker vs AT_1-Rezeptorantagonist.

10.15.3. Die Antihypertensiva

10.15.3.1. Diuretika

Thiazide

Von Thiaziden sind eine Verschlechterung der Glukosetoleranz, eine Verstärkung der Insulinresistenz, ebenso ungünstige Effekte auf alle Lipidfraktionen bekannt. Darüber hinaus besteht die Gefahr der Hypokaliämie, weswegen die Thiazide häufig mit kaliumsparenden Diuretika, Amilorid oder Triamteren kombiniert, angeboten werden. Daneben besteht die Gefahr der antihypertensiva-induzierten Orthostase-Reaktion, gerade bei Patienten mit autonomer Neuropathie. Eine Hypotonieneigung hierdurch ist auch bei Patienten mit diastolischer Dysfunktion möglich. Dies gilt auch für Schleifendiuretika.

Schleifendiuretika

Sie werden statt Thiaziden bei eingeschränkter Niereninsuffizienz ab Kreatininwerten von 1,6-1,8 mg/dl eingesetzt. Bezüglich der Stoffwechseleffekte sind sie weniger umfangreich untersucht als die Thiazide. Von ähnlichen diesbezüglichen Effekten ist auszugehen, wenngleich diese unter modernen Schleifendiuretika wie Torasemid geringer ausgeprägt sein können.

Kaliumsparende Diuretika

Bei gleichzeitigem Einsatz von ACE-Hemmern/ AT_1-Rezeptorantagonisten sind kaliumsparende Diuretika in der Regel überflüssig bzw. kontraindiziert. Andererseits ist die Prognose bei Herzinsuffizienz unter Diuretika ohne gleichzeitigen Einsatz von kalium-sparenden Diuretika mit einer schlechteren Prognose verbunden (59). Sie werden daher in der Regel (vom gleichzeitigen ACE-Hemmer-/AT_1-Rezeptorantagonisten-Einsatz abgesehen) als Kombination zu Thiaziden und Schleifendiuretika eingesetzt, zumal es unter Thiazidmedikation Hinweise für eine diuretika-induzierte Hypokaliämie mit Zunahme des plötzlichen Herztodes gibt (59). Auf die Bedeutung von Spironolacton bei Herzinsuffizienz NYHA III-IV (RALES-Studie) wird im Kapitel 17 eingegangen.

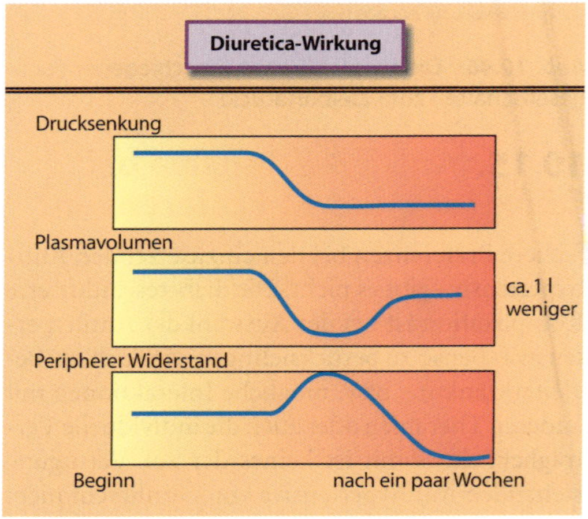

Abb. 10.50: Diuretika und Volumenhomöostase bei Hochdruck.

Bewertung

Eine Monotherapie des Hochdrucks mit Diuretika wird für Diabetiker nicht empfohlen. Wenngleich die retrospektive Untersuchung bei Diabetikern von Warram et al. - hier ist die kardiovaskuläre Mortalität um das 3,8fache unter Diuretika erhöht - der Forderung nach Evidence-based medicine nicht gerecht wird, so gibt es doch für andere Antihypertensiva günstigere Daten.

Ähnliche retrospektive Beobachtungen stammen auch von Alderman et al. bei nicht gut eingestelltem Diabetes und häufiger Diuretika-Medikation.

Allein die häufige Potenzstörung unter Diuretika, beim Diabetiker schon häufig ohne Diuretika vorhanden, ist ein Argument gegen eine solche Monotherapie.

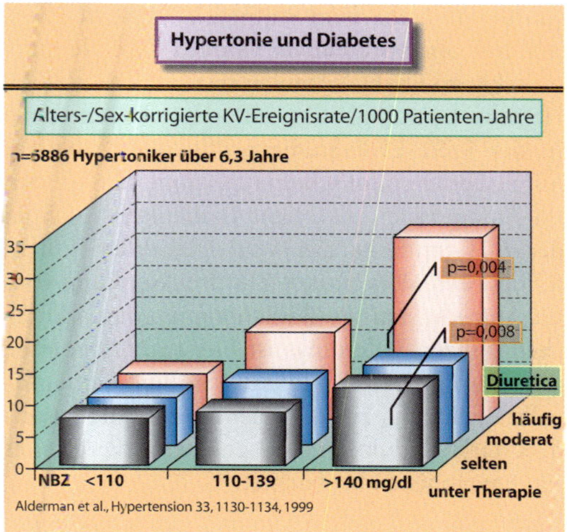

Abb. 10.51: Ungünstige Effekte bei vom Blutzucker her nicht optimal eingestellten Diabetikern und häufigem Diuretika-Einsatz.

Somit haben Diuretika vor allem ihren Stellenwert in der Kombinationstherapie, z.B. zusammen mit ACE-Hemmern, alternativ AT_1-Rezeptorantagonisten oder Betablockern. Ab Dreierkombination sollte aber auch beim Diabetiker das Diuretikum nicht fehlen! In der SHEP-Studie bei isolierter systolischer Hypertonie profitieren Diabetiker wie Nicht-Diabetiker gleichermaßen vom Diuretikum. Andererseits zeigt die SYST-EUR-Studie, daß hier neuere Substanzen eventuell in der Prävention kardiovaskulärer Folgeerkrankungen effektiver sind. Die günstigen Resultate werden in der SYST-EUR-Studie bereits nach 2 Jahren erreicht, in der SHEP-Studie erst nach 4,5 Jahren Therapie.

10.15.3.2. Betablocker

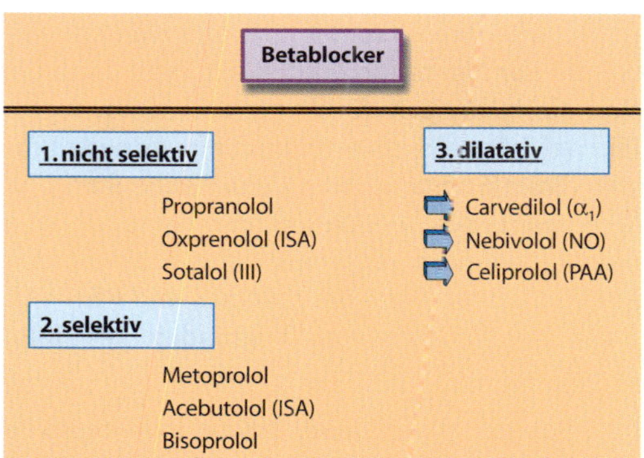

Abb. 10.52: Einteilung der Betablocker.

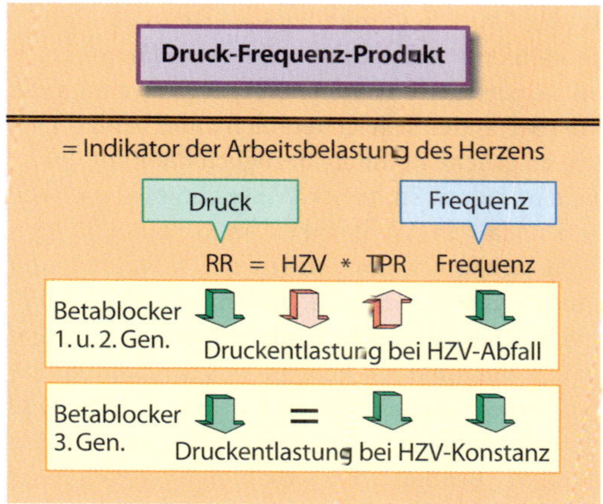

Abb. 10.53: Unterschied zwischen Betablockern der 1./2. Generation vs 3. Generation.

Betablocker sind bei Diabetikern in keiner Weise kontraindiziert! Im Gegenteil sind Betablocker in der Sekundärprävention bei Diabetikern noch effektiver als bei Nicht-Diabetikern. Somit spielen Betablocker bei Diabetikern mit KHK und abgelaufenem Myokardinfarkt eine große Rolle, ja sind hier obligater Bestandteil der Sekundärprävention (außer bei Kontraindikationen) (60). Die ungünstigen metabolischen Effekte, die zum einen dosisabhängig, zum anderen vom Typ des Betablockers abhängig sind -

- bei beta-1-selektiven Betablockern (= Betablockern der 2. Generation) ist dies deutlich geringer ausgeprägt
- Betablocker der 3. Generation, die dilatativen Betablocker, sind diesbezüglich sogar neutral bis günstig -

sind bei dieser Indikation zu vernachlässigen.

Beim Diabetiker sollte immer ein kardioselektiver Betablocker gewählt werden, da die bei Hypoglykämie zu deren Korrektur ablaufende Glykogenolyse über Beta-2-Rezeptoren vermitttelt wird. Somit wäre dieser Kompensationsweg unter einem nicht-selektiven Betablocker blockiert. Diese Gefahr spielt jedoch in der Praxis keine große Rolle. Der Herzfrequenzanstieg im Rahmen einer Hypoglykämie bleibt jedoch auch unter dem selektiven Betablocker aus. Hierüber ist der Diabetiker zu informieren, d.h. entsprechende Aufklärung!

In der UKPDS wurden bei hypertensiven Typ II-Diabetikern Betablocker und ACE-Hemmer als antihypertensive Basis-Therapeutika eingesetzt. Hierbei fanden sich letztendlich unter beiden Therapien gleiche Resultate bezüglich der Endpunkte. Es darf jedoch in keiner Weise vergessen werden (s.o.), daß in Wirklichkeit in beiden Gruppen Mehrfachkombinationen (in ca. 30 % ≥ 3) zum Einsatz gekommen sind, zudem ein nicht unbeträchtlicher Teil der Patienten zuletzt (ab wann genau bleibt unklar) diese Basis-Therapeutika gar nicht mehr eingenommen hat. Somit hilft diese spezielle Subanalyse im Sinn von Evidence- based medicine bei dieser Fragestellung eigentlich nicht weiter. Es ist jedoch nicht von der Hand zu weisen, daß mittelfristig bei einem solchen Kollektiv die Blutdrucksenkung wichtiger sein könnte als mögliche substanzspezifische organprotektive Effekte (s.o.).

10.15.3.3. Ca-Antagonisten

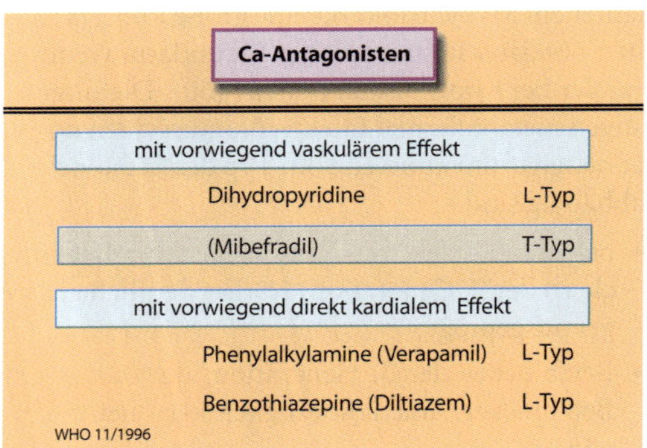

Abb. 10.54: Einteilung der Ca-Antagonisten.

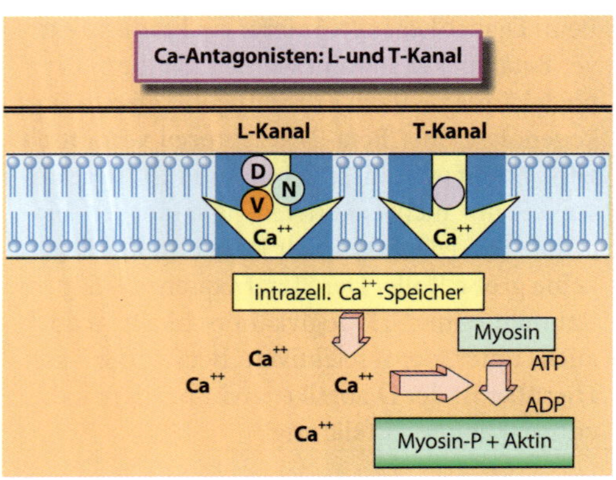

Abb. 10.55: Wirkmechanismus der Ca-Antagonisten.

Ca-Antagonisten sind stoffwechselneutral. Hinsichtlich organprotektiver (Kardio- und Nephroprotektion) Effekte scheinen sie jedoch dem ACE-Hemmer beim Diabetiker unterlegen zu sein (s.o.). In der SYST-EUR-Studie profitieren Diabetiker mit isolierter systolischer Hypertonie stärker vom Ca-Antagonisten als Nicht-Diabetiker. Auch in der HOT-Studie hat das Typ II-Diabetiker-Kollektiv bei besonders starker Blutdrucksenkung vom Ca-Antagonisten als Basistherapie einen deutlichen Nutzen. Allerdings ist hier in 2/3 der Fälle eine Kombination im Einsatz. Sie sind eine sinnvolle Ergänzung zu ACE-Hemmern. Eine besonders starke Reduktion der Apoplexrate wird unter Ca-Antagonisten beobachtet.

10.15.3.4. ACE-Hemmer

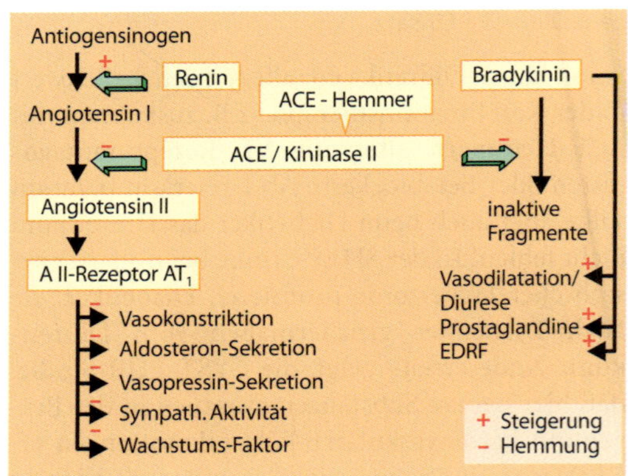

Abb. 10.56: Wirkmechanismus der ACE-Hemmer.

Auch diese Substanzklasse ist bezüglich der Lipide neutral. Die Insulinresistenz wird zudem durch ACE-Hemmer gemindert. Auf die seltenere Diabetes-Entwicklung unter ACE-Hemmern bei Hypertonikern ist in Kap. 10.12.1. hingewiesen worden. In der Nephroprotektion bei Typ I-Diabetes sind sie bisherigen Antihypertensiva überlegen. Hieraufgründet sich vor allem der favorisierte Einsatz dieser Substanzklasse beim Diabetiker. Der Stellenwert des AT_1-Rezeptorantagonisten war bislang hier noch nicht ausreichend untersucht. Dies hat sich allerdings mit PRIME und RENAAL für den Typ II-Diabetiker geändert (☞ Kap. 10.15.3.5.).

Daneben gibt es Hinweise, daß bei hypertensiven Diabetikern der ACE-Hemmer bei gleicher Blutdrucksenkung dem Ca-Antagonisten in der Verhinderung der KHK-Folgeerkrankung überlegen ist (ABCD, FACET).

ACE-Hemmer haben auch einen festen Stellenwert in der Sekundärprävention bei Postinfarktpatienten (bei EF < 40 % wie auch seit HOPE bei normaler EF) und bei Herzinsuffizienz, beides gerade beim Diabetiker häufige Krankheitsbilder.

Zudem zeigt die HOPE-Studie, daß ein Diabetiker auch ohne Blutdrucksenkung bei Vorhandensein eines weiteren Risikofaktors wie auch der KHK-Patient allgemein von einer solchen Therapie profitiert.

In der PROGRESS-Studie (64) (n=6105, 4 Jahre Beobachtung) führen 4 mg/d Perindopril bzw. die Kombination mit Indapamid (Ausgangs-RR 147/86 mmHg, RR-Senkung 9/4 mmHg) bei Patienten mit Schlaganfall/TIA zu einer Reduktion der Apoplex-Rate um 28 % (10 % vs 14 %; p<0,0001), der nicht-tödlichen Myokardinfarkt-Rate um 38 % (60 vs 96 Fälle). Größere vaskuläre Ereignisse (= nicht-tödlicher Apoplex, nicht-tödlicher Myokardinfarkt oder Tod vaskulärer Ursache) sind um 26 % seltener, allerdings in der Monotherapie mit dem ACE-Hemmer (RR-Senkung 5/3 mmHg) nur um 4 % seltener, unter der Kombination (RR-Senkung 12/5 mmHg) um 40 % seltener. Die entsprechenden Daten für die Apoplex-Risikominderung liegen bei 5 % für Monotherapie mit Perindopril vs 43 % RRR unter der Kombination.

Die Risikominderung für Apoplex ist bei hypertensiven (p<0,01) wie nicht-hypertensiven (p<0,01) Patienten in etwa gleich groß, bei hypertensiven Patienten tendenziell allerdings etwas besser.

Für Diabetiker (12 % der Placebo-Gruppe, 13 % der Verum-Gruppe) liegt eine Subgruppenanalyse nicht vor.

Die günstigen Effekte sind in dieser ACE-Hemmer-Studie (ein Apoplex-Kollektiv, nur 16 % KHK-Patienten) von der Blutdrucksenkung abhängig. Diese Resultate unterscheiden sich somit von den Ergebnissen der HOPE-Studie, in der protektive Effekte unabhängig von der Blutdrucksenkung für den ACE-Hemmer Ramipril (überwiegend ein KHK-Kollektiv) nachgewiesen werden konnten, ein protektiver Effekt, der sich auch bei diabetischer Nephropathie für den AT_1-Rezeptorantagonisten hat nachweisen lassen.

ACE-Hemmer machen eine gute Regression der LVH und verbessern die Endothelfunktion.

Bei Niereninsuffizienz ist die Dosierung der ACE-Hemmer anzupassen. Auf die Gefahr der Hyperkaliämie ist zu achten, bei gleichzeitiger diuretischer Medikation jedoch ist dies weniger zu erwarten. Kreatinin- und Kaliumkontrollen sind dennoch gerade beim Beginn einer solchen Therapie obligat.

10.15.3.5. AT_1-Rezeptorantagonisten

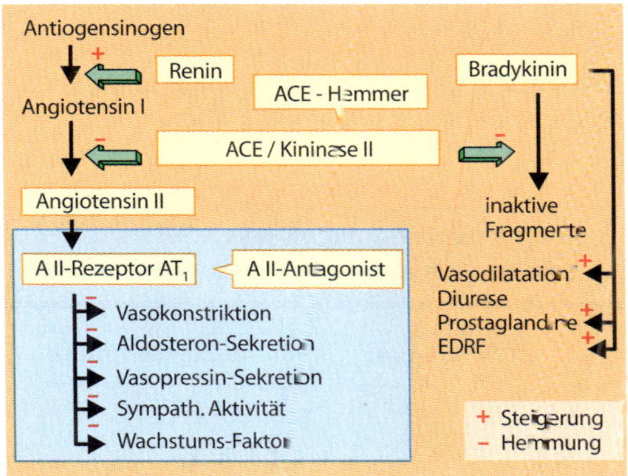

Abb. 10.57: Wirkmechanismus der AT_1-Rezeptorantagonisten.

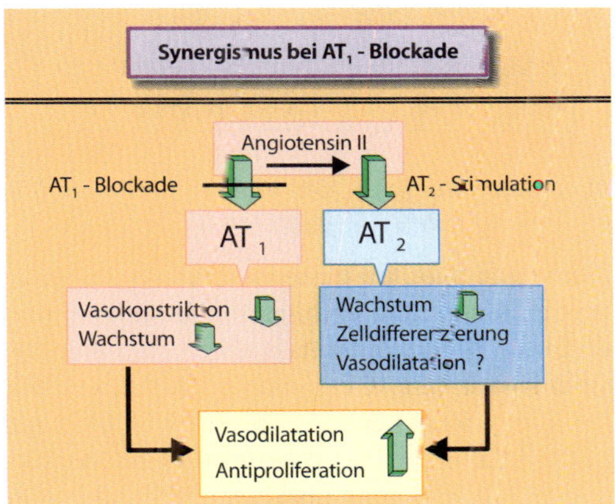

Abb. 10.58: Synergismus bei AT_1-Blockade.

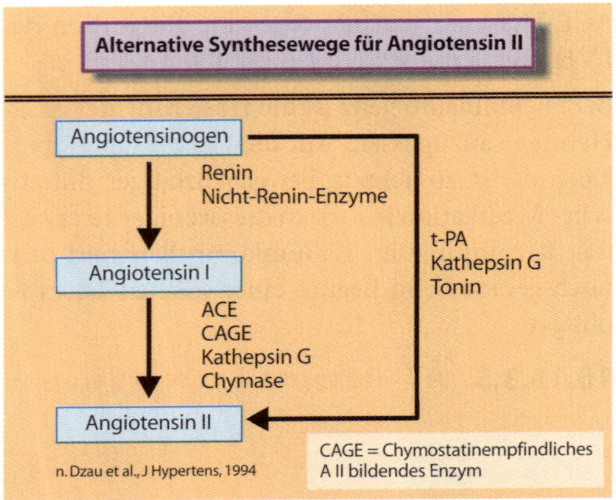

Abb. 10.59: Alternative Synthesewege für Angiotensin II.

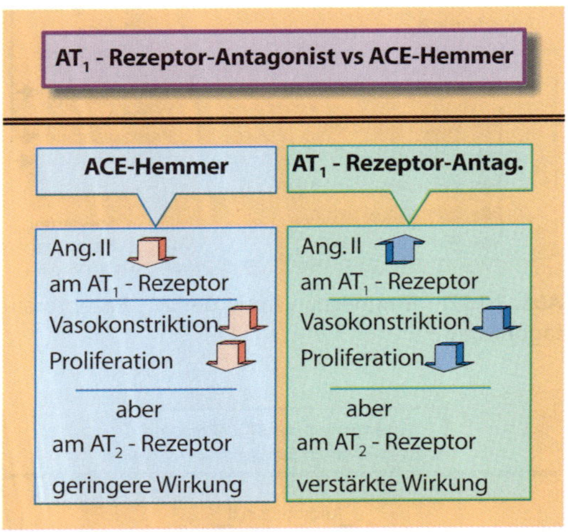

Abb. 10.60: Vergleich der Wirkmechanismen von ACE-Hemmer und AT_1-Rezeptorantagonist.

Diese neue Substanzklasse ist ebenfalls bezüglich der Lipide neutral, auch hinsichtlich der Insulinresistenz. AT_1-Rezeptorantagonisten sind eine Alternative für den ACE-Hemmer. Welche der beiden Substanzklassen organprotektiver ist, kann z.Zt. global nicht beantwortet werden. Die entsprechenden Ergebnisse bei Postinfarkt- (z.B. OPTIMAAL) und Atherosklerose-Patienten (z.B. ONTARGET) müssen abgewartet werden.

Nephroprotektive Effekte sind in kleinen Studien, inzwischen beim Typ II-Diabetiker auch in drei großen Studien (IRMA II, IDNT, RENAAL) belegt. Dadurch sind jetzt die AT_1-Rezeptorantagonisten bei Typ II-Diabetikern bezüglich Nephroprotektion die am besten untersuchte Substanzklasse, Irbesartan hierbei der am besten untersuchte AT_1-Rezeptor-Antagonist.

Diese Substanzen sind zudem kardioprotektiv und -reparativ. Bei gleicher Blutdrucksenkung findet sich unter diesen Substanzen in der untersuchten Zeiteinheit eine stärkere Regression der LVH als unter dem Betablocker, im Ausmaß der LVH-Regression unter ACE-Hemmern vergleichbar. Beide Substanzen erscheinen diesbezüglich somit gleich effektiv. Ob es diesbezüglich Unterschiede zum ACE-Hemmer gibt, kann bislang nicht beantwortet werden.

10.15.3.6. Postsynaptische Alpha-1-Blocker

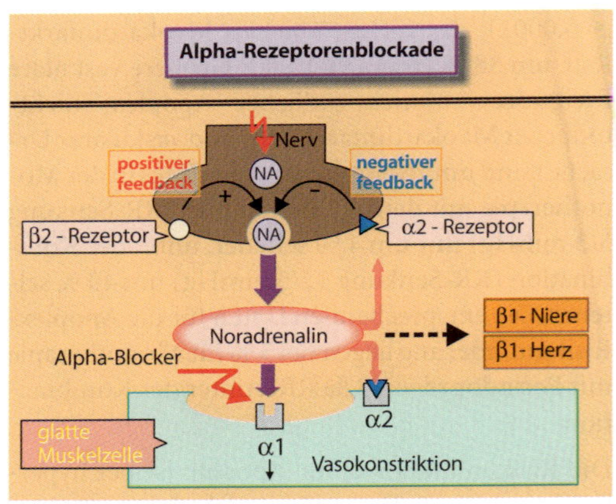

Abb. 10.61: Wirkmechanismus der postsynaptischen Alpha-1-Blocker.

Alpha-1-Blocker sind sogar bezüglich Lipiden und Insulinresistenz günstig. In der Organprotektion sind sie jedoch kaum untersucht. In der TOMHS-Studie schneiden die Patienten unter Doxazosin bezüglich Potenz- und Libidoveränderung am günstigsten ab. In der ALLHAT-Studie (s.o.) haben die günstigen Stoffwechseleffekte des Alpha-Blockers jedoch bezüglich Inzidenz der Herzinsuffizienz beim Diabetiker im Vergleich zum Nicht-Diabetiker keine Vorteile gebracht.

Auf die orthostatischen Nebenwirkungen ist besonders bei Patienten mit diabetischer Neuropathie zu achten. Diese Substanzklasse spielt heute erst ab Dreierkombination eine Rolle.

10.15.3.7. Zentralwirksame Antihypertensiva

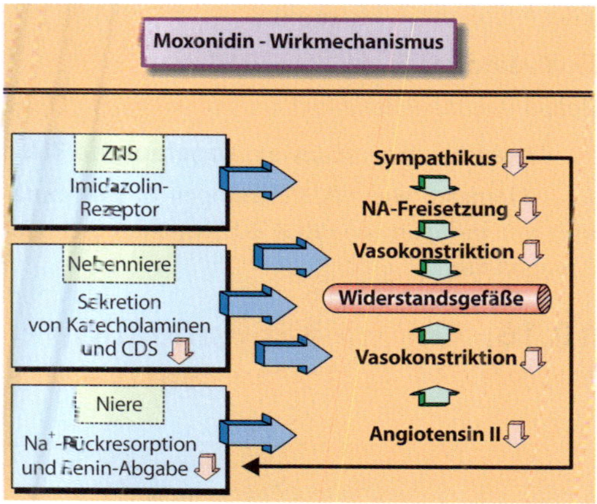

Abb. 10.62: Wirkmechanismus von Moxonidin. Hauptangriffspunkt ist zentralnervös.

In Anbetracht der Nebenwirkungen dieser Klasse haben diese lange Zeit keine wesentliche Rolle gespielt. Die Neuentwicklung des Moxonidins (hierbei wurden auch neue Erkenntnisse über den zentralnervösen Angriffspunkt gewonnen) hat diesen antihypertensiven Ansatzpunkt zu einer Renaissance geführt. Moxonidin ist ein Imidazolin-Agonist (kein Antagonist!), stimuliert also im ZNS neben Alpha-2-Rezeptoren (hierüber Induktion von Nebenwirkungen) zentrale Imidazolin-Rezeptoren mit konsekutiver Abnahme des peripheren Vasotonus bzw. löst durch zentralen Angriffspunkt eine Sympathikolyse mit Beta- und Alpha-Sympathikolyse, also eine Sympathikolyse total, aus. Hierin ist Moxonidin dem dilatativen Betablocker Carvedilol verwandt, der auch durch Angriffspunkt an den Rezeptoren in der Peripherie eine Beta- und Alpha-Sympathikolyse auslöst. Moxonidin ist bezüglich Lipiden neutral bis günstig, das gleiche gilt auch für den Glukosestoffwechsel bzw. die Insulinresistenz. Das Neuroendokrinium (sympathisches Nervensystem und RAAS) wird supprimiert.

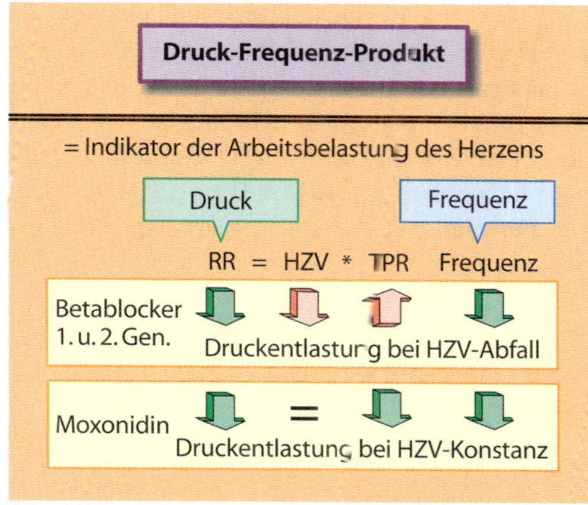

Abb. 10.63: Vergleich Betablocker der 1./2. Generation vs Moxonidin.

10.15.4. Antihypertensiva bei Typ I- und Typ II-Diabetes- Präferenzen

10.15.4.1. Präferenzen bei Typ I-Diabetes

Diesen Diabetes-Typ haben überwiegend Jüngere. Ziel der Therapie ist neben optimaler Stoffwechselkontrolle durch Insulin u.a. das Verhindern oder Manifestwerden einer Nephropathie bzw. wenn diese vorliegt, deren Progredienz zu verhindern. Bei Mikroalbuminurie und normalen Blutdruckwerten ist bereits eine ACE-Hemmer-Therapie indiziert (61), wodurch eine Mikroalbuminurie = inzipiente Nephropathie zur Regression gebracht werden kann.

- Zielblutdruck bei Nephropathie ist < 125/75 mmHg (WHO/ISH 1999)
- ohne Nephropathie oder Mikroalbuminurie < 130/85 mmHg (WHO/ISH 1999)

Bei Hochdruck erfolgt der Beginn der Therapie meist mit einem ACE-Hemmer, alternativ AT_1-Rezeptorantagonisten, eventuell kombiniert mit niedrig dosiertem Diuretikum, langwirksamem Ca-Antagonisten, beta-1-selektivem Betablocker bzw. dilatativem Betablocker der 3. Generation.

10.15.4.2. Präferenzen bei Typ II-Diabetes

Hier gelten die gleichen Empfehlungen wie bei Typ I-Diabetes. Da hier in der Regel weitere Begleiterkrankungen vorliegen, ist die jeweilige Auswahl individuell festzulegen. Bei Nephropathie ist der AT_1-Rezeptorantagonist seit PRIME (= IRMA II und IDNT) und RENAAL (100 mg/d Losartan) die am besten untersuchte Substanzklasse, Irbesartan die am besten untersuchte Substanz. Sie bietet sich daher mit 1. Präferenz an. Hierbei ist vor Einleitung einer Kombination die Dosierung auf 300 mg/d anzuheben (☞ IRMA II und IDNT!). Die gute Verträglichkeit bleibt trotzdem auf Placeboniveau.

10.15.5. Die Antihypertensiva und weitere Begleiterkrankungen/-Umstände

In Abhängigkeit einer im Vordergrund stehenden Begleiterkrankung sind bestimmte Antihypertensiva zu bevorzugen:

KHK

Beta-1-selektive Betablocker, dilatative Betablocker der 3. Generation langwirksame Ca-Antagonisten, ACE-Hemmer

Herzinsuffizienz

ACE-Hemmer, Diuretika (ab NYHA III Schleifendiuretika), Betablocker, Digitalis, Spironolacton, eventuell bei fehlendem Betablocker und fehlendem Spironolacton-Einsatz zusätzlich AT_1-Rezeptorantagonist oder bei ACE-Hemmer-Unverträglichkeit alternativ AT_1-Rezeptorantagonist

Nephropathie mit Niereninsuffizienz

Bei **Typ I-Diabetes:** ACE-Hemmer, alternativ AT_1-Rezeptorantagonisten, Schleifendiuretika ab Kreatinin von 1,6-1,8 mg/dl.

Bei **Typ II-Diabetes** in Anbetracht der Ergebnisse des PRIME-Programms mit Irbesartan oder der RENAAL-Studie mit Losartan ist heute der AT_1-Rezeptorantagonist erste Wahl, z.B. 300 mg/d Irbesartan.

Obstruktive Atemwegserkrankung

ACE-Hemmer, AT_1-Rezeptorantagonist, Ca-Antagonist, Diuretikum, Moxonidin, (Versuch eines hoch beta-1-selektiven Betablockers wie Nebivolol bei entsprechender Kontrolle), Alpha-1-Blocker, letzterer bei Mehrfachkombination

pAVK

ACE-Hemmer, AT_1-Rezeptorantagonist, Ca-Antagonist, dilatativer Betablocker, Moxonidin, Alpha-1-Blocker (letzterer bei Mehrfachkombination)

Linksventrikuläre Hypertrophie

ACE-Hemmer, AT_1-Rezeptorantagonist, Ca-Antagonisten, Betablocker der 3. Generation (Carvedilol, Nebivolol), Moxonidin

Gravidität

Beta-1-selektive Betablocker, Alpha-Methyl-Dopa

Abgelaufener Apoplex/abgelaufene TIA

ACE-Hemmer wie z.B. Perindopril in Kombination mit Indapamid (PROGRESS), aber auch Ca-Antagonisten

10.16. Kombinationsmöglichkeiten der Antihypertensiva

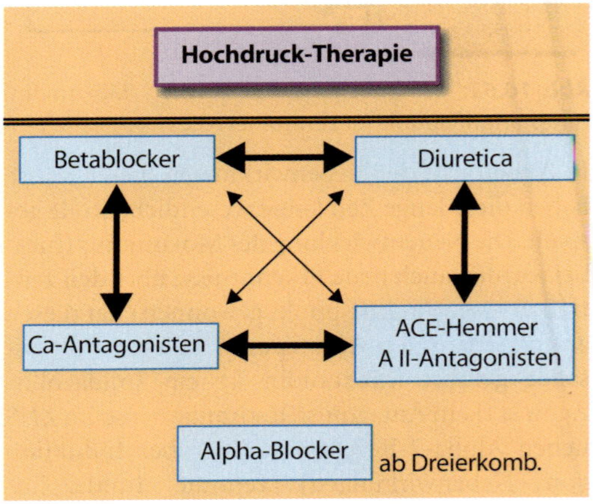

Abb. 10.64: Mögliche Zweierkombinationen - herkömmliche Antihypertensiva.
Dicker Pfeil = additiver Effekt, dünner Pfeil = kein wesentlich additiver Effekt.

Auch bei der Kombination ACE-Hemmer plus AT_1-Rezeptorantagonist finden sich in kleineren Studien additive Effekte bezüglich Blutdrucksenkung.

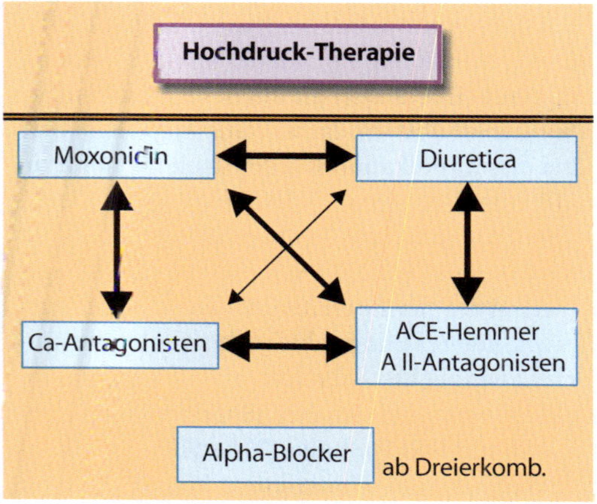

Abb. 10.65: Weitere mögliche Zweierkombinationen.
Dicker Pfeil = additiver Effekt, dünner Pfeil = kein wesentlich additiver Effekt.

Ab einer Dreierkombination ist jedoch immer ein Diuretikum obligater Bestandteil der Hochdruck-Therapie, gleichgültig welche Begleiterkrankung vorliegt. Dies gilt auch für Diabetes mellitus.

10.17. Acetylsalicylsäure beim hypertensiven Diabetiker?

In der HOT-Studie (24) haben die Hypertoniker unter 75 mg/d ASS als Primärpräventivum 36 % seltener einen Myokardinfarkt erlitten, 2,3 % vs 3,6 % bzw. 82 vs 127 Ereignisse, p=0,002. Die Befürchtung, daß es unter ASS vermehrt zu Hirnblutungen und retinalen Problemen beim behandelten Hypertoniker kommen könne, hat sich nicht bestätigt. ASS ist bezüglich größerer kardiovaskulärer Ereignisse und Myokardinfarkte bei Diabetikern in dieser Studie genauso wirksam wie bei der Gesamtgruppe der Untersuchten.

Beim hypertensiven Typ II-Diabetiker, aber durchaus auch beim hypertensiven Typ I-Diabetiker ab 45 Jahren, sollte daher ASS in die Therapie aufgenommen werden (62).

D.h. ASS ist bei Typ I- und Typ II-Diabetes als primärpräventive Maßnahme bei Hochrisiko-Patienten mit folgenden Risikofaktoren anzusehen (62, 63):

- Positive KHK-Familienanamnese
- Rauchen
- Hochdruck
- Adipositas (> 120 % des Normalgewichts)
- BMI> 28 kg/m^2 bei Frauen
- BMI > 27,3 kg/m^2 bei Männern
- Mikro- oder Makroalbuminurie
- Hyperlipidämie
  - Cholesterin > 200 mg/dl
  - LDL > 130 mg/dl
  - HDL < 40 mg/dl
  - Triglyzeride > 250 mg/dl

Dosierungen von 80-325 mg werden von der ADA (American Association of Diabetes) empfohlen. Dem muß jedoch entgegen gehalten werden, daß sich in der HOT-Studie bei Hypertonikern bereits 75 mg/d als wirksam erwiesen hat (spätere Erkenntnis). ASS als Sekundärpräventivum wird bei der KHK des Diabetikers dargestellt.

Im Primary Prevention Project (PPP) (65) kann an Personen mit einem oder mehr kardiovaskulären Risikofaktoren (n=4495, u.a. 17% Diabetiker, mittleres Alter des Gesamtkollektivs 64,4 Jahre, mittlere Beobachtungszeit 3,6 Jahre) gezeigt werden, daß 100 mg ASS den kombinierten Endpunkt (kumulative Rate des kardiovaskulären Todes, nicht-tödlichen Myokardinfarktes und des nicht-tödlichen Apoplexes) um 29% (2,8% vs 2,0%; CI 0,48-1,04; log rank p=0,035) senkt, die kardiovaskuläre Todesrate um 44% (1,4% vs 0,8%; p=0,049). Somit findet sich auch hier ein primärpräventiver Effekt von ASS bei akzeptierbarem Sicherheitsprofil.

Diese Studie wurde wegen ähnlich günstiger Daten anderer Studien (24, 66) vorzeitig beendet.

10.18. Zusammenfassung

Ein Hypertonus verdoppelt das bereits durch Diabetes mellitus 2fach erhöhte kardiovaskuläre Risiko, d.h. dieses Risiko ist bei Koinzidenz vervierfacht.

Bei Typ I-Diabetes entwickelt sich ein sekundärer renaler Hypertonus.

Dagegen ist bei Typ II-Diabetes der Hochdruck bereits Jahre vor der Diabetes-Diagnosestellung vorhanden. Sekundär kann es auch hier zu einer Renalisierung des Hochdrucks kommen.

Eine intensive antihypertensive Therapie ist beim Diabetiker durchzuführen mit einem Zielwert < 130/85 mmHg, bei diabetischer Nephropathie < 125/75 mmHg.

Durch konsequente antihypertensive Therapie geht das Risiko makrovaskulärer wie mikrovaskulärer Komplikationen deutlich zurück.

Eine intensivierte Hochdruck-Therapie mindert in UKPDS das Risiko für diabetes-bezogene Folgeerkrankungen um den Faktor 2-3 stärker als eine intensivierte Diabetes-Therapie. Die antihypertensive Therapie ist somit wichtig. Beides ist zur Optimierung des Therapieerfolges konsequent anzustreben!

Welches Antihypertensivum beim Diabetiker die besten Resultate bringt, kann bis heute global nicht beweisend beantwortet werden.

Es gibt jedoch Hinweise, daß einige Substanzen, insbesondere bei diabetes-bedingten Organschäden oder bei isolierter systolischer Hypertonie (hier ist ebenfalls bereits eine Gefäßschädigung vorhanden) günstigere Resultate bringen als andere.

Der ACE-Hemmer zeigt in der ABCD- und FACET-Studie bezüglich kardialer Endpunkte günstigere Resultate als der Ca-Antagonist.

Unstrittig ist auch der Wert des ACE-Hemmers in der Protektion bei der Nephropathie des Typ I-Diabetikers (z.B. Lewis-Studie oder EUKLID-Studie).

Das gleiche gilt auch für die Retinopathie bei Typ I-Diabetes (EUKLID).

Bei der Nephropathie des hypertensiven Typ II-Diabetikers ist seit PRIME der AT_1-Rezeptorantagonist (Irbesartan) die am besten untersuchte Substanz/Substanzklasse. Günstige Resultate bei dieser Indikation wurden auch für Losartan (100 mg/d) in der RENAAL-Studie gefunden.

Trotz der günstigen Stoffwechseleffekte des Alphablockers haben Diabetiker bei Therapie hiermit das gleiche relative Risiko bezüglich kardiovaskulärer Endpunkte inklusive Herzinsuffizienz wie Nicht-Diabetiker.

Bei isolierter systolischer Hypertonie profitieren in der SHEP-Studie Diabetiker wie Nicht-Diabetiker vom Diuretikum. Wenngleich der relative Nutzen bei beiden Gruppen gleich ist, profitiert der Diabetiker absolut gesehen doppelt so stark.

In der SYST-EUR-Studie profitiert der Diabetiker vom Ca-Antagonisten stärker als der Nicht-Diabetiker. Beim Vergleich der Ergebnisse der SHEP- und der SYST-EUR-Studien zeigt sich, daß der Diabetiker vom Ca-Antagonisten stärker profitiert als vom Diuretikum. Gleiches gilt für den in der SYST-EUR-Studie additiv oder alternativ eingesetzten ACE-Hemmer.

Beim Vergleich der Ergebnisse bei der Therapie der isolierten systolischen Hypertonie des Diabetikers, der gefährlichsten Hypertonieform, führen neuere Antihypertensiva zu besseren klinischen Resultaten als ältere Substanzen bzw. in der halben Therapiezeit zu gleichen Resultaten (2 Jahre vs 4,5 Jahre).

ASS sollte beim antihypertensiv eingestellten Typ II-Diabetiker spätestens bei Nachweis eines weiteren Risikofaktors präventiv eingesetzt werden. Dies gilt auch für den Typ I-Diabetiker > 45 Jahre.

Bei der Kombinationstherapie ist auf sinnvolle Kombinationen mit additiver Wirkung zu achten. Ab Dreierkombination sollte auch bei Diabetes das Diuretikum fester Bestandteil der Therapie sein. Hier ist der Hochdruck so gefährlich, so daß die möglichen metabolischen Nebenwirkungen vernachlässigt werden müssen.

10.19. Literatur

1. Simonson DC: Etiology and prevalence of hypertension in diabetic patients. Diabetes Care 11, 821-827, 1988

2. Norgaard K, Feldt-Rasmussen B, Borch-Johnsen K, Saelan H, Deckert T: Prevalence of hypertension in type 1 (insulin-dependent) diabetes mellitus. Diabetologia 33, 407-410, 1990

3. Klahr S: The kidney in hypertension - villain or victim. N Engl J Med 320, 731-733, 1989

4. Rudberg S, Persson B, Dahlquist G: Increased glomerular filtration rate as a predictor of diabetic nephropathy - an 8-year propective study. Kidney Int 41,822-828, 1992

5. Keller CK, Bergis KH, Fliser D, Ritz E: Renal findings in patients with short-time type 2 diabetes. J Am Soc Nephrol 7, 2627-2635, 1996

6. Palmieri V, Bella JN, Arnett DK, Lau JE, Oberman A, Schuck MY, Kitzman DW, Hopkins PN, Morgan D, Rao D.C. Devereux RB: Effect of type 2 diabetes mellitus on left ventricular geometry and systolic function in hypertensive subjects. Hypertension Genetic Epidemiology Network (HyperGEN) Study. Circulation 103, 102-107, 2001

7. Hypertension in Diabetes Study Group: Hypertension in diabetes study (HDS): 1. Prevalence of hypertension in newly presenting type 2 diabetic patients and the association with risk factors for cardiovascular and diabetic complications. J Hypertens 11, 309-317, 1993

8. Barnett AH: Diabetes and hypertension. Brit Med Bull 50, 397-407, 1994

9. Donnelly R, Molyneaux L, McGill M, Yue DK: Detection and treatment of hypertension in patients with non-insulin-depedent diabetes mellitus: Does the 'rule of halves' apply to the diabetic population? Diabet Res Clin Pract 37, 35-40, 1997

10. Haffner SM, Lehto S, Rönnemaa T, Pyörälä K, Laakso M: Mortality from coronary heart disease in subjects with type 2 diabetes and in nondiabetic subjects with and without prior myocardial infarction. N Engl J Med 339, 229-234, 1998

11. Grossman E, Messerli FH: Diabetic and hypertensive heart disease. Ann Intern Med 125, 304-310, 1996

12. Grossman E, Messerli FH, Goldbourt U: High blood pressure and diabetes mellitus. Arch Intern Med 160, 2447-2452, 2000

13. Alderman MH, Cohen H, Madhavan S: Diabetes and cardiovascular events in hypertensive patients. Hypertension 33, 1130-1134, 1999

14. Deedwania PC: Hypertension and Diabetes. Arch Intern Med 160, 1585-1594, 2000

15. Fagan TC, Sowers J: Type 2 diabetes mellitus: greater cardiovascular risks and greater benefits of therapy. Arch Intern Med 159, 1033-1034, 1999

16. Epstein M, Sowers JR: Diabetes mellitus and hypertension. Hypertension 19, 403-418, 1992

17. Aromaa A, Reunanen A, Pyörälä K: Hypertension and mortality in diabetic and non-diabetic Finnish men. J Hypertens 2, Suppl S205-S207, 1984

18. Fuller, Jh, Shipley MJ, Rose G, Jarrett RJ, Keen H: Coronary-heart-disease risk and impaired glucose tolerance: The Whitehall study. Lancet 1, 1373-1376, 1980

19. Fuller JH, Head J, WHO multinational study group. Blood pressure, proteinuria and their relationship with circulatory mortality: The WHO multinational study of vascular disease in diabetes. Diabetes Metab 15, 273-277, 1989

20. Tuomilehto J, Rastenyte D, Birkenhager WH, Thijs L, Antikainen R, Bulpitt CJ, Fletcher AE, Forette F, Goldhaber A, Palatini P, Sarti C, Fagard R: Effects of calcium-channel blockade in older patients with diabetes and systolic hypertension: Systolic Hypertension in Europe trial Investigators. N Engl J Med 340, 677-684, 1999

21. Curb JD, Pressel SL, Cutler JA, Savage PJ, Applegate WB, Black H, Camel G, Davies BR, Frost PH, Gonzalez N, Guthrie G, Oberman A, Rutan GH, Stamler J: Effect of diuretic based antihypertensive treatment om cardiovascular disease risk in older diabetic patients with isolated systolic hypertension: Systolic Hypertension in the Elderly Program Cooperative Research Group. JAMA 276, 1886-1892, 1996 u. Korrektur in Jama 277, 1356, 1997

22. Wang JG, Staessen JA, Gong L, Liu L, for the Systolic Hypertension in China (Syst-China) Collaborative Group: Chinese trial on isolated hypertension in the elderly. Arch Intern Med 160, 211-220, 2000

23. Liu L, Wang JG, Gong L, Liu G, Staessen JA: Comparison of active treatment and placebo in older Chinese patients with isolated systolic hypertension. J Hypertens 16, 1823-1829, 1998

24. Hansson L, Zanchetti A, Carruthers SG, Dahlof B, Elmfeldt D, Julius S, Menard J, Rahn KH, Wedel H, Westerling S, for the HOT Study Group: Effects of intensive blood-pressure lowering and low-dose aspirin in patients with hypertension: principal results of the Hypertension Optimal Treatment (HOT) randomised trial. Lancet 351, 1755-1762, 1998

25. Davies TME, Millns H, Stratton IM, Holman RR, Turner RC, for the UK Prospective Diabetes Study Group: Arch Intern Med 159, 1097-1103, 1999

26. Elias PK, Elias MF, D'Agostino RB, Cupples LA, Wilson PW, Silbershatz H, Wolf PA: NIDDM and blood pressure as risk factors for poor cognitive performance:

the Framingham Study. Diabetes CARE 20, 1388-1395, 1997

27. Knopman D, Boland LL, Mosley T, Howard G, Liao D, Szklo M, McGovern P, Folsom AR: Cardiovascular risk factors and cognitive decline in middle-aged adults. Neurology 56, 42-48, 2001

28. Gregg EW, Yaffe K, Cauley JA, Rolka DB, Blackwell TL, Narayan KMV, Cummings SR; for the Study of Osteoporotic Fractures Research Group: Is diabetes associated with cognitive impairment and cognitive decline among older women? Arch Intern Med 160, 174-180, 2000

29. Parving HH, Andersen AR, Smidt UM, Svendsen PA: Early aggressive antihypertensive treatment reduces rate of decline in kidney function in diabetic nephropathy. Lancet 1, 1175-1179, 1983

30. Aurell M, Bjorck S: Determinants of progressive renal disease in diabetes mellitus. Kidney Int 36, Suppl S38-S42, 1992

31. Knowler WC, Bennett PH, Ballantine EJ: Increased incidence of retinopathy in diabetics with elevated blood pressure. A six-year follow-up study in Pima indians. N Engl J Med 302, 645-650, 1980

32. Agardt E, Torffit O, Agardt CD: Putative risk factors associated with retinopathy in patients with diabetes diagnosed at or after 30 years of age. Diabet Med 6, 724-727, 1989

33. Cignarelli M, De Cicco ML, Damato A, Paternostro A, Pagliarini S, Santoro S, Cardia L, De Pergola G, Giorgino R: High systolic blood pressure increases prevalence and severity of retinopathy in NIDDM patients. Diabetes Care 15, 1002-1008, 1992

34. Grossman E, Shemesh J, Shamiss A, Thaler M, Caroll J, Rosenthal T: Left ventriciular mass in diabetes-hypertension. Arch Intern Med 152, 1001-1004, 1992

35. Adler AI, Statton IM, Neil AW, Yudkin JS, Matthews DR, Cull CA, Wright AD, Turner RC, Holman RR on behalf of the UK Prospective Diabetes Study Group: Association of systolic blood pressure with macrovascular and microvascular complications of type 2 diabetes (UKPDS 36): prospective observational study. Brit Med J 321, 412-419, 2000

36. Ibrahim HAA, Vora JP: Hypertension in diabetes: a good opportunity to practise evidence-based medicine? A commentary on the UKPDS. J Hum Hypertension 13, 221-223, 1999

37. 1999 World Health Organization - International Society of Hypertension Guidelines for the Managemant of Hypertension: Guidelines Subcommittee. J Hypertension 17, 151-183, 1999

38. Estacio RO, Jeffers BW, Hiatt WR, Biggerstaff SL, Gifford N, Schrier RW: The effect of nisoldipine as compared with enalapril on cardiovascular outcomes in patients with non-insulin dependent diabetes and hypertension. N Engl J Med 338, 645-652, 1998

39. Tatti P, Pahor M, Byington RP, Mauro PD, Guarisco R, Strollo G, Strollo F: Outcome results of the fosinopril versus amlodipine cardiovascular events randomized trial (FACET) in patients with hypertension and NIDDM. Diabetes Care 21, 597-603, 1998

40. UK Prospective Diabetes Study Group: Efficacy of atenolol and captopril in reducing risk of macrovascular and microvascular complications in type 2 diabetes: UKPDS 39. Brit Med J 317, 713-720, 1998

41. Brown MJ, Palmer CR, Castaigne A, de Leeuw PW, Mancia G, Rosenthal T: Morbidity and mortality in patients randomised to double-blind treatment with a long-acting calcium-channel blocker or diuretic in the International Nifedipine GITS study: Intervention as a goal in Hypertension Treatment (INSIGHT). Lancet 356, 366-372, 2000

42. Hansson L, Hedner T, Lund-Johansen P, Kjeldsen SE, Lindholm LH, Syvertsen JO, Lanke J, de Faire U, Dahlöf B, Karlberg BE, for the NORDIL Study Group: Randomsed trial of effects of calcium antagonists compared with diuretics and beta-blockers on cardiovascular morbidity and mortality in hypertension: the Nordic Diltiazem (NORDIL) study. Lancet 356, 359-365, 2000

43. The ALLHAT Officers and Coordinators for the ALLHAT Collaborative Research Group: Major cardiovascular events in hypertensive patients randomized to doxazosin vs chlorthalidone. The Antihypertensive and Lipid-Lowering Treatment to Prevent Heart Attack Trial / ALLHAT). JAMA 283, 1967-1975, 2000

44. Barzilay JI, Jones CL, Davis BR, Basile JN, Goff DC, Ciocon JO, Sweeney ME, Randall OS, for the ALLHAT Collaborative Research Group: Baseline characteristics of the diabetic participants in the antihypertensive and lipid-lowering treatment to prevent heart attack trial (ALLHAT). Diabetes Care 24, 654-658, 2001

45. Hansson L, Lindholm LH, Ekborn T, Dahlöf B, Lanke J, Schersten B, Wester PO, Hedner T, de Faire U, for the STOP-Hypertension-2 study group: Randomised trial of old and new antihypertensive drugs in elderly patients: cardiovascular mortality and morbidity the Swedish Trial in Old Patients with Hypertension-2 study. Lancet 354, 1751-1756, 1999

46. Hansson L, Lindholm LH, Niskanen L, Lanke J, Hedner T, Niklason A, Luomanäki K, Dahlöf B, de Faire U, Mörlin C, Karlberg BE, Wester PO, Björck JE, for the Captopril Prevention Project (CAPPP) study group: Effect of angiotensin-converting-enzyme inhibition compared with conventional therapy on cardiovascular morbidity and mortality in hypertension: the Captopril Prevention Project (CAPPP) randomised trial. Lancet 353, 611-616, 1999

47. Langford HG, Stamler J, Wassertheil-Smoller S, Prineas RJ: All-cause mortality in the Hypertension Detection Follow-up Program: findings for the whole cohort and for persons with less severe hypertension, with and without other traits related to the risk of mortality. Prog Cardiovasc Dis 29, suppl 1, 29-54, 1986

48. UK Prospective Diabetes Study Group: Tight blood pressure control and risk of macrovascular and microvascular complications in type 2 diabetes: UKPDS 38. Brit Med J 317, 703-713, 1998

49. Barrett-Connor E, Criqui MH, Klauber MR, Holdbrok M,: Diabetes and hypertension in a community of older adults. Am J Epidemiol 113, 276-284, 1981

50. Pacy PJ, Dodson P, Beevers M, Fletcher RF, Taylor KG: Prevalence of hypertension in white, black and Asian diabetics in a district hospital diabetic clinic. Diabet Med 2, 125-130, 1985

51. Tarnow l, Rossing P, Gall MA, Nielsen FS, Parving HH: Prevalence of arterial hypertension in diabetic patients before and after the JNC-V. Diabetes Care 17, 1247-1251, 1994

52. Berry KL, Skyrme-Jones AP, Cameron JD, O'Brien RC, Meredith IT: Systemic arterial compliance is reduced in young patients with IDDM. Am J Physiol 276, H1839-H1845, 1999

53. The SHEP Cooperative Study Group: Prevention of stroke by antihypertensive drug treatment in older patients with isolated systolic hypertension: final results of the Systolic Hypertension in the Elderly Program (SHEP). JAMA 265, 3255-3264, 1991

54. Staessen JA, Fagard R, Thijs L, Celis H, Arabidze GG, Birkenhager WH, Bulpitt CJ, de Leeuw PW, Dollery CT, Fletcher AE, Forette F, Leonetti E, Nachev C, O'Brien ET, Rosenfeld J, Rodicio JL, Tuomilehto J, Zanchetti A: Randomised double-blind comparison of placebo and active treatment for older patients with isolated systolic hypertension. Lancet 350, 757-764, 1997

55. Staessen JA, Thijs L, Fagard R, Birkenhager WH, Arabidze G, Babeanu S, Gil-Extremera B, Bulpitt CJ, Davidson C, de Leeuw PW, Efstratopoulos AD, Fletcher AE, Fogari R, Jaaskivi M, Kawecka-Jaszcz K, Nachev C, Petrie JC, Seux ML, Tuomilehto J, Webster J, Yodfat Y: Calcium channel blockade and cardiovascular prognosis in the European trial on isolated systolic hypertension. Hypertension 32, 410-416, 1998

56. The Heart Outcomes Prevention Evaluation Study Investigators: Effects of an angiotensin converting-enzyme inhibitor, ramipril, on cardiovascular events in high risk patients. N Engl J Med 342, 145-153, 2000

57. Gress TW, Nieto FJ, Shahar E, Wofford MR, Brancanti FL, for the Atherosclerosis Risk in Communities Study: Hypertension and antihypertensive therapy as risk factors for type 2 diabetes mellitus. N Engl J Med 342, 905-912, 2000

58. Nakano S, Fukuda M, Hotta F, Ito T, Ishii T, Kitazawa M, Nishizawa M, Kigoshi T, Uchida K: Reversed circadian blood pressure rhythm is occurences of both fatal and nonfatal vascular events in NIDDM subjects. Diabetes 47, 1501-1506, 1998

59. Siscovick DS, Raghunathan TE, Psaty BM, Koepsell TD, Wicklund KG, Lin X, Cobb L, Tautarharju PM, Copass MK, Wagner EH: Diuretic therapy for hypertension and the risk of primary cardiac arrest. N Engl J Med 330, 1852- 1857, 1994

60. Strödter D: Sekundärprävention bei KHK - Strategien und Resultate. Uni Med Science, Bremen - London - Boston, 2001

61. Elliott MD, Kapoor A, Parker MA, Kaufman DB, Bonow RO, Gheorghiade M: Improvement in hypertension in patients with diabetes mellitus after kidney/pancreas transplantation. Circulation 104, 563-569, 2001

62. Hinderliter AL, Runge MS: Who's on first? Does hypertension in type I diabetics result from nephropathy or metabolic alterations? Circulation 104, 508-510, 2001

61. Mogensen CE, Keane WF, Bennett PH, Jerums G, Parving HH, Passa P, Steffes MW, Striker GE, Viberti GC: Prevention of diabetic renal disease with special reference to microalbuminuria. Lancet 346, 1080-1084, 1995

62. American Diabetes Association: Aspirin therapy in diabetes. Diabetes Care 22, suppl 1, S60-S62, 1999

63. Colwell JA: Aspirin therapy in diabetes (Technical Review). Diabetes Care 20, 1767-1771, 1997

64. PROGRESS Collaborative Group: Randomised trial of a perindopril-based blood-pressure-lowering regimen among 6105 individuals with previous stroke or transient ischaemic attack. Lancet 358, 1033-1041, 2001

65. Collaborative Group of the Primary Prevention Project (PPP): Low-dose aspirin and vitamin E in people at cardiovascular risk: a randomised trial in general practice. Lancet 357, 89-95, 2001

66. Meade TW, Brennan PJ on behalf of the MRC General Practice Research Framework: Determination of who may derive most benefit from aspirin in primary prevention: subgroup results from a randomised controlled trial. Brit Med J 321, 13-17, 2000

67. Niskanen L, Hedner T, Hansson L, Lanke J, Niklason A, for the CAPPP study group: Reduced cardiovascular morbidity and mortality in hypertensive diabetic patients on first-line therapy with an ace-inhibitor compared with a diuretic/betablocker-based treatment regimen. Diabetes Care 24, 2091-2096, 2001

11. Antihypertensiva und Nephropathie (Retinopathie, Neuropathie)

11.1. Epidemiologie der diabetischen Nephropathie

Die diabetische Nephropathie ist sowohl beim Typ I- als auch beim Typ II-Diabetes eine Komplikation, deren Entstehung und Progression es zu verhindern gilt. Bei beiden Formen des Diabetes ist das Nephropathie-Risiko gleich groß (1). 20-30 % aller Diabetiker, Typ I- wie auch Typ II-Diabetiker, entwickeln eine Nephropathie (2). Oder auf die Diabetesdauer bezogen: Nach 25 Jahren hat jeder zweite Typ I- wie Typ II-Diabetiker eine klinisch manifeste Nephropathie mit Makroalbuminurie (1).

50 % oder mehr der Dialysepatienten sind Diabetiker. Die diabetische Nephropathie ist damit heute die häufigste Ursache für die terminale Niereninsuffizienz und liegt als Ursache quantitativ deutlich vor den Glomerulo- und Pyelonephritiden. Hiermit wird auch ein ökonomisches Problem offensichtlich, kostet doch die Dialyse pro Jahr pro Person 60000-80000 DM. Dies sind bei ca. 14000 Diabetikern mit terminaler Niereninsuffizienz und Dialysepflichtigkeit Kosten von über 1 Milliarde DM/Jahr! Dies beleuchtet noch einmal die Bedeutung einer nephroprotektiven Therapie, nicht nur beim Hypertoniker, sondern erst recht auch beim normotensiven und hypertensiven Diabetiker.

Während in der Frühphase einer diabetischen Nephropathie eine optimale Blutzuckereinstellung Auftreten und Zunahme der Mikroalbuminurie verhindern kann, wird dann die im weiteren Verlauf entstehende Hypertonie (Typ I-Diabetes) oder schon vorhandene Hypertonie (Typ II-Diabetes) zum wesentlichen beschleunigenden Faktor für die Progredienz der Niereninsuffizienz (3, 4, 5).

11.2. Stadien der diabetischen Nephropathie

Die Nephropathie-Entwicklung durchläuft beim Typ I-Diabetiker verschiedene Stadien. Dies findet sich auch beim Typ II-Diabetes. Auf Grund der unterschiedlichen Pathophysiologie der Diabetes-Entwicklung wird die initiale Hyperfiltration beim normotensiven Typ II-Diabetes nicht gesehen und ist somit kein Prädiktor für eine spätere Nephropathie (6). Unabhängig davon ist die Nephropathie und Hypertonie beim Typ II-Diabetes deutlich komplexer. Das eventuell Jahre bestehende metabolische Syndrom vor Manifestation eines Typ II-Diabetes erklärt die Häufigkeit der Hypertonie und der bereits bei Diabetes-Diagnose-Stellung vorhandenen makrovaskulären Komplikationen (7, 8).

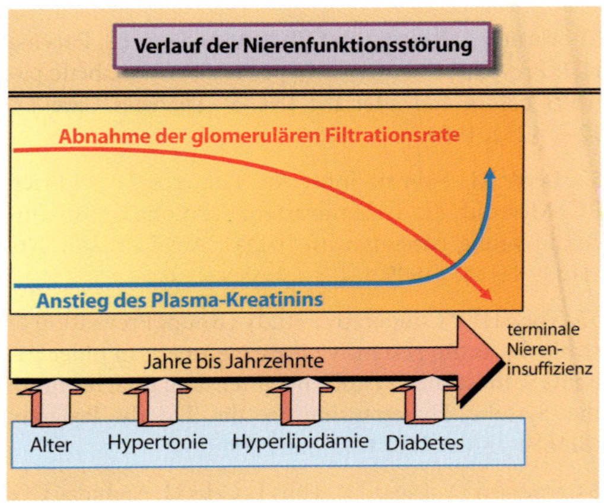

Abb. 11.1: Der natürliche Verlauf einer diabetischen Nephropathie.

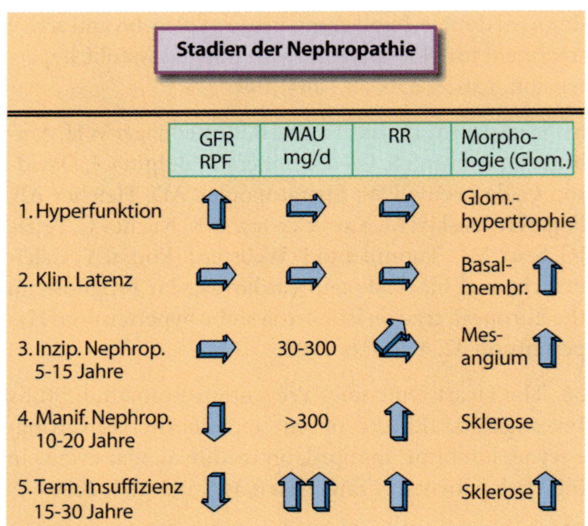

Abb. 11.2: Stadieneinteilung der diabetischen Nephropathie.

11.3. Selektive und nicht-selektive Proteinurie

Anhand des Urin-Proteinmusters kann zwischen prärenaler, renaler und postrenaler Proteinurie differenziert werden, ebenso bei renaler Proteinurie zwischen glomerulärer und tubulärer Proteinurie. Eine Nephropathie beginnt mit einer selektiven Albuminurie.

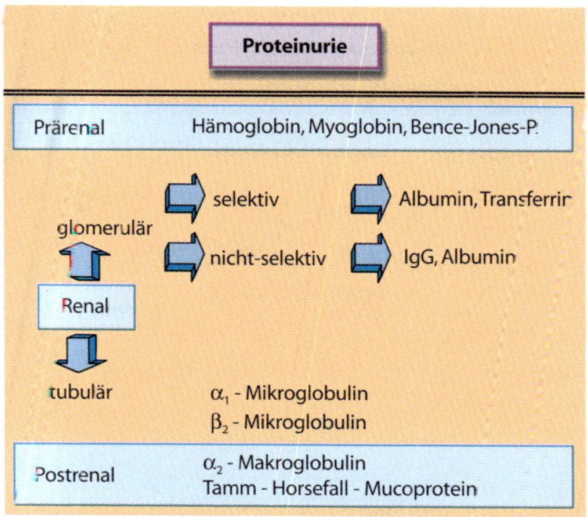

Abb. 11.3: Ursachen und Formen der Proteinurie.

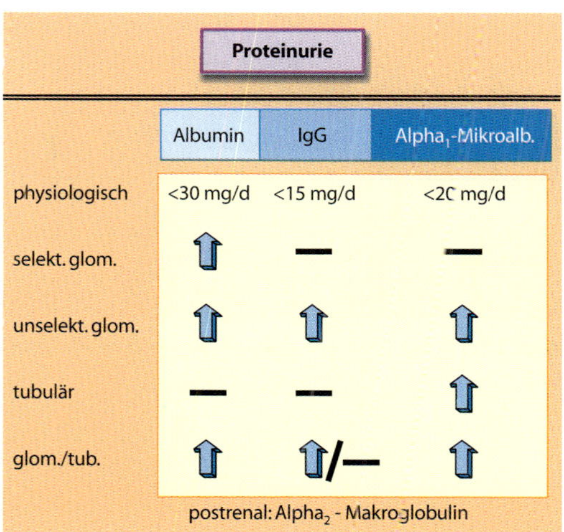

Abb. 11.3a: Selektive und nicht-selektive Proteinurie.

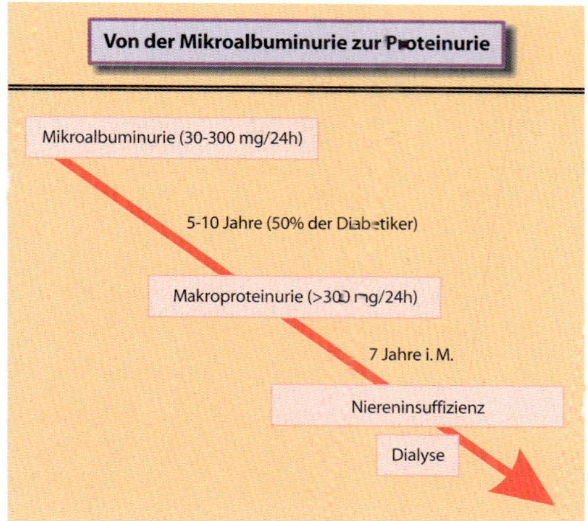

Abb. 11.3b: Von der Mikroalbuminurie über Makroproteinurie zur Dialyse-Pflichtigkeit.

Die Basalmembran der glomerulären Kapillaren wird dicker. Ihre elektrische Ladung verändert sich durch Abnahme der negativen Ladung so, daß die Anionen (Albumine) weniger abgestoßen werden.

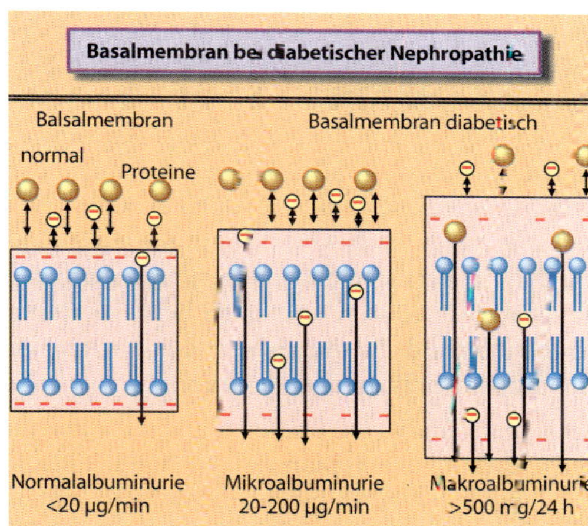

Abb. 11.4a: Veränderungen der Basalmembran bei diabetischer Nephropathie.

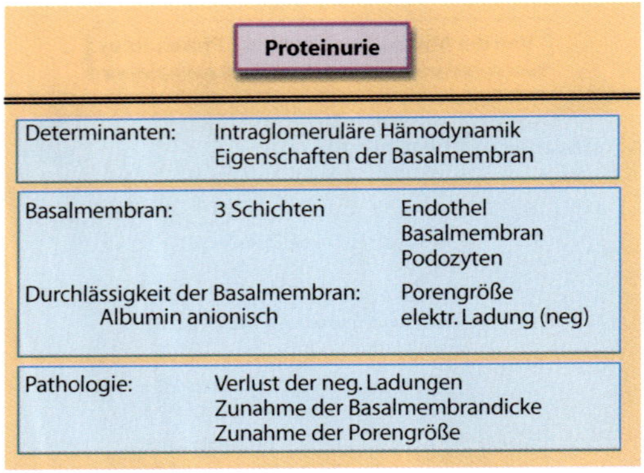

Abb. 11.4b: Basalmembran und Proteinurie.

11.4. Der Kreatinin-blinde Bereich

Das Serumkreatinin gibt den Grad der Niereninsuffizienz häufig nicht präzise an, da die Kreatininkonzentration im Serum nicht nur von der Nierenfunktion, sondern auch von der Muskelmasse abhängt. Neben der Kreatininbestimmung ist daher bei der Betreuung chronisch niereninsuffizienter Patienten in der Praxis auch die Messung der endogenen Kreatinin-Clearance notwendig. Unabhängig von diesen Parametern können auch Mikroalbuminurie und Proteinurie über den Schweregrad einer renalen Schädigung, aber auch über deren Progredienz und Regredienz Auskunft geben. Die Frage nach Mikroalbuminurie (30-300 mg/24h) ist geradezu eine obligate Untersuchung bei Diabetes mellitus, aber auch bei Hypertonie ohne Diabetes, da hierdurch bereits eine inzipiente Nephropathie erkannt werden kann.

Bei Hypertonikern mit im Referenzbereich liegenden Kreatininwerten (Männer < 1,5 mg/dl, Frauen < 1,2 mg/dl, n=1829) findet sich von der 1. zur 4. Quartile der Kreatininwertverteilung eine progressive Zunahme nicht-tödlicher und tödlicher kardiovaskulärer Ereignisse bei im Mittel 4 jähriger Beobachtung. Während in dieser Beobachtung die Diabetiker bei den Patienten ohne Ereignisse nur mit 5 % vertreten sind, beträgt ihr Anteil bei den Patienten mit kardiovaskulären Ereignissen 26 % (p<0,001) (9)!

11.5. Diabetische Nephropathie und Hochdruck

Die renale Erkrankung (diabetische Nephropathie) führt zur sekundären renalen Hypertonie (Typ I-Diabetes), aber auch ohne renale Grunderkrankung kann eine essentielle Hypertonie (Typ II-Diabetes) sekundär über eine Nierenschädigung eine Niereninsuffizienz zur Folge haben.

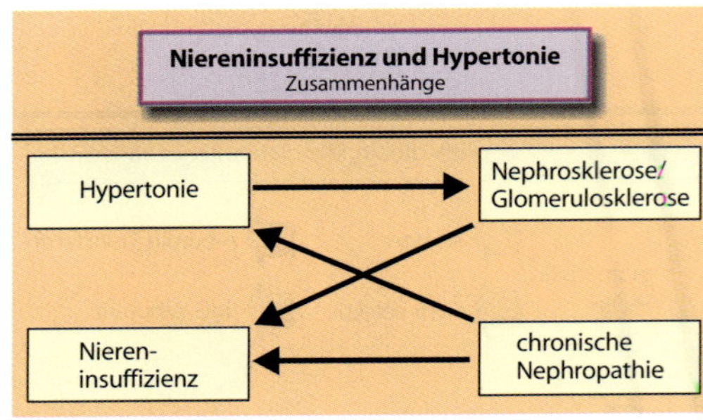

Abb. 11.5: Niereninsuffizienz und Hypertonie - Zusammenhänge.

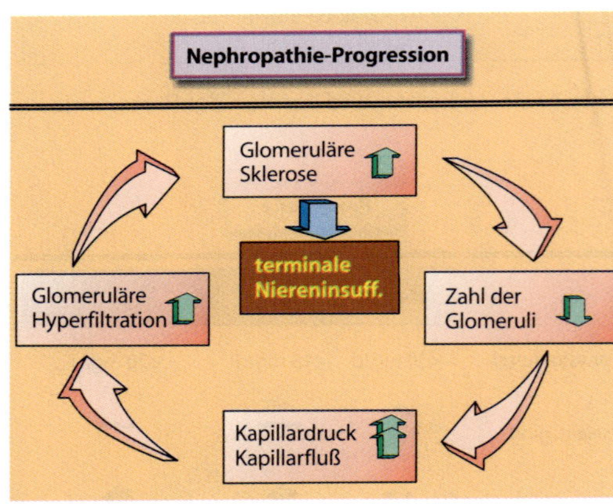

Abb. 11.6: Mechanismen der Nephropathie-Progression.

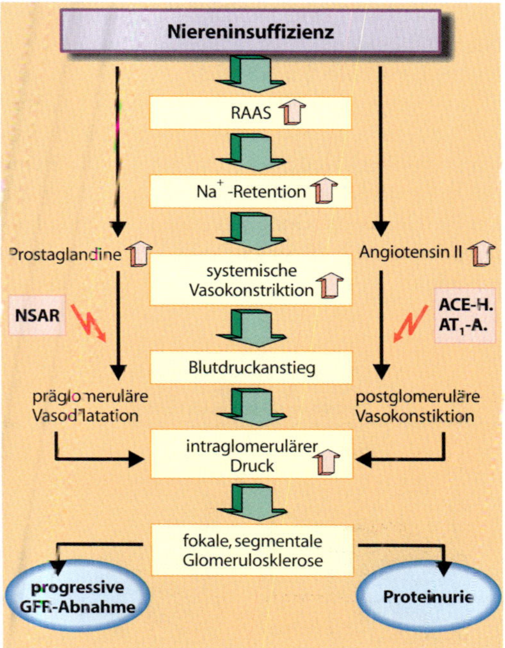

Abb. 11.7: Veränderungen bei Niereninsuffizienz.

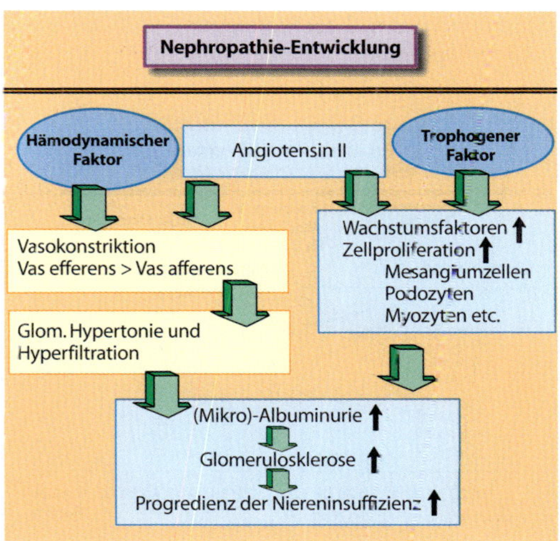

Abb. 11.8a: Die Bedeutung von Angiotensin II bei der Nephropathie-Entwicklung

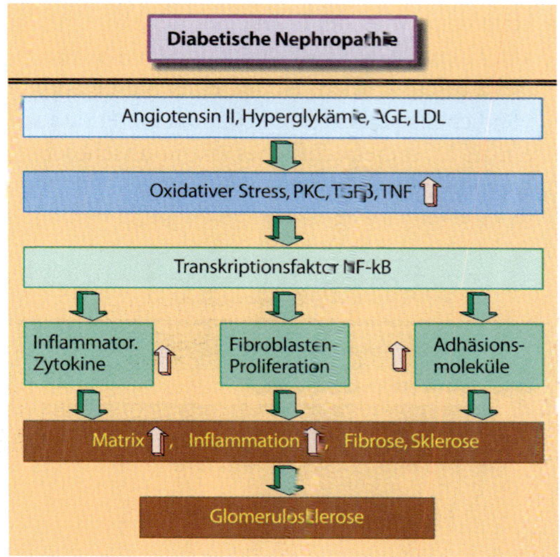

Abb. 11.8b: Weitere Mechanismen bei der Pathogenese der diabetischen Nephropathie.

- Mit zunehmender Blutdruckhöhe nimmt zudem die Geschwindigkeit der Progression der Niereninsuffizienz zu
- Somit erreichen hypertensive Patienten mit einer Niereninsuffizienz im Stadium der kompensierten Retention das Stadium der terminalen Niereninsuffizienz, d.h. das Dialysestadium wesentlich eher als normotensive Patienten mit gleicher renaler Grunderkrankung
- Eine antihypertensive Therapie verlangsamt dagegen die Progression der Niereninsuffizienz
- Dies ist bei hypertensiven Typ-I-Diabetikern mit Nephropathie gut untersucht. Die glomeruläre Filtrationsrate (GFR) als Maß der Nierenfunktion fällt hier
  - ohne Hochdrucktherapie im Mittel um 1 ml/min/Monat
  - unter einer Hochdrucktherapie dagegen nur um 0,3 ml/min/Monat
- Somit kann durch konsequente Hochdruck-Therapie die Dialysepflichtigkeit um Jahre, eventuell um ein Jahrzehnt oder mehr hinaus geschoben werden
- Zudem sind die Kreatininwerte auch Prognoseprädiktoren, d.h. daß mit steigender Kreatinin-Werten die Mortalität zunimmt

- Hierdurch wird der Sinn einer nephroprotektiven Therapie bei Hochdruck und Niereninsuffizienz offensichtlich: Neben einer Verbesserung von Lebensqualität und Prognose bietet sie auch ein nicht unbeträchtliches ökonomisches Einsparpotential

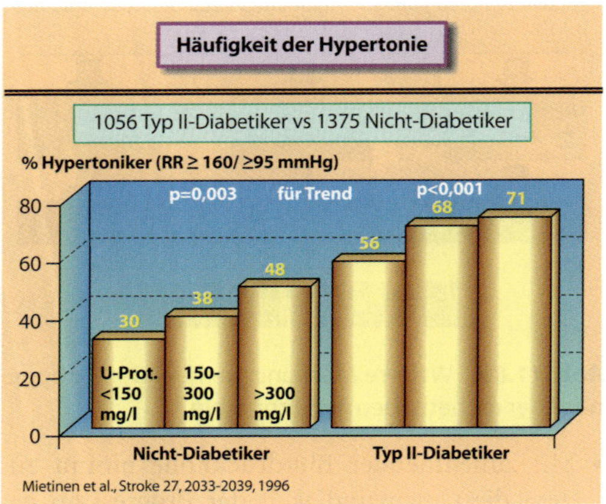

Abb. 11.9: Häufigkeit der Hypertonie bei Typ II-Diabetes in Abhängigkeit der Proteinurie.

11.6. Proteinurie und erhöhte Kreatininwerte als Prognoseprädiktoren

11.6.1. Mikroalbuminurie/Proteinurie als Risikoprädiktoren

Die Mikroalbuminurie (Definition: 30-300 mg/24h oder 20-200 µg/min) wie auch die Proteinurie (>300 mg/24h) sind Ausdruck einer Gefäßschädigung, nicht nur im Bereich der Niere. Sie ist daher ein anerkannter Indikator sowohl für eine renale Erkrankung als auch für kardiovaskuläre Risiken. Hypertensive Diabetiker (Typ I wie Typ II) haben im Vergleich zu normotensiven Diabetikern häufiger und eher eine Mikroalbuminurie. Der Übergang von Mikroalbuminurie zur Proteinurie als Zeichen zunehmender Nierenschädigung ist auch mit einer Zunahme des kardiovaskulären Risikos und auch einer Zunahme der Gesamtmortalität verbunden (10).

Die Mortalität (1056 NIDDM-Patienten vs 1375 Nicht-Diabetiker, 7 Jahre Beobachtung) ist bei Diabetikern wie auch Nicht-Diabetikern mit grenzwertiger (150-300 mg/l) oder klinisch faßbarer Proteinurie (> 300 mg/l) größer (p>0,001) als bei Diabetikern und Nicht-Diabetikern ohne eine solche Proteinurie (10). Proportional zur Schwere der Eiweißausscheidung steigt auch in dieser Untersuchung die Zahl der kardiovaskulären Komplikationen.

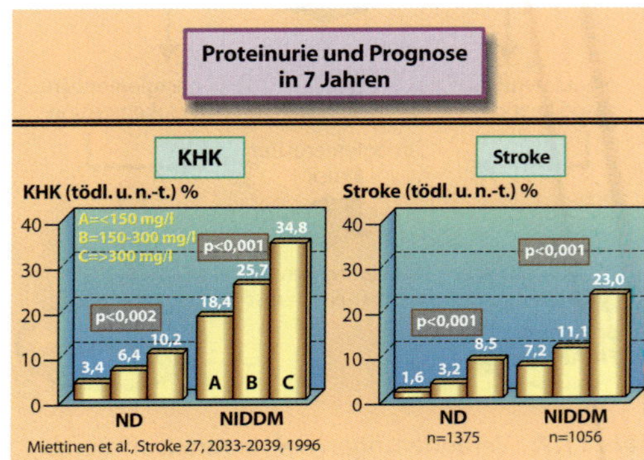

Abb. 11.10a: KHK und Apoplex-Häufigkeit in Abhängigkeit vom Ausmaß der Proteinurie (Typ II-Diabetiker vs Nicht-Diabetiker).

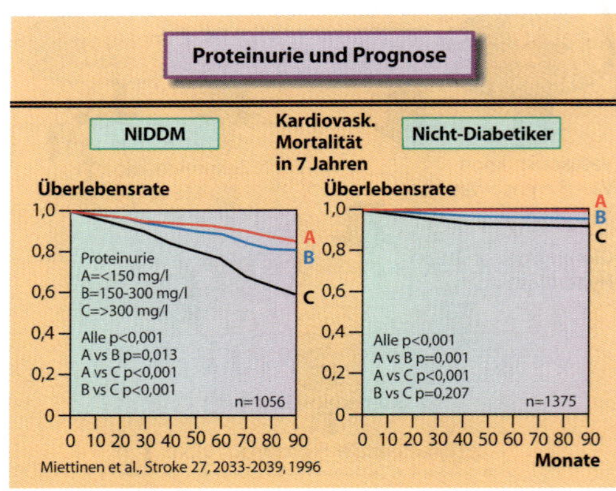

Abb. 11.10b: Proteinurie und Prognose bei Typ II-Diabetikern und Nicht-Diabetikern in Abhängigkeit vom Ausmaß der Proteinurie.

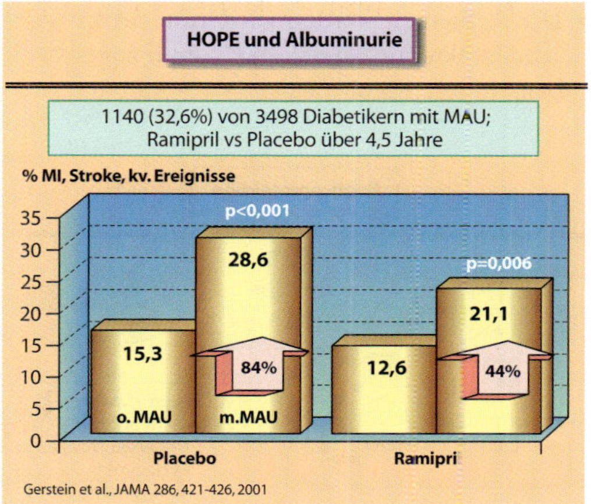

Abb. 11.11: Prognose (Myokardinfarkt, Apoplex, kardiovaskuläre Ereignisse) bei Patienten der HOPE-Studie mit und ohne Mikroalbuminurie.

11.6.2. Erhöhte Kreatininwerte und kardiovaskuläres Risiko

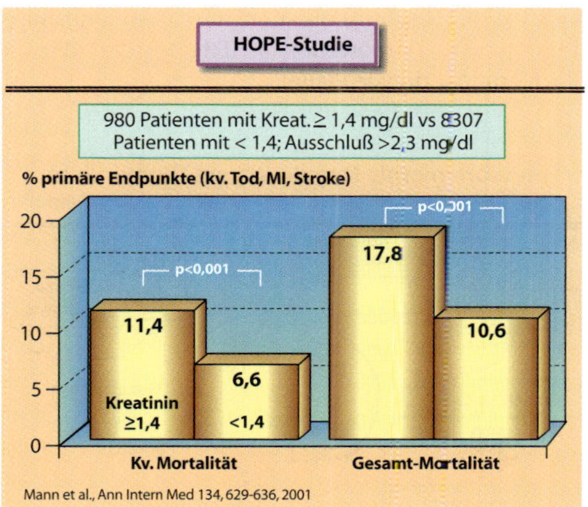

Abb. 11.12: Erhöhte Kreatininwerte als Prädiktoren einer erhöhten Morbidität und Mortalität (Daten der HOPE-Studie; Subgruppenanalyse von Mann).

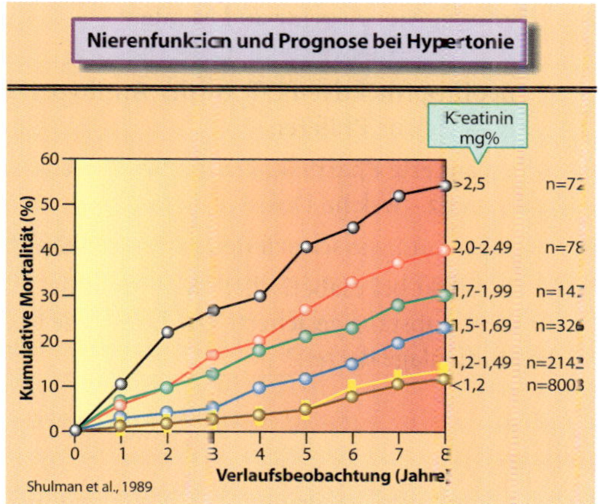

Abb. 11.13: Nierenfunktion und Prognose bei erhöhten Kreatininwerten.

Dialyse-Patienten haben nach Myokardinfarkt eine besonders schlechte Prognose, insbesondere diabetische Dialyse-Patienten. Dies ergibt eine Untersuchung an 34189 Dialyse-Patienten mit akutem Myokardinfarkt. Bei 34 % dieser Patienten war ein Diabetes die Ursache der Niereninsuffizienz bzw. der Dialyse-Pflichtigkeit. Während die 1-Jahres-Gesamtmortalität des Gesamtkollektivs 59,3 % beträgt, die 2-Jahres-Mortalität 73 % und die 5-Jahres-Mortalität 89,9 %, sind die entsprechenden Mortalitätsraten bei den Diabetikern höher, nämlich 62,3 %, 77,2 % und 93,3 %. Ähnliche Unterschiede finden sich hinsichtlich kardialer Mortalität. Diabetes und höheres Alter sind in dieser Analyse die wichtigsten Prognoseprädiktoren.

11.7. Nephroprotektion – ein ganz wichtiges Therapieziel bei Diabetes

Da Mikroalbuminurie, Proteinurie oder erhöhte Kreatinin-Werte Prognose-Prädiktoren sind, sind dies Parameter, an denen der Erfolg einer Therapie wie auch die Progression der Nephropathie gemessen werden kann.

11.7.1. Welche Aspekte sind zu beachten?

Bei der antihypertensiven Therapie des Diabetikers mit Hinweisen auf eine Nephropathie wie

- Mikroalbuminurie (inzipiente Nephropathie)
- Makroproteinurie
- erhöhte Kreatininwerte

sind vorrangig vier Aspekte zu beachten:

- Die nephroprotektiven Effekte der Antihypertensiva - welche Präferenz?
- Die veränderte Pharmakokinetik bei Niereninsuffizienz - welche Dosis?
- Wie stark und wie schnell den Druck senken?
- Ist ein Effekt bei diabetischer Nephropathie für diese Substanz gesichert? Das heißt, wie ist die Studienlage derzeit?

11.7.2. Der Mechanismus der Nephroprotektion

Blutdrucksenkung ist grundsätzlich nephroprotektiv.

Bei gleicher Drucksenkung sind jedoch einige Antihypertensiva nephroprotektiver als andere, d.h. ist gibt protektive Effekte, die über die alleinige Drucksenkung hinausgehen

Bei Niereninsuffizienz kommt es wie auch bei Herzinsuffizienz zu einer Stimulation des Renin-Angiotensin-Aldosteron-Systems (RAAS).

- Angiotensin II führt zu einer Vasokonstriktion im Bereich des Vas efferens. Hieraus resultiert ein intraglomerulärer Hypertonus, zunächst ein sinnvoller Mechanismus, der die glomeruläre Filtration aufrechterhält
- Langfristig führt der intraglomeruläre Hypertonus jedoch zu einer veränderten Genexpression im Bereich der hier liegenden Zellen, der Mesangiumzellen und Podozyten
- Diese produzieren Matrixsubstanzen und Wachstumsfaktoren und führen zu einer progredienten Verödung der verbliebenen Glomeruli, konsekutiv zu einem weiteren Kreatininanstieg und zu einer Zunahme der Proteinurie
- Zusätzlich zur Vasokonstriktion des Vas efferens führt AG II auch zu einer Kontraktion der glomerulären Kapillarschlingen, damit zu einer Verkleinerung der Filtrationsfläche mit konsekutivem GFR-Abfall
- Trotz Verkleinerung der Filtrationsfläche kommt es durch Dehnung zu einer Vergrößerung von Poren in der Basalmembran, d.h. zu einer Störung der glomerulären Filterfunktion und damit zum Auftreten einer zunächst selektiven (Albumine), dann unselektiven Proteinurie
- Den Proteinen werden wiederum nephrotoxische Effekte im Bereich der Tubuli zugeschrieben

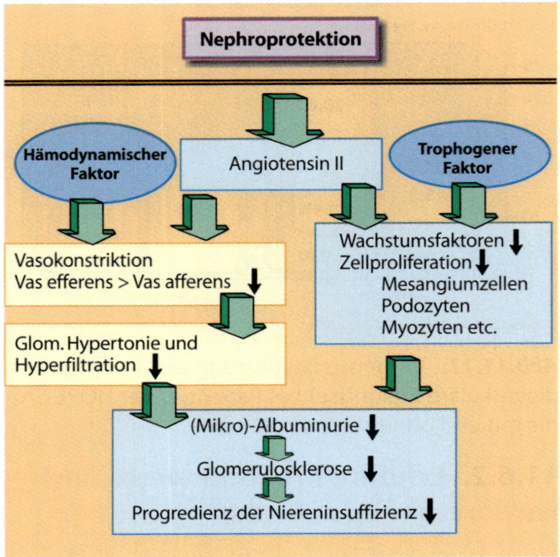

Abb. 11.14: Nephroprotektion durch Wirkungsminderung von Angiotensin II (Effekte der AG II-Blockierung = dunkle Pfeile).

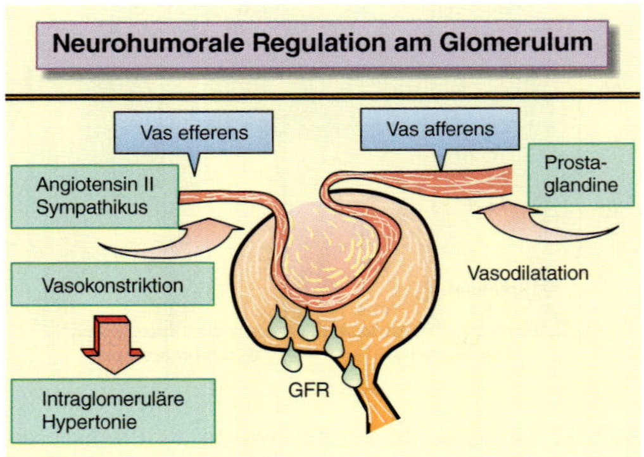

Abb. 11.15: Die neurohumorale Regulation am Glomerulum.

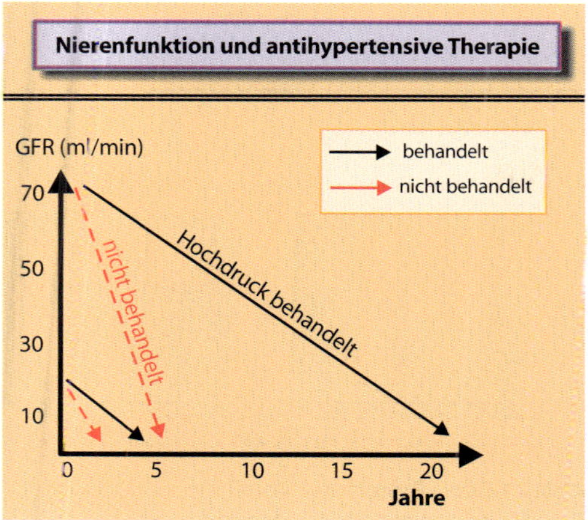

Abb. 11.16: Blutdrucksenkung ist bei Hochdruck nephroprotektiv - schematisierte Darstellung.

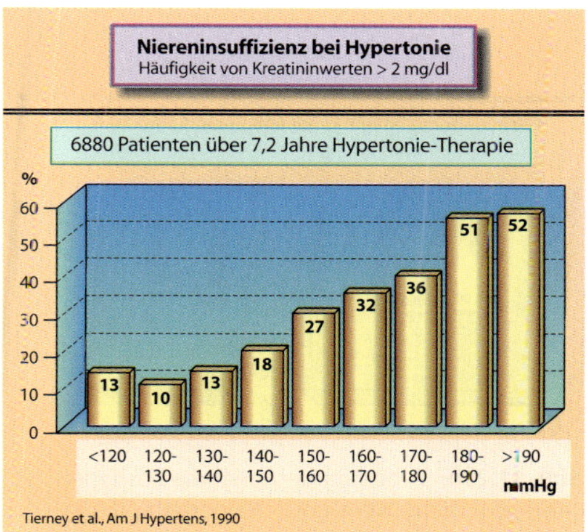

Abb. 11.17: Gute Einstellung des Hypertonus und die Häufigkeit von Kreatininwerten > 2 mg/dl.

11.8. Welches ist nun das nephroprotektivste Antihypertensivum?

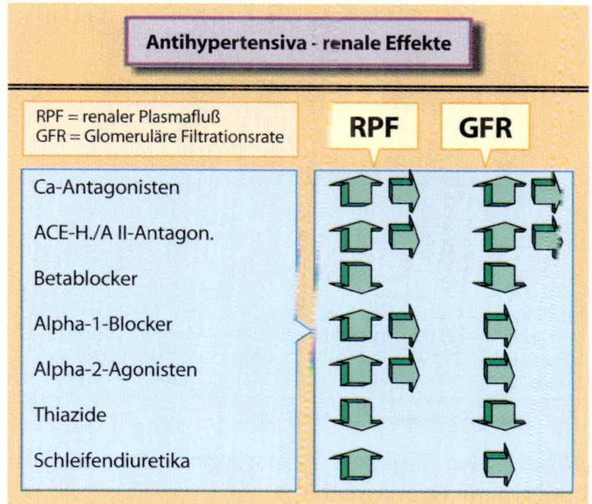

Abb. 11.18: Antihypertensiva und ihre renalen Effekte.

ACE-Hemmer, die in die o.g. Pathomechanismen eingreifen, haben nach den bisherigen Daten die größte nephroprotektive Potenz. Eine Metaanalyse von Gansevoort et al. (11, 12) zeigt, daß trotz im wesentlichen gleicher RR-Senkung ACE-Hemmer bei diabetischer Nephropathie, aber auch bei Nephropathien anderer Genese (n=1124, davon 566 Diabetiker, 41 Studien) zu einer stärkeren Abnahme der Proteinurie führen als andere bislang untersuchte Antihypertensiva.

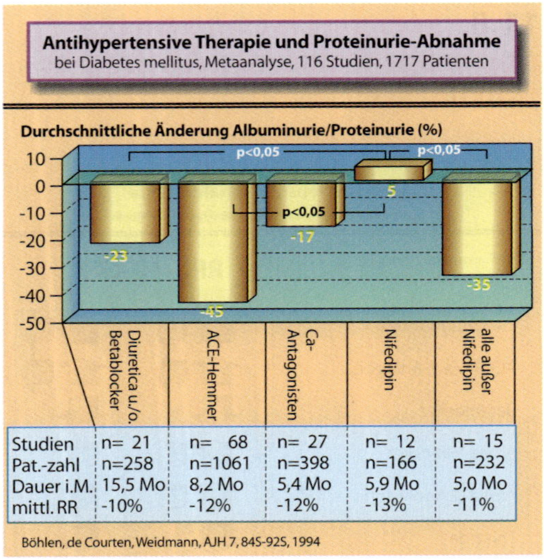

Abb. 11.19a: Ergebnisse einer Metaanalyse bei Diabetikern mit Nephropathie.

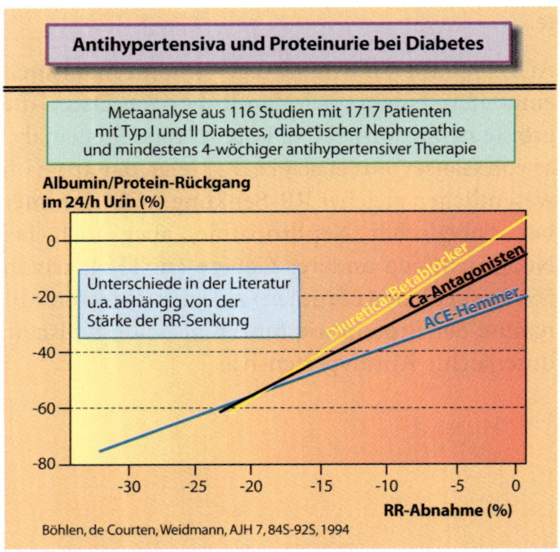

Abb. 11.19b: Antihypertensiva und Proteinurie-Regression. Einige Substanzen sind bereits ohne Blutdrucksenkung nephroprotektiv.

Die nephroprotektive Wirkung des ACE-Hemmers ist durch die Kombination ACE-Hemmer plus Ca-Antagonist offensichtlich noch steigerbar (Bakris, Fioretto), möglicherweise auch durch die Kombination ACE-Hemmer plus AT_1-Rezeptorantagonist.

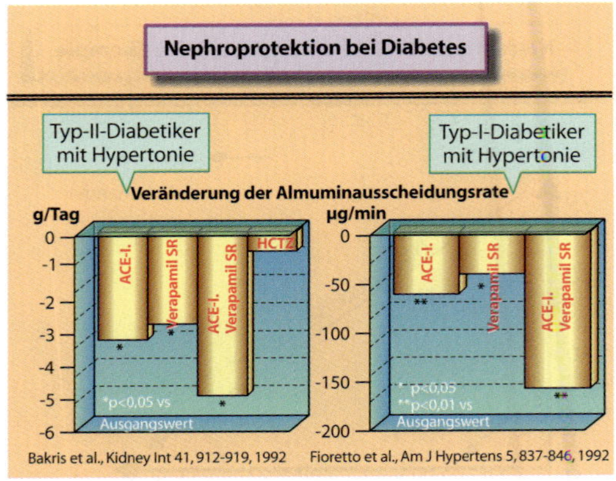

Abb. 11.20a: Proteinurie-Abnahme bei Typ I- und Typ II-Diabetikern unter Monotherapie mit ACE-Hemmer und unter Kombination mit dem Ca-Antagonisten.

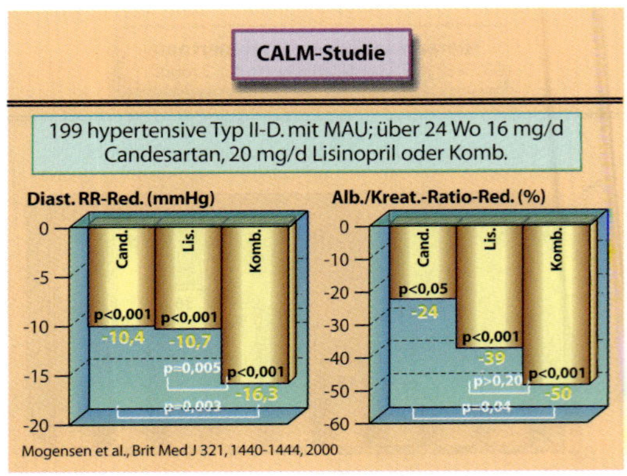

Abb. 11.20b: Albuminurie-Abnahme bei hypertensiven Typ II-Diabetikern unter Monotherapie mit ACE-Hemmer, AT_1-Rezeptorantagonist und unter der Kombination beider - die CALM-Studie.

Andererseits liegen jetzt ganz aktuell auch 3 große prospektive, placebo-kontrollierte Studien mit AT_1-Rezeptorantagonisten bei Typ II-Diabetikern mit Nephropathie vor, das PRIME-Programm mit der IRMA-II-Studie und der IDNT-Studie (Irbesartan) sowie die RENAAL-Studie (Losartan). Hierdurch ist diese neue Substanzklasse bei der diabetischen Nephropathie des Typ II-Diabetikers die am besten untersuchte Substanzklasse.

11.8.1. ACE-Hemmer

ACE-Hemmer sind über mehrere Mechanismen nephroprotektiv. Dies sind:

- Senkung des intraglomerulären Drucks durch Aufhebung der Vasokonstriktion im Vas efferens (verminderte AG II-Bildung)
- Wiederherstellung der Semipermeabilität der Basalmembran
- Hemmung der Mesangiumzellproliferation und -kontraktion
- über eine Bradykininakkumulation Stimulation der endothelialen NO (EDRF)-Produktion, dadurch
  - Hemmung der Thrombozytenaggregation
  - antiproliferative
  - vasodilatatorische
  - natriuretische und
  - diuretische Effekte

In prospektiven, placebo-kontrollierten Studien konnte inzwischen nachgewiesen werden, daß ACE-Hemmer die Progression einer Nephropathie oder Niereninsuffizienz vermindern, vor allem beim Typ I-Diabetes, aber auch bei nicht-diabetischer Nephropathie.

11.8.1.1. Die Lewis-Studie bei Typ I-Diabetikern

Diese Studie (14) wurde bei 409 Typ-I-Diabetikern mit diabetischer Nephropathie und Proteinurie, mindestens 500 mg/d, im Mittel 2,5 g/d durchgeführt. Eingeschlossen sind Patienten mit Kreatininwerten bis 2,5 mg/dl. 75 % der Studienteilnehmer haben einen Hochdruck, der herkömmlich therapiert ist, so daß in der Placebo-Gruppe (n=202; 140/86 mmHg) und in der ACE-Hemmer-Gruppe (n = 207; 3 x 25 mg/d Captopril; 137/85 mmHg) ähnliche RR-Werte vorliegen. Mittlere Beobachtungsdauer 2,7 Jahre. Der primäre Endpunkt ist eine Verdopplung der Kreatininwerte.

- Eine Verdopplung der Serumkreatininwerte findet sich bei 68 Patienten, bei 25 Patienten der Captopril-Gruppe und bei 43 Patienten der Placebogruppe, d.h. die Kreatininwertverdopplung ist unter dem ACE-Hemmer um 48 % seltener (p=0,007)
- Bei der Untergruppe mit Kreatininwerten von 2,0 mg/dl findet sich unter dem ACE-Hemmer sogar in 76 % seltener eine Progression der Kreatininwerte auf das Doppelte
- Der kombinierte Endpunkt aus Tod, Dialysepflichtigkeit und Transplantationsnotwendigkeit ist unter Captopril um 50 % seltener (p=0,006), unabhängig von den kleinen Unterschieden im Ausgangs-Blutdruck
- Die Reduktion dieses kombinierten Endpunktes erhöht sich mit steigender Kreatinin-Konzentration und beträgt
  - bei Kreatininwerten < 1,5 mg/dl 46 % (p=0,14)
  - bei Kreatininwerten ≥ 1,5 mg/dl Reduktion 61 % (p=0,002)
- Bei Patienten mit Basis-Kreatinin ≥ 1,5 mg/dl fällt in der Captopril-Gruppe die Kreatinin-Clearance um 23 ± 25 % pro Jahr, dagegen um 37 ± 25 % pro Jahr in der Placebo-Gruppe (p=0,01)
- Captopril schützt somit bei Typ I-Diabetikern vor einer Verschlechterung der Nierenfunktion und ist signifikant effektiver als Blutdrucksenkung allein!

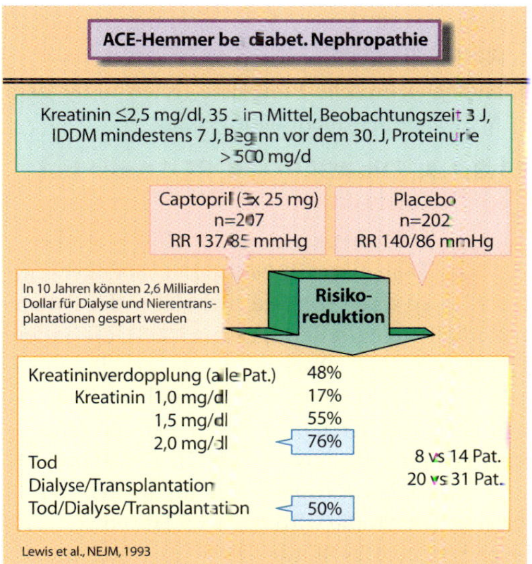

Abb. 11.21: Die Ergebnisse der Lewis-Studie bei Typ I-Diabetikern.

11.8.1.2. Die EUCLID-Studie bei Typ I-Diabetikern

Selbst normotensive Typ-I-Diabetiker profitieren bezüglich Mikroalbuminurie in dieser 530 Patienten (Alter 20-59 Jahre) umfassenden Studie (15) von einer ACE-Hemmer-Therapie (10 mg/d Lisinopril) über 2 Jahre vs Placebo. Die mittlere Albumin-Exkretionsrate (AER) beträgt im Gesamtkollektiv 8,0 µg/min. Der Ausgangs-RR liegt bei 122/79 mmHg (Lisinopril-Gruppe).

- Die AER ist unter ACE-Hemmer nach 2 Jahren um 18,8 % geringer (absolut 2,2 µg/min, p=0,03)
- Während bei Patienten
  - mit Normalbuminurie der Unterschied nur 12,7 % beträgt (absolut 1,0 µg/min, p=0,1)
  - ist dieser bei denen mit Mikroalbuminurie dagegen mit 49,7 % größer (absolut 34,2 µg/min, p=0,1), d.h. diese Patienten profitieren stärker vom ACE-Hemmer
- Somit mindert Lisinopril wohl die Progression der Nephropathie bei normotensiven Typ I-Diabetikern mit geringer oder fehlenden Albuminurie
- jedoch ist der größte protektive Effekt bei Patienten mit einer Mikroalbuminurie ≥ 20 µg/min zu sehen
- Hypoglykämische Ereignisse treten unter dem ACE-Hemmer nicht häufiger auf

11.8.1.3. Die MICRO-HOPE-Studie bei Typ II-Diabetikern

Dies ist der Diabetiker-Arm der HOPE-Studie, in den 3577 Diabetiker (98 % Typ II-Diabetiker) eingeschlossen sind (16). Die eine Hälfte der Patienten erhält 10 mg/d Ramipril (n=1808), die andere Hälfte (n=1769) Placebo. 58 % der Ramipril-Gruppe sind behandelte Hypertoniker (58 % haben auch eine KHK), 54 % der Placebo-Gruppe sind Hypertoniker (62 % KHK). Der Blutdruck liegt in beiden Gruppen bei im Mittel 142/80 mmHg. Die Studie wird nach 4,5 Jahren vorzeitig abgebrochen. Der Blutdruck fällt im Mittel um 2/3 mmHg (am Ende der Studienzeit).

- Unter dem ACE-Hemmer entwickeln 24 % (6,5 % vs 8,4 %) der Patienten seltener eine Nephropathie (definiert als ≥ 300 mg/d Albumin-Exkretion), p=0,027, absolute Risiko-Reduktion somit 1,9 % (NNT = 53)
- Die weiteren bedeutenden Ergebnisse der HOPE-Studie werden im Kap. 15.4.3. ausführlich dargelegt

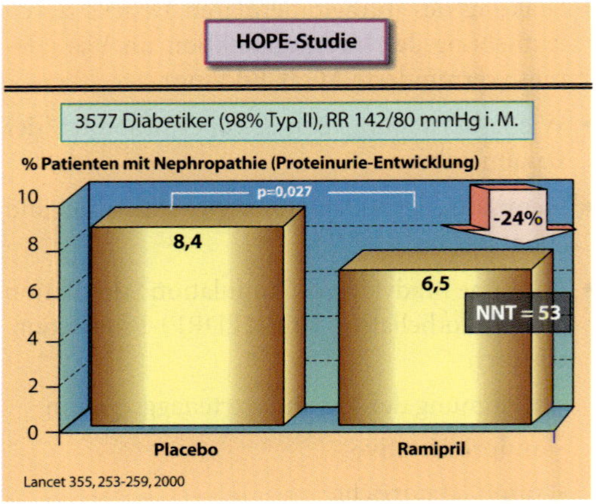

Abb. 11.22: Ergebnisse der Diabetiker in der MICRO-HOPE-Studie (17).

11.8.1.4. STENO Typ II-Studie bei Typ II-Diabetikern

Diese Studie (18) an 160 Typ II-Diabetikern (im Mittel 55,1 Jahre alt) über 3,8 Jahre zeigt, daß eine intensivierte Behandlung der Risikofaktoren

- Hyperglykämie
- Hochdruck und
- Hyperlipoproteinämie

im Vergleich zu einer Standardtherapie, somit eine multifaktorielle Intervention,

- nicht nur das Fortschreiten der Nephropathie (Erreichen einer Albuminexkretion > 300 mg/d) um 73 % mindert

sondern auch

- sekundäre Endpunkte reduziert wie
  - die Progression der Retinopathie um 55 %
  - und die Progression der autonomen Neuropathie um 68 %

Zur Lipidtherapie der intensiviert-therapierten Gruppe sind überwiegend Statine im Einsatz (33 Patienten vs 2 Patienten mit Standard-Therapie am Ende der Studienzeit), zur Hochdruck-Therapie vor allem ACE-Hemmer (69 Patienten vs 36 am Ende der Studienzeit), aber auch vermehrt Antioxidanzien (48 vs 0 Patienten) und ASS (31 vs 17 Patienten).

11.8.1.5. ACE-Hemmer-Studien bei Nicht-Diabetikern

Daß ACE-Hemmer nicht nur günstige Effekte bei Diabetikern mit Nephropathie haben, sondern auch bei Nicht-Diabetikern mit Nephropathie, zeigen die Ergebnisse der REIN-Studie (Ramipril) über 1,6 Jahre (19) und deren Fortsetzung über 3 weitere Jahre (20) sowie die ungleich größere AIPRI-Studie mit Benazepril über 3 Jahre (21).

Die REIN-Studie bei Nicht-Diabetikern

166 Patienten mit nicht-diabetischer Nephropathie und Proteinurie > 3 g/d sind in diese Studie eingeschlossen (19). Die Therapie mit Ramipril 1,25-5 mg/d vs Placebo plus antihypertensive Standardtherapie erfolgt über 1,6 Jahre. Primärer Endpunkt ist die GFR-Abfallsrate. Die Studie wird vorzeitig abgebrochen,

- da der GFR-Abfall pro Monat (bei n=117) unter Ramipril signifikant geringer ist (0,53 ml/min) als in der Placebogruppe (0,88 ml/min), p=0,03
- Auch die Proteinurie sinkt in der Verumgruppe signifikant um 55 % (p<0,01) gegenüber dem Ausgangswert, in der Placebogruppe dagegen keine signifikante Veränderung
- Auch wird durch Ramipril eine Verschlechterung der Nierenfunktion (Kreatinin-Verdopplung oder terminale Niereninsuffizienz effektiv vermindert, 18 vs. 40 Patienten, p=0,02
- In der Ramipril-Gruppe erleiden 23 % den kombinierten Endpunkt: Verdopplung der Kreatinin-Ausgangswerte oder Dialyse, in der Placebogruppe 45 %
- Der nephroprotektive Effekt kann hier nicht allein aus der RR-Senkung erklärt werden, da beide Gruppen bei identischem Ausgangsblutdruck auf den gleichen Ziel-RR von 144/88 mmHg eingestellt sind
- Diese Adjustierung in der RR-Senkung macht die Resultate dieser Studie besonders interessant und überzeugend

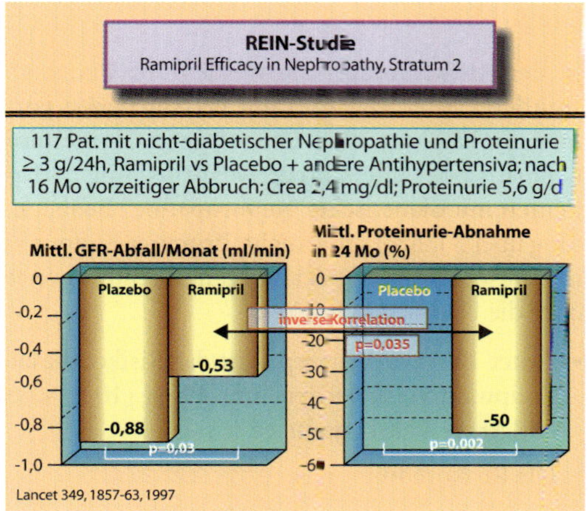

Abb. 11.23: Ergebnisse der REIN-Studie bei Nicht-Diabetikern.

In der Follow-up-Studie (20) über weitere 36 Monate (97 Patienten) nehmen 51 Patienten unverändert Ramipril, 46 Patienten der Placebogruppe erhalten jetzt auch Ramipril.

- In der Ramipril-Gruppe geht der GFR-Verlust/Monat von 0,44 in der Basis-Studie auf 0,10 ml/min pro 1,73 m^2 zurück (p=0,017), in der jetzt neu mit Ramipril behandelten Gruppe von 0,81 in der Basis-Studie auf 0,14 ml/min pro 1,73 m^2 (p=0,017), es findet sich also eine weitere Verlangsamung der Abnahme der GFR
- Bei der abschließenden Untersuchung sind die absoluten GFR-Werte in der ursprünglichen Ramipril-Gruppe um 35 % höher
- 19 Patienten der ursprünglichen Ramipril-Gruppe und 35 Patienten der ursprünglichen Placebo-Gruppe werden dialyse-pflichtig (p=0,027)
- Jenseits einer Behandlungsdauer von 36 Monaten ist die Häufigkeit einer weiteren Dialysepflicht in der ursprünglichen Ramipril-Gruppe gleich Null, bei 30 % in der ursprünglichen Placebogruppe (Placebo plus herkömmliche antihypertensive Therapie), d.h. es profitieren auch Patienten, die von anderen Antihypertensiva auf ACE-Hemmer umgesetzt werden
- Somit kann das Fortschreiten zur terminalen Niereninsuffizienz mit entsprechender nephroprotektiver Langzeit-Therapie verhindert werden

Die AIPRI-Studie

In der AIPRI-Studie (21) werden 583 Patienten (mittleres Alter 51 Jahre) mit verschiedenen Formen der Nephropathie, überwiegend Glomerulonephritis oder interstitielle Nephritis, nur 21 Patienten mit diabetischer Nephropathie (Beobachtung über 3 Jahre) untersucht. Primärer Endpunkt ist eine Verdopplung der Ausgangskreatininwerte oder die Dialysepflichtigkeit.

- Unter 10 mg/d Benazepril ist das Risiko, diesen Endpunkt zu erreichen, um 49 % (10,3 % vs 20,1 %, p<0,001) geringer
- Die Risikoreduktion ist
  - bei leichter Niereninsuffizienz ausgeprägter als bei mäßiger Niereninsuffizienz
  - bei Männern stärker ausgeprägt als bei Frauen
- Über den antihypertensiven Effekt von Benazepril ist nur ein Teil der protektiven Wirkung erklärbar
- Somit sind auch nephroprotektive Effekte bei nicht-diabetischen Nephropathien erreichbar
- Bei polyzystischen Nieren findet sich kein positiver Effekt

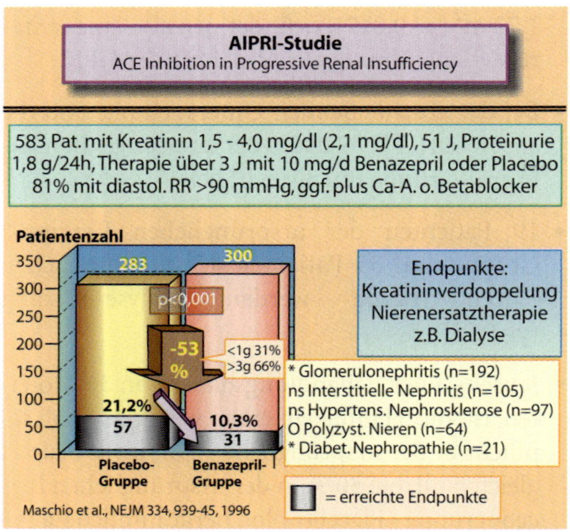

Abb. 11.24: Ergebnisse der AIPRI-Studie bei Nicht-Diabetikern.

11.8.2. Ca-Antagonisten

Ca-Antagonisten sind bei Diabetikern auch nephroprotektiv, aber diesbezüglich in der Potenz dem ACE-Hemmer eindeutig unterlegen. In der Metaanalyse von Weidmann (13) führen bei vergleichbarer Drucksenkung

- ACE-Hemmer zu einer Abnahme der Proteinurie um 52 %
- Ca-Antagonisten (L-Kanal-Blocker ohne Nifedipin) zu einer Abnahme um 24 %
- Betablocker und Diuretika zu einer Abnahme um 17 %

Die nephroprotektiven Ca-Antagonisten führen zu einer Vasodilatation nicht nur im Vas efferens, sondern auch im Vas afferens. Mehrere kleinere Studien haben inzwischen gezeigt, daß durch die Kombination ACE-Hemmer plus Ca-Antagonist die nephroprotektiven Effekte des ACE-Hemmers noch gesteigert werden können. Auch andere dilatatorische Substanzen sind nephroprotektiv. So ist Indapamid, ein Vasodilatator mit subklinischer natriuretischer Begleitkomponente deutlich nephroprotektiver als Hydrochlorothiazid, was sich nicht nur bezüglich Proteinurie, sondern auch in einem günstigeren Verlauf der GFR nachweisen läßt.

Die Wirkdauer der Ca-Antagonisten ist jedoch wichtig. Eine Vasodilatation des Vas afferens könnte bei bereits nachlassender Blutdrucksenkung einen Druckanstieg im Glomerulum zur Folge haben mit konsekutiv kontraproduktiven Effekten. Hierauf führt man die in einigen (nicht allen) Studien fehlende Nephroprotektion von Nifedipin zurück.

11.8.3. Die AT_1-Rezeptorantagonisten

Sind die ACE-Hemmer die am besten untersuchten Substanzen in der Nephroprotektion beim Typ I-Diabetiker (Lewis-Studie), so sind dies seit 5/2001 die AT_1-Rezeptorantagonisten beim Typ II-Diabetiker. Ganz aktuelle Studien haben hier die Bedeutung der AT_1-Rezeptorantagonisten evaluiert. Ihr Wirkmechanismus ist dem der ACE-Hemmer verwandt.

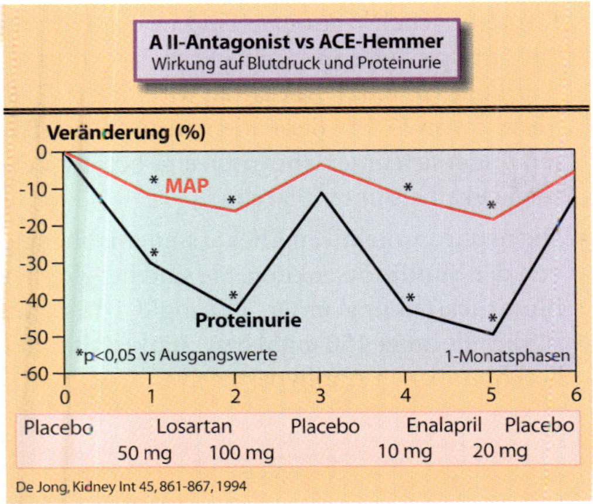

Abb. 11.25: Vergleich von Blutdrucksenkung und Proteinurie in einer Cross-over-Studie mit ACE-Hemmer vs AT_1-Rezeptorantagonist (Enalapril vs Losartan).

11.8.3.1. Das PRIME-Programm in der Übersicht

In dieser Pilotstudie von Pohl et al. ist Irbesartan dem Ca-Antagonisten Amlodipin nicht nur bezüglich des Ersatz-Parameters Regression der Proteinurie überlegen, sondern auch bezüglich der Verbesserung der Kreatinin-Clearance, also der Nierenfunktion.

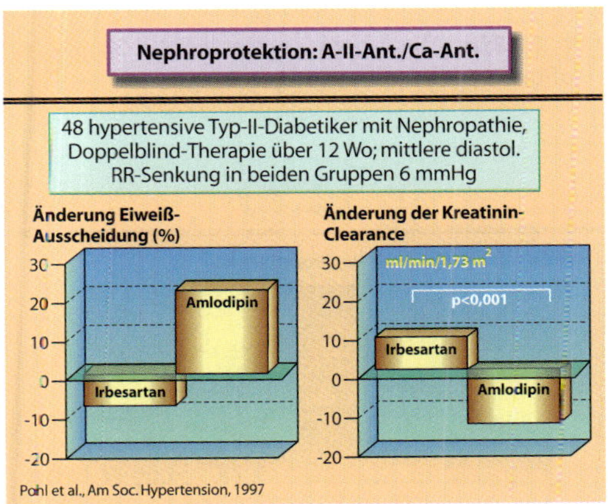

Abb. 11.26: Ergebnisse der Pilotstudie von Pohl - Irbesartan vs Amlodipin.

Das PRIME-Programm umfaßt 2 parallele Studien bei hypertensiven Typ II-Diabetikern:

- eine Präventionsstudie, die IRMA II-Studie
- eine Progressionsstudie, die IDNT-Studie

Somit geht es hier im PRIME-Programm um eine renale Primär- und Sekundärprävention.

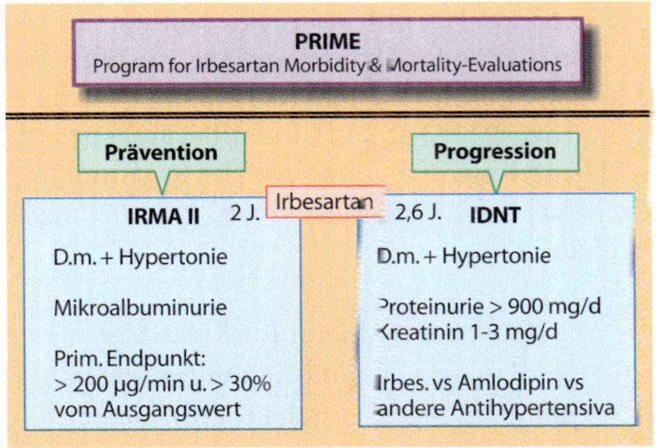

Abb. 11.27a: Das Prime Programm in der Übersicht.

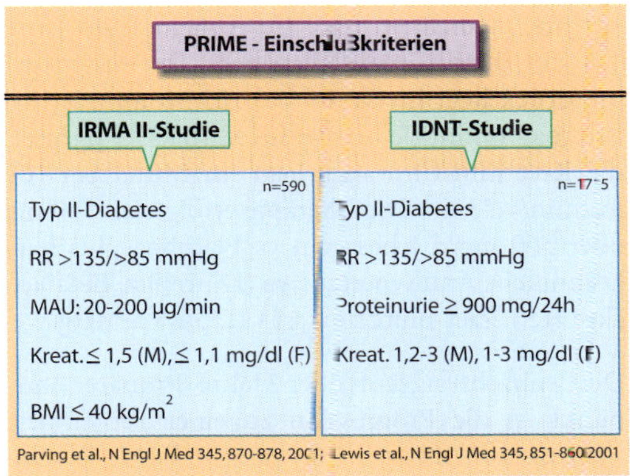

Abb. 11.27b: Einschlußkriterien des PRIME-Programms (M = Männer; F = Frauen).

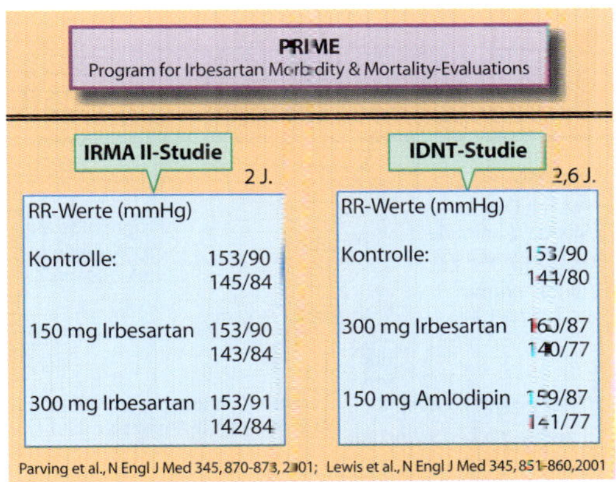

Abb. 11.27c: Blutdruckwerte vor und nach Therapie bei den Patienten des PRIME-Programms.

11.8.3.2. Die IRMA II-Studie

Die IRMA II-Studie (prospektiv, randomisiert, doppel-blind) umfaßt 590 Typ II-Diabetiker (30-70 Jahre, im Mittel 59 Jahre) mit Hypertonie

(>135/85 mmHg) und Mikroalbuminurie (20-200 µg/min) bei 2 oder 3 konsekutiven Kontrollen. Die Serumkreatininwerte sollen bei Männern maximal bei 1,5 mg/dl (133 µmol/l) liegen, bei Frauen maximal bei 1,1 mg/dl (97 µmol/l). Das Kreatinin liegt im Mittel bei 1,1 mg/dl (Männer) bzw. 0,9 mg/dl (Frauen).

Umrechnungsfaktor für Kreatinin:
mg/dl in µmol/l: mit 88,4 multiplizieren
µmol/l in mg/dl: durch 88,4 dividieren

Zur Therapie des Hochdrucks sind herkömmliche Antihypertensiva außer ACE-Hemmern, AT_1-Rezeptorantagonisten und Ca-Antagonisten vom Typ der Dihydropyridine erlaubt. Der Ausgangsblutdruck liegt im Mittel bei 153/90 mmHg, die Mikroalbuminurie beträgt im Mittel 55,5 µg/min, die Kreatinin-Clearance liegt im Mittel bei 109 ml/min/1,73 m^2. Die Therapie erfolgt mit 150 mg oder 300 mg/d Irbesartan vs Placebo (plus herkömmliche Antihypertensiva (Diuretika, Betablocker etc.). Ziel-Blutdruck ist < 135/85 mmHg.

Die Beobachtung läuft über 2 Jahre. Primärer Endpunkt ist die Progression zu einer Proteinurie >200 µg/min, d.h. der Übergang in die Nephropathie und die Zunahme der Albuminurie um >30 % vom Ausgangswert.

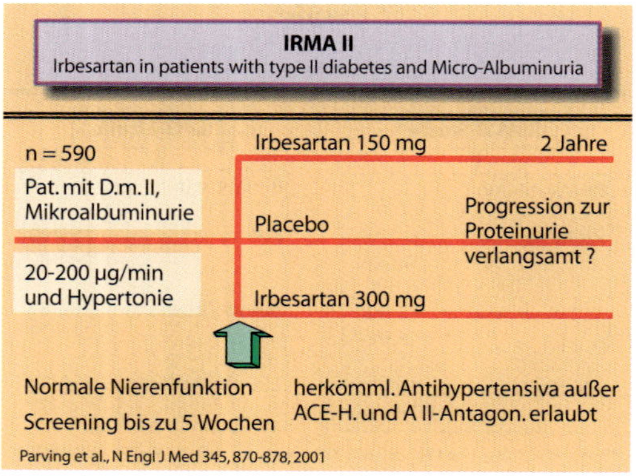

Abb. 11.28: Das Studiendesign von IRMA II.

- Unter 300 mg/d Irbesartan wird der primäre Endpunkt um 70 % (p<0,001) seltener als unter Placebo erreicht, NNT = 10, unter 150 mg/d Irbesartan um 39 % seltener (p=0,08) als unter Placebo (5,2 % vs 9,7 % vs 14,9 %)
- Ernstere Nebenwirkungen sind in der Irbesartan-Gruppe signifikant seltener als in der Placebogruppe (p=0,02). Irbesartan wird von 13,7 %, Placebo von 17,5 % der Patienten abgesetzt. Somit findet sich unter Irbesartan eine bessere Verträglichkeit als unter Placebo
- Die nephroprotektiven Effekte sind unabhängig von der Blutdrucksenkung. Sie sind bei gleicher Blutdrucksenkung unter 300 mg/d Irbesartan stärker als unter 150 mg/d bzw. stärker als unter herkömmlichen Antihypertensiva

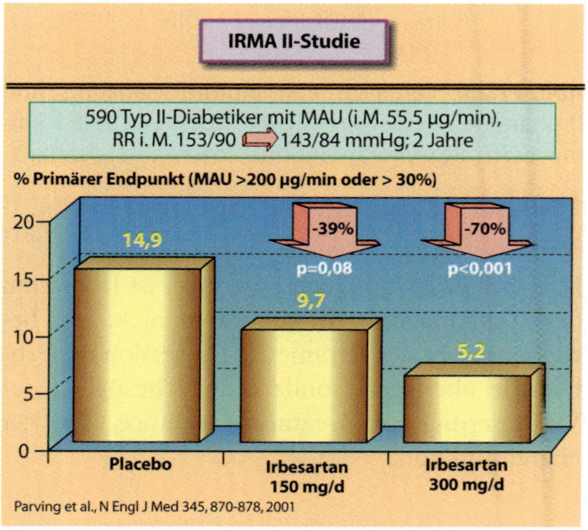

Abb. 11.29a: Die Ergebnisse der IRMA II-Studie - die Häufigkeit des primären Endpunktes.

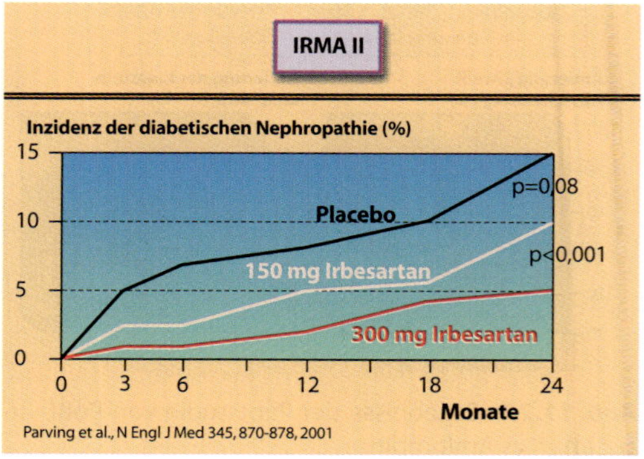

Abb. 11.29b: Die Ergebnisse der IRMA II-Studie - die Inzidenz der diabetischen Nephropathie.

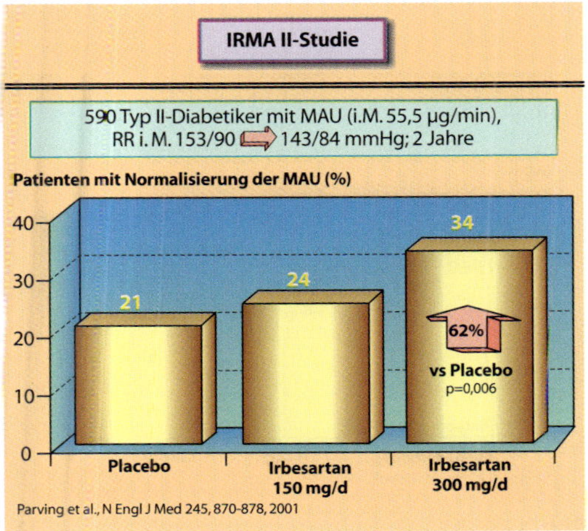

Abb. 11.30a: Ergebnisse der IRMA II-Studie – Patienten mit Normalisierung der Mikroalbuminurie.

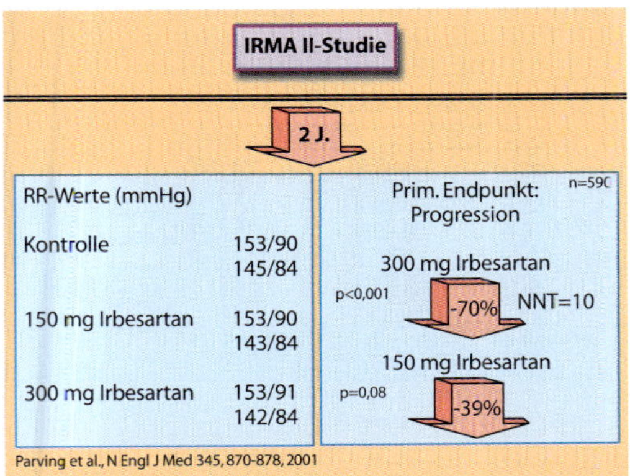

Abb. 11.30b: Ergebnisse der IRMA II-Studie – von der Blutdruck-Senkung unabhängige nephroprotektive Effekte von Irbesartan.

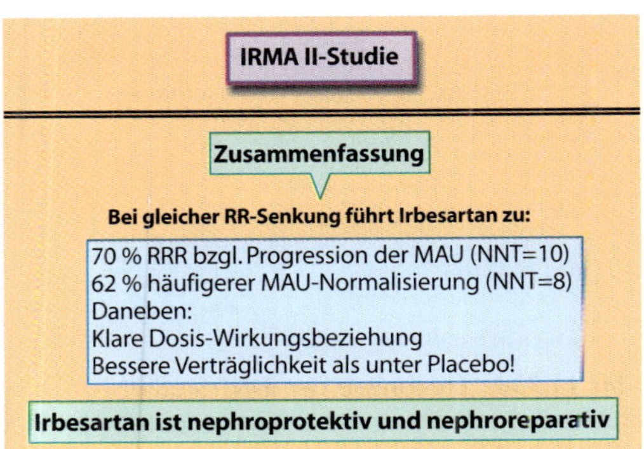

Abb. 11.31: Konklusion der IRMA II-Studie.

11.8.3.3. Die IDNT-Studie

(23)

In die IDNT-Studie sind 1715 Typ II-Diabetiker (Alter 30-70 Jahre, im Mittel 59 Jahre, zu Studienbeginn zu 58 % insulin-pflichtig) mit Hochdruck und Nephropathie eingeschlossen (Proteinurie ≥ 900 mg/d, Kreatininwerte von 1,0-3,0 mg/dl (Frauen) bzw. 1,2-3,0 mg/dl (Männer), also Patienten mit Niereninsuffizienz. Der Kreatininwert dieser Patienten liegt im Mittel bei 1,67 mg/dl, die Proteinurie beträgt im Mittel 2,9 g/Tag. Der Ausgangsblutdruck liegt im Mittel bei 159/87 mmHg.

Die Therapie erfolgt mit 300 mg/d Irbesartan vs Placebo vs 10 mg/d Amlodipin bei einer mittleren Beobachtungszeit von 2,6 Jahren. Zielblutdruck ist ≤ 135/85 mmHg oder 10 mmHg niedriger als der systolische Ausgangs-Blutdruck (wenn dieser > 145 mmHg gewesen war).

Durch die Therapie fällt der Blutdruck auf 140/77 mmHg (Irbesartan), 141/77 mmHg (Amlodipin) bzw. 144/80 mmHg (Placebo). Als zusätzliche Antihypertensiva sind ACE-Hemmer, AT_1-Rezeptorantagonisten und Ca-Antagonisten ausgeschlossen.

Primärer kombinierter Endpunkt: Verdopplung der Ausgangs-Kreatininwerte, terminales Nierenversagen (Kreatininspiegel > 6mg/dl; ESRD=end-stage renal disease) und Gesamtmortalität.

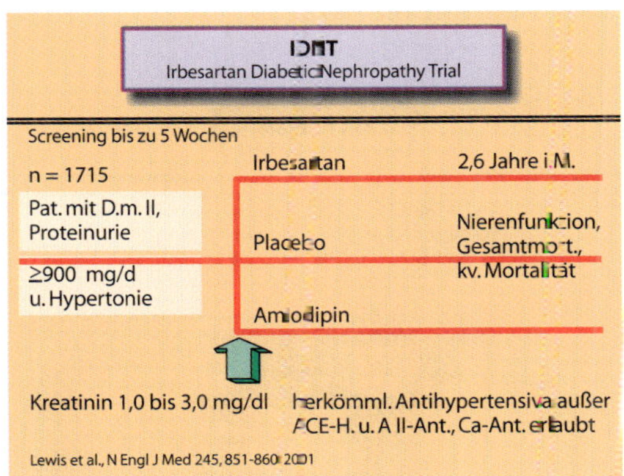

Abb. 11.32: Das Studiendesign der IDNT-Studie.

Durch die Therapie mit Irbesartan wird der primäre kombinierte Endpunkt

- um 20 % seltener erreicht als unter Placebo (32,6 % vs 39 %; p=0,02), NNT = 16 bzw.

- gegenüber Amlodipin um 23 % seltener erreicht (32,6 % vs 41,1 %; p=0,006), NNT = 11
- Eine Verdopplung der Kreatininwerte findet sich unter Placebo in 24 %, unter Amlodipin in 25 %, unter Irbesartan in 17 %, d.h. unter Irbesartan um 33 % seltener als unter Placebo (p=0,003) und um 37 % seltener als unter Amlodipin (p<0,001), dies trotz gleicher Blutdrucksenkung in den 3 Gruppen
- Das Endstadium der Niereninsuffizienz wird unter Irbesartan in 14,2 % erreicht, unter Amlodipin in 18,3 %, unter Placebo in 17,8 %, d.h. unter Irbesartan vs den beiden anderen Gruppen um 23 % seltener (p=0,07)
- Die Kreatininwerte steigen in der Irbesartan-Gruppe um 24 % langsamer als in der Placebogruppe (p=0,008) und um 21 % langsamer als in der Amlodipingruppe (p=0,02), dies obgleich unter Amlodipin wie unter Placebo mehr Patienten wegen des Erreichens des renalen Endpunktes von der weiteren Kreatininanalyse ausgeschlossen werden. Die mittlere Rate der Kreatininveränderung pro Jahr beträgt: 0,59 ± 0,04 mg/dl (Placebo), 0,57 ± 0,04 mg/dl (Amlodipin) und 0,45 ± 0,04 mg/dl (Irbesartan)
- Die mittlere Rate in der Änderung der Kreatinin-Clearance (ml/min/1,73m^2/Jahr) beträgt: -6,5 ± 0,37 (Placebo), -6,8 ± 0,37 (Amlodipin) und -5,5 ± 0,36 (Irbesartan), d.h. unter Irbesartan ein um 15,4 % geringerer Abfall der Kreatinin-Clearance pro Jahr

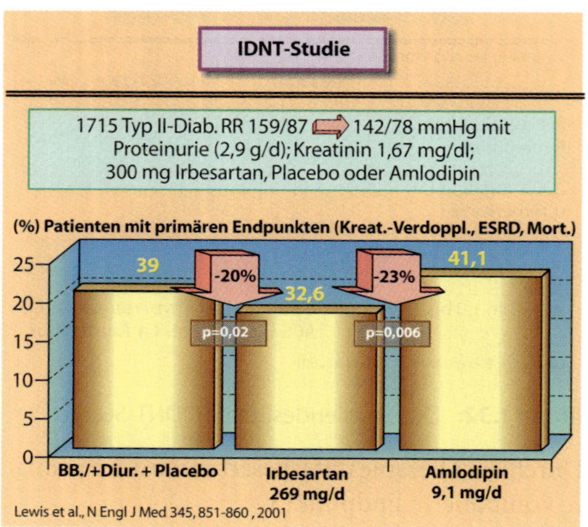

Abb. 11.33a: Ergebnisse der IDNT-Studie - der primäre Endpunkt.

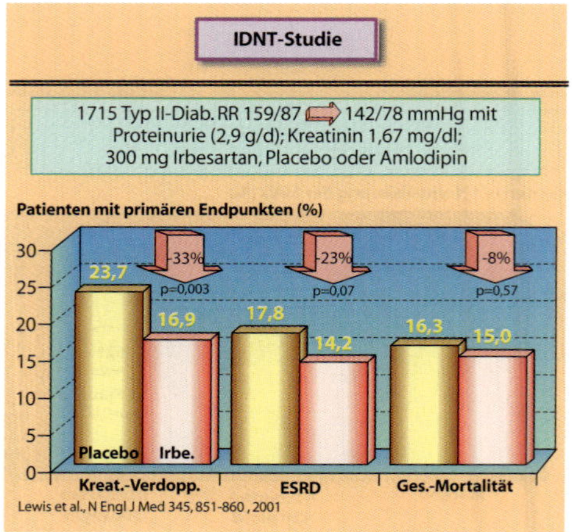

Abb. 11.33b: Ergebnisse der IDNT-Studie - die primären Endpunkte im einzelnen: Irbesartan vs Placebo.

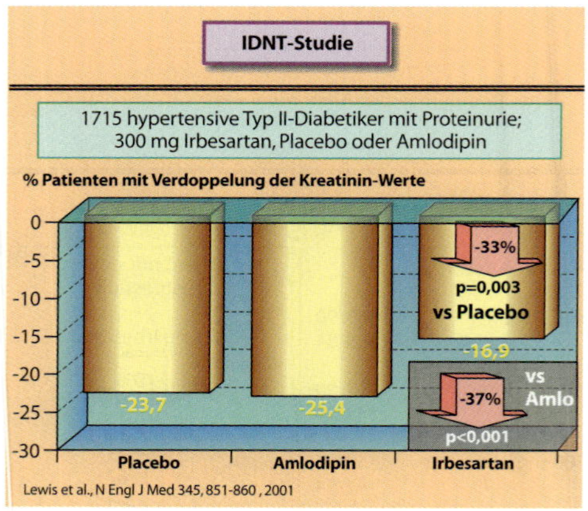

Abb. 11.33c: Ergebnisse der IDNT-Studie - Häufigkeit der Verdopplung der Kreatininwerte unter Placebo, Amlodipin und Irbesartan.

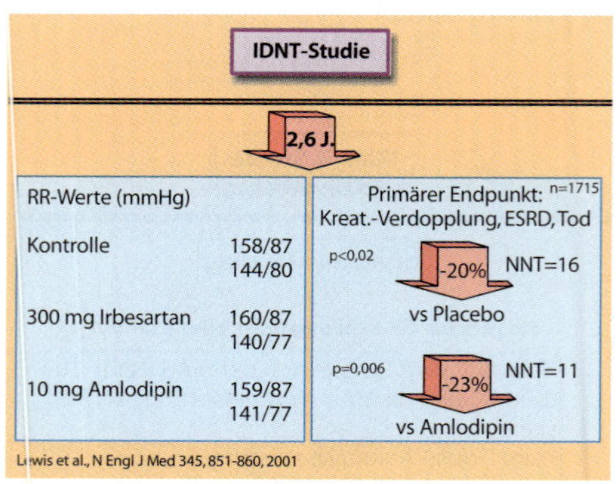

Abb. 11.33d: Ergebnisse der IDNT-Studie - von der Blutdruck-Senkung unabhängige nephroprotektive Effekte von Irbesartan - Vergleich Irbesartan vs Amlodipin.

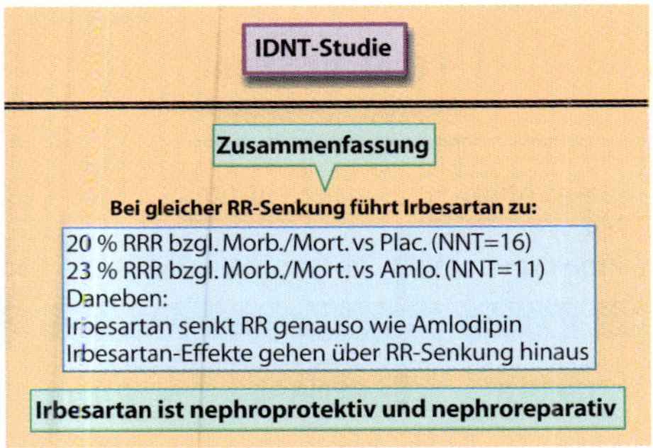
IDNT-Studie
Zusammenfassung
Bei gleicher RR-Senkung führt Irbesartan zu:
20 % RRR bzgl. Morb./Mort. vs Plac. (NNT=16)
23 % RRR bzgl. Morb./Mort. vs Amlo. (NNT=11)
Daneben:
Irbesartan senkt RR genauso wie Amlodipin
Irbesartan-Effekte gehen über RR-Senkung hinaus
Irbesartan ist nephroprotektiv und nephroreparativ

Abb. 11.33e: Konklusion der IDNT-Studie.

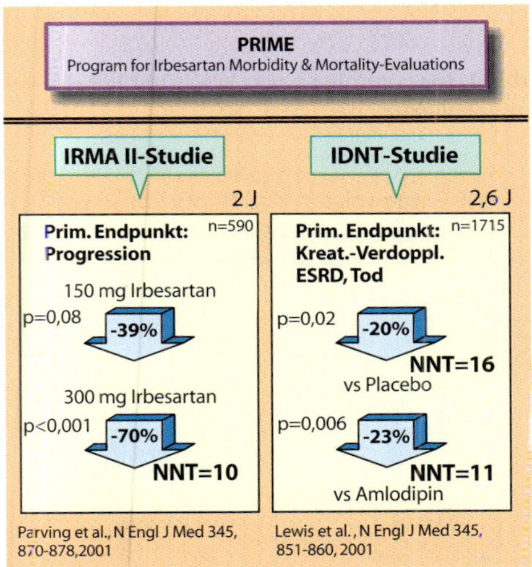

Abb. 11.34: Ergebnisse des PRIME-Programms in der Übersicht. Versus Placebo bzw. herkömmlicher Therapie plus Amlodipin- Resultate beträgt unter Irbesartan bezüglich des kombinierten Endpunkts (Kreatinin-Verdopplung, ESRD, Tod) die NNT nur 14.

11.8.3.4. Die RENAAL-Studie

(24)

In dieser Studie werden 1513 hypertensive Typ II-Diabetiker (31-70 Jahre, im Mittel 60 Jahre) mit Nephropathie (Proteinurie ≥ 500 mg/24h, Kreatininwerte von 1,3 bis 3,0 mg/dl) zusammengefaßt und über im Mittel 3,4 Jahre entweder mit der Zieldosis 100 mg/d (!) Losartan (71 % der Patienten nehmen 100 mg/d) oder Placebo behandelt. Der Ausgangs-Blutdruck liegt beim Gesamtkollektiv im Mittel bei 153/82 mmHg, das Serumkreatinin im Mittel bei 1,9 mg/dl, die Proteinurie beträgt im Mittel 1,25 g/24h.

Primärer kombinierter Endpunkt: Verdopplung der Ausgangs-Kreatininwerte terminales Nierenversagen (Kreatininspiegel > 5mg/dl; ESRD=end-stage renal disease) und Gesamtmortalität.

- Unter Losartan erreichen 16 % (43,5 % vs 47,1 % bzw. 327 vs 359 Patienten, p=0,02)) seltener den primären Endpunkt als unter Placebo
- Die Zahl der Patienten mit Dialyse- und Transplantationsnotwendigkeit (ESRD) ist unter Losartan vs Placebo um 28 % geringer (19,6 % vs 25,5 %; p=0,002)
- Die Kreatininverdopplung ist unter Losartan um 25 % seltener (21,6 % vs 26 %; p<0,001) als unter Placebo plus herkömmlicher antihypertensiver Therapie

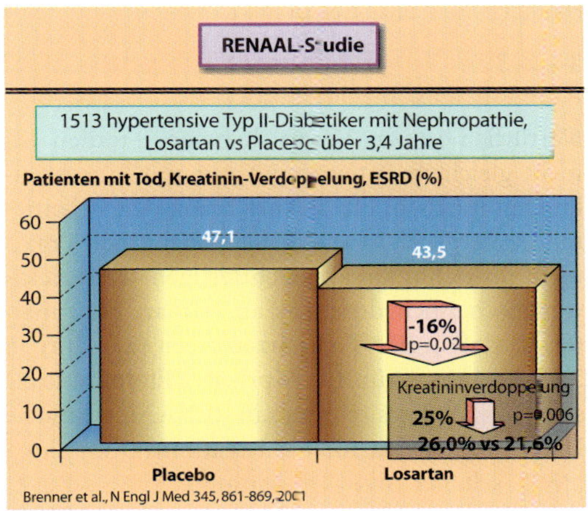

Abb. 11.35a: Ergebnisse der RENAAL-Studie - Häufigkeit des kombinierten primären Endpunktes.

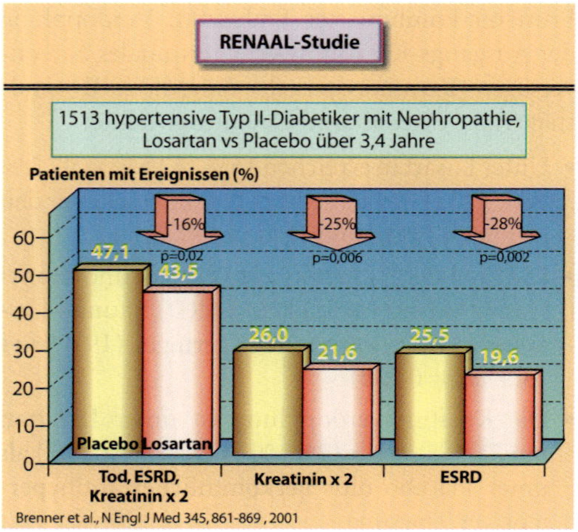

Abb. 11.35b: Ergebnisse der RENAAL-Studie - die Häufigkeit der einzelnen primären Endpunkte.

11.8.3.5. Vergleich von IDNT und RENAAL

Nartürlich ist ein Vergleich beider Studien bei nicht gleichem Patientengut nur mit Einschränkungen möglich. Ein solcher zumindest orientierender Vergleich ist andererseits aber für die Praxis nicht unwichtig und zu rechtfertigen, wenngleich wissenschaftlich durchaus angreifbar. Festzuhalten ist, daß in IDNT in kürzerer Zeit (2,6 Jahre vs 3,4 Jahre) sogar günstigere primäre Endpunkte resultieren (20 % vs 16 %) als in RENAAL. Ähnliche Daten finden sich für die Kreatininverdopplung (33 % seltener unter Irbesartan vs 25 % seltener unter Losartan). Inwieweit hier die 10mal höhere Affinität zum AT_1-Rezeptor oder die höhere Lipophilie des Irbesartan im Vergleich zu Losartan eine Rolle spielt, oder auch das nicht-identische Patientengut, kann z.Zt. nur diskutiert, jedoch nicht definitiv beantwortet werden.

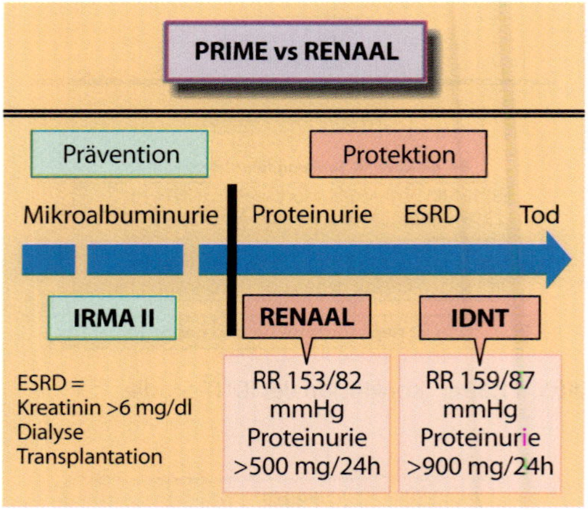

Abb. 11.36a: Vergleich von IDNT und RENAAL - Patientenkollektiv.

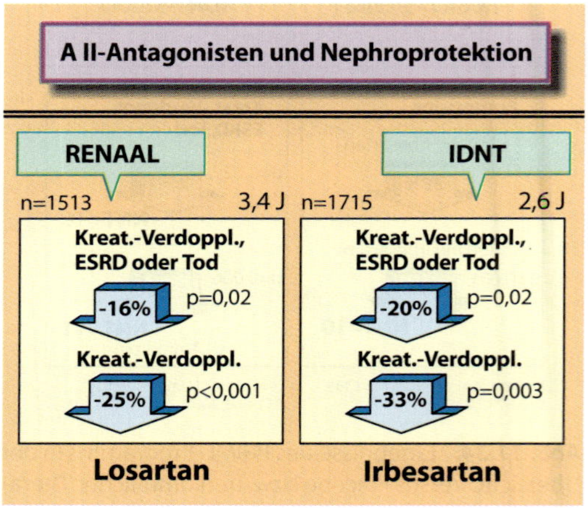

Abb. 11.36b: Vergleich der Ergebnisse von IDNT und RENAAL.

IDNT vs RENAAL

Endpunkt	Studie	Placebo	Verum	ARR	NNT
Tod, ESRD, Kreat.-Verdoppelung	RENAAL	47,1%	43,5%	3,6%	28
	IDNT	39,0%	32,6%	6,4%	16
			korr. auf 3,4 J		12
Kreat.-Verdoppelung	RENAAL	39,0%	32,6%	4,6%	22
	IDNT	23,7%	16,9%	6,8%	15
			korr. auf 3,4 J		11
Tod	RENAAL	21,0%	20,3%	0,7%	143
	IDNT	16,3%	15,0%	1,3%	77
			korr. auf 3,4 J		59

Für IDNT korr. NNT kalkuliert nach Moriarty, Am J Cardiol 87, 1206-1208, 2001

Abb. 11.37: Vergleich der Ergebnisse von IDNT und RENAAL, für IDNT orientierend auf die gleiche Therapiedauer umgerechnet (Formel: Studiendauer von IDNT/Studiendauer von RENAAL x NNT von IDNT).

11.8.3.6. Vergleich MICRO-HOPE vs IRMA-II

Die Numbers-needed-to-treat (NNT) beschreibt den Nutzen einer Therapie am besten. Da die Studien z.T. eine deutlich unterschiedliche Therapiedauer haben, ist es zur orientierenden Übersicht erlaubt, diese zum Vergleich auf eine identische Therapiedauer umzurechnen. Daneben ist zu beachten, daß in MICRO-HOPE nur jeder dritte Diabetiker eine Mikroalbuminurie aufweist. Dieser Vergleich und diese Methode können damit nur orientierenden Charakter haben. Auch hat in MICRO-HOPE nur jeder zweite Studienteilnehmer einen Hypertonus (58%).

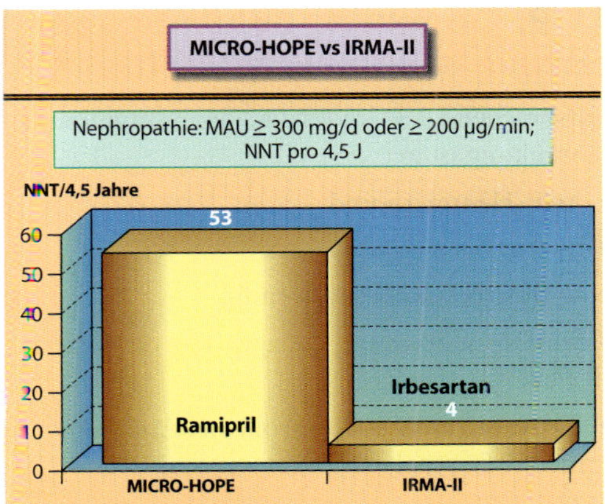

Nach Moriarty, Am J Cardiol 87, 1206-1208, 2001; errechnet für MAU

Abb. 11.38: NNT von MICRO-HOPE und IRMA II - für IRMA II orientierend umgerechnet auf 4,5 Jahre Therapiedauer von MICRO-HOPE.

11.8.3.7. Die MARVAL-Studie

Auch in dieser Studie mit 332 teils normotensiven, teils hypertensiven Typ II-Diabetikern im Alter von 35-75 Jahren mit Mikroalbuminurie führt die Gabe von 80 mg/d Valsartan über 24 Wochen zu einer signifikanten Abnahme der Mikroalbuminurie von im Mittel 57,97 mg/min auf 32,3 µg/min. Amlodipin hat in dieser Untersuchung dagegen keinen wesentlichen Einfluß auf die Albuminausscheidungsrate. Der Anteil der Patienten mit Normalisierung der Albuminausscheidung ist unter Valsartan doppelt so hoch wie unter Amlodipin (30 % vs 14,5 %). (Wheeldon, ASH 5/2001, Am J Hypertens 14, No 4/2,2001).

11.8.4. Weitere nephroprotektive Maßnahmen

Neben einer nephroprotektiven Therapie des Hochdrucks mit bestimmten zu bevorzugenden Antihypertensiva sind weitere Maßnahmen erfolgversprechend.

11.8.4.1. Lipidtherapie

Hierzu gehört die Lipidtherapie, zumal die fortgeschrittenere Nephropathie in der Regel mit einer Fettstoffwechselstörung einhergeht, d.h. mit hohem LDL und niedrigem HDL. Die bisherige Datenlage zur Lipidsenkung reicht jedoch zu einer Beurteilung dieser Therapie bezüglich nephroprotektiver Wirkungen noch nicht aus. Subgruppenanalysen der CSE-Hemmer-Studien mit dieser Fragestellung liegen nicht vor.

Andererseits darf nicht vergessen werden, daß das LDL-Ziel beim Diabetiker (primär- als auch sekundärpräventiv) z.Zt. mit < 100 mg/dl festgelegt ist, mit Nephropathie oder ohne Nephropathie. Die Hauptgefahr für diese Patienten droht von kardialer Seite, nämlich der Tod. Der Tod der Niere dagegen führt zur Nierenersatztherapie, aber mit Minderung von Lebensqualität und -quantität. Daß eine multifaktorielle Interventionstherapie, u.a. Statine (☞ Kap. 11.8.1.4.) das Fortschreiten einer Nephropathie mindert, hat die STENO-Typ II-Studie (17) gezeigt.

11.8.4.2. Eiweißrestriktion

Durch hohe Eiweißzufuhr wird die Entwicklung und das Fortschreiten einer Nephropathie begünstigt. Eine Reduktion der täglichen Eiweißzufuhr auf 0,6-0,8 g pro kg Körpergewicht, d.h. auf ca

10 % der täglichen Kalorienaufnahme ist anzustreben. Der nephroprotektive und -reparative Effekt ist aber quantitativ geringer als der Effekt der ACE-Hemmer-Therapie oder grundsätzlich einer antihypertensiven Therapie.

11.8.4.3. Aufgabe des Rauchens

Nikotingenuß hat vielfältige ungünstige Effekte, die sich nicht nur an den Koronarien, sondern in allen Gefäßprovinzen niederschlagen, auch in der Niere. Auch hier führt Rauchen somit zu einer Progression der Nephropathie.

11.8.4.4. Blutzuckereinstellung

Strikte Blutzuckereinstellung ist die Basis jeder Diabetes-Therapie. Die günstigen Resultate eines solchen Vorgehens haben u.a. die DCCT-Studie bei Typ I-Diabetikern sowie die UKPDS bei Typ II-Diabetikern gezeigt, aber auch die STENO-Typ II-Studie.

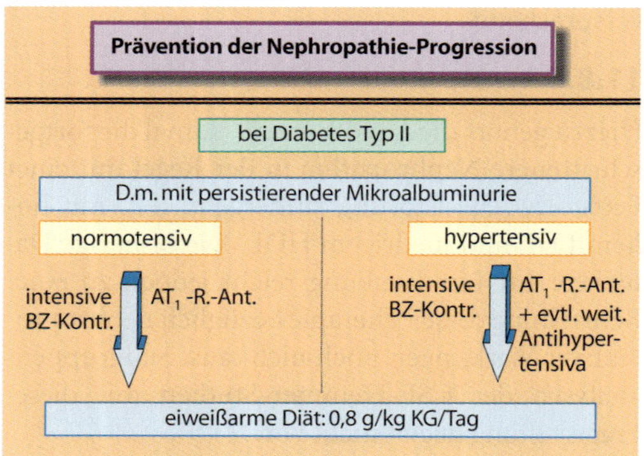

Abb. 11.39: Prävention der Nephropathie-Progression.

11.8.4.5. Vitamin E - die SPACE-Studie

In der SPACE-Studie (25) mit dialyse-pflichtigen Patienten (n=196) sind 34 % (800 IE/d Vit. E) bzw. 35,4 % (Placebo) Diabetiker vertreten. Bei einer Beobachtung über 519 Tage kommt es unter Vitamin E zu einer signifikanten Reduktion des primären Endpunktes (tödlicher oder nicht-tödlicher Myokardinfarkt, Apoplex, pAVK und instabile A.p.), 16 % unter Vit. E vs 33 % unter Placebo, d.h. Reduktion um 54 % (p=0,014). Die Myokardinfarkte allein sind ebenfalls mit 70 % seltener (5,1 % vs 17,2 %), p=0,016. D.h. die Supplementierung von 800 IE/d - ein antioxidatives Therapieprinzip -führt bei Dialyse-Patienten zu günstigen Effekten.

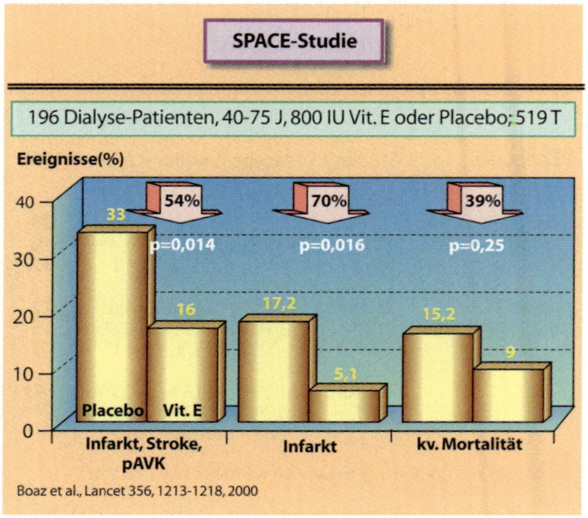

Abb. 11.40: Ergebnisse der SPACE-Studie.

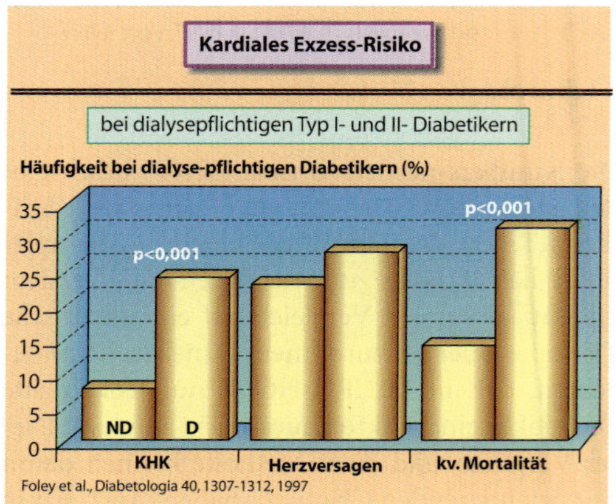

Abb. 11.41: Kardiales Exzeß-Risiko bei Dialyse-Patienten.

11.9. Dosierung der Antihypertensiva bei Niereninsuffizienz

Entsprechend des Grades der Nierenfunktionseinschränkung ist bei

- ACE-Hemmern und
- hydrophilen Betablockern

eine Dosisreduktion notwendig.

Keine Dosisanpassung ist dagegen in der Regel nötig bei:

- Ca-Antagonisten (Kontrolle bei Amlodipin, da hier 10 % renal eliminiert werden)
- Alpha-Blockern
- AT_1-Rezeptorantagonisten (bei Irbesartan und Losartan keine Indikationseinschränkung bezüglich GFR) und

- lipophilen Betablockern
- Ab Kreatininwerten von 1,8-2,0 mg/dl sind Thiazide weniger wirksam, so daß ab diesen Kreatininwerten Schleifendiuretika bevorzugt werden sollten
- Ist ein Schleifendiuretikum auch in höherer Dosis nicht ausreichend wirksam, evtl. durch Resistenzentwicklung, ist trotz erhöhter Kreatininwerte die Kombination mit einem Thiazid (z.B. 10-20 mg/d Torasemid plus 20-40 mg Xipamid) im Sinne einer sequentiellen Nephronblockade sinnvoll
- Thiazide hemmen den unter Schleifendiuretika auftretenden adaptiven Anstieg der NaCl- und H_2O-Rückresorption im distalen Tubulus, was die additive Wirkung dieser Kombination erklärt. Die Gefahr dieser Kombination liegt in der Volumendepletion und verstärkten Hypokaliämie-, Hyponatriämie- und Hypomagnesiämie-Neigung
- Bei zunehmender Niereninsuffizienz und vermehrter Flüssigkeitsretention kommt einer adäquaten diuretischen Medikation ein besonders hoher Stellenwert zu

	Normdosis mg/d	Dosisreduktion bei eingeschränkter Nierenfunktion		
	GFR>100 ml/min Krea. <1,2 mg/dl	GFR~50 ml/min Krea. 1,6-2,0 mg/dl	GFR~20 ml/min Krea. 4-5 mg/dl	GFR~1-5 ml/min Krea. ~15 mg/dl
ACE-Hemmer				
Enalapril	10-40	10-20	max. 10	max. 2,5
AT-1-Antagonist				
Irbesartan	150-300	150-300	150-300	150-300
Betablocker				
Metopolol	50-200	50-200	50-200	50-200
Atenolol	50-100	50-100	50%	10-25%
Ca-Antagonist				
Felodipin	5-10	5-10	5-10	5-10
Alpha-Blocker				
Doxazosin	4	4	4	4
Dihydralazin	100	100	100	75%
Moxonidin	0,6	0,6	0,3	0,2
Thiazid				
Xipamid	10-40	10-40	nur bei seq. Nephronblockade	
Schleifen-Diur.				
Furosemid	20-40	20-40	125-500 oder seq. Nephronblockade	125-500>

Abb. 11.42: Mittlere Dosierung der Antihypertensiva bei normaler und eingeschränkter Nierenfunktion. Einige dieser Substanzen sind offiziell nur bis Kreatininwerten von 1,8 mg/dl bzw. GFR > 30 ml/min zugelassen.
Äquivalenzdosierungen der ACE-Hemmer: 10 mg Enalapril (E) entspricht 10 mg Quinapril, Benazepril und Lisinopril, 5 mg Ramipril, 4 mg Perindopril (≅10-15 mg E), 2 mg Trandolapril, 2-3 x 25 mg Captopril.

Kurzfristige Kalium- und Kreatininkontrollen sind bei jeder antihypertensiven Therapie im Rahmen einer Niereninsuffizienz notwendig, besonders wichtig beim Einsatz von ACE-Hemmern (Hyperkaliämiegefahr). Kreatininanstiege unter ACE-Hemmern von ≥ 0,3 mg/dl bzw. 30 % müssen Anlaß zur Abklärung der Ursache sein (Nierenarterienstenose, Hypovolämie, Hypotonie, NSAR etc.). Kaliumsparende Diuretika wie Triamteren, Amilorid oder Spironolacton sind bei Einsatz eines ACE-Hemmers bei Niereninsuffizienz kontraindiziert.

Bei Herzinsuffizienz ist niedrig dosiertes Spironolacton (im Mittel 25 mg/d) bei ACE-Hemmer-Therapie und Schleifendiuretika-Gabe lebensverlängernd (☞ RALES-Studie, selbst bei Kreatininwerten bis 2,5 mg/dl). Voraussetzung sind auch hier regelmäßige Kalium- und Kreatininkontrollen.

11.10. Blutdrucksenkung und Nierenfunktion

Bei Patienten mit Niereninsuffizienz und stark erhöhten RR-Werten kann eine rasche RR-Senkung zu einer weiteren Funktionsabnahme der Niere führen, die jedoch in der Regel nach wenigen Wochen trotz fortbestehender Normotonie reversibel ist. Der zirkadiane Rhythmus des Blutdrucks ist bei Nephropathie meist aufgehoben, d.h. der Gelegenheitsblutdruck gibt wohl zunächst Hinweise auf den Schweregrad des Hypertonus, eine 24 h-Blutdruckmessung sollte jedoch bei diesem Hochrisikokollektiv spätestens zu den Therapiekontrollen eingesetzt werden.

11.11. Ziel-Blutdruckwerte bei Nephropathie

Zielblutdruck bei Patienten mit Nephropathie sollte aus renaler Sicht ≤ 125/75 mmHg. Für die diabetische Nephropathie ist dieser niedrige RR anerkannt. Für die nicht-diabetischen Patienten mit Proteinurie sollten die gleichen Zielblutdruckwerte angestrebt werden.

Blutdruck-Ziele bei Diabetes

Ziel-RR	Nephropathie	Institution
<135/85 mmHg	nein	Deutsche Hochdruckliga, DDG, JNC-VI, WHO/ISH
<130/80 mmHg	ja	DDG
<125/75 mmHg	ja	JNC-VI, WHO/ISH, Deutsche Hochdruckliga

Abb. 11.43: Ziel-Blutdruckwerte bei Nephropathie.

RR-Ziele bei Albuminurie

European Diabetes Policy Group 1998	bei norm. Albuminurie	<135/85 mmHg
	bei erhöhter Albuminurie	<130/80 mmHg, falls erreichbar niedriger
ADA 1998 VI. Joint Nat. Committee 1997 WHO/ISH-Guidlines 1999	ohne Nephropathie	<130/85 mmHg
VI. Joint Nat. Committee 1997 Nat. Kidney Found. 1995 WHO/ISH-Guidelines 1999	mit Nephropathie	<125/75 mmHg

Abb. 11.44: Blutdrucktherapieziele bei Albuminurie - Forderungen einzelner Fachgesellschaften.

11.12. Bei Niereninsuffizienz zu vermeidende Substanzen

Nicht-steroidale Antirheumatica (NSAR) wie z.B. Diclofenac sollten bei Niereninsuffizienz möglichst vermieden werden. Als Prostaglandinsynthesehemmer mindern sie nicht nur den drucksenkenden Effekt des ACE-Hemmers, sondern können auch durch Verminderung der Vasodilatation im Bereich des Vas afferens, d.h. durch präglomerulären Angriff zu deutlicher Verschlechterung der Nierenfunktion führen. Auch Röntgenkontrastmittel sind nephrotoxisch.

11.13. CSE-Hemmer bei dialysepflichtigen Diabetikern

Die Lebenserwartung des dialyse-pflichtigen Diabetikers wird vor allem durch makrovaskuläre Komplikationen bestimmt. Die Prognose des Diabetikers in diesem Stadium gleicht Patienten mit metastasierendem gastrointestinalem Carcinom. Ein wichtiger kausaler Faktor für das hier exzessiv erhöhte kardiovaskuläre Risiko ist die Fettstoffwechselstörung. Serum-Lipidspiegel zu Beginn der Dialyse sind Prognoseprädiktoren für den Koronartod.

- Die chronische Dialysetherapie ist beim Diabetiker daher prognostisch weniger erfolgreich als beim Nicht-Diabetiker
- Diabetische Dialyse-Patienten haben ein um 3-5fach höheres Risiko als nicht-diabetische Dialyse-Patienten an einem kardiovaskulären Ereignis zu versterben

Inwieweit CSE-Hemmer dialysepflichtige Diabetiker vor kardiovaskulären Komplikationen schützen, wird gerade in der 4D-Studie mit Atorvastatin prospektiv untersucht.

4D-Studie (Deutsche Diabetes Dialyse-Studie), 20 mg Atorvastatin bei dialysepflichtigen Typ II-Diabetikern vs Placebo

Ziel der 4D-Studie ist die Frage, ob durch Korrektur der Dyslipidämie das hohe kardiovaskuläre Risiko dieser Patienten gesenkt werden kann. Sie ist bislang die größte Endpunktstudie bei dialysepflichtigen Diabetikern (33-80 Jahre alt). 1200 Typ II-Diabetiker werden hierzu mit 20 mg/d Atorvastatin bzw. Placebo behandelt. Die Patienten sind zu Studienbeginn seit 18,1 Jahren Diabetiker und im Mittel seit 10,6 Monaten dialysepflichtig. Eine KHK ist bei 18,9 % der Patienten bekannt, 18 % hatten bereits einen Myokardinfarkt. Primäre Endpunkte sind kardiovaskuläre Mortalität und tödlicher Myokardinfarkt, sekundäre Endpunkte Gesamtmortalität, nicht-tödliche kardiovaskuläre Ereignisse, tödliche und nicht-tödliche Apoplexe, PTCA, Bypass-Notwendigkeit.

11.14. Die Retinopathie und ACE-Hemmer (EUCLID-Studie)

Neben der Niere wurde in dieser über 2 Jahre laufenden Studie bei normotensiven Typ I-Diabetikern auch die Retinopathie unter 10 mg/d Lisinopril oder Placebo untersucht (26). 65 % der ACE-Hemmer-Gruppe hat eine Retinopathie bei Beginn der Studie, 59 % der Placebogruppe.

- die Retinopathie schreitet um wenigstens 1 Stufe unter Lisinopril in 13,2 %, unter Placebo in 23,4 %, d.h um 50 % seltener fort (21/159 vs 39/166 Patienten), p=0,02
- das Fortschreiten um 2 und mehr Grade wird durch Lisinopril um 27 % (p=0,05)
- die Progression zur proliferativen Retinopathie um 18 % gemindert (p=0,03)

- die Lisinopril-Therapie reduziert die Retinopathie um 69 %, p=0,4
- der ACE-Hemmer mindert somit bei normotensiven Patienten mit Typ I-Diabetes mit keiner oder geringer Nephropathie neben der Nephropathie-Progression auch die Retinopathie-Progression

Bei hypertensiven Typ II-Diabetikern führt die strikte Blutdrucksenkung unter ACE-Hemmern wie Betablockern in der UKPDS-Studie (27) zu einer 34 % stärkeren Risiko-Minderung hinsichtlich Verschlechterung der Retinopathie um 2 Grade (p=0,0004) als eine moderate Blutdrucksenkung.

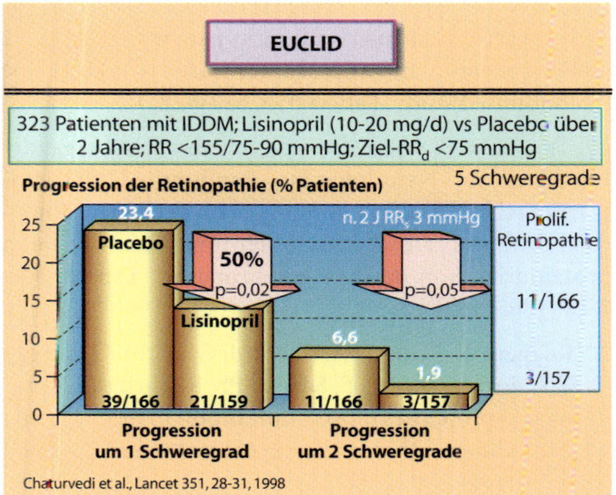

Abb. 11.45: Ergebnisse der EUKLID-Studie bei Typ I-Diabetikern bezüglich Retinopathie.

11.15. Die Neuropathie und ACE-Hemmer

Bei 41 normotensiven Patienten mit Typ I- und Typ II-Diabetes führt die Gabe von Trandolapril über 12 Monate zu einer Verbesserung einer peripheren Neuropathie (28). Größere Studien sind hier jedoch noch zu fordern.

11.16. Erektile Dysfunktion

Die erektile Dysfunktion ist beim Diabetiker ein nicht seltenes Problem. Da dieser bei KHK häufig Nitrate oder verwandte Substanzen einnimmt, ist Sildenafil (PDE-V-Hemmer mit Anhäufung von cGMP und letztlich NO) bei diesen Substanzen wegen der Gefahr der Hypotonie mit entsprechenden Komplikationen kontraindiziert. Dies gilt auch für das kurzwirksame Nitroglyzerin oder andere NO-Donatoren. Eine 24 h-Pause ist vor Einsatz von Sildenafil Voraussetzung. Neue Untersuchungen geben einen Hinweise auf eine Verbesserung einer geminderten Potenz durch AT_1-Rezeptorantagonisten (Valsartan).

11.17. Zusammenfassung

Blutdrucksenkung ist nephroprotektiv. Einige Antihypertensiva haben daneben nephroprotektive und nephroreparative Effekte, die über die reine Blutdrucksenkung hinausgehen.

Die ACE-Hemmer und die AT_1-Rezeptorantagonisten sind diesbezüglich am besten untersucht und zeigen in dieser Hinsicht auch die eindeutig besten Resultate, ACE-Hemmer bei Typ I-Diabetes, AT_1-Rezeptorantagonisten bei Typ II-Diabetes.

Von diesen ist Irbesartan z.Zt. am besten untersucht, nicht nur bei Mikroalbuminurie, sondern auch bei manifester Nephropathie mit Niereninsuffizienz und Proteinurie.

Unter nephroprotektiven Gesichtspunkten bietet sich somit zur Hochdrucktherapie bei Typ I-Diabetes primär der ACE-Hemmer an, bei Typ II-Diabetes der AT_1-Rezeptorantagonist.

Sollte eine Monotherapie zum Erreichen der hier besonders niedrigen Blutdruck-Therapieziele nicht ausreichen (< 125/75 mmHg), ist eventuell in Abhängigkeit von Blutdruckwerten und GFR zusätzlich ein langwirksamer Ca-Antagonist oder/plus ein Diuretikum sinnvoll.

In der Kombination ACE-Hemmer und Ca-Antagonist sind additive Effekte bezüglich Nephroprotektion und Drucksenkung beschrieben (besonders Frequenz-senkende Ca-Antagonisten).

Die individuell sinnvollste antihypertensive Kombination muß wegen verschiedenster Begleiterkrankungen gegebenenfalls entsprechend angepaßt werden.

Ob CSE-Hemmer prognose-verbessernde Effekte bei Dialyse-pflichtigen Diabetikern haben, ist u.a. Gegenstand der laufenden 4D-Studie.

Inwieweit der Kombination ACE-Hemmer plus AT_1-Rezeptorantagonist besondere nephroprotektive Effekte hat, bleibt abzuwarten.

Vit. E hat günstige Effekte bei Dialyse-Patienten (34 % davon Diabetiker).

11.18. Literatur

1. Hasslacher C, Ritz E, Wahl P, Michael C: Similar risks of nephropathy in patients with type 1 or type 2 diabetes mellitus. Nephrol Dial Transplant 4, 859-863, 1989

2. American Diabetes Association: Clinical practice recommendations 2000. Diabetes Care 23, 2000

3. Schmitz A: Microalbuminuria, blood pressure, metabolic control, and renal involvement. Longitudinal studies in white non-insulin dependent diabetic patients. Am J Hypertens 10, 189S-197S, 1997

4. Schmitz A, Vaeth M, Mogensen CE: Systolic blood pressure relates to the rate of progression of albuminuria in NIDDM. Diabetologia 37, 1251-1258, 1994

5. Tanaka Y, Atsumi Y, Matsuoku K, Onuma T, Tohjima T, Kawamori R: Role of glycaemic control and blood pressure in the development and progression of nephropathy in elderly Japanese NIDDM patients. Diabetes Care 21, 116-120, 1998

6. New JP, Marshall SM, Bilous RW: Renal autoregulation is normal in newly diagnosed, normotensive, NIDDM patients. Diabetologia 41, 206-211, 1998

7. Gambaro G, van der Woude FJ: Glycoaminoglycans: use in treatment of diabetic nephropathy. J Am Soc Nephrol 11, 359-368, 2000

8. Fliser D, Haller H: Nephropathie bei Diabetes mellitus Typ 2. Internist 41, 1363-1373, 2000

9. Schillaci G, Reboldi G, Verdecchia P: High-normal serum creatinine concentration is a predictor of cardiovascular risk in essential hypertension. Arch Intern Med 161, 886-891, 2001

10. Miettinen H, Haffner SM, Lehto S, Ronnema T, Pyorala K, Laakso M: Proteinuria predicts stroke and other atherosclerotic disease events in non-diabetic and non-insulin-dependent diabetic subjects. Stroke 27, 2033-2039, 1996

11. Gansevoort RT, Sluiter WJ, Hammelder HH, de Zeeuw D, de Jong PE: Antiproteinuric effect of blood-pressure-lowering agents: a meta-analysis of comparative trials. Nephrol Dial Transplant 10, 1963-1974, 1995

12. Gansevoort RT, Navis GJ, Wapstra FH, de Jong PE, de Zeeuw D: Proteinuria and progression of renal disease: Therapeutic implications. Curr Opinion in Nephrol and Hypertens 6, 133-140, 1997

13. Weidmann P, Boehlen LM, de Courten M, Ferrari P: Antihypertensive therapy in diabetic patients. J Hum Hypertens 6, suppl 2., S 23-S30, 1992

14. Lewis EJ, Hunsicker LG, Bain RP, Rhode RD, for the Collaborative Study Group: The effect of angiotensin-converting enzyme inhibition on diabetic nephropathy. N Engl J Med 329, 1456-1462, 1993

15. The EUCLID study group: Randomised placebo-controlled trial of lisinopril in normotensive patients with insulin-dependent diabetes and normalbuminurie or microalbuminuria. Lancet 349, 1787-1792, 1997

16. The Heart Outcomes Prevention Evaluation Sudy (HOPE) Investigators: Effects of ramipril on cardiovascular and microvascular outcomes in people with diabetes mellitus: results of the HOPE-study and MICRO-HOPE substudy. Lancet 355, 253-259, 2000

17. Gerstein HC, Masn JFE, Quilong Y, Zinman B, Dinneen SF, Hoogwerf B, Halle JP, Rashkow A, Joyce C, Nawaz S, Yusuf S, for the HOPE Study Investigators: Albuminuria and risk of cardiovascular events, death, and heart failure in diabetic and nondiabetic individuals. JAMA 286, 421-426, 2001

18. Gaede P, Vedel P, Parving HH, Pedersen O: Intensified multifactorial intervention in patients with type 2 diabetes mellitus and microalbuminuria: the Steno type 2 randomised study. Lancet 353, 617-622, 1999

19. The GISEN Group (Gruppo Italiano di Studi Epidemiologici in Nefrolologia): Randomised placebo-controlled trial of effect of ramipril on decline in glomerular filtration rate and risk of terminal renal failure in proteinuric, non-diabetic nephropathy. Lancet 349, 1857-1863. 1997

20. Ruggenenti P, Perna A, Gherardi G, Garini G, Zoccali C, Salvadori M, Scolari F, Schena PS, Remuzzi G: Renoprotective properties of ACE-inhibition in non-diabetic nephropathies with non-nephrotic proteinuria. Lancet 354 359-364, 1999

21. Maschio G, Alberti D, Janin G, Locatelli F, Mann JFE, Motolese M, Ponticelli C, Ritz E, Zucchelli P, and the Angiotensin-Converting-Enzyme Inhibition in Progressive Renal Insufficiency Study Group: Effect of the angiotensin-converting-enzyme inhibitor benazepril on the progression of chronic renal insufficiency. N Engl J Med 334, 939-945, 1996

22. Parving H-H, Lehnert H, Bröchner-Mortensen J, Gomis R, Andersen S, Arner P, for the Irbesartan in Patients with Type 2 Diabetes and Microalbuminuria study Group: The effect of irbesartan on the development of diabetic nephropathy in patients with type 2 diabetes. N Engl J Med 345, 870-878, 2001

23. Lewis EJ, Hunsicker LG, Clarke WR, Berl T, Pohl MA, Lewis JB, Ritz E, Atkins RC, Rohde R, Raz I, for the Collaborative Study Group: Renoprotective effect of the angiotensin-receptor antagonist irbesartan in patients with nephropathy due to type 2 diabetes. N Engl J Med 345, 851-860, 2001

24. Brenner BM, Cooper ME, De Zeeuw D, Keane WF, Mitch WE, Parving H-H, Remuzzi G, Snapinn SM, Zhang Z, Shahinfar, S, for the RENAAL Study Investigators: Effects of losartan on renal and cardiovascular out-

comes in patients with type 2 diabetes and nephropathy. N Engl J Med 345, 861-869, 2001

25. Boaz M, Smetana S, Matas Z, Gafter U, Iaina A, Knecht A, Weissgarten Y, Brunner D, Fainaru M, Green MS: Secondary prevention with antioxidants of cardiovascular disease in endstage renal disease (SPACE): randomised placebo-controlled trial. Lancet 356, 1213-1218, 2000

26. Chaturvedi N, Sjolie AK, Stephenson J, Abrahamian H, Keipes M, Castellarin A, Rogulja-Pepeonik Z, Fuller JH and the EUCLID study group: Effect of lisinopril on progression of retinopathy in normotensive people with type 1 diabetes. Lancet 351, 28-31, 1998

27. UK Prospective Diabetes Study Group: Tight blood pressure control and risk of macrovascular and microvascular complications in type 2 diabetes: UKPDS 38. Brit Med J 317, 703-713, 1998

28. Malik RA, Williamson S, Abbott C, Carrington AL, Iqbal J, Schady W, Boulton AJM: Effect of angiotensin-converting-enzyme (ACE) inhibitor trandolapril on human diabetic neuropathy: randomised double-blind controlled trial. Lancet 352, 1978-1981, 1998

29. Herzog CA, Ma JZ, Collins AJ: Poor long-term survival after acute myocardial infarction among patients on long-term diabetes. N Engl J Med 339, 799-805, 1998

12. Das metabolische Syndrom

Synonyme Begriffe für das metabolische Syndrom sind das Wohlstandssyndrom (H. Mehnert), Reaven-Syndrom, Syndrom X, wobei der letztere Begriff bereits von der Kardiologie für einen anderen Sachverhalt belegt ist.

12.1. Definition des metabolischen Syndroms

Das metabolische Syndrom (1) umfaßt das gleichzeitige Vorkommen von

- androider (viszeraler) Adipositas
- Fettstoffwechselstörung (erhöhte Triglyzeride, kleine LDL-Partikel, niedriges HDL)
- Hypertonie und
- Insulinresistenz (mit oder ohne Glukose-Intoleranz), Hyperinsulinismus bzw. Typ II-Diabetes
- Daneben besteht nicht nur ein prothrombotischer, sondern auch ein proinflammatorischer Status (1)
- Häufig liegen daneben eine Fettleber und eine Hyperurikämie vor

Die Insulinresistenz ist hierbei in der Regel der erste nachweisbare Parameter. Körperliche Inaktivität verstärkt die Insulinresistenz.

Die WHO hat 1998 das metabolische Syndrom wie folgt definiert (23, 24):

Diabetes mellitus Typ II oder IGT, wenn 2 weitere der folgenden Kriterien vorliegen:

- Hypertonie (>160/90 mmHg)
- Dyslipidämie (HDL < 1,0 mmol/l resp. < 39 mg/dl bei Frauen bzw. < 0,9 mmol/l resp. < 35 mg/dl bei Männern und/oder Triglyzeride > 1,7 mmol/l resp. > 150 mg/dl
- Adipositas (abdominelle Adipositas) mit Taille-Hüfte-Relation > 0,85 (F) bzw. > 0,9 (M) und/oder BMI > 30 kg/m^2 und
- Mikroalbuminurie > 20 µg/min

Bei Personen mit normaler Glukosetoleranz kann ein metabolisches Syndrom bei Nachweis einer Insulinresistenz (höchste Quartile des HOMA$_{IR}$-Index) und Vorhandensein von mindestens 2 Kriterien angenommen werden (23, 25).

Das metabolische Syndrom findet sich bei 40 % der Personen mit IGT und bei 70 % mit Typ II-Diabetes (24). In einer finnischen Untersuchung von Isomaa et al. (25) haben

- 81 % der Diabetiker
- 53 % der Patienten mit IGT und
- 12 % Personen mit normaler Glukosetoleranz

ein metabolisches Syndrom.

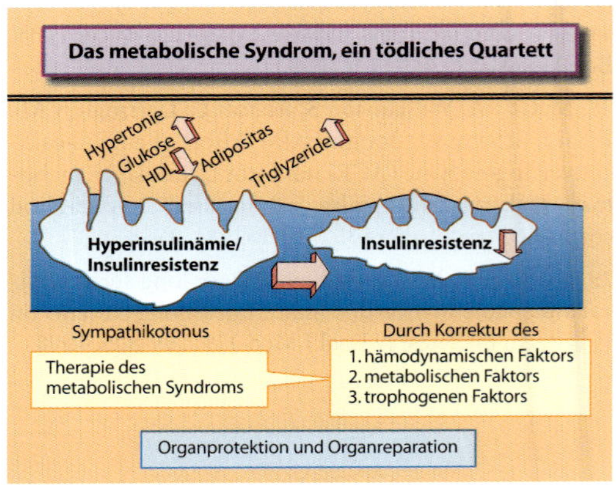

Abb. 12.1: Das metabolischen Syndrom - ein tödliches Quartett.

Die Bedeutung des Begriffs metabolisches Syndrom liegt nicht nur darin, daß hier pathophysiologische Zusammenhänge zwischen kardiovaskulären Risikofaktoren bzw. Krankheitsbildern aufgezeigt werden, sondern daß dem Arzt mit dieser Diagnose auch klar gemacht wird, daß er bei der Behandlung nicht nur den einen Risikofaktor beachten, sondern eine Vielzahl von Risikofaktoren gleichzeitig berücksichtigen muß, also eine komplexe Therapiestrategie gefordert wird. Daneben sollte durch die Therapie des einen Risikofaktors der andere nicht ungünstig beeinflußt werden. Mit dem Begriff "tödliches Quartett" wird zudem die exzessive kardiale Gefährdung des Patienten betont. Spätestens dies sollte an eine entsprechende kardiovaskuläre Diagnostik inklusive Belastungs-EKG erinnern.

Das kardiovaskuläre Risiko des metabolischen Syndroms ist in der finnischen Untersuchung von Isomaa et al. (25) an 3606 Frauen und Männern im

Alter von 35-70 Jahren in einer Beobachtungszeit von 6,9 Jahren näher untersucht worden.

Eine KHK tritt innerhalb der 6,9 jährigen Beobachtungszeit dreimal häufiger, ein Herzinfarkt 2,6mal häufiger und ein Apoplex 2,3mal häufiger auf als bei Patienten ohne metabolisches Syndrom (alles p<0,001) (multiple Regressionsanalyse). Verglichen mit Personen ohne metabolischem Syndrom ist die Gesamtmortalität (18 % vs 4,6 %; p<0,001) als auch die kardiovaskuläre Mortalität (12,0 % vs 2,2 %; p<0,001) bei Personen mit metabolischem Syndrom deutlich erhöht.

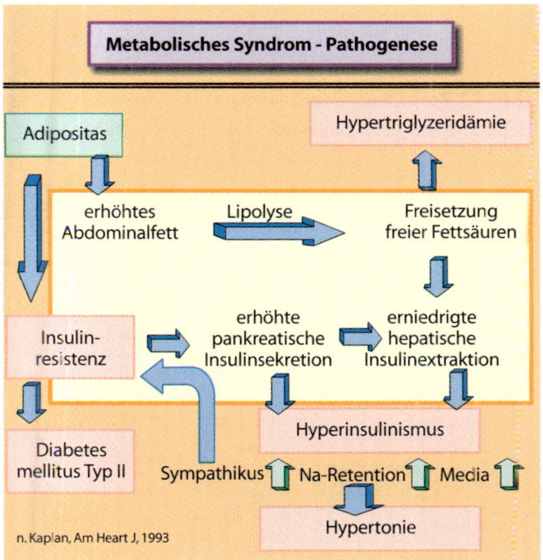

Abb. 12.2: Pathophysiologische Zusammenhänge beim metabolischen Syndrom.

Das metabolische Syndrom wird darüber hinaus auch als sympatho-adrenales Syndrom aufgefaßt. Was zuerst vorhanden ist, Insulinresistenz oder gesteigerter Sympathikotonus, oder ob beides etwa zeitgleich auftritt, ist unklar. Sicher ist, daß beide pathogenetischen Systeme sich gegenseitig im Sinne einer Progredienz beeinflussen.

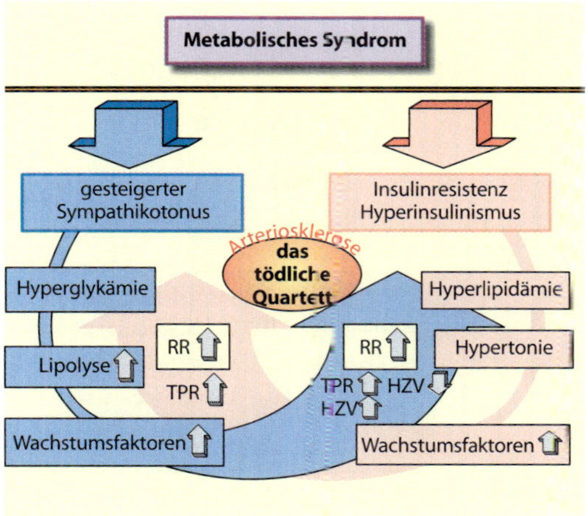

Abb. 12.3: Erhöhter Sympathikotonus und Insulinresistenz/Hyperinsulinismus als Auslöser des tödlichen Quartetts.

Bei diesen pathophysiologischen Zusammenhängen mit erhöhtem Sympathikotonus wird klar, daß als therapeutischer Ansatz nicht nur eine Teil-Sympathikolyse (z.B. reine Beta-Sympathikolyse) interessant ist, sondern eine Sympathikolyse total, d.h. eine simultane Beta- und Alpha-Sympathikolyse, peripher am Rezeptor oder zentral.

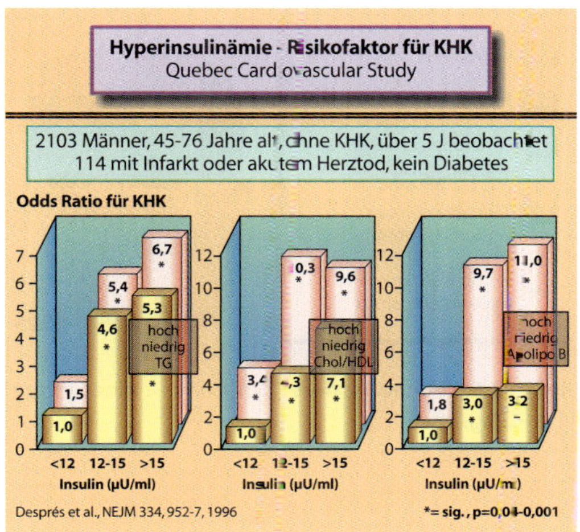

Abb. 12.4: Hyperinsulinämie - ein Risikofaktor für KHK.

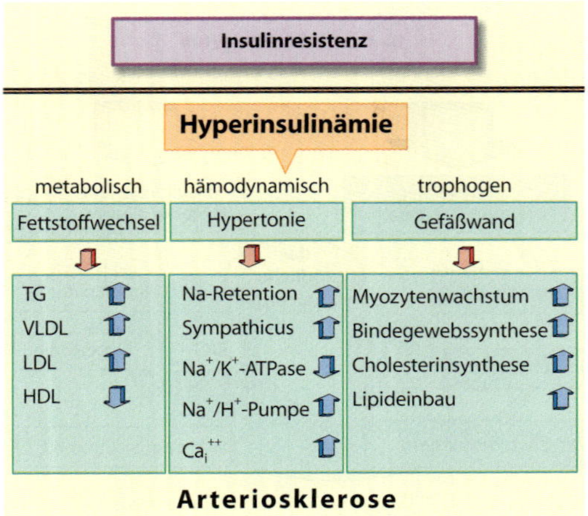

Abb. 12.5: Hyperinsulinismus und Atherosklerose.

12.2. Diagnostik des metabolischen Syndroms

Die Diagnosestellung des metabolischen Syndroms ist einfach. In der Regel ist es eine Prima-vista-Diagnose.

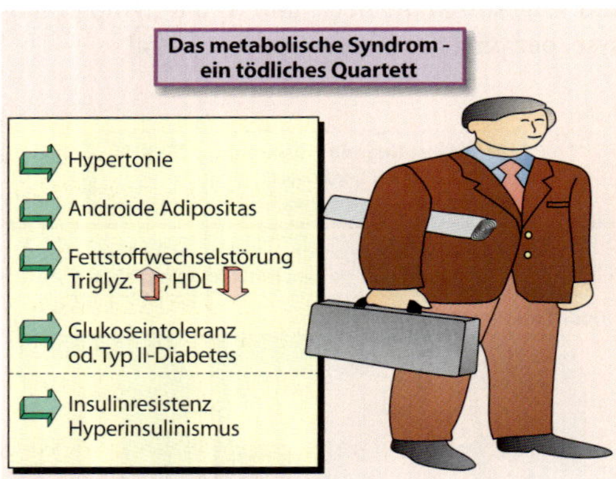

Abb. 12.6: Metabolisches Syndrom - eine Prima-vista-Diagnose.

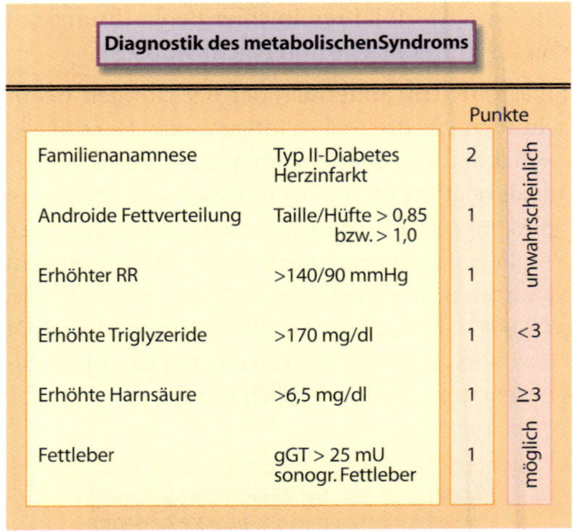

Abb. 12.7a: Diagnose des metabolischen Syndroms. Taille/Hüfte >0,85 bei Frauen. >1,0 bei Männern.

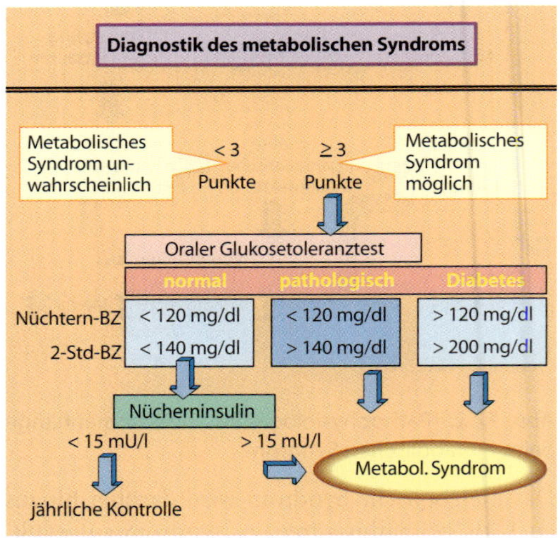

Abb. 12.7b: Diagnose des metabolischen Syndroms.

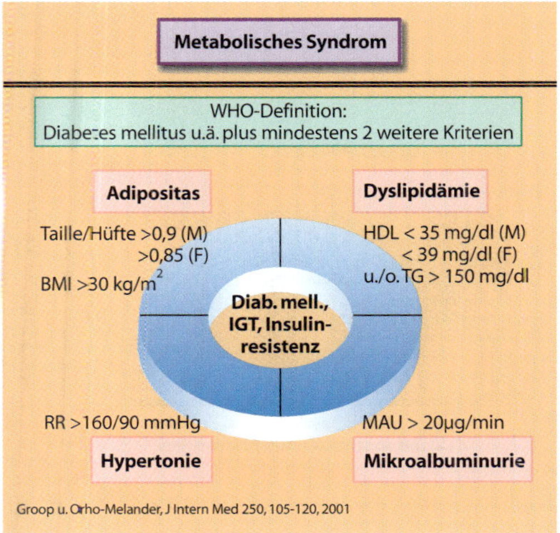

Abb. 12.7c: Die WHO-Definition des metabolischen Syndroms.

Metabolisches Syndrom

Diagnose: ≥3 Kriterien

Abdominelle Adipositas (Taille)	
Männer	>102 cm
Frauen	>88 cm
Triglyzeride	≥150 mg/dl
HDL	
Männer	<40 mg/dl
Frauen	<50 mg/dl
Blutdruck	≥130/≥85 mmHg
Nüchtern-BZ	≥110 mg/dl

NCEP. JAMA 285, 2486-2497, 2001

Abb. 12.8: NCEP-Kriterien für das metabolische Syndrom von 2001.

12.3. Die Insulinresistenz

Die meisten Patienten mit Typ II-Diabetes haben eine Insulinresistenz (2). Oder umgekehrt: Insulinresistenz prädisponiert zu Diabetes und kardiovaskulären Erkrankungen. Viele Faktoren begünstigen das Auftreten einer Insulinresistenz. Neben genetischen Faktoren sind dies Adipositas, körperliche Inaktivität, das fortgeschrittene Alter etc. In Verbindung mit der Insulinresistenz stehen zudem weitere hinzukommende Risikofaktoren wie Fettstoffwechselstörung, Hypertonie, Glukoseintoleranz, eine prothrombotische Veränderung des Gerinnungssystems etc.

12.3.1. Von der Insulinresistenz zum Hyperinsulinismus

Nach Auftreten der Insulinresistenz bleiben für mehrere Jahre Nüchtern- und postprandiale Blutzuckerwerte normal. Die pankreatischen Betazellen sind in dieser Zeit in der Lage, die Insulinsekretion zu erhöhen, so daß trotz Insulinresistenz die Blutzuckerwerte normal bleiben. Letztlich resultiert jedoch durch pankreatische Erschöpfung die endokrine Insuffizienz mit Manifestation des Diabetes. Das erste Zeichen hierfür ist die IFG (impaired fasting glucose) = Nüchternblutzucker von 110-125 mg/dl. In diesem Stadium der IFG ist das kardiovaskuläre Risiko bereits erhöht, wie mehrere prospektive Studien zeigen (3, 4). Die graduelle Einzelbedeutung dieses Risikofaktors IFG ist jedoch durchaus unklar, da die IFG in der Regel zeitgleich mit anderen Komponenten des metabolischen Syndroms vorkommt (2).

12.3.2. Die Helsinki Policemen Study

In dieser Studie (5) wird eine Kohorte von 970 Männern (34-64 Jahre alt) über 22 Jahre beobachtet. Diese Männer haben weder eine KHK noch eine andere kardiovaskuläre Erkrankung oder einen Diabetes. Zu Beginn erfolgt ein oGTT mit Messung der Blutzuckerwerte und der Insulinspiegel zum Zeitpunkt 0, 1 h, 2 h (Bestimmung von AUC - area under the plasma insulin response curve- während oGTT als Parameter für die Plasmainsulinspiegel). In den 22 Folgejahren haben 164 Männer einen KHK-Tod oder einen nichttödlichen Myokardinfarkt erlitten. Die Männer der höchsten AUC-Insulin-Quintile haben in 5, 10, 15 und 22 Beobachtungsjahren das höchste Risiko bezüglich dieser kardialen Ereignisse. Mit der Länge der Beobachtungszeit nimmt der prädiktive Wert hierfür aber ab.

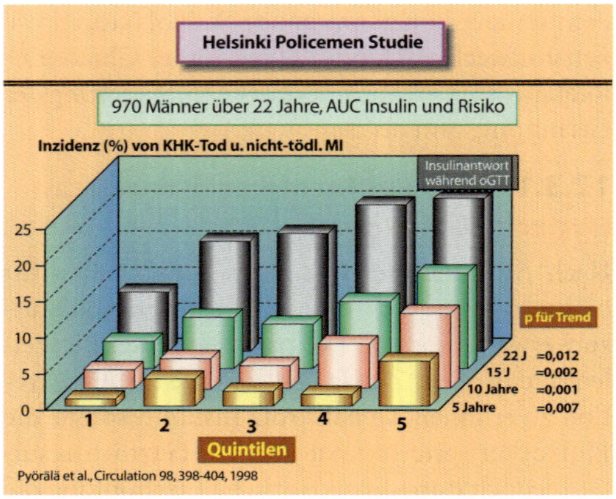

Abb. 12.9: Insulinspiegel (AUC) während oGTT und Risiko für tödlichen und nicht-tödlichen Myokardinfarkt in der Helsinki Policemen Study.

12.3.3. Die San Antonio Heart Studie

In dieser prospektiven Studie (6) mit 1125 Personen (mexikanische Amerikaner und Nicht-Hispanier), die über 8 Jahre beobachtet werden, wird die Entwicklung von Risikofaktoren in Abhängigkeit von Nüchtern-Insulin-Spiegeln als Indikator für Insulin-Resistenz (Einteilung in 4 Quartilen, 1. Quartile niedrigste Insulin-Spiegel, 4. Quartile höchste Insulin-Spiegel) bei Beginn der Studie untersucht: Hypertriglyzeridämie > 250 mg/dl, totales Cholesterin > 240 mg/dl, HDL < 35 mg/dl bei Männern, < 45 mg/dl bei Frauen, WHO-Definition für Diabetes: Nüchtern-Glukose ≥ 140 mg/dl (≥ 7,8 mM/l) und oder 2-h-Glukosewert ≥ 200 mg/dl (≥ 11,1 mM/l), diastolischer Blutdruck ≥ 95 mmHg. Das Risiko der 4. Quartile (Nüchtern-Insulin-Spiegel) vs 1. Quartile ist in 8 Jahren erhöht bezüglich

- Hypertonie um den Faktor 2,04
- Hypertriglyzeridämie um den Faktor 3,46
- niedriges HDL um den Faktor 1,63
- Typ-II-Diabetes-Entwicklung um den Faktor 5,62

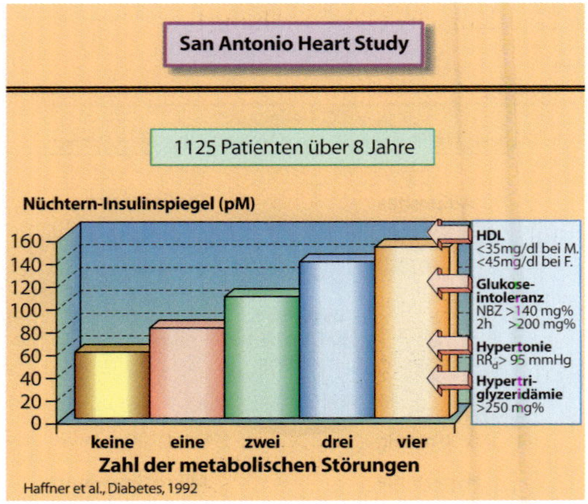

Abb. 12. 10a: Ergebnisse der San Antonio Heart Study.

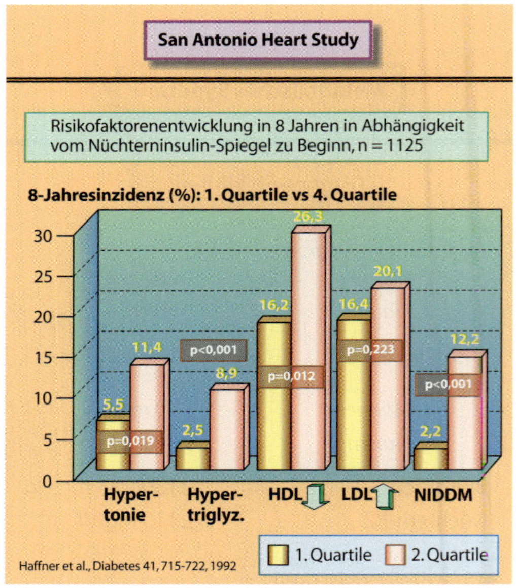

Abb. 12.10b: Ergebnisse der San Antonio Heart Study.

12.4. Die Fettstoffwechselstörung bei Diabetes/metabolischem Syndrom

Charakteristisch für die Dyslipidämie bei Typ II-Diabetikern bzw. Patienten mit metabolischem Syndrom sind:

- eine Hypertriglyzeridämie und
- ein erniedrigtes HDL

- Eine deutliche LDL-Erhöhung liegt dagegen selten vor

Aufgrund der Umverteilung zugunsten kleiner dichter (small dense), besonders atherogener LDL-Partikel sind hier diese unauffälligen LDL-Spiegel von Bedeutung (Isolierung per Ultrazentrifuge). Ein Grund für ihre Atherogenität ist wahrscheinlich ihre Anfälligkeit für oxidative Veränderungen, wodurch sie auch leichter in die Gefäßwand aufgenommen werden. Zum anderen haben die kleinen LDL-Partikel eine geringere Affinität zum LDL-Rezeptor, wodurch sie langsamer metabolisiert werden. Die Herkunft der kleinen, dichten LDL-Partikel ist nicht gänzlich geklärt, steht aber wie die HDL-Erniedrigung in einem engen Zusammenhang mit der Hypertriglyzeridämie. Dagegen besteht ein enger Zusammenhang zwischen Güte der Blutzuckereinstellung und den Veränderungen der Lipide. Dies ist darauf zurückzuführen, daß die Hyperlipidämie wohl z.T. sekundär durch die Hyperglykämie bedingt ist, z.T. aber auch Ausdruck der Insulinresistenz ist.

Einen günstigen Einfluß auf dieses ungünstige Verteilungsmuster der LDL-Subfraktionen haben nicht nur CSE-Hemmer, sondern auch Fibrate. Dieser günstige Effekt des CSE-Hemmers (40 mg/d Fluvastatin vs Placebo) ist gerade bei postmenopausalen Frauen mit Abfall der kleinen dichten LDL-Partikel um 40 % bei Abfall des Gesamt-LDL um 23 % gezeigt worden (7).

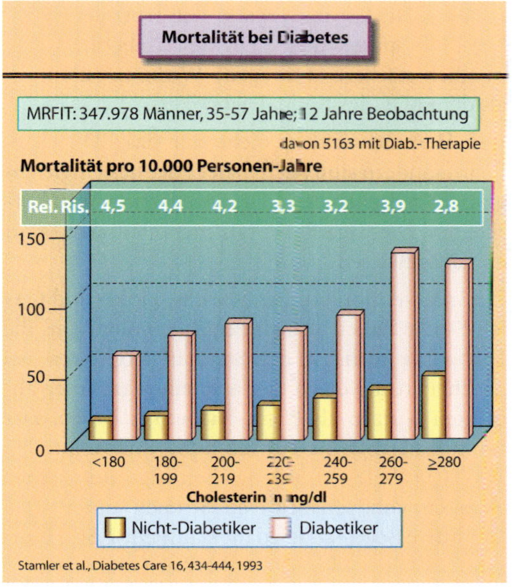

Abb. 12.11: Risiko des Diabetes in Abhängigkeit von der Höhe der Cholesterinwerte.

12.5. CSE-Hemmer beim Diabetiker

12.5.1. LDL bei metabolischem Syndrom/Diabetes mellitus

Die UKPDS-Studie (8,9) hat gezeigt, daß eine intensivierte Diabetes-Therapie über 10 Jahre das Risiko bezüglich mikrovaskulärer Endpunkte gegenüber einer konventionellen Diabetes-Therapie (HbA_{1c} 7,0 % vs 7,9 %) um 25 % (p=0,0099) reduziert, die Myokardinfarktrate (tödlich und nicht-tödlich) hierunter nur um 16 % geringer ist (p=0,052). Die weitere Analyse der UKPDS-Daten ergibt, daß eine Reduktion des HbA_{1c}-Wertes um 1 % wohl mit einer Reduktion mikrovaskulärer Ereignisse um 37 % (p<0,0001) einhergeht, die makrovaskulären Komplikationen wie tödliche und nicht-tödliche Myokardinfarkte jedoch um nur 14 % (p<0,0001) oder der Apoplex nur um 12 % (p=0,035) gesenkt werden (9). Eine multivariate Analyse der Auswertung der Risikofaktoren für eine KHK hat darüber hinaus ergeben, das LDL noch vor dem HDL die größte Bedeutung für die Prognose des Diabetikers hat. Erst danach folgen HbA_{1c} und systolischer Blutdruck.

Die bei Diabetikern zu beobachtende Umverteilung der LDL-Subfraktionen zugunsten kleiner dichter LDL-Partikel erklärt, daß trotz gleich hoher LDL-Spiegel dem LDL des Diabetikers eine deutlich stärkere atherogene Wirkung zukommt als dem LDL des Nicht-Diabetikers.

CSE-Hemmer senken nicht nur das LDL allgemein, sondern sind auch in der Lage das Ungleichgewicht zwischen den LDL-Subfraktionen zu korrigieren. Dies ist z.B. bei postmenopausalen Frauen nachgewiesen.

Die Interventionsstudien wie 4S-, Lipid- und CARE-Studie haben zudem zeigen können, daß die Diabetiker auch von den Statinen profitieren, bei gleichem relativen Nutzen aber einen größeren absoluten Nutzen als Nicht-Diabetiker haben. Der Einfluß der Statine auf klinische Endpunkte bei Typ II-Diabetes ist bislang allerdings nur in Subgruppen von prospektiven Studien untersucht. Definitive Belege sollen daher laufende CSE-Hemmer-Studien bei Typ II-Diabetikern erbringen.

CARDS (Collaborative Atorvastatin Diabetes Study)

10 mg Atorvastatin vs Placebo bei Patienten mit und ohne vorausgegangenen Myokardinfarkt über mindestens 4 Jahre

ASPEN (Atorvastatin Study for Prevention of Coronary Artery Disease Endpoints in NIDDM)

Ebenfalls 10 mg Atorvastatin vs Placebo bei Patienten mit und ohne vorausgegangenen Myokardinfarkt über mindestens 4 Jahre

4D (Deutsche Diabetes Dialyse-Studie)

20 mg Atorvastatin bei dialysepflichtigen Typ II-Diabetikern

LDS-Studie (Lipids in Diabetes Study)

Cerivastatin und/oder Fenofibrat bei 5000 Diabetikern mit LDL < 155 mg/dl, Triglyzeriden < 400 mg/dl. Einfluß auf kardiovaskuläre Morbidität und Mortalität. Durch die Wegnahme des Cerivastatins vom Markt dürfte diese Studie entfallen.

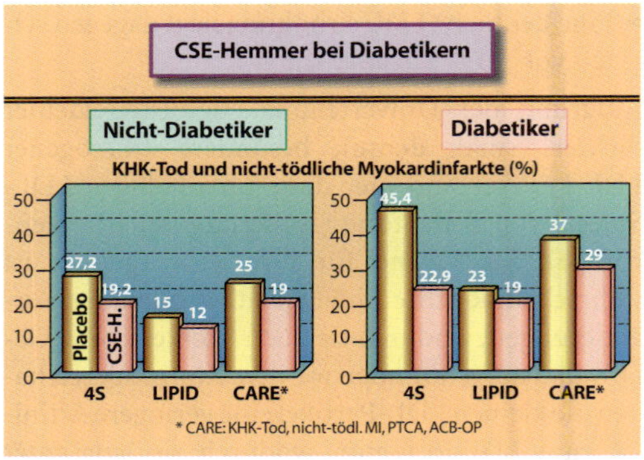

Abb. 12.12: Diabetiker und Statine in den großen Statin-Studien.

12.5.2. Verhindern CSE-Hemmer die Diabetes-Entwicklung?

Die Nachanalyse der WOSCOP-Studie (Primärprävention) bei 5974 von 6595 Personen (Diabetiker und Personen mit erhöhten Glukosespiegeln sind vorher ausgeschlossen) entwickeln unter Pravastatin um 30 % seltener einen Diabetes, 2,8 % vs 3,7 %, p=0,042 (10), somit ein Befund mit moderater Signifikanz. Als Erklärung werden mehrere Mechanismen diskutiert:

- Mit den Triglyzeridspiegeln steigt das Diabetes-Risiko. Der CSE-Hemmer senkt neben LDL aber auch die Triglyzeride um 12 %
- Die antiinflammatorische Wirkung des CSE-Hemmers könnte hier ebenfalls einen Beitrag leisten. Die Entwicklung von der abdominellen Adipositas zur Insulinresistenz wird durch Zytokine aus dem Fettgewebe gefördert. CSE-Hemmer senken den Spiegel solcher Zytokine
- Daneben ist als Mechanismus eine Verbesserung der Endothelfunktion durch den CSE-Hemmer zu diskutieren. Hierdurch wird die Gewebsperfusion verbessert mit konsekutiver positiver Beeinflussung des Glukose- und Insulin-Transportes
- Hinweise, daß ACE-Hemmer eine Diabetes-Entwicklung verhindern, haben die CAPPP- und die HOPE-Studie ergeben

12.5.3. CSE-Hemmer in der Primärprävention

In der WOSCOP- und AFCAPS/TexCAPS-Studie waren nur wenige diabetische Patienten (ca. 2 %) eingeschlossen. Daher sind aus diesen Studien keine gültigen Erkenntnisse für den Diabetiker zu gewinnen.

12.6. Die Bedeutung der Hypertriglyzeridämie

12.6.1. Die Diabetes Atherosclerosis Intervention Studie (DAIS)

Die DAIS-Studie (11 ist bislang die erste prospektive Lipidstudie speziell bei Typ II-Diabetikern. Sie untersucht den Einfluß von 200 mg/d mikronisiertem Fenofibrat auf die Progression der Koronarerkrankung über 3 Jahre vs Placebo.

48 % der Patienten haben eine bekannte KHK, die andere Hälfte nicht. Die Studie ist somit eine Mixtur aus Primär-und Sekundärprävention.

Als Parameter wird die angiographisch faßbare Progression der Koronarsklerose zwischen initialem und finalem Angiogramm herangezogen. Die Patienten sind seitens des Diabetes mit einem mittleren HbA_{1c} von 7,5 % gut eingestellt, das LDL liegt in der Fenofibrat-Gruppe zu Beginn bei 131 mg/dl (3,38 mmol/l), das HDL bei 39 mg/dl (1,01 mmol/l), die Triglyzeride bei 203 mg/dl (2,29 mmol/l). Fenofibrat führt zu einer signifikanten Senkung des Triglyzeridspiegels (27 %), des Gesamtcholesterins (9 %), des LDL (6 %) sowie zu einem Anstieg des HDL (7 %) (jeweils p<0,001).

- Die Fenofibrat-Gruppe hat eine signifikant geringere prozentuale Zunahme der Koronarstenose als die Placebogruppe (2,11 % vs 3,65 %), p=0,02
- Auch ist die Abnahme des minimalen Lumendurchmessers unter dem Fibrat um 40 % geringer (-0,06 mm vs -0,10 mm, p=0,029)
- Wenngleich die Studie nicht zur Erkennung klinisch faßbarer Unterschiede ausgelegt war, ist die Zahl der Patienten mit klinischen Endpunkten unter Verum geringer (38 vs 50 Patienten)

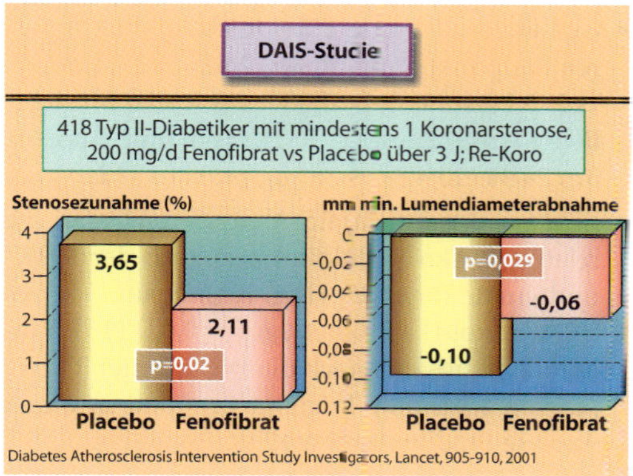

Abb. 12.13: Die Ergebnisse der DAIS-Studie.

Mikronisiertes Fenofibrat führt somit zu einer nachweisbaren Verbesserung der Arteriosklerose der Herzkranzgefäße. Zur Zeit wird in 2 großen Studien (FIELD = Fenofibrate Intervention and Event Lowering in Diabetes und LDS = Lipids in Diabetes Study) der Frage der Lipidintervention bei Diabetes nachgegangen, in der LDS neben Fenofibrat auch in der Kombinationstherapie mit dem CSE-Hemmer Cerivastatin. Nachdem Cerivastatin aus dem Handel gezogen wurde, ist die Fortsetzung der Studie unwahrscheinlich.

12.7. Die Bedeutung des niedrigen HDL

Ein niedriger HDL-Spiegel ist ein Risikofaktor für KHK (12, 13, 14, 15). In der AFCAPS/TexCAPS-Primärpräventionsstudie (nur ca. 2 % Diabetiker) mit Lovastatin profitiert bei Aufteilung in 3 HDL-abhängige Gruppen die Gruppe mit dem niedrigsten HDL (≤ 34 mg/dl) am stärksten. Während hier die Risiko-Reduktion bezüglich kardiovaskulärer Ereignisse 45 % beträgt, liegt diese in der Tertile mit HDL-Werten ≥ 40 % nur bei 15 % (15).

12.7.1. Ergebnisse der VA-HIT-Studie

In der VA-HIT-Studie (12, 13) werden 2531 KHK-Patienten mit niedrigem HDL (im Mittel 32 mg/dl) und niedrigem LDL (im Mittel 111 mg/dl) über 5,1 Jahre entweder mit 1200 mg/d Gemfibrozil oder Placebo behandelt. Das HDL ist nach 1 Jahr um 6 % höher. Der primäre Endpunkt ist der Myokardinfarkt oder KHK-Tod.

- Gemfibrozil reduziert das Risiko dieses primären Endpunktes um 22 % (17,3 % vs 21,7 %; 219 vs 275 Personen), p=0,006, das Risiko hinsichtlich Myokardinfarkt, KHK-Tod und Apoplex um 24 % (20,4 % vs 26 %), p<0,001 (12)
- Eine neue multivariate Analyse zeigt, daß die relative Risiko-Reduktion bezüglich der KHK-Endpunkte für einen HDL-Anstieg um 5 mg/dl (0,13 mmol/l) 11 % beträgt (p=0,02) (13). Weder die Basiswerte noch die Werte unter Therapie von LDL und Triglyzeriden sind in dieser Analyse Prädiktoren für KHK-Ereignisse

12.7.2. Fibrate bei diabetischen KHK-Patienten und niedrigem HDL

25 % der Patienten der VA-HIT-Studie sind Diabetiker. Bei diesen Patienten führt Gemfibrozil mit 8 % (28 % vs 36 %, p=0,05) zu einer stärkeren absoluten Risikoreduktion bezüglich der 3 Endpunkte als bei Nicht-Diabetikern mit 5 % (18 % vs 23 %, p=0,009) (12), d.h. Diabetiker mit KHK profitieren bei dieser Lipidkonstellation stärker als Nicht-Diabetiker (NNT =12 beim Diabetiker vs NNT=20 beim Nicht-Diabetiker).

12.7.3. Fibrate bei metabolischem Syndrom mit niedrigem HDL

Ein großer Teil der Patienten der VA-HIT-Studie weist zudem Charakteristika eines metabolischen Syndroms auf. Hohe Nüchtern-Plasmainsulinspiegel finden sich bei 51 % der Studienteilnehmer neben wenigstens einer weiteren Manifestation dieses Syndroms wie Diabetes, Glukoseintoleranz, Hypertonie, HDL < 35 mg/dl, einer Taillen-/Hüft-Relation ≥ 0,96 und Triglyzeridwerten > 150 mg/dl (14). Gestützt auf die Daten dieser VA-HIT-Studie (Sekundärprävention) und der Daten der Helsinki-Heart-Studie (Primärprävention) wird davon ausgegangen, daß ein HDL-Serum-Anstieg um 1 % durch Gemfibrozil mit einem Abfall des kardialen Risikos (Tod oder Myokardinfarkt) um 3 % einhergeht (14).

12.8. Die Adipositas

12.8.1. Die Definition der Adipositas

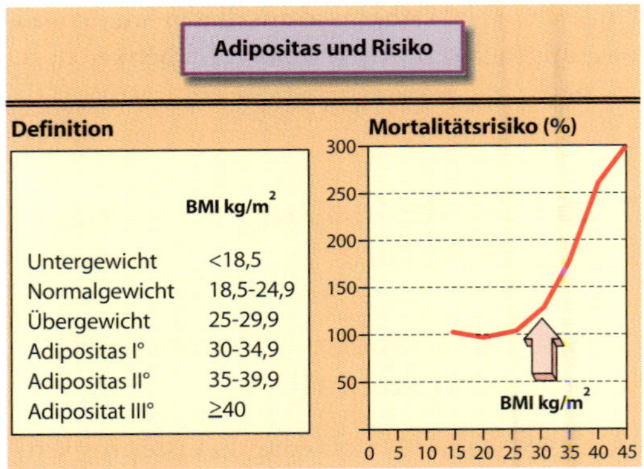

Abb. 12.14: Definition der Adipositas.

12.8.2. Die Formen der Adipositas

Die aus kardiovaskulärer Sicht gefährlichste Form der Adipositas ist die androide (viszerale oder abdominelle) Form. Der BMI (Body-Mass-Index = Körpergewicht in kg dividiert durch das Quadrat der Körperlänge in Metern) ist wohl für die Definition der Adipositas entscheidend, der Taillenumfang charakterisiert jedoch die androide Adipositas präziser.

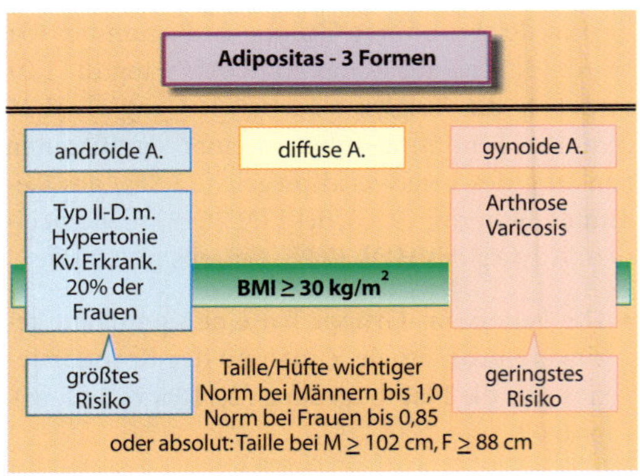

Abb. 12.15: Formen der Adipositas.

12.8.3. Die Gewichtsreduktion bei Adipositas und das Diabetes-Risiko

Während eine Gewichtsreduktion das Diabetes-Risiko mindert, wird dieses durch Gewichtszunahme erhöht.

In 10 Jahren entwickeln Frauen und Männern mittleren Alters (Frauen: Nurses' Health Study, n=77690; Männer: Health Professionals Follow-up Study, n=46060) bei einem BMI ≥ 35 kg/m² neben anderen chronischen Erkrankungen 20 mal häufiger (Frauen 23,4 mal häufiger, Männer 17 mal häufiger) einen Diabetes als vergleichbare Normgewichtige (BMI 18,5-24,9) (16).

12.8.3.1. Gewichtsreduktion führt zu geringerem Diabetes-Risiko

Daß Adipositas und körperliche Inaktivität Risikofaktoren für eine Diabetes-Entwicklung sind, ist bekannt.

Kann nun eine Gewichtsreduktion dem Diabetes vorbeugen?

Diese Frage wird durch die Finnish Diabetes Prevention Study (17) beantwortet. Eingeschlossen in diese Studie sind 522 Männer (n=172) und Frauen (n=350). Alter im Mittel 55 Jahre mit einem mittleren BMI von 31 kg/m² und gestörter Glukosetoleranz. Eine Gruppe (n=265) wird bezüglich Lebensstiländerung individuell zu Gewichtsreduktion, Fettaufnahme, gesättigten Fettsäuren, vermehrter Aufnahme von Ballaststoffen (faserreiche Kost) und physikalischer Aktivität beraten. Die andere Gruppe (n=257) dient als Kontrolle. Die mittlere Beobachtungsdauer beträgt 3,2 Jahre, mindestens 2 Jahre.

Die Interventionsgruppe hat nach 1 Jahr im Mittel 4,5 kg (4,7 %) Körpergewicht verloren, die Kontrollgruppe 0,8 kg (0,9 %), p<0,001. Nach 2 Jahren bleibt der Gewichtsverlust in der Interventionsgruppe stärker (3,5 kg vs 0,8 kg, p<0,001). Ein oGTT wird jährlich durchgeführt. Die Diagnose Diabetes beruht auf dem 2. oGTT.

- Die kumulative Diabetes-Inzidenz beträgt nach 4 Jahren 11 % in der Interventionsgruppe und 23 % in der Kontrollgruppe
- Das Diabetesrisiko wird um 58 % gesenkt (p<0,001), 27 Fälle in der Interventionsgruppe vs 59 Fälle in der Kontrollgruppe
- Das absolute Inzidenz des Diabetes beträgt 32 Fälle pro 1000 Personen-Jahre vs 78 Fälle pro 1000 Personen-Jahre

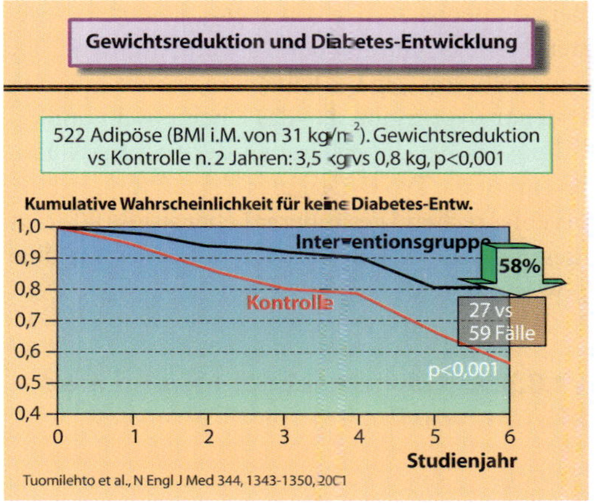

Abb. 12.16: Diabetes-Inzidenz bei Adipösen mit/ohne Lebensstiländerung (Gewichtsreduktion).

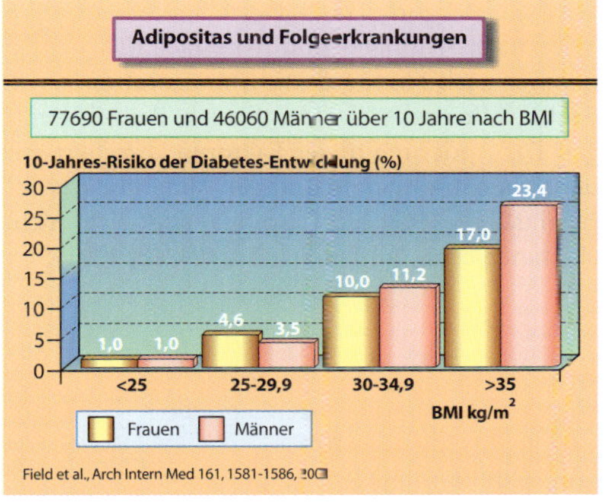

Abb. 12.17a: Adipositas und Diabetes-Entwicklung.

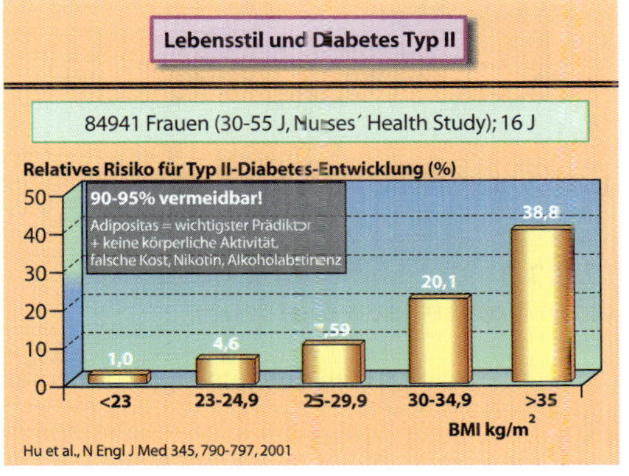

Abb. 12.17b: BMI und relatives Risiko für eine Typ II-Diabetes-Entwicklung.

Bei der Beobachtung von 84941 Krankenschwestern (30-55 Jahre) über 16 Jahre werden 3300 neue Fälle von Typ II-Diabetes registriert (26). Die Datenanalyse ergibt, daß das Übergewicht und die Adipositas bei diesen Frauen der wichtigste Prädiktor für die Typ II-Diabetes-Erkrankung ist bzw. bei entsprechend gesünderer Lebensweise 90-95 % dieser Typ II-Diabetes-Erkrankungen vermeidbar gewesen wären!

12.8.3.2. Gewichtsabnahme und Modifikation von Gerinnung/Fibrinolyse

Adipöse weisen eine erhöhte Gerinnungsaktivität sowie eine verminderte Fibrinolyse auf. Durch Gewichtsreduktion werden die entsprechenden Parameter günstig beeinflußt. Dies zeigt eine kürzliche Untersuchung an 51 adipösen Frauen mit einem BMI von 36 kg/m^2. Durch Gewichtsreduktion von 7,6 kg nach 3 Monaten und 10 kg nach 12 Monaten nehmen nach 3 Monaten die Konzentrationen von Faktor VIIc und PAI-1 deutlich ab, danach weniger. Die Änderung dieser Faktoren korreliert mit der Gewichtsabnahme und der Abnahme des Seruminsulins. Das Fibrinogen ändert sich nicht (Rissanen et al., Int J Obes 25, 212-218, 2001).

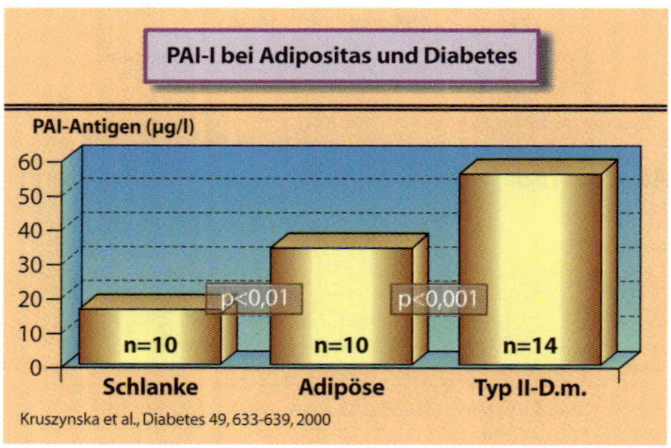

Abb. 12.18: PAI-I bei Adipositas und Diabetes.

12.8.3.3. Der Einfluß der Gewichtsreduktion auf den Blutdruck

Daß eine Gewichtsreduktion günstige Effekte auf den Blutdruck hat, ist bekannt. In einer 11 Gewichts-Reduktionsstudien umfassenden Übersicht wird pro kg Gewichtsverlust eine Blutdrucksenkung von 1,6/1,1 mmHg angegeben (18).

12.8.3.4. Gewichtsreduktion und kardiovaskuläres Risiko

Körperliche Aktivität senkt das kardiovaskuläre Risiko bei 5125 Diabetikerinnen (Nurses´ Health Study, mittleres Alter 50 Jahre) bei Beobachtung über 14 Jahre. Ist das Risiko bei körperlicher Aktivität < 1 Stunde/Woche = 1, so sinkt das Risiko bei 1-1,9 Stunden Aktivität/Woche auf 0,93, bei 2-3,9 Stunden auf 0,82, bei 4-6,9 Stunden auf 0,54, bei ≥ 7 Stunden auf 0,52 (p=0,001 für Trend). Diese Frauen hatten zu Beginn einen BMI von 29,1 (<1h) bis 27,4 (≥7h Aktivität) kg/m^2. Somit ist das kardiovaskuläre Risiko bei körperlich aktiven Diabetikerinnen (inklusive regelmäßiges schnelles Gehen) mit einem geringeren kardiovaskulären Risiko verbunden (19).

12.8.4. Diabetes-Therapie und Gewichtsveränderung

In der UKPDS-Studie haben die Patienten unter intensivierter Diabetes-Therapie in 10 Jahren einen um 3,1 kg (p<0,0001) größeren Gewichtszuwachs als in der konventionellen Gruppe. Unter Chlorpropamid beträgt der Gewichtszuwachs 2,6 kg (p<0,001), unter Glibenclamid 1,7 kg (p<0,001), unter Insulin 4,0 kg (p<0,0001) (8), ist somit unter dem Biguanid am geringsten, unter Insulin am höchsten.

12.8.5. Adipositas und Herz

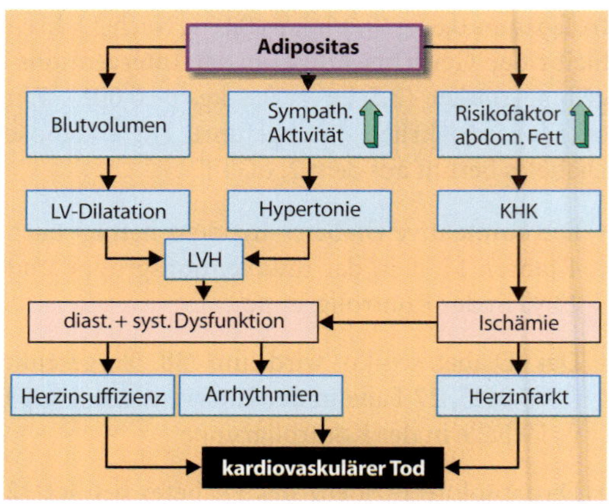

Abb. 12.19: Adipositas und kardiales Risiko - Zusammenhänge.

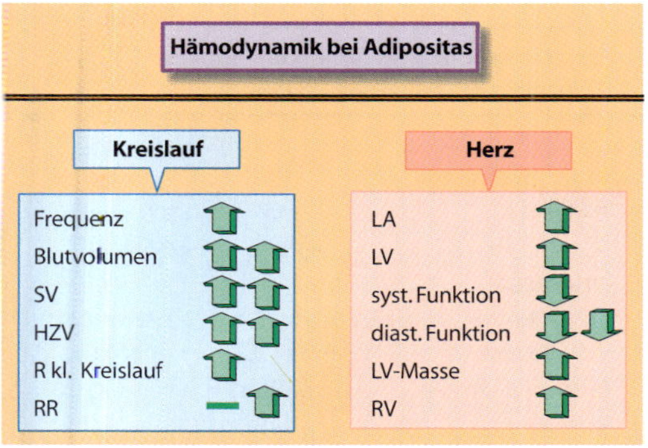

Abb. 12.20: Der Einfluß der Adipositas auf die Hämodynamik.

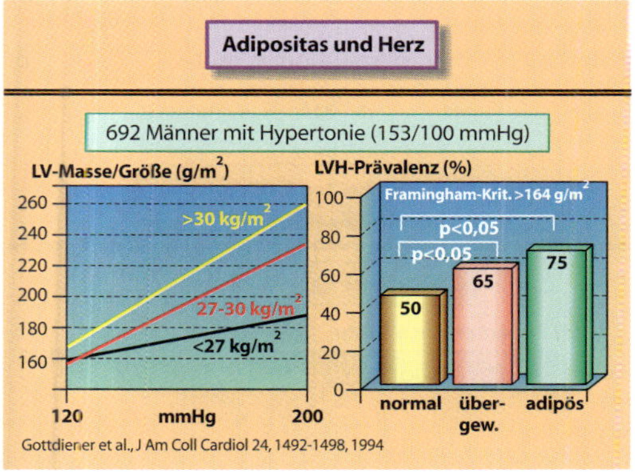

Abb. 12.21: Der Einfluß auf die LVH.

12.9. Der Hochdruck beim metabolischen Syndrom

Zur Genese der Hypertonie bei metabolischem Syndrom liegen zahlreiche Untersuchungen vor (20, 21). Die pathogenetischen Verbindungen zwischen metabolischem Syndrom und Hochdruck beruhen z.T. auf Vermutungen bzw. sind z.T. hypothetisch, wenngleich in letzter Zeit die tatsächlich vorhandenen kausalen Zusammenhänge klarer werden (2, 22). Die Koexistenz von Hypertonie und Diabetes erhöht das kardiovaskuläre Risiko sowie das Nephropathie-Risiko auf das Doppelte. Die Hypertonie-Therapie ist im Hypertonie-Kapitel dargestellt.

In Anbetracht der Adipositas sind hier bei der Therapie des Hochdrucks Substanzen einzusetzen, die die körperliche Aktivität nicht mindern. Dies sind ACE-Hemmer, AT_1-Rezeptorantagonisten, Ca-Antagonisten, Alphabocker. Weniger günstig sind hier die Diuretika und die Betablocker. Bei den Betablockern muß bei dieser Frage allerdings zwischen den nicht-dilatativen (1. und 2. Generation) und den dilatativen Betablockern (3. Generation) differenziert werden, da letztere die Belastbarkeit nicht mindern. Auch Moxonidin, ein zentrales Sympathikolytikum ist diesbezüglich den Betablockern der 3. Generation vergleichbar. Zudem sind Betablocker der 3. Generation und Moxonidin stoffwechselneutral bis -günstig.

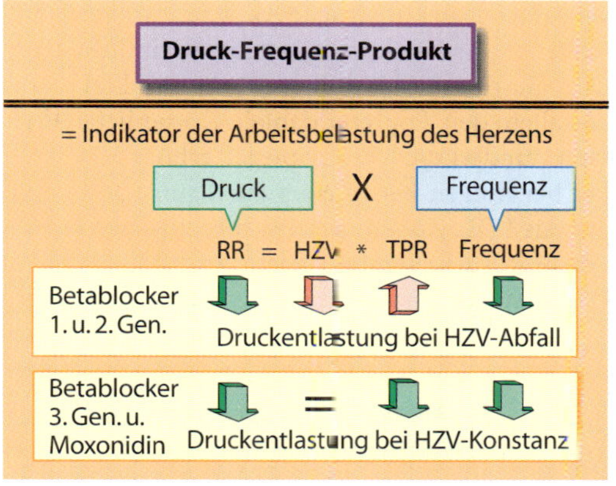

Abb. 12.22: Unterschiede in der Hämodynamik zwischen den 3 Generationen der Betablocker (3. Generation = dilatative Betablocker sowie vs zentrales Sympathikolytikum Moxonidin.

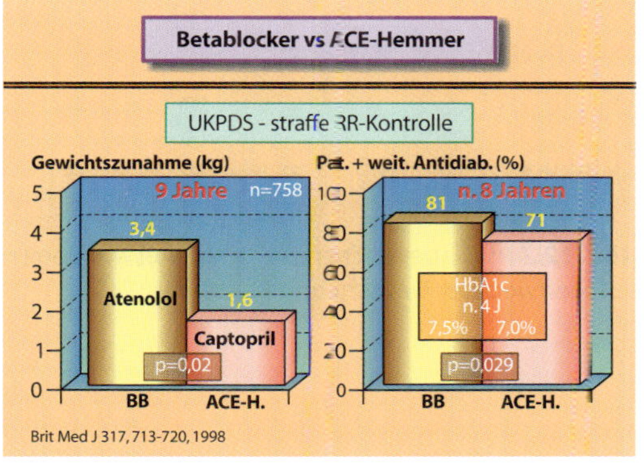

Abb. 12.23: Betablocker vs ACE-Hemmer und Körpergewicht in UKPDS.

Die Patienten hatten allerdings in bis zu 30 % antihypertensive Mehrfachkombinationen.

12.10. Therapie-Strategien beim metabolischen Syndroms

Die Therapie verfolgt 2 Ziele (1):

A. Beseitigung der zugrundeliegenden Ursachen wie Adipositas, körperliche Inaktivität sowie

B. Behandlung der begleitenden Lipid- und Nichtlipid-Risikofaktoren.

Die erste Maßnahme ist die Gewichtsreduktion und verstärkte körperliche Aktivität, wodurch alle weiteren Risikofaktoren positiv beeinflußt werden. Gewichtsreduktion verstärkt den LDL- und vor allem den Triglyzeridabfall. Körperliche Aktivität mindert die VLDL-Spiegel, erhöht HDL und hat bei einigen Betroffenen auch günstige Effekte auf das LDL. Zudem werden hierdurch nicht nur der Blutdruck, sondern auch der Sympathikotonus sowie die Insulinresistenz gesenkt.

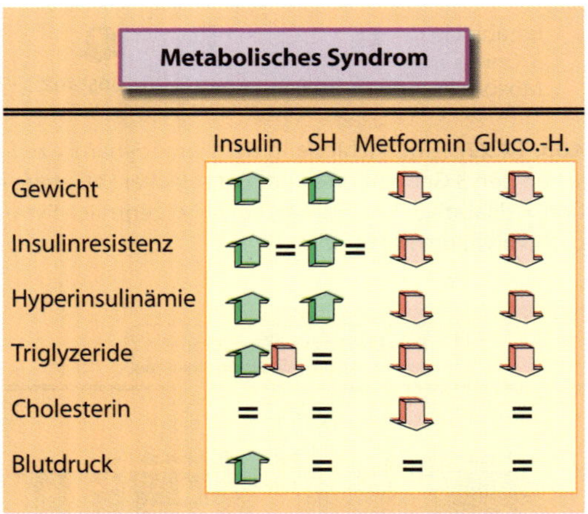

Abb. 12.24: Diabetes-Therapie und Auswirkungen auf Stoffwechsel, Gewicht und Blutdruck.

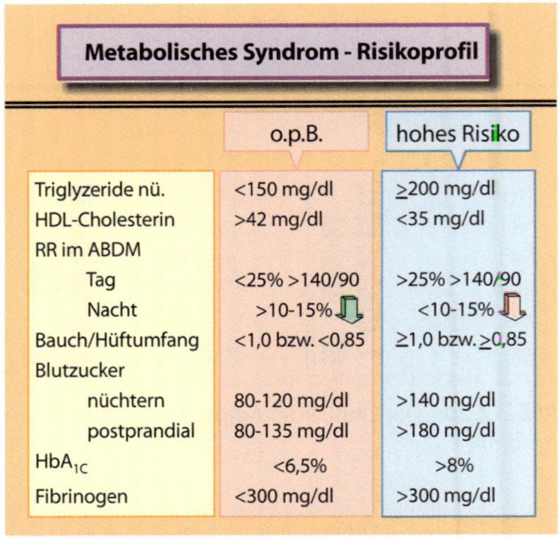

Metabolisches Syndrom - Risikoprofil

	o.p.B.	hohes Risiko
Triglyzeride nü.	<150 mg/dl	≥200 mg/dl
HDL-Cholesterin	>42 mg/dl	<35 mg/dl
RR im ABDM		
Tag	<25% >140/90	>25% >140/90
Nacht	>10-15%	<10-15%
Bauch/Hüftumfang	<1,0 bzw. <0,85	≥1,0 bzw. ≥0,85
Blutzucker		
nüchtern	80-120 mg/dl	>140 mg/dl
postprandial	80-135 mg/dl	>180 mg/dl
HbA_{1C}	<6,5%	>8%
Fibrinogen	<300 mg/dl	>300 mg/dl

Abb. 12.25: Therapieziele beim metabolischen Syndrom.

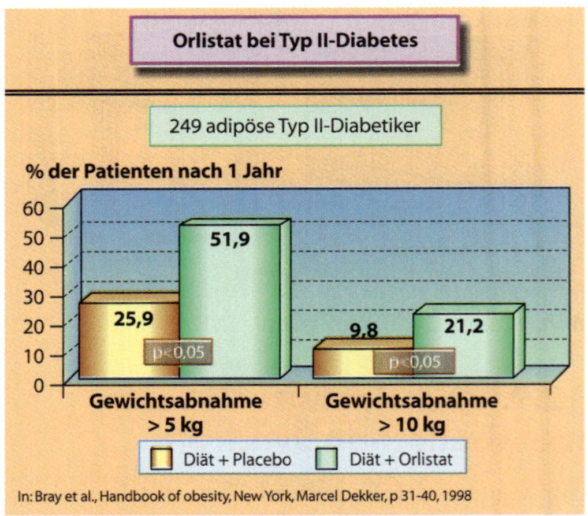

Abb. 12.26: Der Lipasehemmer Orlistat bei adipösen Typ II-Diabetikern.

Bei grenzwertigen Triglyzeridwerten von 150-199 mg/dl sollte vorrangig das LDL-Ziel < 100 mg/dl angestrebt werden. Bei hohen Triglyzeridwerten von 200-499 mg/dl wird das Non-HDL (Gesamtcholesterin minus HDL) ein sekundäres Therapieziel, das gegenüber den LDL-Zielen der unterschiedlichen Risikogruppen jeweils um 30 mg/dl höher liegt, z.B. beträgt bei Diabetikern das Non-HDL-Ziel (= LDL plus VLDL) < 130 mg/dl.

12.11. Zusammenfassung

Das metabolische Syndrom ist ein Risikokomplex höchster Brisanz.

Wenngleich das LDL in der Höhe unauffällig ist, ist dieses aufgrund einer Umverteilung seiner Subfraktionen (vermehrte kleine dichte Partikel) besonders atherogen.

CSE-Hemmer verhindern eventuell eine Diabetes-Entwicklung.

Bei Typ II-Diabetikern mindert eine Fibrattherapie mit Triglyzeridsenkung die Progression der Koronarsklerose (DAIS-Studie).

Auch bei niedrigem HDL und unauffälligem LDL profitieren diabetische KHK-Patienten vom Fibrat (VA-HIT-Studie).

Während eine Gewichtszunahme das Diabetes-Risiko erhöht, wird dieses durch Gewichtsreduktion deutlich gemindert.

Körperliche Aktivität mindert das kardiovaskuläre Risiko bei Diabetikern.

Zur Hochdruck-Therapie bei metabolischem Syndrom sollten Antihypertensiva eingesetzt werden, die die Belastbarkeit nicht mindern.

12.12. Literatur

1. Expert Panel on Detection, Evaluation, and Treatment of High Blood Cholesterol in Adults: Executive summary of the third report of the National Cholesterol Education Program (NCEP) expert panel on detection, evaluation, and treatment of high blood cholesterol in adults (Adult Treatment Panel III). JAMA 285, 2486-2497, 2001

2. Grundy SM, Benjamin IJ, Burke GL, Chait A, Eckel RH, Howard BV, Mitch W, Smith SC, Sowers JR: Diabetes and cardiovascular disease. A statement for healthcare professionals from the American Heart Association. Circulation 100, 1134-1146, 1999

3. Haffner SM: Impaired glucose tolerance, insulin resistance, and cardiovascular disease. Diabet Med 14, S12-S18, 1997

4. Laakso M, Lehto S: Epidemiology of risk factors for cardiovascular disease in diabetes and impaired glucose tolerance. Atherosclerosis 137, S65-S73, 1998

5. Pyörälä M, Miettinen H, Laakso M, Pyörälä K: Hyperinsulinemia predicts coronary heart disease risk in healthy middle-aged men. The 22-year follow-up results of the Hesinki Policemen Study. Circulation 98, 398-404, 1998

6. Haffner SM, Valdez RA, Hazuda HP, Mitchell BD, Morales PA, Stern MP: Prospective analysis of the insulin-resistance syndrome (syndrome X). Diabetes 41, 715-722, 1992

7. März W, Scharnagl H, Abletshauser C, Hoffmann MM, Berg A, Keul J, Wieland H Baumstark MW: Fluvastatin lowers atherogenic low-density lipoproteins in postmenopausal women with the atherogenic lipoprotein phenotype. Circulation 103, 1942-1948, 2001

8. UK Prospective Diabetes Study (UKPDS) Group: Intensive blood glucose control with sulphonylureas or insulin compared with conventional treatment and risk of complications in patients with type 2 diabetes (UKPDS 33). Lancet 352, 837-853, 1998

9. Stratton IM, Adler AI, Neil HAW, Matthews DR, Manley SE, Cull CA, Hadden D, Turner RC, Holman RR on behalf of the UK Prospective Diabetes Study Group: Association of glycaemia with macrovascular and microvascular complications of type 2 diabetes (UKPDS 35): prospective observational study. Brit Med J 321, 405-412, 2000

10. Freeman DJ, Norrie J, Sattar N, Neely DG, Cobbe SM, Ford I, Isles C, Lorimer AR Macfarlane PW, McKillop JH, Packard CJ, Shepherd J, Gaw A: Pravastatin and the development of diabetes mellitus: Evidence for a protective treatment in the West of Scotland Coronary Prevention Study. Circulation 103, 357-362, 2001

11. Diabetes Atherosclerosis Intervention Study Investigators: Effect of fenofibrate on progression of coronary-artery disease in type 2 diabetes: the Diabetes Atherosclerosis Intervention Study, a randomised study. Lancet 357, 905-910, 2001

12. Rubins BH, Robins SJ, Collins D, Fye CL, Anderson JW, Elam MB, Faas FH, Linares E, Schaefer EJ, Schectman G, Wilt TJ, Wittes J, for the Veterans Affairs High-Density Lipoprotein Cholesterol Intervention Trial Study Group: Gemfibrozil for the secondary prevention of coronary heart disease in men with low levels of high-density lipoprotein cholesterol. N Engl J Med 341, 410-418, 1999

13. Robins SJ, Collins D, Wittes JT, Papademetriou V, Deedwania PC, Schaefer EJ, McNamara JR, Kashyap ML, Hershman JM, Wexler LF, Bloomfield Rubins H, for the VA-HIT Study Group: Relation of Gemfibrozil treatment and lipid levels with major coronary events. VA-Hit: A randomized controlled trial. JAMA 285, 1585-1591, 2001

14. Boden WE: High-density lipoprotein cholesterol as an independent rik factor in cardiovascular disease: Assessing the data from Framingham to the Veterans Affairs High-Density Lipoprotein Intervention Trial. Am J Cardiol 86 (suppl), 19L-22L, 2000

15. Downs JR, Clearfield M Weis S, Whitney E, Shapiro DR, Beere PA, Langendorfer A, Stein EA, Kruyer W, Gotto AM, for the AFCAPS/TexCAPS Group: Primary pre-

vention of acute coronary events with lovastatin in men and women with average cholesterol levels. JAMA 279, 1615-1622, 1998

16. Field AE, Coakley EH, Must A, Spadano JL, Laird N, Dietz WH, Rimm E, Colditz GA: Impact of overweight on the risk of developing common chronic diseases during a 10-year period. Arch Intern Med 161, 1581-1586, 2001

17. Tuomilehto J, Lindström J, Eriksson JG, Valle TT, Hämäläinen H, Ilanne-Parikka P, Keinänen-Kiukaanniemi S, Laakso M, Louheranta A, Rastas M, Salminen V, Uusitupa M, for the Finnish Diabetes Prevention Study Group: Prevention of type 2 diabetes mellitus by changes in lifestyle among subjects with impaired glucose tolerance. N Engl J Med 344, 1343-1350, 2001

18. Staessen J, Fagard R, Lijnen P, amery A: Body weight, sodium intake, and blood pressure. J Hypertens 7, suppl, S19-S23, 1989

19. Hu FB, Stampfer MJ, Solomon C, Liu S, Colditz GA, Spelzer FE, Willett WC, Manson JE: Physical activity and risk for cardiovascular events in diabetic women. Ann Intern Med 134, 96-105, 2001

20. Edelson GW, Sowers JR: Insulin resistance in hypertension: a focused review. Am J Med Sci 306, 345-347, 1993

21. Sowers JR: Insulin resistance and hypertension. Mol Cell Endocrinol 74, C87-C89, 1990

22. Reaven GM, Lithell H, Landsberg L: Hypertension and associated metabolic abnormalities: the role of insulin resistance and the sympathoadrenal system. N Engl J Med 334, 374-381, 1996

23. Alberti KGMM, Zimmet PZ, for the WHO Consultation: Definition, diagnosis and classification of diabetes mellitus and its complications. Part 1: Diagnosis and classification of diabetes mellitus, provisional report of a WHO consultation. Diabet Med 15, 539-553, 1998

24. Groop L, Orho-Orlander M: The dysmetabolic syndrome. J Intern Med 250, 105-120, 2001

25. Isomaa B, Almgren P, Tinamaija T, Forsen B, Lahti K, Nissen M, Taskinen M-R, Groop L: Cardiovascular morbidity and mortality associated with the metabolic syndrome. Diabetes Care 24, 683-689, 2001

26. Hu FB, Manson JE, Stampfer MJ, Colditz G, Liu S, Solomon CG, Willett WC: Diet, lifestyle, and the risk of type 2 diabetes mellitus in women. N Engl J Med 345, 790-797, 2001

13. Die koronare Makroangiopathie bei Diabetes

13.1. Die koronare Makroangiopathie bei Diabetes mellitus

Diabetes mellitus, Typ I wie Typ II, sind Risikofaktoren für eine KHK-Entwicklung und folglich mit einer erhöhten KHK-Inzidenz verbunden. D.h. Diabetiker haben nicht nur häufiger Myokardinfarkte als Nicht-Diabetiker, sondern haben diese gravierende Folgeerkrankung auch in jüngerem Alter und überleben den Myokardinfarkt zudem seltener (1). Darüber hinaus ist die koronare Herzkrankheit die häufigste Todesursache beim Diabetiker (1). Ihr Vorkommen ist hier 2-4mal häufiger als in der Normalbevölkerung. Bei Diagnosestellung hat der Diabetiker nur noch zwei Drittel der Lebenserwartung des gleichaltrigen Nicht-Diabetikers (2).

Klinisch fällt bei Typ II-Diabetikern (45-64 Jahre) auf, daß zum Zeitpunkt der Diabetes-Diagnosestellung (pathologischer Glukose-Toleranztest) diese Patienten doppelt so häufig Angina pectoris oder Myokardinfarkte haben wie altersentsprechende Kontrollen. (3). Das KHK-Risiko ist somit bei diesen Patienten bereits in der Zeit vor Diagnosestellung eines Typ II-Diabetes erhöht. So überrascht es nicht, daß die Prävalenz der KHK bei NIDDM nur eine geringe Beziehung zur Dauer des Diabetes zeigt. Die Inzidenz eines neuen Myokardinfarktes in den der Diagnosestellung folgenden 5 Jahren ist bei diabetischen Männern 6fach, bei diabetischen Frauen 3,7fach höher als in der Kontrollgruppe (3).

Die neuen Ergebnisse der MONICA-Augsburg-Studien (4) 1985-1994 gehen in die gleiche Richtung und zeigen, daß der Diabetes bei Männern mit einer 3,7fach, bei Frauen mit einer 5,9fach erhöhten Myokardinfarkt-Häufigkeit verbunden ist. Daß Typ-II-Diabetiker, Männer wie Frauen (45-74 Jahre) bei gleichem Alter häufiger klinische Manifestationen der KHK wie Angina pectoris, Myokardinfarkt oder akuten Herztod haben als Nicht-Diabetiker ergibt auch die Framingham-Studie. In der ARIC-Studie (5) ist nach Korrektur bezüglich weiterer Risikofaktoren bei 45-64 jährigen Diabetikern (Diabetesdiagnose: Nüchtern-BZ >140 mg/dl, postprandialer BZ > 200 mg/dl oder Diabetestherapie) das relative KHK-Risiko für Männer um das 2,5fache, bei Frauen um das 3,45fache höher als bei nicht-diabetischen Vergleichspersonen.

Inwieweit hierbei die Koronarstenosen beim Diabetiker gravierender oder diffuser verteilt sind, wird kontrovers diskutiert und kann auch durchaus bei unterschiedlicher Untersuchungstechnik, Angiographie oder pathologisch-anatomische Untersuchung, differieren.

13.2. Pathologisch-anatomische Untersuchungen

Autoptische Untersuchungen von Waller et al. (5) bei 229 Diabetikern, davon 164 mit bekannter KHK, 65 Diabetiker ohne bekannte KHK, ergeben im Vergleich mit 183 an KHK verstorbenen Nicht-Diabetikern (Kollektive im Alter und Geschlecht vergleichbar), daß die Zahl über 75 % iger Stenosen in den 3 Hauptgefäßen bei Diabetikern genauso hoch ist wie bei Nicht-Diabetikern. Auch die Verteilung der Stenosen zwischen proximaler und distaler Hälfte der 3 Hauptgefäße ist gleich. Allein über 75 %ige Hauptstammstenosen fanden sich bei den Diabetikern mit 13 % signifikant häufiger als mit 6 % ($p<0{,}01$) bei Nicht-Diabetikern. Der Diabetes war bei sämtlichen Fällen nach dem 30. Lebensjahr aufgetreten, somit lag wahrscheinlich überwiegend Typ II-Diabetes vor.

13.3. Angiographische Untersuchungen

Die untersuchten Kollektive sind bei angiographischer Untersuchung ungleich größer als bei den pathologisch-anatomischen Untersuchungen.

13.3.1. Das Corpus Christi Heart Project

Im Rahmen des Corpus Christi Heart Projects (7) weisen bei 439 angiographisch untersuchten Patienten mit akutem Myokardinfarkt Diabetiker signifikant häufiger Gefäße mit über 75 % igen Stenosen auf als Nicht-Diabetiker. Auch in anderen angiographischen Untersuchungen finden sich ähnliche Resultate, so in der TAMI-Studie (8), der TIMI II-Studie (9) sowie in Untersuchungen von Orlander et al. (7) und Stein et al. (10).

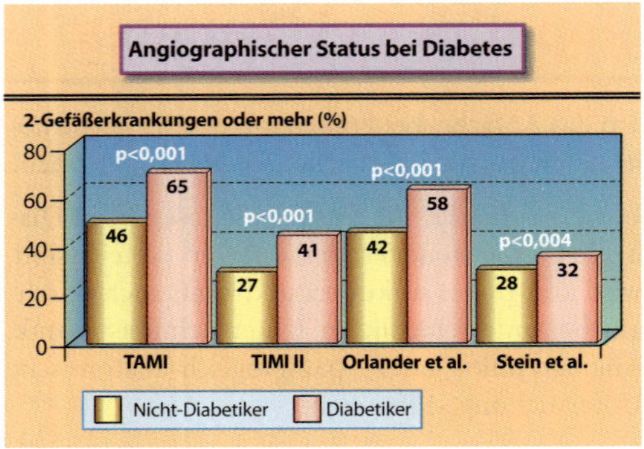

Abb. 13.1: Angiographischer Status bei Diabetes mellitus.

Andererseits ist nicht nur die Vielzahl der betroffenen Gefäße von Bedeutung, sondern natürlich auch die Stabilität bzw. Instabilität der Plaques, der koagulatorische Status des Patienten und vieles mehr.

13.3.2. Die Studie von Natali et al.

In der Studie von Natali et al. (11) bei immerhin 2253 konsekutiven Koronarangiographien der Jahre 1983-1992 mit Nachbeobachtung über im Mittel 88 Monate werden

- >50 %ige Stenosen häufiger bei Diabetikern als bei Nicht-Diabetikern (85 % vs 67 % ($p<0{,}0001$) gesehen
- Auch ist die Prävalenz von 3-Gefäßerkrankungen beim Diabetiker doppelt so hoch, 36 % vs 17 % ($p<0{,}0001$)
- Die Summe aller angiographisch erkennbarer Lumenstenosen (Atherosklerose-Score, ATS) ist bei Diabetikern deutlich höher (352 ± 232 vs 211 ± 201 Units; $p<0{,}0001$)

Innerhalb der Diabetikergruppe ist die einzige Variable, die vom Atherosklerose-Score unabhängig ist, das Serumcholesterin. Plasmaglukosekonzentration, Diabetes-Dauer und Art der Diabetes-Therapie sind dagegen mit der Schwere der KHK nicht korreliert. Auch ist hier die Proteinurie nicht mit einer diffuseren KHK verbunden, weder beim Diabetiker noch beim Nicht-Diabetiker.

In den 88 Monaten der Beobachtung sterben 19 % der Diabetiker an kardialer Ursache, aber nur 10 % der Nicht-Diabetiker. Diabetes ist somit auch hier mit einer deutlich schlechteren kardialen Prognose verbunden.

Die Proteinurie ist in dieser Studie besonders bei Diabetikern mit einem höheren Risiko hinsichtlich kardialem Tod verbunden.

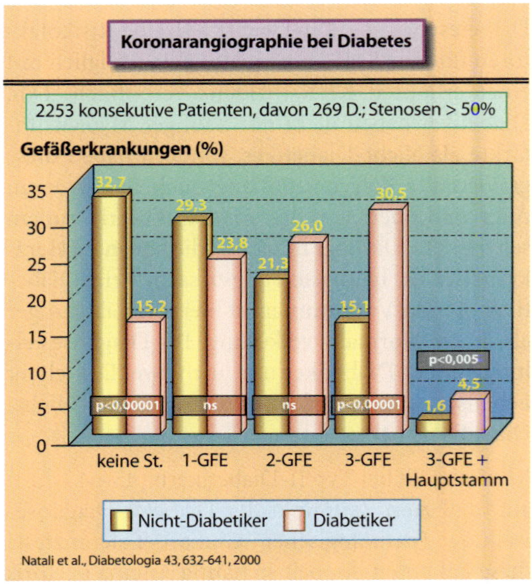

Abb. 13.2: Angiographische Ergebnisse der Studie von Natali et al.

Eine weitere angiographische Untersuchung (12) an 466 Personen ohne früheren Myokardinfarkt (93 Typ II-Diabetiker nach ADA-Diagnosekriterien, 373 Nicht-Diabetiker) ergibt, daß Diabetiker eine diffusere KHK aufweisen, eine höhere Prävalenz von Koronarstenosen jeden Ausmaßes haben sowie bei ihnen eine doppelt so hohe Okklusionsrate ($p=0{,}02$) nachweisbar ist, dies alles auch nach Korrektur weiterer KHK-beeinflusssender Faktoren.

13.3.3. Die Diabetes Interventional Study

In der Dresdener " Diabetes Interventional Study" (13) bei Typ II-Diabetikern über 5 Jahre kann gezeigt werden, daß begleitende Risikofaktoren wie Hypertonie, Hypercholesterinämie, Hypertriglyzeridämie und gemischte Fettstoffwechselstörung die Infarkt-Inzidenz erhöhen. Bei der Frage der stärkeren oder diffuseren Stenosierung dürfen somit auch die anderen Risikofaktoren nicht unberücksichtigt bleiben (13).

13.3.4. KHK bei Typ I-Diabetikern - Ergebnisse des Joslin Centers

Auch Typ I-Diabetiker haben eine erhöhte Koronarmortalität. Dies zeigt eine Untersuchung des Joslin Centers in Boston 1987 (14) bei Patienten mit IDDM über 20-40 Jahre. Die kumulative KHK-Mortalität beträgt im Alter von 55 Jahren 35 %. Die Exzeßmortalität ist hierbei nicht von der Dauer des Diabetes, sondern von einer begleitenden diabetischen Nephropathie abhängig.

13.3.5. Die Myokardinfarkt-Häufigkeit bei Typ II-Diabetes

Die 7-Jahresinzidenz des Myokardinfarktes (15) beträgt in einer finnischen Studie bei 1059 Diabetikern (mittleres Alter 59 Jahre) ohne vorangegangenen Infarkt 20,2 %, die Reinfarktrate dagegen bei Diabetikern 45 %. Die Erstinfarktrate der Diabetiker von 20,2 % entspricht der Reinfarktrate eines nicht-diabetischen Vergleichskollektivs (1373 Nicht-Diabetiker, mittleres Alter 56 Jahre) von 18,8 %! Nach Korrektur bezüglich weiterer Risikofaktoren ist die KHK-Mortalität der Diabetiker ohne Infarkt der Mortalität von Nicht-Diabetikern mit bereits durchgemachtem Infarkt gleichzusetzen, d.h. Typ II-Diabetiker ohne Infarkt haben im untersuchten Zeitraum die gleiche Prognose wie nicht-diabetische Postinfarktpatienten! Dies unterstreicht noch einmal eindrucksvoll die Bedeutung des Risikofaktors Diabetes und erklärt, weswegen der Diabetes heute seitens des Risikos als KHK-Äquivalent bezeichnet wird (16).

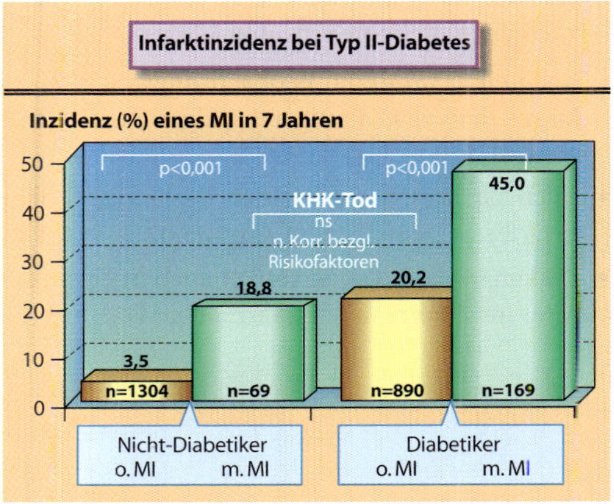

Abb. 13.3: Herzinfarktinzidenz bei NIDDM in 7 Jahren.

13.4. Reduzierte arterielle Compliance bei Diabetes

13.4.1. Reduzierte Compliance der großen Gefäße

Die arterielle Compliance ist eine wichtige Eigenschaft des arteriellen Gefäßsystems, die für den kontinuierlichen Blutfluß zur Peripherie bei Aufrechterhaltung optimaler systolischer und diastolischer Blutdrücke sorgt. Eine reduzierte Compliance findet sich

- im Alter
- bei Typ II-Diabetes
- aber auch bei jungen (mittleres Alter 23 Jahre) normotensiven Typ I-Diabetikern (Diabetesdauer im Mittel 8 Jahre) (17)

Bei Untersuchung von 25 Typ I-Diabetikern ohne kardiovaskuläre Erkrankung (im Vergleich mit 30 gleichaltrigen Nicht-Diabetikern) ist die arterielle Compliance (simultane Messung von aortalem Blutfluß und arteriellem Carotisdruck) bei Diabetikern um 29 % geringer, $p<0,05$ (17). Ein Zusammenhang mit der Endothelfunktion (Fluß-vermittelte Vasodilatation) findet sich nicht.

Somit ist die Compliance-Reduktion bei Typ I-Diabetikern nicht Folge einer gestörten endothelialen Vasodilatatorfunktion, sondern eine eigenständige Störung vor Auftreten einer nachweisbaren mikro- oder makrovaskulären Erkrankung.

Unterschiede in Blutdruck, Lipidwerten und täglicher körperlicher Aktivität bestanden zwischen den beiden Gruppen nicht.

Auch Hu und Mitarbeiter (18) beschreiben eine höhere Steifheit der Aorta, die selbst bei Kindern und Heranwachsenden mit Typ I-Diabetes nachweisbar ist.

Eine Hyperglykämie resultiert letztlich in einer erhöhten Produktion glykosylierter Endprodukte (AGE), deren Anhäufung im Kollagen der Gefäßwände die mechanischen Eigenschaften der Kollagenfasern im Sinne einer vermehrten Steifheit verändert. Daneben kommt es zu einer Akkumulation von Fibronectin, Typ IV Kollagen und Ablagerung von Calcium in der Media (19), eine Folge von Veränderungen der Gen- und Protein-Expression der verschiedenen Komponenten der extrazellulären Matrix (20). Die vaskulären Schäden (die reduzierte Compliance wie auch andere) sind bei Typ I- und Typ II-Diabetes das Resultat einer Kombination aus metabolischen und hormonellen Ungleichgewichten in Verbindung mit genetischen Faktoren (21). Neben extrazellulärer AGE-Bildung (advanced glycation endproducts) und Anhäufung findet sich eine deutlich schnellere intrazelluläre AGE-Bildung. Diese hat u.a. Auswirkungen auf die Genexpression der betroffenen Zellen und erhöht den oxidativen Stress. Über eine Aktivierung des Transkriptionsfaktors NF-*k*B erfolgt die Aktivierung verschiedener Zielgene (Zytokine, Endothelin, Tissue Factor etc.).

Die Compliance der Arterien ist für das Herz insofern von Bedeutung als sie eine wichtige Determinante der LV-Funktion und des koronaren Blutflusses ist (17). Eine reduzierte arterielle Compliance geht einher mit bzw. führt zu einer isolierten systolischen Hypertonie. Diese Hypertonieform, von der Prognose die ungünstigste Hypertonieform, ist bei Diabetes besonders häufig (☞ Kap. 11).

13.4.2. Reduzierte Compliance der Koronarien

Parallel zur reduzierten Compliance der großen Gefäße wird auch eine reduzierte Compliance der Koronargefäße (LAD) bei Diabetikern mit morphologisch normalen Koronarien im Vergleich zu Nicht-Diabetikern ($p<0{,}01$) beschrieben (22).

13.4.3. Verbesserung der Compliance der Gefäße

Bei isolierter systolischer Hypertonie verbessern vor allem ACE-Hemmer (AT_1-Rezeptorantagonisten sind diesbezüglich noch nicht ausreichend untersucht, aber auch hier erfolgversprechend), Ca-Antagonisten und Betablocker die reduzierte arterielle Compliance.

Im Tierversuch an Primaten ist eine Thiazolium-Verbindung (ALT-711) in der Lage, die AGE-induzierte Versteifung der Gefäße, aber auch des linken Ventrikels nach 6 Wochen Therapie rückgängig zu machen, dies durch Aufbrechen der Verbindungen von Glykolisierungsendprodukten mit den Proteinen der Gefäßwand und des linken Ventrikels (23).

Entsprechende Untersuchungen mit Aminoguanidin zur AGE-Bildungshemmung sind im Bereich der Retina bekannt.

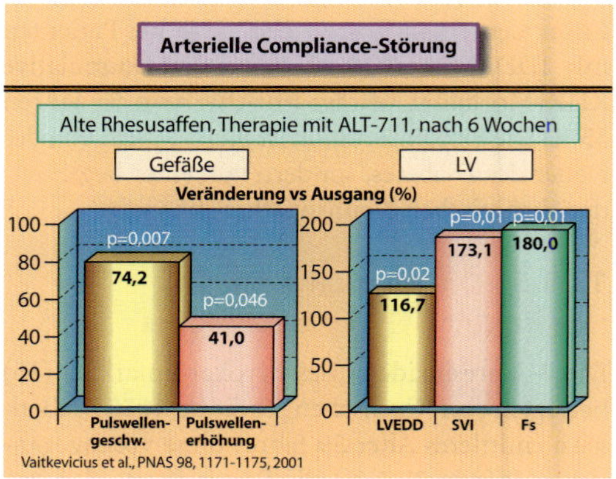

Abb. 13.4: Effekt der Beeinflussung von AGE auf die LV-Funktion.

13.5. Diabetiker mit pAVK

Allgemein haben Patienten mit pAVK eine schlechtere Prognose. Die Todesursache ist in 70 % kardial bedingt. Diabetiker mit pAVK haben zudem eine schlechtere Prognose als Nicht-Diabetiker mit pAVK. Dies zeigt eine Untersuchung (24) an 58 Diabetikern vs 78 Nicht-Diabetikern, deren pAVK angiographisch gesichert ist. Die Patienten sind im Mittel 65 ±10 Jahre alt, haben eine gleiche KHK- und Raucheranamnese und sind nicht unterschiedlich hinsichtlich der Cholesterin-Spiegel (allerdings bei Diabetikern häufiger Hypertonie, 63,8 % vs 39,7 %; p=0,006). Angiographisch haben die Diabetiker im Bereich der A. femoralis und unterhalb des Knies eine schwerere Arteriosklerose.

- Nach einer mittleren Beobachtungszeit von 4,5 Jahren haben Diabetiker häufiger Amputationen (41,4 % vs 11,5 %, OR 5,4; p<0,0001
- Auch ist die Mortalität der Diabetiker höher (51,7 % vs 25,6 %, OR 3,1; p=0,002
- Zudem sterben die Diabetiker auch in jüngerem Alter (64,7 Jahre vs 71,1 Jahre alt bei Tod, p=0,04

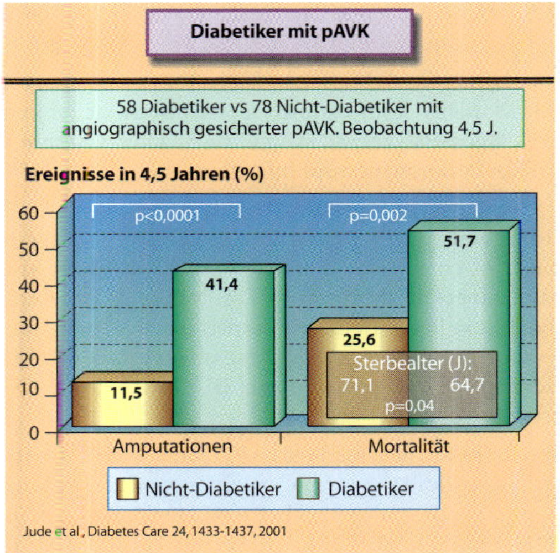

Abb. 13.5: Prognose von Diabetikern mit pAVK.

13.6. Zusammenfassung

Beide Diabetestypen sind mit einem erhöhten Vorkommen der KHK assoziiert.

Bei Typ I-Diabetes beginnt die erhöhte KHK-Inzidenz nach dem 30. Lebensjahr und steigt besonders bei Patienten mit begleitender diabetischer Nephropathie, da hier dann der Hochdruck als weiterer Risikofaktor hinzukommt.

Bei Typ II-Diabetes ist die Häufigkeit der klinisch manifesten KHK im Vergleich zu Nicht-Diabetikern gleichen Alters signifikant höher.

Hier zeigt die Prävalenz der KHK nur eine geringe Beziehung zur Dauer des Diabetes. Sie ist bereits bei Patienten mit gestörter Glukosetoleranz, dem Typ II-Diabetes-Vorläufer, erhöht.

Diabetiker haben nach angiographischen Untersuchungen nicht nur häufiger > 75 %ige Koronarstenosen als Nicht-Diabetiker, sondern auch häufiger Mehrgefäßerkrankungen als diese.

Typ II-Diabetiker haben in 7 Jahren genau soviel Myokardinfarkte wie nicht-diabetische Postinfarktpatienten.

Neben den morphologischen Veränderungen ist auch die arterielle Compliance bei beiden Diabetes-Typen eingeschränkt.

Auch Diabetiker mit pAVK haben angiographisch eine stärkere Arteriosklerose, haben signifikant häufiger Amputationen und weisen eine höhere Mortalitätsrate bei jüngerem Sterbealter auf.

13.7. Literatur

1. Ochi JW, Melton LJ, Palumbo PJ, Chu CP: A population based study of diabetes mortality. Diabetes Care 8, 224-229, 1995

2. Yudkin JS: How can we best prolong life? The benefits of coronary risk factor reduction in non-diabetic and diabetic subjects. Brit Med J 306, 1313-1318, 1993

3. Uusitupa MIJ, Niskanen LK, Siitone O, Voutilainen E, Pyörälä K: 5-year incidence of atherosclerotic vascular disease in relation to general risk factors, insulin level, and abnormalities in lipoprotein composition in non-insulin-dependent diabetic and non-diabetic subjects. Circulation 82, 27-36, 1990

4. Löwel H, Stieber J, Koenig W, Thorand B, Hörmann A, Gostomzyk J, Keil U: Das Diabetes-bedingte Herzinfarktrisiko in einer süddeutschen Bevölkerung: Ergeb-

nisse der MONICA-Augsburg-Studien 1985-1994. Diab Stoffw 8, 11-21, 1999

5. Folsom AR, Szklo M, Stevens J, Liao F, Smith R, Eckfeldt JH: A prospective study of coronary heart disease in relation to fastung insulin, glucose, and diabetes - The Atherosclerosis Risk in Communities (ARIC) Study. Diabetes Care 20, 933-942, 1997

6. Waller BF, Palumbo PJ, Roberts WC: Status of the coronary arteries at necropsy in diabetes mellitus with onset after age 30 years. Analysis of 229 diabetic patients with and without clinical evidence of coronary heart disease and comparison to 183 control subjects. Am J Med 69, 498-506, 1980

7. Orlander PR, Goff DC, Morrissey M, Ramsey DJ, Wear ML: The relation of diabetes to the severity of acute myocardial infarction and post-myocardial infarction survival in Mexican-Americans and Non-Hispanic whites. The Corpus Christi Heart Project. Diabetes 43, 897-902, 1994

8. Granger CB, Califf RM, Young S, Candela R, Samaha J, Worley S, Kereiakes DJ, Topol EJ: Outcome of patients with diabetes mellitus and acute myocardial infarction treated with thrombolytic agents. The Thrombolysis and Angioplasty in Myocardial Infarction (TAMI) Study Group. J Am Coll Cardiol 21, 920-925, 1993

9. Mueller HS, Cohen LS, Braunwald E, Forman S, Feit F, Ross A, Schweiger M, Cabin H, Davison R, Miller D, Solomon R, Knatterud GL, for the TIMI Investigators: Predictors of early mortality and morbidity after thrombolytic therapy of acute myocardial infarction: Analyses of patient subgroups in the Thrombolysis in Myocardial Infarction (TIMI) trial, phase II. Circulation 85, 1254-1264, 1992

10. Stein B, Weintraub WS, Gebhart SSP, Cohen-Bernstein CI, Grosswald R, Liberman HA, Douglas JS Jr, Morris DC, King SB: Influence of diabetes mellitus on early and late outcome after percutaneous transluminal coronary angioplasty. Circulation 91, 979-989, 1995

11. Natali A, Vichi S, Landi P, Severi S, L'Abbate A, Ferrannini E: Coronary atherosclerosis in Type II diabetes: angiographic findings and clinical outcome. Diabetologia 43, 632-641, 2000

12. Ledru F, Ducimetiere P, Battaglia S, Courbon D, Beverelli F, Guize L, Guermontrez J-L, Diebold B: New diagnostic criteria for diabetes and coronary artery disease: insights from an angiographic study. J Am Coll Cardiol 37, 1543-1550, 2001

13. Hanefeld M: Typ-II-Diabetes und Hypertonie als Komponenten des Metabolischen Syndroms: Konsequenzen für dieTherapie. Diabet Stoffw 2, 396-402, 1993

14. Krolewski AS, Kosinski EJ, Warram JH, Leland OS, Busick EJ, Asmal AC, Rand LJ, Christlieb AR, Bradley RF, Kahn CR: Magnitude and determinants of coronary artery disease in juvenile-onset insulin-dependent diabetes mellitus. Am J Cardiol 59, 750-755, 1987

15. Haffner SM, Lehto S, Rönnemaa T, Pyorälä K, Laakso M: Mortality from coronary heart disease in subjects with type 2 diabetes and in nondiabetic subjects with and without prior myocardial infarction. N Engl J Med 339, 229-234, 1998

16. Expert Panel on Detection, Evaluation, and Treatment of High Blood Cholesterol in Adults: Executive summary of the third report of the National Cholesterol Education Program (NCEP) expert panel on detection, evaluation, and treatment of high blood cholesterol in adults (Adult Treatment Panel III). JAMA 285, 2486-2497, 2001

17. Berry KL, Skyrme-Jones AP, Cameron JD, O'Brien RC, Meredith IT: Systemic arterial compliance is reduced in young patients with IDDM. Am J Physiol 276, H1839-H1845, 1999

18. Hu J, Wallensteen M, Gennser G: Increased stiffness of the aorta in children and adolescents with insulin-dependent diabetes mellitus. Ultrasound Med Biol 22, 537-543, 1996

19. McVeigh GE: Arterial compliance in hypertension and diabetes mellitus. Am J Nephrol 16, 217-222, 1996

20. Cooper ME, Gilbert RE, Jerums G: Diabetic vascular complications. Clin Exp Pharmacol Physiol 24, 770-775, 1997

21. Feener EP, King GL: Vascular dysfunction in diabetes mellitus. Lancet 350, suppl I, 9-13, 1997

22. Tajaddini A, Klingensmith JD, Vince DG: An intravascular ultrasound study of coronary artery compliance in the diabetic population. Circulation 102, suppl II, II-636, 2000

23. Vaitkevicius PV, Lane M, Spurgeon H, Ingram DK, Roth GS, Egan JJ, Vasan S, Wagle DR, Ulrich P, Brines M, Wuerth JP, Cerami A, Lakatta EG: A cross-link breaker has sustained effects on arterial and ventricular properties in older rhesus monkeys. PNAS 98, 1171-1175, 2001

24. Jude EB, Chalmers N, Oyibo SO, Boulton AJM: Peripheral arterial disease in diabetic and nondiabetic patients. Diabetes Care 24, 1433-1437, 2001

14. Das akute Koronarsyndrom bei Diabetes

Das akute Koronarsyndrom umfaßt neben dem akuten Myokardinfarkt die instabile Angina pectoris und den Non-Q-wave-Infarkt. Im folgenden wird zunächst die Studienlage beim Myokardinfarkt, dann bei instabiler Angina pectoris und Non-Q-wave-Infarkt dargestellt.

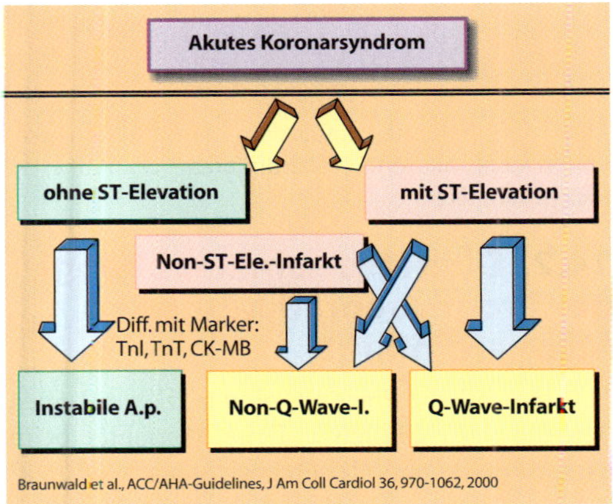

Abb. 14.1: Definition des akuten Koronarsyndroms.

14.1. Ungünstigerer Verlauf des Herzinfarktes beim Diabetiker

Vor 30 Jahren betrug die Mortalität des diabetischen Infarktpatienten 30-40 % und war damit wenigstens doppelt so hoch wie bei Nicht-Diabetikern. Ein extensiverer Koronarbefall, zusätzliche kardiovaskuläre Risikofaktoren und weitere Endorganschäden wurden für diesen deutlichen Unterschied verantwortlich gemacht. Die moderne Herzinfarkt-Therapie hat die Prognose des diabetischen wie auch des nicht-diabetischen Infarktpatienten gebessert. Trotz dieser Prognoseverbesserung durch moderne Therapiestrategien verdoppelt der Diabetes jedoch unverändert die Mortalitätsrate dieser Patienten.

Vor dem Hintergrund der neuen nosologischen Einheit "Diabetische Kardiopathie" ist daher die Frage des klinischen Verlaufs und der Prognose beim diabetischen Infarktpatienten wichtig, vor allem bei vergleichbarer Infarktgröße, Ejektionsfraktion oder angiographischem Koronarbefund, alles Faktoren, die die Prognose und den klinischen Verlauf eines Infarkt- und Postinfarktpatienten bestimmen.

Vor Einführung der Thrombolyse lag die Kliniksmortalität bei Nicht-Diabetikern bei 17 %. Sie wurde durch Lyse auf 8,5 % halbiert. Bei Diabetikern lag dagegen die Sterblichkeit vor der Lyse-Ära doppelt so hoch, nämlich bei 30 % und wurde ebenfalls durch Lyse auf 17 % halbiert (1), d.h. Diabetiker haben trotz Lyse weiterhin eine doppelt so hohe Sterblichkeit, oder anders formuliert:

> Die Lyse-Therapie hat die Mortalitätsrate des Diabetikers auf die Mortalitätsrate des Nicht-Diabetikers in der Vor-Lyse-Ära reduziert.

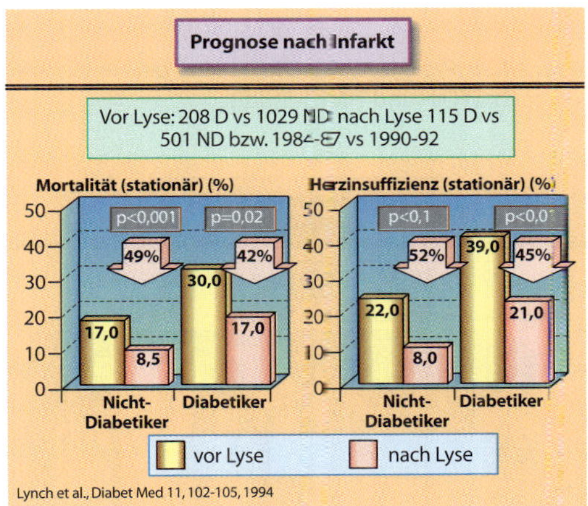

Abb. 14.2: Prognose bei Herzinfarkt vor und nach Lyse während des stationären Aufenthaltes; Diabetiker vs Nicht-Diabetiker (1).

Somit ist auch im Zeitalter der Lyse die Prognose des Diabetikers bei Herzinfarkt deutlich schlechter als bei Nicht-Diabetikern. Dies bestätigen auch andere Studien, z.B. die GUSTO-1 (2), TIMI-II- (3) und GISSI-2-Studie (4). Die Sterblichkeit ist während der ersten Wochen beim Diabetiker doppelt so hoch. Das Herzinfarktregister der USA des Jahres 1995 (5) ergibt bei Diabetikern (n=30752) eine um 23 % höhere Hospitalmortalität als bei Nicht-Diabetikern (n=87524).

Der Diabetes-Typ wird allerdings in den vorliegenden Studien selten differenziert. Nur aus den GISSI-Studien ist bekannt, daß der Typ-II eindeutig überwiegt, der Typ-I-Diabetes dagegen seltener vertreten ist (was auch bei den anderen Studien anzunehmen ist). Dies ist bei den Subgruppenanalysen zu berücksichtigen.

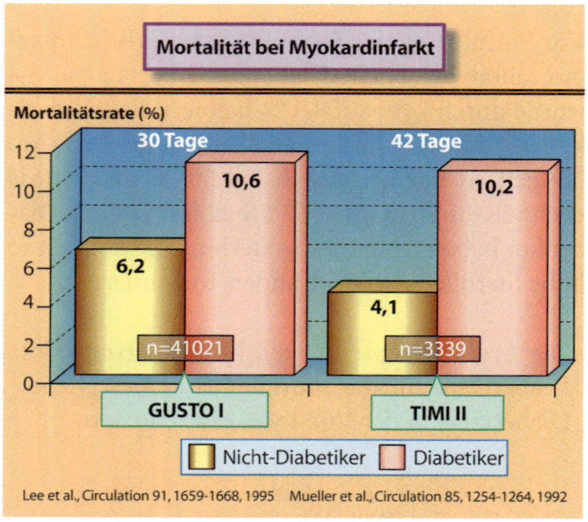

Abb. 14.3: Prognose des Diabetikers bei Herzinfarkt in der GUSTO I- und TIMI II-Studie.

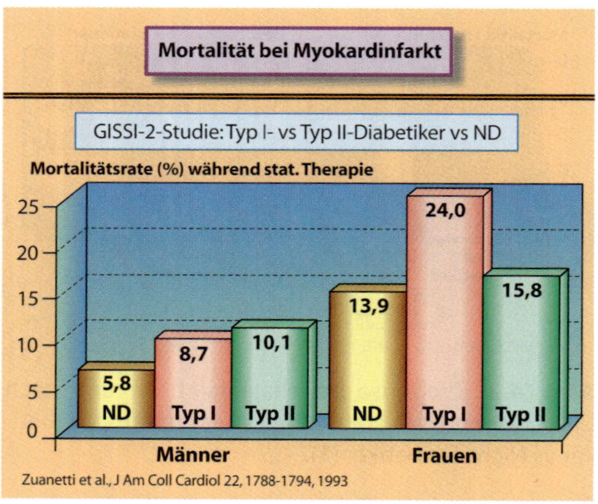

Abb. 14.4: Mortalität bei Herzinfarkt in Abhängigkeit von Geschlecht und Typ des Diabetes.

Diabetes und akuter Infarkt

118276 Patienten mit akutem Myokardinfarkt, davon 30752 Patienten mit Diabetes

Status	D	ND
Alter	69 J	67 J*
Frauen	47%	37%*
Angina pect.	67%	75%*
Insuffizienz	36%	22%*
Q wave Inf.	47%	54%*

Verlauf	D	ND
Lyse	21%	30%*
Katheter	37%	43%*
Prim. PTCA	4%	6%*
Lungenödem	12%	6%*
Hosp.-Tod	13%	10%*
stat. Tage	6	5**

* =p<0,00001
**=p<0,0001

Paul et al., Circulation 94 (Suppl), I-610, 1996

Abb. 14.5: Patientenstatus, Vorgehen und Komplikationen beim akuten Myokardinfarkt - Diabetiker vs Nicht-Diabetiker.

14.2. Diabetes - ein unabhängiger Prognoseprädiktor beim Myokardinfarkt

Eine wesentliche Frage ist, ob der Diabetes einen unabhängigen Einfluß auf die Mortalität beim akuten Infarkt hat oder ob begleitende Risikofaktoren die höhere Mortalität diabetischer Patienten verursachen. Auch ist zu fragen, ob Typ I- und Typ-II-Diabetes beim akuten Myokardinfarkt vergleichbare Prognoseprädiktoren sind. Nur die GISSI-2- und GISSI-3-Studie (4, 6, 7) differenziert zwischen den einzelnen Diabetestypen.

- Die Analyse der GISSI-2-Studiendaten zeigt, daß Typ I- wie Typ-II Diabetiker nicht nur häufiger kardiovaskuläre Probleme während des stationären Aufenthaltes haben - die Hospitalmortalität ist bei beiden Geschlechtern um 30-60 % höher, sondern daß bei Beobachtung über 6 Monate bei diesen auch die Mortalität um das 1,5 bis 2,5 fache höher ist als beim Nicht-Diabetiker. D.h. der Diabetes ist beim akuten Myokardinfarkt ein signifikanter negativer Prognoseprädiktor (4)
- In der GISSI-3-Studie (6, 7) ist die Prognose des Typ I-Diabetikers besonders ungünstig mit einer 6-Wochenmortalität ohne Lisinopril von 21,1 %, dagegen beim Typ II-Diabetiker ohne ACE-Hemmer (Lisinopril) 10,5 %, d.h. eine um 50 % höhere Mortalität. Auch in der Lisinopril-Gruppe haben Typ I-Diabetiker eine um 35 % höhere 6-Wochenmortalität: bei Typ I- 11,8 %, bei Typ II-Diabetes 7,7 % (6, 7)

- Dies bestätigt sich auch in der GUSTO-1-Studie (2) und TIMI-II-Studie (3)
- Die Multivarianzanalyse der GISSI-2-, GUSTO-1- und TIMI-II-Studie zeigt, daß der Diabetes mellitus beim akuten Infarkt ein unabhängiger Prognoseprädiktor ist

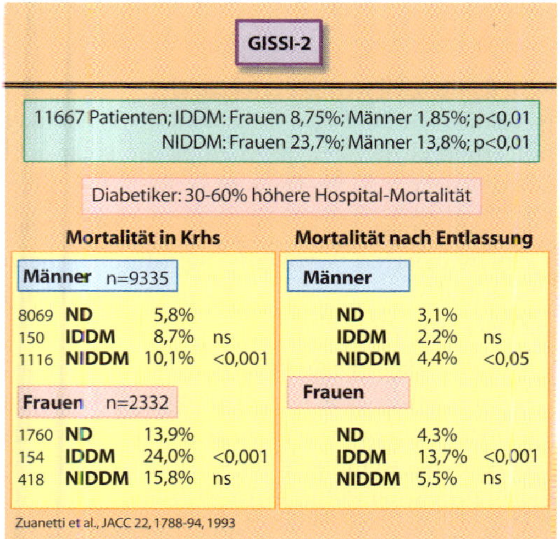

Abb. 14.6: Prognose des Diabetikers in der GISSI-2-Studie.

14.3. Die Corpus Christi Heart-Studie

Im Rahmen des Corpus Christi Heart Projects (8), einer prospektiven Studie an 1208 Patienten, davon 445 Diabetiker, zu 95 % Typ II, wird die Überlebensrate nach akutem Myokardinfarkt untersucht.

- Trotz gleicher Infarktgröße, gemessen an der CK-MB, haben Diabetiker in 28 Tagen mit 10,1 % eine doppelt so hohe Mortalität wie Nicht-Diabetiker mit 5,0 % (p<0,001)
- Ähnliche Resultate ergibt auch die Langzeitbeobachtung
  - Nach Korrektur bezüglich Alter, Ethnie und Geschlecht beträgt das kumulative Mortalitätsrisiko in 44 Monaten bei Diabetikern 37,4 %
  - bei Nicht-Diabetikern 23,3 %, p<0,001)
  - d.h. das Mortalitätsrisiko ist auch bei Langzeit-Beobachtung um 38 % höher als beim Nicht-Diabetiker

439 Patienten, d.h. ca. ein Drittel dieser Patienten ist einer Herzkatheteruntersuchung unterzogen worden.

- Die Zahl > 75 %iger Stenosen ist bei den Diabetikern signifikant höher
- Diabetiker haben auch häufiger > 75 %ige Stenosen in 2 und 3 Gefäßen, d.h. häufiger eine Mehrgefäßerkrankung
- Nicht-Diabetiker haben dagegen häufiger eine Eingefäßerkrankung
- Die EF ist bei Diabetikern ebenfalls leicht kleiner; 52,9 % versus 54,7 % (p=0,03)

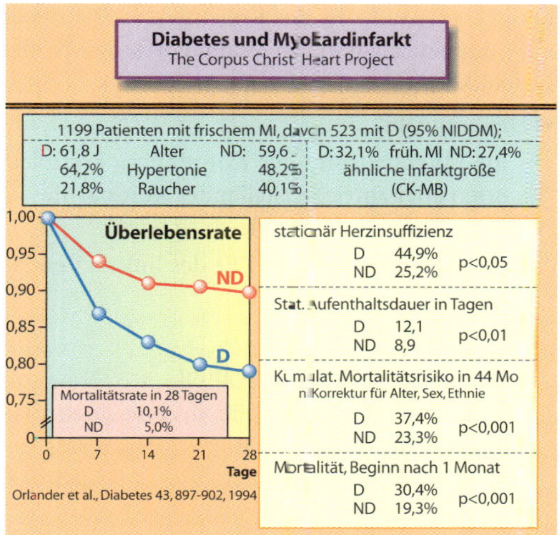

Abb. 14.7: Ergebnisse des Corpus Christi Heart Projects.

14.4. Die WHO-MONICA-Daten

Diese signifikant erhöhte Mortalität bestätigt sich auch in den australischen Daten des WHO Monica Projects (9) bei 5322 Patienten mit akutem Myokardinfarkt.

- Die alterskorrigierte Mortalität für
  - Frauen mit Diabetes ist in den ersten 28 Tagen nach Infarkt um 56 % höher als bei nicht-diabetischen Frauen (25 % versus 16 %)
  - bei diabetischen Männern um 25 % höher als bei nicht-diabetischen Männern (25 % versus 20 %)
- Die Ergebnisse der MONICA-Augsburg-Studien (10) in Deutschland zeigen bei der Analyse

von 9662 Infarktpatienten, davon 2775 Diabetiker ähnliche Resultate

- Die Prognose für diabetische Männer ist hier überraschenderweise noch schlechter als bei diabetischen Frauen
- Die 28-Tage-Sterblichkeit bei diabetischen Frauen ist hier bei Herzinfarkt um 50 %, bei diabetischen Männern um 70 % höher als bei den nicht-diabetischen Vergleichsgruppen

14.5. Die GUSTO-Angiographie-Studie

Auch im Rahmen der GUSTO-Angiographie-Studie (11, 12) (n=2431) findet sich bei Diabetikern (n=310, 12,8 % des Kollektivs) in 30 Tagen eine doppelt so hohe Mortalität wie bei Nicht-Diabetikern (11,3 % vs 5,9 %; p<0,0001).

- Dies, obwohl
  - die Offenheitsrate der Koronarien, komplett offen oder zufriedenstellender Koronarfluß in den Gruppen ebenso gleich ist wie
  - die Ejektionsfraktion (EF) des linken Ventrikels
  - die Infarktgröße oder
  - die regionale Wandbewegung
- Zusätzliche pathogenetische Mechanismen, diabetes-bedingt, müssen somit kardiale Kompensationsprozesse beeinträchtigen und dadurch die Prognose verschlechtern

GUSTO-Angiografie-Studie

160 Patienten mit Diabetes mellitus vs 1019 Nicht-Diabetiker.
Vergleich der angiografischen Befunde nach Lyse

Mortalität nach 30 Tagen
11,9 % bei D p=0,004 5,8 % bei ND

		D	ND	
Koronarstatus	TIMI 3	40,6 % (65)	37,7 % (385)	ns
n. 90 Min	TIMI 2+3	70,1 %	66,6 %	ns
EF (%)				
n. 90 Min		60±4,5	60±0,7	ns
n. 5-7 Tagen		59±1,7	60±0,7	ns
Infarktgröße	u. regionale Wandbewegung auch ns			

Woodfield et al., JACC 25, Suppl., 105A, 1995

Abb. 14.8: Ergebnisse der GUSTO-Angiographie-Studie.

In der GUSTO-1-Angiographie-Substudie (11, 12) bleibt dieses zweifach höhere relative Risiko der 30-Tagesmortalität auch nach der Korrektur bezüglich Begleitrisikofaktoren bestehen. Die Mortalitätsrate nach Angioplastie geht mit einer dreimal so hohen Mortalität (13,2 % vs 4,5 % bzw. 16 von 121 vs 32 von 717) einher als bei Nicht-Diabetikern. Die Rescue-Angioplastie (= unmittelbare Durchführung einer PTCA nach vorausgegangener erfolgloser Thrombolyse) ist bei Diabetikern tendenziell weniger erfolgreich (78 % vs 89 %; p=0,052). Die 30-Tages-Mortalität der Diabetiker mit erfolgreicher Rescue-Angioplastie entspricht dagegen der der Nicht-Diabetiker (8,3 % vs 8,0 %).

Die kompensatorische Hyperkontraktilität des nicht-infarzierten Myokards 90 Minuten nach Thrombolyse ist bei den Diabetikern signifikant geringer (p<0,01).

Auch entwickeln Diabetiker bei gleich großen Infarkten häufiger eine Herzinsuffizienz oder einen kardiogenen Schock. Dies zeigt, daß der Diabetes hier eine eigenständige Rolle spielt, ein eigenständiger Prognoseprädiktor ist. Dieser "Diabetes-Faktor" entspricht dem Risikoprofil der diabetischen Kardiopathie.

14.6. Die Spätmortalität nach Infarkt

Diabetiker, die den Infarkt überlebt haben, haben auch eine höhere Spätmortalität (13, 14, 15).

- Diese wird vorrangig auf rezidivierende Myokardinfarkte und die häufigere Entwicklung einer Herzinsuffizienz beim Diabetiker zurückgeführt
- Die linksventrikuläre Funktion ist einer der entscheidenden Faktoren, die die Prognose beim Postinfarktpatienten bestimmen
- Trotz nach Höhe der CK-MB-Spiegel kleinerer Infarktgröße (p<0,003) und bei stationärer Entlassung gleicher EF von 47 % haben Diabetiker
  - nach 3 Monaten etwa zweimal häufiger eine Herzinsuffizienz (27,6 % vs 16,1 %; p<0,02)
  - nach 6 Monaten sogar dreimal häufiger eine Herzinsuffizienz (30,1 % vs 10,7 %; p<0,0001) (15) als Nicht-Diabetiker
- d.h. einen klinisch faßbaren Funktionszustand des Herzens, der der Prognose eines Malignoms entspricht!

Während beim Nicht-Diabetiker das nicht-infarzierte Myokard kompensatorisch hyperkinetisch ist und hierdurch nicht nur die EF sondern auch die Prognose verbessert wird (16), haben mehrere Studien beim Diabetiker im Vergleich zum Nicht-Diabetiker eine Reduktion der globalen linksventrikulären Ejektionsfraktion und auch der regionalen Ejektionsfraktion des nicht-infarzierten Myokards gezeigt (15, 17, 18). Dies könnte die häufigere Herzinsuffizienz bei gleicher Infarktgröße mit erklären. Eine linksventrikuläre Wandruptur (19) im Rahmen eines akuten Myokardinfarktes wird zudem beim Diabetiker ebenfalls häufiger als beim Nicht-Diabetiker beobachtet.

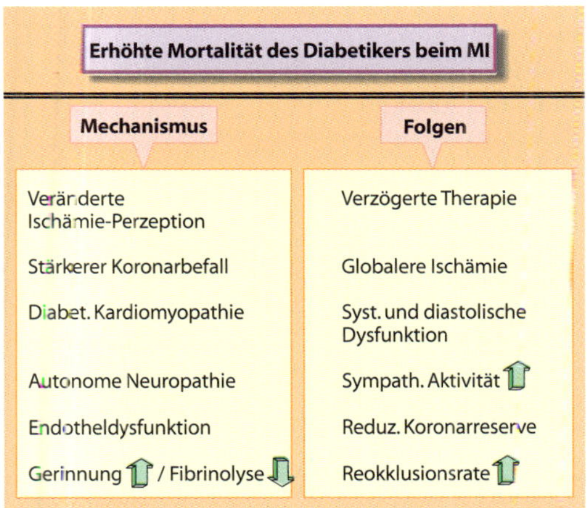

Abb. 14.9: Mechanismen der erhöhten KHK-Mortalität des Diabetikers.

14.7. Akut-Therapie des Herzinfarktes beim Diabetiker

Fibrinolytica, Thrombozyten-Aggregationshemmer, ACE-Hemmer und Betablocker sind nicht nur beim Nicht-Diabetiker sondern auch beim Diabetiker bei dieser Indikation prognoseverbessernd. Als zusätzlicher Faktor kommt speziell beim Diabetiker in der Akut-Therapie die Glukose-Stoffwechselkontrolle hinzu. Eine strenge Kontrolle des Blutzuckers während der akuten Phase des Myokardinfarktes hat wahrscheinlich protektive Effekte auf das Myokard.

Während das Herz normalerweise präferenziell Fettsäuren als Energiequelle für die ATP-Produktion utilisiert, wird bei Ischämie die Glukose zum Hauptenergielieferanten. Ischämie, aber auch Insulin ist ein Stimulus für eine verstärkte Translokation des Glukosetransporters GLUT 4 an die Zellmembran mit konsekutiver Möglichkeit zu vermehrter zellulärer Glukoseaufnahme (20). Bei Diabetikern mit Ischämie führt ein relativer Insulinmangel dagegen zu einer Abnahme der Translokation von GLUT 4, konsekutiv zu verminderter myokardialer Glukoseaufnahme und entsprechend reduzierter ATP-Produktion mit allen seinen bekannten deletären Folgen im infarzierten wie nicht-infarzierten Myokard. Hier liegt der Ansatzpunkt einer intensivierten Insulintherapie.

14.7.1. Intensivierte Insulintherapie beim akuten Myokardinfarkt

Zur Beurteilung von Therapie-Effekten bei Infarkt- und Postinfarktpatienten lagen bislang nur retrospektive Subgruppenanalysen für Diabetiker vor. Die DIGAMI-Studie (21, 22) ist dagegen die einzige größere prospektive randomisierte Studie, die sich mit der Therapie des Diabetikers beim akuten Infarkt sowie der folgenden 3,4 Jahre befaßt.

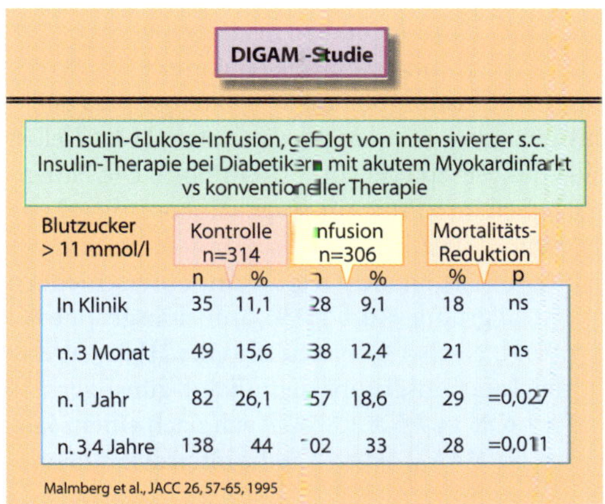

Abb. 14.10a: Die Ergebnisse der DIGAMI-Studie.

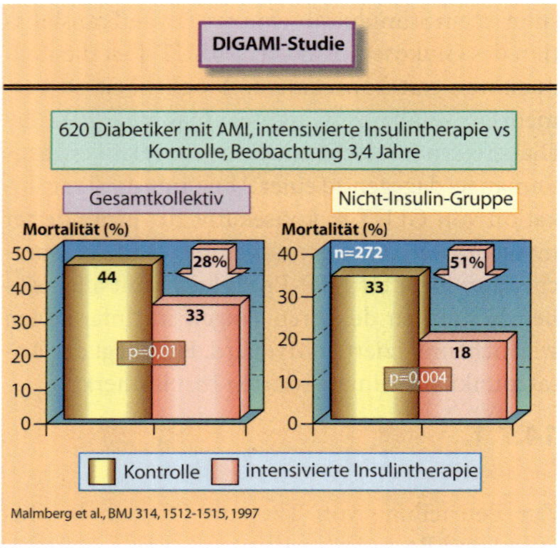

Abb. 14.10b: Ergebnisse der DIGAMI-Studie mit Berücksichtigung der nicht vorher mit Insulin Behandelten.

In dieser Studie mit 620 Patienten mit akutem Myokardinfarkt bekommt die eine Hälfte bei stationärer Aufnahme eine Diabetes-Standard-Therapie, die andere Hälfte eine intensivierte Insulin-Therapie mit 4 subcutanen Insulingaben/24 h über 3 und mehr Monate, eingeleitet von einer Glukose-Insulin-Infusion (500 ml 5 % Glukose plus 80 IU Insulin) über mindestens die ersten 24 h. Ziel ist ein Glukose-Spiegel von 7-10 mmol/l. Die Patienten haben im Mittel Ausgangs-Glukosespiegel von 15 mmol/l. Die HbA_{1c}-Werte sind bei Beginn der Randomisierung nicht signifikant unterschiedlich (Kontrollgruppe 8,0 ± 2,0 %, Infusionsgruppe 8,2 ± 1,9 %). Nach 3 Monaten sind die HbA_{1c}-Werte in der Infusionsgruppe signifikant günstiger mit 7,0 ± 1,6 % vs 7,5 ± 1,8 %. Auch nach einem Jahr liegen die HbA_{1c}-Werte für die intensiviert behandelte Gruppe signifikant niedriger.

- Wenngleich die Hospitalsterblichkeit (intensiviert therapierte Gruppe 9,1 % vs Kontrollgruppe 11,1 %; ns) wie auch die 3-Monatssterblichkeit (12,4 % vs 15, 6 %, ns) nicht signifikant unterschiedlich (jedoch im Trend günstiger) sind, kann die

- Langzeit-Prognose durch dieses Vorgehen signifikant gebessert werden. Die 1-Jahres-Mortalität beträgt in der Kontrollgruppe 26,1 %, in der Infusionsgruppe dagegen nur 18,6 %, d. h. die intensivierte Therapie führt nach 1 Jahr zu einer relativen Mortalitätsreduktion von 29 %; p=0,027

Die Patienten werden bei Studienaufnahme in 4 Gruppen eingeteilt, dies in Abhängigkeit vom kardialen anamnestischen Risiko und in Abhängigkeit von einer vorherigen Insulin-Therapie. Die Untersuchung zeigt:

- Es profitiert besonders die Gruppe mit niedrigerem Risiko ohne vorherige Insulintherapie
- Hier findet sich bereits nach 3 Monaten unter intensivierter Insulintherapie eine Mortalitätsreduktion von 52 %; p=0,046
- Dies bedeutet, daß gerade bei Patienten ohne vorherige Insulin-Therapie dieses therapeutische Vorgehen von besonderem Nutzen ist

Die inzwischen vorliegende Langzeit-Beobachtung (22) über 3,4 Jahre zeigt, daß die Überlebensrate der intensiv s.c. insulin-behandelten Gruppe nicht nur nach einem Jahr, sondern auch noch nach 3,4 Jahren signifikant besser ist (33 % Verstorbene in der intensiviert behandelten Insulin-Gruppe versus 44 % in der Kontrollgruppe, d.h. 28 % geringere Mortalität bei intensivierter Therapie! Dies entspricht einer absoluten Mortalitätsminderung von 11 % (p= 0,011), oder anders formuliert: NNT = 9!

Auch hier ist der Effekt bei den Patienten am größten, die vorher nicht mit Insulin behandelt worden waren und die der niedrigsten Risikoquartile zugehörten.

14.7.2. Glukose-Kalium-Infusionen - Ergebnisse einer Metaanalyse

Auch in einem gemischten Krankengut (Diabetikeranteil entsprechend der Normalverteilung) werden für Glukose-Insulin-Kalium-Infusionen beim akuten Myokardinfarkt günstige Effekte berichtet (23). In dieser Metaanalyse von 9 placebokontrollierten randomisierten Studien mit 1932 Patienten geht die Hospitalmortalität durch dieses Vorgehen um 28 % zurück, (von 21 % auf 16,1 %), d.h. die Zahl der geretteten Leben beträgt pro 1000 Behandelter 49!

14.7.3. Der Effekt der Thrombolyse

14.7.3.1. Ergebnisse der Thrombolyse beim Diabetiker

Die Einführung der Lyse hat die Prognose des Diabetikers wie des nicht-diabetischen Infarktpatienten deutlich gebessert. Dies zeigt die Metaanalyse (n=58600) der Fibrinolytic Therapy Trialists' Collaborative Group, die 9 Studien zusammenfaßt (24):

- Die Mortalität wird durch Lyse in den ersten 35 Tagen sowohl bei Diabetikern (von 17,3 % auf 13,6 %) als auch bei Nicht-Diabetikern (von 10,2 % auf 8,7 %) deutlich reduziert
- Die absolute Risikoreduktion ist beim Diabetiker mit 3,7 % sogar größer als beim Nicht-Diabetiker mit 2,1 %
- Die Sterblichkeitsrate des Diabetikers in diesem Zeitraum nähert sich durch Lyse (13,6 %) wohl der des Nicht-Diabetikers ohne Lyse an (10,2 %), allerdings ohne diese zu erreichen!
- Damit hat der Diabetiker unverändert auch nach Lyse eine deutlich höhere Frühmortalität, ja noch nicht einmal die Prognose des Nicht-Diabetikers ohne Lyse

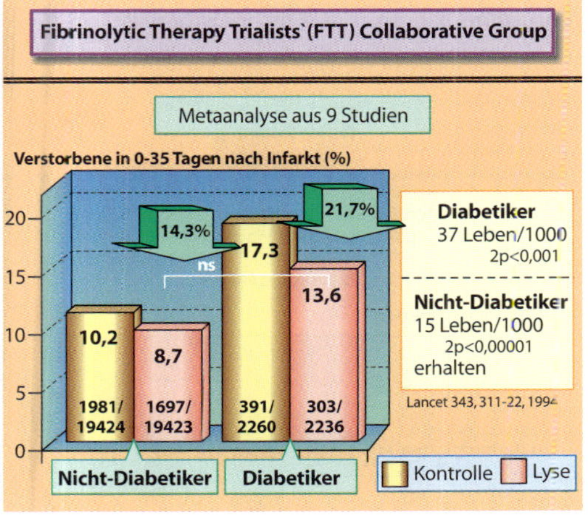

Abb. 14.11: Resultate nach Fibrinolyse beim Diabetiker.

Auf Grund der höheren Mortalität bei Diabetikern werden bei diesen 37 Leben bei 1000 Behandelten gerettet, bei Nicht-Diabetikern dagegen nur 15 Leben bei 1000 Behandelten (24) oder NNT = 27 vs NNT = 67.

Auch in der TIMI-II-Studie (3) ist neben dem Alter der Diabetes mellitus einer der Prädiktoren der Frühmortalität.

In der ISIS-2-Studie (25) bestätigt sich der günstige Effekt der Lyse bei Diabetikern wie Nicht-Diabetikern, wobei die Abnahme der kardiovaskulären Todesfälle unter Lyse bei Diabetikern auch hier stärker ist als bei Nicht-Diabetikern. Diabetiker haben unter Streptokinase eine um 31 % verbesserte Überlebensrate, Nicht-Diabetiker eine um 23 % verbesserte Überlebensrate.

Die Subgruppenanalysen der GUSTO-1-Studie, der GISSI-2-Studie und der TAMI-Studie zeigen aber auch, daß die Kurzzeit- wie auch die Langzeit-Mortalität nach Lyse beim Diabetiker um den Faktor 1,5 bis 2 höher bleibt als beim Nicht-Diabetiker (4, 12, 17). Als Ursache für die schlechtere Prognose des Diabetikers werden

- größere Schwere und höheres Ausmaß der KHK
- stärkere Häufigkeit der LV-Dysfunktion außerhalb der Infarktzone und häufigerer Herzinsuffizienz wie auch
- das hier veränderte thrombogene/thrombolytische Gleichgewicht

angenommen

In Anbetracht des bei Diabetikern nachweisbaren höheren thrombogenen Gefährdungsgrades bei gleichzeitiger geringerer Fibrinolyse-Aktivität hätte eine geringere Effektivität der Lyse, aber auch von ASS erwartet werden können. Eine schlechtere Lysierbarkeit wurde auch in der Tat bei Untersuchung kleinerer Kollektive zunächst diskutiert. Auch in der GISSI-2-Studie (4) schien nach Lyse, allerdings bei nicht-invasiver Kontrolle, die Reperfusionsinzidenz niedriger und die Reokklusionsrate höher zu sein als bei Nicht-Diabetikern.

- Angiographische Studien wie die GUSTO-1-Angiographie-Studie (11, 12) zeigen jedoch keine Unterschiede zwischen Diabetikern und Nicht-Diabetikern in der Offenheitsrate nach Lyse
- Auch in dieser Studie ist die Offenheitsrate nach 90 min für Diabetiker wie Nicht-Diabetiker ähnlich (23)
- Somit profitiert der Diabetiker von der Lyse genauso wie der Nicht-Diabetiker, korrigiert jedoch den Unterschied nicht

14.7.3.2. Hat der Diabetiker bei Lyse häufiger Nebenwirkungen?

In der Tat ist die Apoplex-Häufigkeit (in den ersten 35 Tagen) bei Diabetikern unter Lyse doppelt so groß (1,9 %) wie bei Nicht-Diabetikern (1 %) und höher als ohne Lyse (1,3 % bei Diabetikern vs 0,6 % bei Nicht-Diabetikern) (24). Die Häufigkeit ist jedoch insgesamt gering. Retinale Hämorrhagien werden in der TAMI-Studie (17) nicht gesehen, obwohl auch Patienten mit Retinopathien im Rahmen dieser Studie lysiert werden. Eine proliferative Retinopathie wird häufig als Kontraindikation für eine Lyse gesehen.

In der GUSTO-1-Studie (26) mit einem Subkollektiv von 6011 Diabetikern wird nur in einem Fall eine ophthalmologische Komplikation gesehen - ein periorbitales Hämatom. Angesichts 37 weniger Verstorbener pro 1000 Behandelter (24) tritt die Retinopathie und die Möglichkeit der Visusverschlechterung durch Einblutung doch allerdings eher in den Hintergrund. Die Retinopathie ist daher keine Kontraindikation für eine Lyse (27).

14.7.4. ASS beim akuten Infarkt des Diabetikers

Die Thrombozytenaggregationshemmer wie Acetylsalicylsäure, ADP-Antagonisten und Glykoprotein IIb/IIIa-Rezeptor-Antagonisten gehören zur Basis-Therapie des akuten Koronarsyndroms und können auch gut miteinander kombiniert werden. Neben Beeinflussung der Atherothrombose können sie günstige Effekte bei koronarer Mikroembolisierung haben. Aus Plaques können sowohl Plaqueanteile, erst recht bei Atherothrombose thrombotische Partikel spontan, aber auch bei invasivem Vorgehen in die distale Strombahn embolisieren mit konsekutiver mikrovaskulärer Obstruktion. Dies kann eine Einschränkung der regionalen Ventrikelfunktion zur Folge haben (28, 29).

In der ISIS-2-Studie (25) wird die 35-Tagesmortalität unter 162,5 mg/d Acetylsalicylsäure genauso wie unter Streptokinase gesenkt.

> Die Subgruppenanalyse ergibt jedoch bezüglich ASS beim Diabetiker keinen Vorteil, während bei Nicht-Diabetikern durch ASS eine 20 %ige Mortalitätsreduktion erreicht werden kann.

Inwieweit die Dosierung von ASS beim Diabetiker mit höherer Thromboxan A_2-Produktion und erhöhter Plättchenaggregabilität hierfür ursächlich eine Rolle spielt, bleibt unklar. In der Kombination Lyse plus ASS finden sich jedoch sowohl bei Diabetikern als auch bei Nicht-Diabetikern wiederum gleich günstige Effekte.

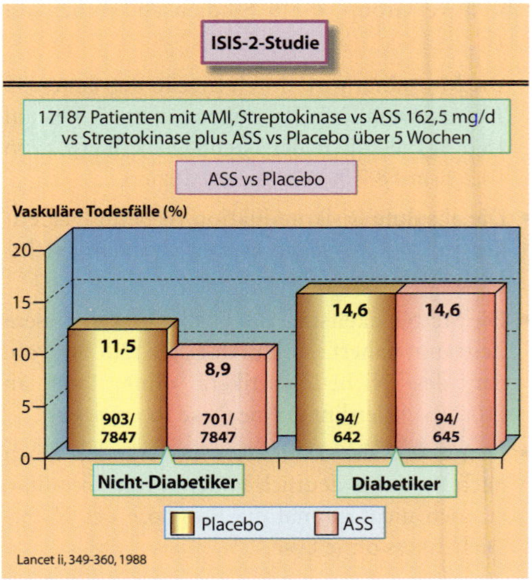

Abb. 14.12a: Ergebnisse der ISIS-2-Studie. ASS vs Placebo beim Diabetiker und Nicht-Diabetiker.

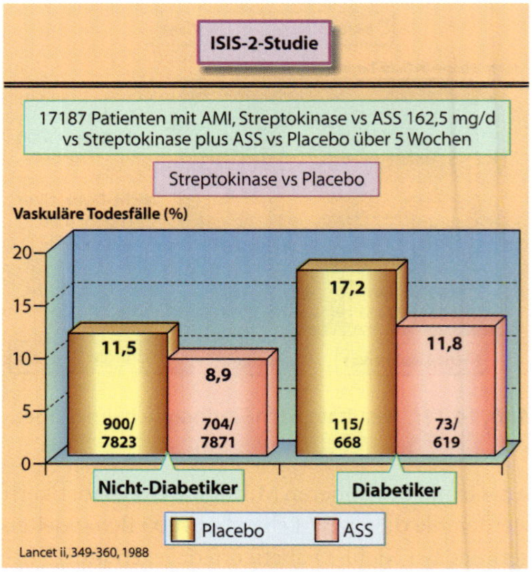

Abb. 14.12b: Ergebnisse der ISIS-2-Studie. Streptokinase vs Placebo beim Diabetiker und Nicht-Diabetiker.

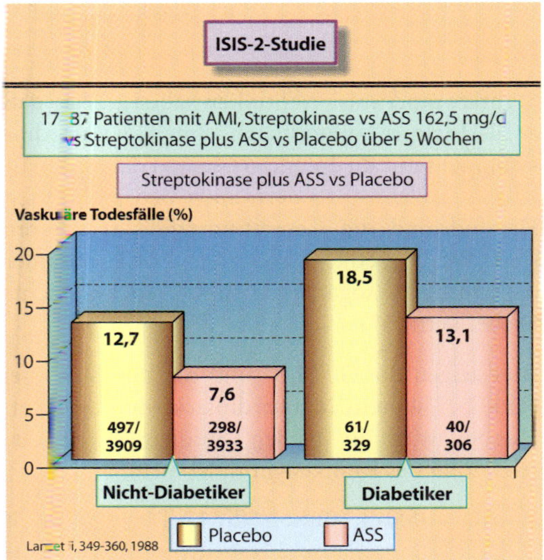

Abb. 14.12c: Ergebnisse der ISIS-2-Studie. Streptokinase vs Placebo beim Diabetiker und Nicht-Diabetiker.

In der Metaanalyse der ASS-Studien, der Antiplatelet Trialists'Collaboration (30) kann dagegen nicht nur für Nicht-Diabetiker, sondern auch für Diabetiker ein gleich großer günstiger Effekt gezeigt werden.

- Für Diabetiker geht hier die kombinierte Ereignisrate für vaskulären Tod, Myokardinfarkt und Apoplex von 22,3 % auf 18,5 % (2P<0,002) zurück
- in der Nicht-Diabetikergruppe von 16,4 % auf 12,8 % (2P<0,00001)
- insgesamt somit pro 1000 Behandelter ein Nutzen für 38 Diabetiker vs 36 Nicht-Diabetiker (NNT=26 vs NNT =28)

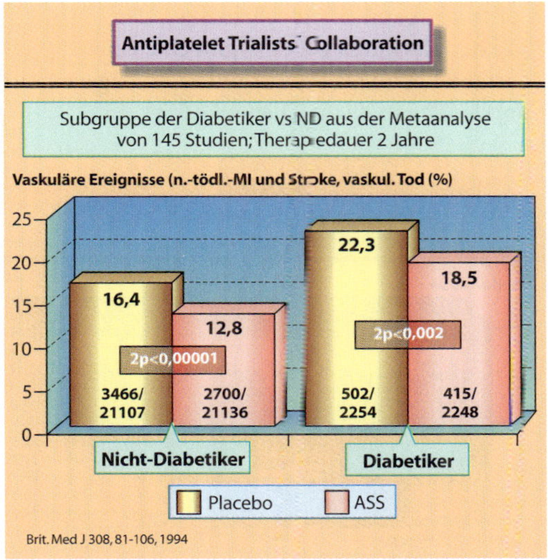

Abb. 14.13: Ergebnisse der Antiplatelet Trialists' Collaboration.

Allgemein werden heute in der Sekundärprävention 75-325 mg/d ASS empfohlen. Vor dem Hintergrund o.g. Resultate empfiehlt Yudkin die Akuttherapie mit 300 mg zu beginnen und mit gleicher Dosis fortzusetzen (31). In der Regel werden in Deutschland sekundärpräventiv auch beim Diabetiker 100 mg/d ASS eingesetzt.

14.7.5. Betablocker beim akuten Infarkt des Diabetikers

Der Stellenwert des Betablockers beim akuten Infarkt wie auch beim Postinfarktpatienten ist umfangreich belegt. Die Gesamtmortalität ist unter Betablockade nach 7 Tagen im Gesamtkollektiv

- der ISIS-1-Studie um 15 % (2p<0,04) niedriger
- in der Göteburg-Studie um 36 %
- in der MIAMI-Studie um 13 % geringer (ns). In dieser Studie ist die Reduktion der Mortalität unter Metoprolol nach 15 Tagen bei Diabetikern viermal größer als bei Nicht-Diabetikern (32)

Der Betablocker reduziert die Infarktgröße, die Infarkt-Extension, die rezidivierende Ischämie, die Re-Infarkt-Häufigkeit und mindert durch Anheben der Kammerflimmerschwelle die Gefahr des akuten Herztodes.

Aber auch der diabetische Infarktpatient profitiert vom Betablocker beim akuten Infarkt, wie die Subgruppenanalysen zeigen (32, 33). Der Nutzen des Betablockers ist beim Diabetiker sogar deutlich größer als beim Nicht-Diabetiker. Die Betrachtung der gepoolten Daten ergibt eine Senkung der Mortalität beim Diabetiker um 37 %, dagegen nur von 13 % beim Nicht-Diabetiker (34, 35).

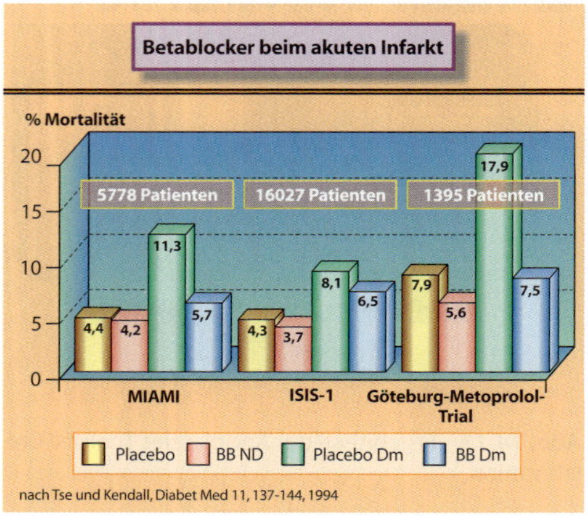

Abb. 14.14: Betablocker bei Herzinfarkt - akut, chronisch- bei Diabetes.

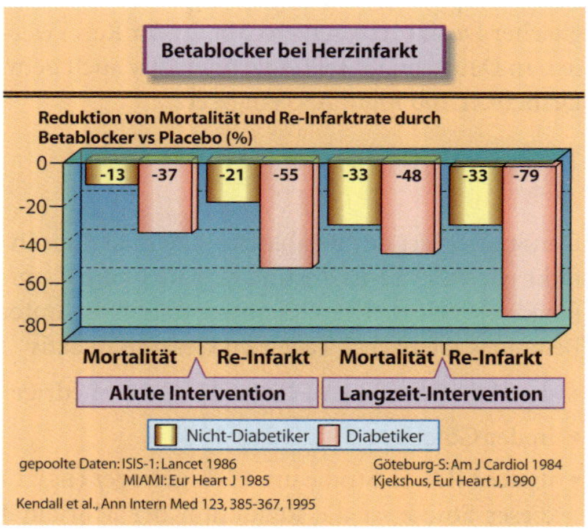

Abb. 14.15: Betablocker bei Herzinfarkt - akut, chronisch- bei Diabetes.

Trotz der guten Daten werden Betablocker auch beim akuten Koronarsyndrom nicht nur des Nicht-Diabetikers sondern auch des Diabetikers zu wenig eingesetzt. Angesichts kardioselektiver Betablocker ist die Angst vor gestörter Glukosetoleranz und reduzierter Gegenregulation bei Hypoglykämie unbegründet und steht in gar keiner Relation zum erreichbaren Vorteil bei Einsatz des Betablockers.

14.7.6. ACE-Hemmer bei akutem Infarkt

Mehrere randomisierte Studien haben gezeigt, daß ACE-Hemmer bei und nach akutem Myokardinfarkt nicht nur die Infarktgröße und das ventrikuläre Remodeling, sondern auch den plötzlichen Herztod und die Gesamtmortalität reduzieren (36). Bei Diabetikern reduzieren ACE-Hemmer die Mortalität sogar noch stärker als bei Nicht-Diabetikern (37).

Dies zeigen die GISSI-3- und die ISIS-4-Studie, beide bei akutem Myokardinfarkt durchgeführt. Hierbei wird in beiden Studien ein nicht-selektioniertes Krankengut untersucht.

- In der GISSI-3-Studie ist die 42-Tagesmortalität unter Lisinopril um 12 % niedriger als unter Placebo (7,1 % versus 6,3 %)
- In der ISIS-4-Studie liegt die 35-Tagesmortalität unter Captopril um 7 % signifikant niedriger als im Kollektiv ohne ACE-Hemmer

In der GISSI-3-Studie haben 2790 (15,2 %) von 18131 Patienten einen

- Diabetes (6, 7)
- Unter Lisinopril ist die 6-Wochenmortalität der Diabetiker um 32 % niedriger als unter Placebo (8,7 % versus 12,4 %), bei Nicht-Diabetikern dagegen nur um 5 % (5,6 % vs 5,9 %)
- Dieser günstige Effekt ist bei Diabetikern signifikant ($p<0{,}025$) stärker ausgeprägt als bei Nicht-Diabetikern
- Auch nach 6 Monaten ist dieser Effekt bei den Diabetikern mit einer um 33 % geringeren Mortalität in der Lisinopril-Gruppe noch nachweisbar (12,9 % versus 16,1 %), trotz Absetzen der Therapie nach 6 Wochen; bei Nicht-Diabetikern findet sich dagegen nach 6 Monaten kein Mortalitätsunterschied zwischen der Lisinopril und Placebogruppe (8,1 % vs 8,1 %)

Bei dieser GISSI-3-Studie erfolgt auch eine getrennte Betrachtung nach Typ des Diabetes (6).

- Bei den Typ I-Diabetikern (n=496; 2,7 % des Kollektivs) beträgt die Mortalität in 6 Wochen ohne Lisinopril 21,1 %, mit Lisinopril 11,8 %. Dies entspricht einer Mortalitätsreduktion von 44 % ($p<0{,}05$)

- Bei den Typ II-Diabetikern (n=2294; 12,5 % des Kollektivs) geht die Mortalität unter dem ACE-Hemmer im gleichen Zeitraum dagegen nur um 26,7 % (p<0,05) zurück (10,5 % versus 7,7 %)

D.h. Typ I- wie Typ II-Diabetiker profitieren gleichermaßen von der ACE-Hemmer-Gabe im Akutstadium.

Aufgrund des höheren Risikos ist bei Diabetikern auch hier ein größerer Nutzen als im Gesamtkollektiv nachweisbar.

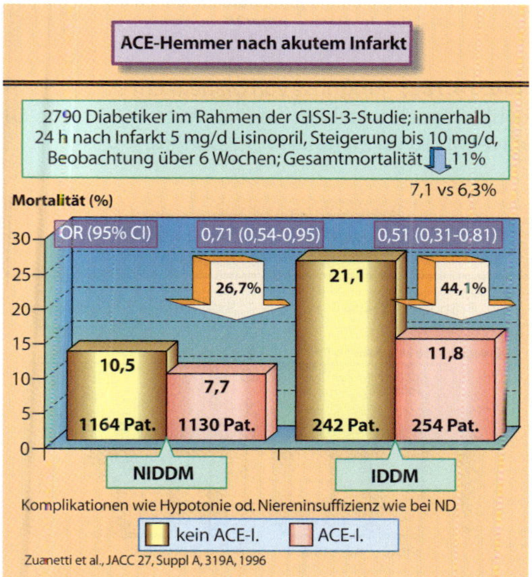

Abb. 14.16: ACE-Hemmer bei akutem Myokardinfarkt - die GISSI-3-Studie.

14.7.7. Die PTCA beim akuten Infarkt des Diabetikers

14.7.7.1. PTCA nach Lyse beim Diabetiker – TIMI II

Auch in der TIMI-II-Subgruppenanalyse (3) bei Patienten mit frischem Erstmyokardinfarkt beträgt

- die 42-Tagesmortalität bei Diabetikern (n=439) 10,2 %
- bei Nicht-Diabetikern dagegen nur 4,1 % (n=2900; p<0,001)

D.h. auch hier haben Diabetiker mit doppelt so hoher Mortalität die eindeutig schlechtere Prognose.

Eine an die Lyse angeschlossene PTCA

- führt bei Diabetikern zu einem Anstieg der Mortalität auf 14,8 %
- während bei Fortsetzung einer konservativen Therapie die Mortalität bei Diabetikern nur 4,2 % beträgt

D.h. frühes aggressives Vorgehen, bei Reinfarktpatienten in dieser Studie prognoseverbessernd, ist bei Diabetikern mit Erstinfarkt dagegen die weniger geeignete Maßnahme.

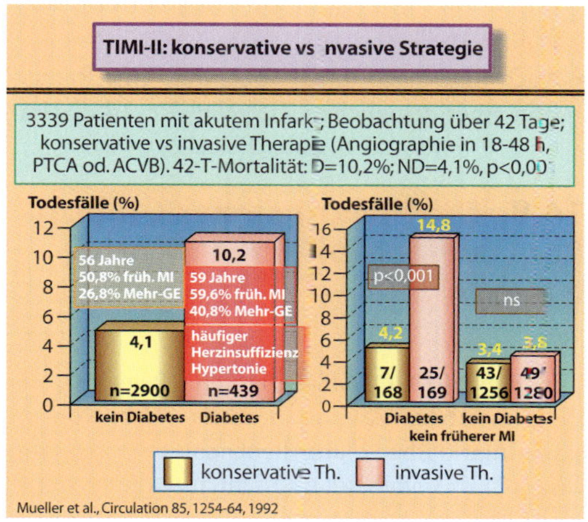

Abb. 14.17: Konservative vs invasive Strategie beim akuten Myokardinfarkt - die TIMI II-Studie (GE = Gefäßerkrankung).

Zum Vergleich Lyse vs PTCA liegen für den Diabetiker keine Vergleichsstudien vor. TIMI II berücksichtigt naturgemäß noch nicht moderne Konzepte mit Stent-Implantation und Glykoprotein IIb/IIIa-Rezeptorantagonisten.

14.7.7.2. PTCA versus Thrombolyse

In der GUSTO IIb-Angioplastie-Substudie erfolgt der Vergleich Angioplastie vs Thrombolyse (Alteplase) beim akuten Infarkt (177 Diabetiker und 961 Nicht-Diabetiker). Primärer Endpunkt ist Tod, tödlicher und nicht-tödlicher Myokardinfarkt sowie Apoplex nach 30 Tagen. Der Erfolg der Therapie ist definiert: Residualstenose < 50 % oder TIMI Grad III-Fluß. Die primäre Angioplastie ist bei Diabetikern wie Nicht-Diabetikern ähnlich erfolgreich und scheint bei diesen effektiver als die Thrombolyse zu sein (38).

14.7.7.3. PTCA plus Stent beim akuten Infarkt plus Abciximab vs Placebo

Die ADMIRAL-Studie (56) (n=300, davon 15,4 % Diabetiker in der Abciximab-Gruppe, in der Placebogruppe 19,9 % Diabetiker; p=0,31) geht der Frage nach, welchen Einfluß Abciximab bei Stenteinlage im Rahmen einer Akutintervention während eines Infarktes zukommt (vs Placebo). Abciximab führt bei Diabetikern gegenüber Placebo

- zu einer signifikanten Reduktion der 6-Monats-Mortalität (0 % vs 16,7 %, p=0,02)
- zu einer Reduktion der Inzidenz von Tod, Re-Infarkt oder jede Revaskularisation (20,7 % vs 50,0 %; p=0,02)
- Auch findet sich unter Abciximab eine Reduktion einer dringlichen Zielgefäß-Revaskularisation (0 % vs 12,5 % unter Placebo; p=0,049)

14.8. Die Prognose des Diabetikers bei instabiler A.p./Non-Q-wave-Infarkt

(39)

Von den 8013 OASIS-Patienten (Registry), die nach instabiler Angina pectoris oder Non-Q-wave-Infarkt über 2 Jahre beobachtet werden, sind 1718 (21 %) Diabetiker. Nicht nur die Gesamtmortalität der Diabetiker ist deutlich höher (RR 1,57; p<0,001), sondern auch das Risiko bezüglich kardiovaskulärem Tod (1,49; p<0,009), Myokardinfarkt (RR 1,34; p<0,001), Apoplex (RR 1,45; p=0,009, auch die Herzinsuffizienz (RR 1,45; p<0,001). Dabei haben beide Gruppen gleich häufig eine invasive Koronardiagnostik und Angioplastie, die Diabetiker aber mit 23 % vs 20 % häufiger eine Bypass-OP (p<0,001). Diabetische Frauen haben daneben gegenüber nicht-diabetischen Frauen ein signifikant höheres Mortalitätsrisiko (RR 1,98) als dies beim Vergleich der entsprechenden Männergruppen der Fall ist (RR 1,24).

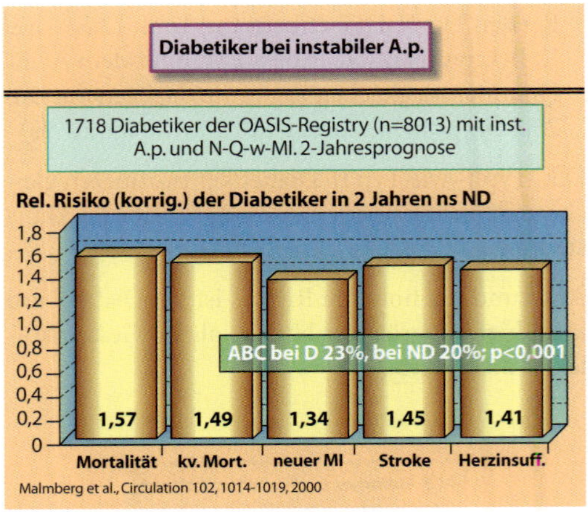

Abb. 14.18a: Prognose von Diabetikern vs Nicht-Diabetikern nach instabiler Angina pectoris und Non-Q-wave-Infarkt im Zeitraum von 2 Jahren.

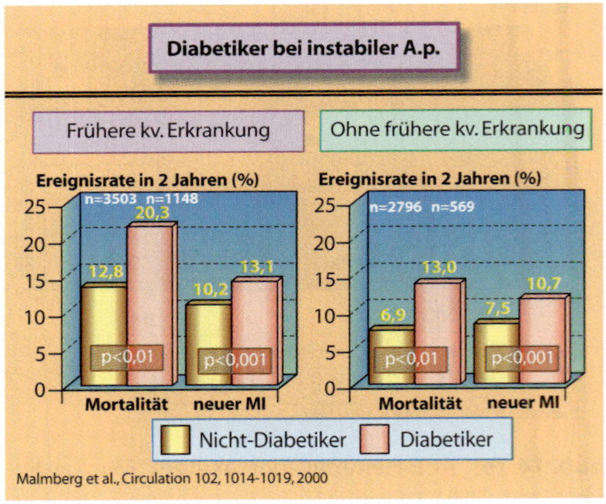

Abb. 14.18b: Prognose von Diabetikern vs Nicht-Diabetikern nach instabiler Angina pectoris und Non-Q-wave-Infarkt in Abhängigkeit einer vorbestehenden und nicht-vorbestehenden kardiovaskulären Erkrankung.

In einer kleineren prospektiven Studie (162 Diabetiker und 162 Nicht-Diabetiker) mit akutem Koronarsyndrom (instabile A.p./Non-Q-wave-Infarkt) beträgt die Mortalität nach 3 Monaten bei den Diabetikern 8,6 % vs 2,5 % bei den Nicht-Diabetikern (p=0,014), nach 1 Jahr 16,7 % vs 8,6 % (p=0,029). Unterschiede bezüglich LDL, HDL, Triglyzeriden, Rauchgewohnheiten bestanden nicht. Die erhöhte Mortalität geht hier vor allem zu Lasten der ersten 3 Monate (40).

14.9. Therapieergebnisse bei instabiler Angina pectoris/Non-Q-wave-Infarkt

14.9.1. Effekt der Glykoprotein IIb/IIIa Rezeptorblockade bei instabiler A.p.

Im Rahmen der EPILOG-Studie (n=2792 mit dringlicher und elektiver PCI, ca. 50 % instabile Angina pectoris) führt Abciximab nach PTCA bei Diabetikern zu einer Nicht-Diabetikern mindestens vergleichbaren Minderung von Mortalität und Myokardinfarkt (41).

In der PRISM-PLUS-Studie (42) bei instabiler Angina pectoris und Non-Q-wave-Infarkt sind ischämische Ereignisse (kombinierter Endpunkt aus Tod, Myokardinfarkt und refraktärer Ischämie innerhalb von 7 Tagen nach Randomisierung) unter der Kombination Tirofiban plus Heparin um 32 % (12,9 % vs 17,9 %) seltener (p=0,004) als unter Heparin allein. Diese Überlegenheit der Kombination findet sich auch bei Diabetikern, bei denen die Risikoreduktion mit 32 % (14,8 % vs 21,8 %) etwa so groß ist wie bei Nicht-Diabetikern mit 26 % (12,4 % vs 16,7 %), d.h. ARR 7 % bei Diabetikern, ARR 4,3 % bei Nicht-Diabetikern (NNT bei Diabetikern = 14, bei Nicht-Diabetikern = 23). Auch hier wird jedoch das Risiko des Diabetikers mit dem des Nicht-Diabetikers nicht egalisiert, sondern der Diabetiker wird wiederum in etwa auf die Prognose-Stufe des Nicht-Diabetikers ohne dieses Vorgehen gebracht (14,8 % vs 16,7 %).

Die umfangreiche Subgruppenanalyse (43) der Diabetiker der PRISM-PLUS-Studie (ca. 23 % des Kollektivs sind Diabetiker) ergibt für den kombinierten Endpunkt Tod, Myokardinfarkt und refraktäre Ischämie am 2., 7., 30. und 180. Tag (hier 32,0 % vs 39,9 %) nur tendenziell für die Kombination einen Vorteil. Dagegen ist die Kombinationstherapie beim Diabetiker bei Betrachtung des Endpunktes Tod und Myokardinfarkt zu jedem der 4 Zeitpunkte der Monotherapie signifikant überlegen,

- 2.Tag: 0,0 % vs 3,1 %, p=0,03
- 7. Tag: 1,2 % vs 9,3 %, p=0,005
- 30. Tag: 4,7 % vs 15,5 %, p=0,002
- 180. Tag: 11,2 % vs 19,2 %, p=0,03

Vorteile von der Kombination haben in der Tendenz bezüglich des gemeinsamen Endpunktes Myokardinfarkt und Tod (nach 30 Tagen) auch die diabetischen Patientensubgruppen mit PCI, einer Bypass-OP oder alleiniger medikamentöser Therapie.

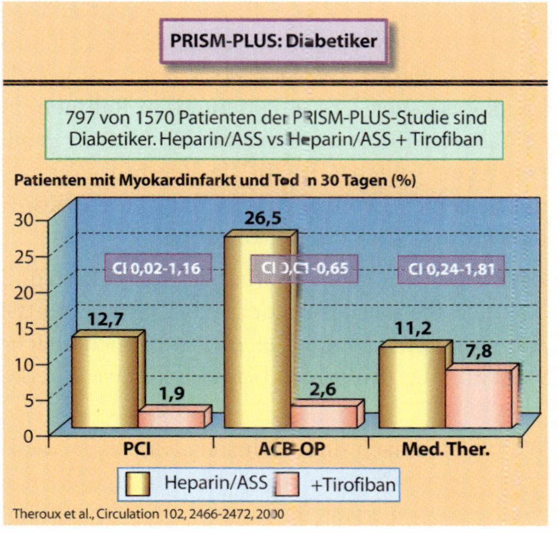

Abb. 14.19a: Häufigkeit von Tod und Myokardinfarkt bei PCI, ACB-OP und medikamentöser Therapie der Diabetiker in der PRISM-PLUS-Studie.

In der PRISM-Studie (44) (Vergleich ASS plus Heparin vs ASS plus Tirofiban bei instabiler Angina pectoris) ist Tirofiban bezüglich der Reduktion des primären Endpunktes (Tod, Myokardinfarkt oder refraktäre Ischämie innerhalb 48 h) dem Heparin beim akuten Koronarsyndrom signifikant überlegen (3,8 % vs 5,6 % Ereignisse, p=0,01; 33 % geringeres Risiko). Bei der Subgruppe der Diabetiker (20,4 % in der Tirofiban-Gruppe, 22,4 % in der Heparin-Gruppe) ist dies ebenfalls der Fall. Auch hier findet sich eine signifikante Senkung der Endpunkte. Auch hier profitieren die Diabetiker von Tirofiban stärker als die Nicht-Diabetiker.

Eine Metaanalyse (45) der diabetischen Populationen von 6 großen Studien mit Glykoprotein IIb/IIIa-Rezeptorantagonisten (PRISM, PRISM-PLUS, PARAGON A, PARAGON B, PURSUIT GUSTO IV) bei akutem Koronarsyndrom (n=6458) ergibt, daß die Mortalität der Diabetiker innerhalb der ersten 30 Tage durch diese Therapie um 26 % gesenkt wird (6,2 % vs 4,6 %; p=0,007). Im Gegensatz dazu haben die 23072 Nicht-Diabetiker keinen Überlebensvorteil (Mortalitätsrate hier 3,0 % vs 3,0 %). Die Interaktion zwischen GP IIb/IIIa-Inhibition und Diabetes ist signifikant (p=0,036). Der günstige Effekt ist unabhängig von der Therapie des Diabetes, ist bei diätetischer Therapie genauso vorhanden wie unter Insulin oder oralen Antidiabetica.

Bei 1279 diabetischen Patienten mit PTCA während des stationären Aufenthaltes führt diese Therapie sogar zu einer Mortalitätsreduktion von 70 % (4,0 % vs 1,2 %; p=0,002). Somit ist gerade bei diabetischen PTCA-Patienten im Rahmen eines akuten Koronarsyndroms der Nutzen groß. Deswegen sollten GP IIb/IIIa-Rezeptor-Antagonisten gerade bei Diabetikern mit akutem Koronarsyndrom zum Einsatz kommen.

Ein solcher Unterschied zwischen Diabetikern und Nicht-Diabetikern ist in der CURE-Studie für die Kombination Clopidogrel und ASS nicht nachweisbar. Hier profitieren beide Kollektive von der Therapie.

Wenngleich nach dieser Metaanalyse die Diabetiker nur einen Nutzen von dieser Therapie haben, so wird in den ersten 30 Tagen deren Mortalitätsrate, die im Vergleich zum Nicht-Diabetiker doppelt so hoch ist (p<0,0001), durch diese Maßnahme nicht auf die Stufe der Nicht-Diabetiker gesenkt.

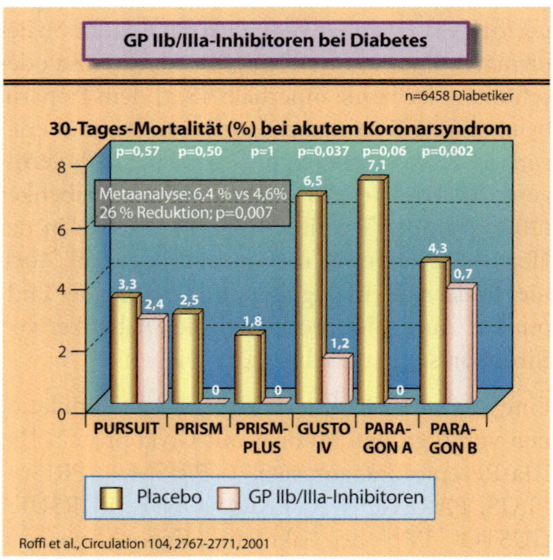

Abb. 14.19b: Ergebnisse der Metaanalyse der GP IIb/IIIa-Inhibitoren-Studien bei Diabetikern.

14.9.2. Clopidogrel plus ASS bei instabiler A.p./Non-Q-wave-Infarkt - die CURE-Studie

(46, 47)

Die thrombozyten-aggregations-hemmende Wirkung von ASS und Clopidogrel addiert sich und führt bei akutem Koronarsyndrom im Rahmen der CURE-Studie zu überzeugenden Therapieergebnissen. In der CURE-Studie werden 12562 Patienten mit instabiler Angina pectoris (75 %) oder Non-Q-wave-Infarkt untersucht. Innerhalb von 24 h nach Beginn der Symptomatik werden die Patienten in die Studie aufgenommen. Eine Hälfte der Patienten bekommt nach einer Aufsättigungs-Dosis von 300 mg Clopidogrel 1 x 75 mg/d über maximal 12 Monate plus 75-325 mg/d ASS, die andere Hälfte der Studienpatienten erhält am ersten Tag 300 mg Placebo, anschließend 75 mg Placebo plus 75-325 mg/d ASS. Jeder zweite Patient erhält zudem Lipidsenker und ACE-Hemmer, ca. 80 % stehen unter einem Betablocker. Primäres Kriterium der Wirksamkeit ist die kombinierte Inzidenz an kardiovaskulären Todesfällen, Myokardinfarkten und Schlaganfällen.

Unter Clopidogrel ist der

- primäre Endpunkt um 20 % seltener (11,4 % vs 9,3 %, p<0,0001)
- Myokardinfarkte sind um 23 % seltener (6,7 % vs 5,2 %)
- kardiovaskulären Todesfälle um 7 % (5,5 % vs 5,1 %)
- die Schlaganfallrate um 14 % niedriger (1,4 % vs 1,2 %)
- Der zweite primäre kombinierte Endpunkt (kardiovaskulärer Tod, nicht-tödlicher Myokardinfarkt, Hirnschlag oder refraktäre Ischämie) ist um 14 % seltener (16,5 % vs 18,8 %, p<0,001)

Die Ereigniskurven trennen sich schon sehr früh. Schon in den ersten 3 Tagen profitieren Patienten der Verumgruppe durch Risikoreduktion. In allen untersuchten Subgruppen (insgesamt 30) ist mit hoher Konsistenz der im Gesamtkollektiv nachgewiesene positive Effekt von Clopidogrel auf die Ereignisrate erkennbar. Der primäre Endpunkt beträgt bei den Patienten mit früherer Revaskularisation 14,6 % unter ASS, unter der Kombination 8,4 %, damit hier ein um 45 % geringeres Risiko. Dagegen beträgt bei der Subgruppe ohne frühere

Revaskularisation die Ereignisrate 10,8 % vs 8,5 %, d.h. Risikoreduktion 13 %. Unter der Therapie findet sich in der Verumgruppe allerdings eine geringe, aber signifikante Zunahme der Blutungskomplikationen. sie entspricht der Zunahme wie sie unter ASS im Vergleich zu Placebo beobachtet wird, 3,6 % vs 2,7 %, Risiko-Ratio = 1,34, p=0,003.

Yusuf: "Werden 1000 Patienten im Schnitt 9 Monate behandelt, lassen sich bei 23 Patienten 28 schwere Ereignisse verhindern".

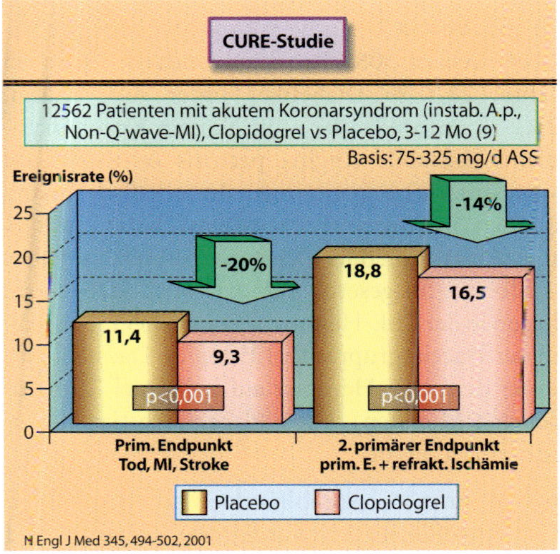

Abb. 14.20: Ergebnisse der CURE-Studie.

14.9.2.1. Die Subgruppe der Diabetiker in der CURE-Studie

22,4 % der Patienten in der Clopidogrel-Gruppe, 22,8 % in der Placebogruppe der CURE-Patienten sind Diabetiker. Sie profitieren bezüglich des primären Endpunkts (14,2 % vs 16,7 % in der Placebogruppe; RRR 15 %) ebenso wie Nicht-Diabetiker (7,9 % vs 9,9 %; RRR 20 %) von der Kombinationstherapie.

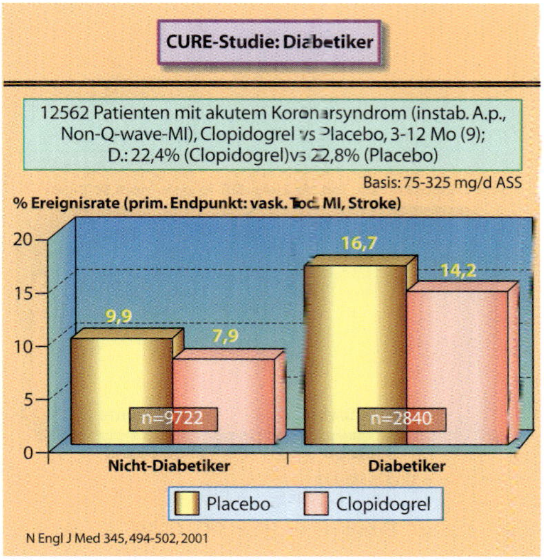

Abb. 14.21: Diabetiker vs Nicht-Diabetiker in der CURE-Studie.

14.9.2.2. Die PCI-CURE-Ergebnisse

(48)

Bei 2658 Patienten der CURE-Studie (19 % davon Diabetiker) erfolgt eine PTCA, im Mittel bei 82 % mit Stentimplantation. Die Patienten sind im Median über 6 Tage mit ASS und Studienmedikation (Clopidogrel oder Placebo) vorbehandelt. Danach erfolgt bei den gestenteten Patienten eine offene Therapie mit Clopidogrel oder Ticlopidin über 2-4 Wochen, dann wieder Übergang auf die geblindete Studienmedikation. Primärer Endpunkt ist die gemeinsame Häufigkeit von kardiovaskulärem Tod, Myokardinfarkt oder dringliche Zielgefäßrevaskularisation während 30 Tagen nach PCI.

In dieser Zeit beträgt die Häufigkeit des primären Endpunkts in der Verumgruppe 4,5 %, in der Placebogruppe 6,4 %, d.h. Rückgang der Ereignisrate um 30 % (p=0,03) unter Verum.

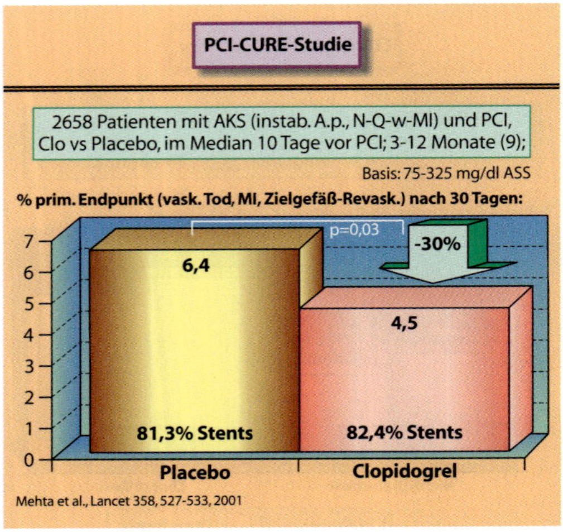

Abb. 14.21a: Ergebnisse der PCI-CURE 4 Wochen nach Intervention.

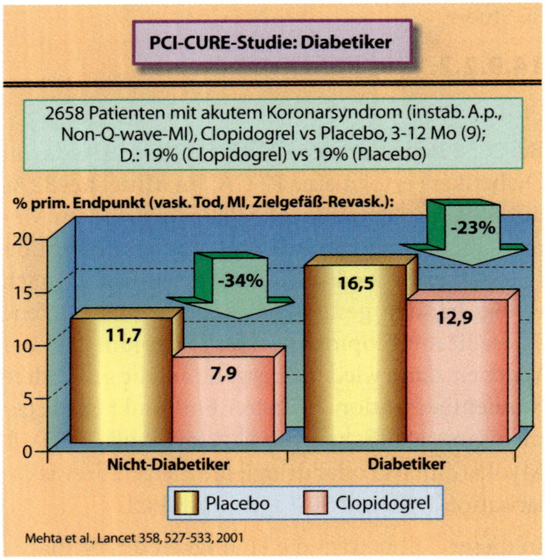

Abb. 14.21b: Ergebnisse der PCI-CURE bei Diabetikern vs Nicht-Diabetikern.

Ergebnisse der PCI-CURE im gesamten Studienzeitraum

Auch über den gesamten Studienzeitraum (im Mittel 9 Monate bzw. 8 Monate nach PCI) ist der Nutzen von Clopidogrel plus ASS größer als unter ASS allein. Die Häufigkeit von kardiovaskulärem Tod und Myokardinfarkt beträgt unter Clopidogrel plus ASS 8,8 %, unter ASS 12,6 %, somit RRR 31 %. Diabetiker profitieren in der Subgruppenanalyse von dieser Kombinationstherapie über die Studienzeit genauso wie Nicht-Diabetiker (kardiovaskulärer Tod und Myokardinfarkt bei Diabetikern 12,9 % vs 16,5 % unter Placebo, bei Nicht-Diabetikern 7,9 % vs 11,7 % bzw. relative Risikoreduktion bei Diabetikern 23 %, bei Nicht-Diabetikern 34 % oder NNT = 26 bei Nicht-Diabetikern, 28 bei Diabetikern).

14.9.3. CSE-Hemmer bei akutem Koronarsyndrom

14.9.3.1. Die MIRACL-Studie

(49)

In die MIRACL-Studie (doppelblind, randomisiert) werden 3086 Patienten (mittleres Alter 65 Jahre; 22,2 % Diabetiker unter Atorvastatin, 24,1 % unter Placebo) mit akutem Koronarsyndrom (instabile Angina pectoris oder Non-Q-wave-Infarkt) aufgenommen. Innerhalb der ersten 24-96 h (im Mittel 63 h) wird eine Therapie mit 80 mg Atorvastatin oder Placebo begonnen, und über 4 Monate fortgesetzt. Die Ausgangs-LDL-Werte liegen in der CSE-Hemmer-Gruppe bei 123 mg/dl, in der Placebogruppe bei 125 mg/dl. Das LDL fällt unter dem CSE-Hemmer auf im Mittel 72 mg/dl (nach 4 Monaten), unter Placebo Anstieg auf im Mittel 135 mg/dl.

- Der primäre kombinierte Endpunkt (Tod, nicht-tödlicher Myokardinfarkt, Herzstillstand mit Reanimation oder rezidivierende Myokardischämie mit objektivierbarem Nachweis inklusive Notwendigkeit zur stationären Notaufnahme ist unter Atorvastatin signifikant um 16 % geringer, 14,8 % vs 17,4 % bzw. 228 Patienten vs 269 betroffene Patienten, p=0,048.
- Dies beruht vor allem auf der unter Atorvastatin um 26 % seltener notwendig werdenden stationären Aufnahme wegen instabiler Angina pectoris mit objektivierbaren Parametern (wie EKG-Veränderungen, Wandbewegungsstörungen im Echokardiogramm oder Perfusionsstörungen im Myokardszintigramm), 6,2 % vs 8,4 %, p=0,02
- Hinsichtlich der Einzel-Endpunkte wie nicht-tödlicher Myokardinfarkt (6,6 % vs 7,3 %) und Tod 4,2 % vs 4,4 %) besteht dagegen kein signifikanter Unterschied. Die Studie war allerdings für den Nachweis von Unterschieden bei den individuellen Komponenten des primären Endpunktes auch nicht ausgelegt

- Die Effekte sind unabhängig vom LDL Ausgangswert (Median von LDL 121 mg/dl).
  - Bei LDL ≤ 121 mg/dl sind unter Atorvastatin von den primären Endpunkten 15 % der Patienten betroffen, unter Placebo 18,6 %
  - bei LDL-Werten > 121 mg/dl 15 % der Patienten unter Atorvastatin, 16,6 % der Patienten unter Placebo, d.h. die Patienten mit den niedrigeren LDL-Werten profitieren noch stärker!
- Die NNT (Number needed-to-treat), um einen der kombinierten Endpunkte in 4 Monaten zu verhindern, beträgt 38 Patienten
- Auch die Schlaganfallrate ist unter Atorvastatin um 50 % signifikant niedriger als unter Placebo, 12 Fälle vs 24, p=0,045
- Die Medikation wird gut toleriert
- Wegen klinischer und laborchemisch erfaßter Nebenwirkungen wird Placebo bei 33 Patienten abgesetzt, Verum bei 40 Patienten

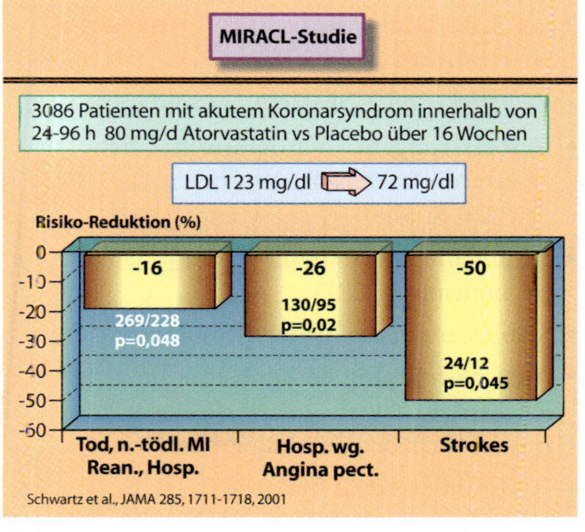

Abb. 14.22a: Ergebnisse der MIRACL-Studie.

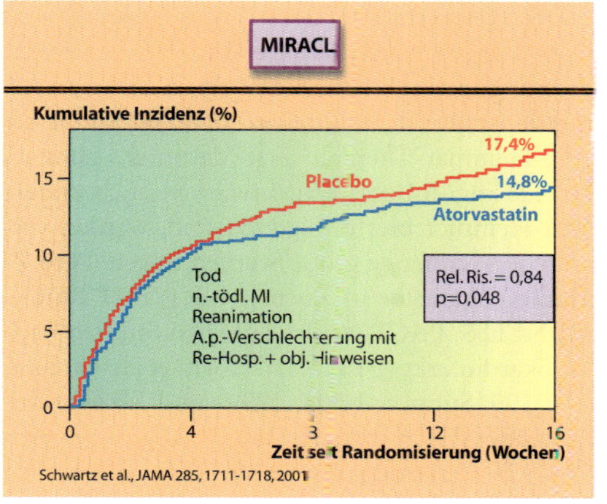

Abb. 14.22b Ergebnisse der MIRACL-Studie.

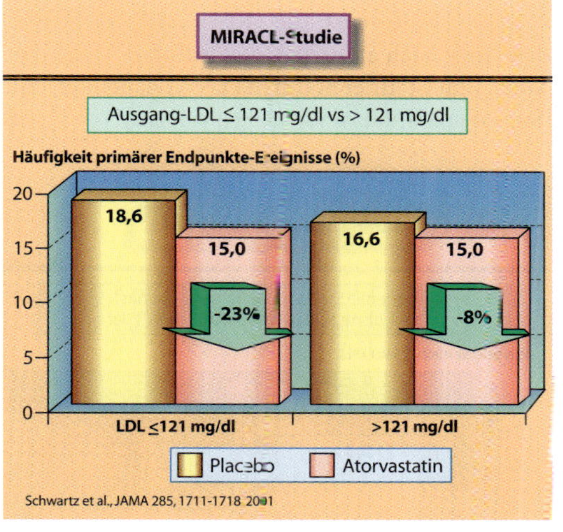

Abb. 14.22c: Ergebnisse der MIRACL-Studie in Abhängigkeit vom LDL-Ausgangswert.

Angesichts des potenziellen Nutzens während Kurzzeit-Therapie und des definitiven Nutzens bei Langzeit-Therapie bei guter Verträglichkeit sollte der Patient mit akutem Koronarsyndrom daher schon früh während des stationären Aufenthaltes mit einem CSE-Hemmer versorgt werden (50).

Hieraus resultiert der standardmäßige Einsatz von Atorvastatin beim akuten Koronarsyndrom und seiner Nachbehandlung und muß deshalb bereits in der Klinik intensiv begonnen werden. In den ersten 4 Monaten nach akutem Koronarsyndrom, einer instabileren Phase der KHK, sind offensichtlich (oder möglicherweise) deutlich niedrigere LDL-Ziele als < 100 mg/dl anzustreben (evtl bei höherer Dosierung auch stärkere pleiotrope Effekte, ☞ Kap. 14.9.3.2.). Während in der CARE-Studie nur günstige Effekte bis zu einem LDL von 125 mg/dl nachweisbar sind, wird in dieser Studie die CSE-Hemmer-Therapie erst darunter, nämlich bei 123 mg/dl begonnen. Inwieweit auch andere CSE-Hemmer hier erfolgreich sind, werden verschiedene laufende große Studien zeigen (A to Z-Studie (Aggrastat to Zocor), PROVE-IT-Studie, PRINCESS, PACT etc. In 2 kleinen Studien nach Myokardinfarkt (PTT, Kayikcioglu et al., Circulation 100, Suppl I, I-303, 1999) und Myokardinfarkt oder PTCA wegen instabiler Angina pectoris (L-CAD) (51) sind günstige Effekte für Pravastatin beschrieben.

Daß CSE-Hemmer nach Myokardinfarkt früh eingesetzt werden sollten, zeigt auch eine große prospektive Kohortenstudie (RIKS-HIA) in Schweden (hier nach akutem Myokardinfarkt (52). Die Mortalität ist unter Statinen (17 % Diabetiker) nur halb so groß (4,0 % vs 9,3 %; p=0,001)!

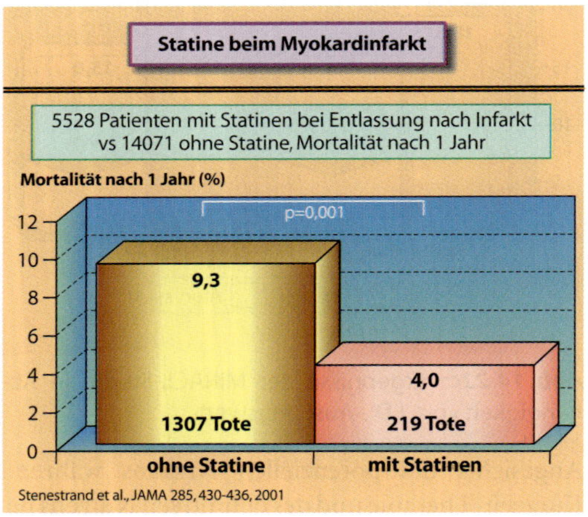

Abb. 14.23: Ergebnisse der Postinfarktstudie mit CSE-Hemmern in Schweden (52).

Auch eine weitere Analyse (53) nach akutem Koronarsyndrom (GUSTO IIb- und PURSUIT-Studie), über 60 % hatten einen Infarkt, zeigt, daß der frühe Einsatz eines Lipidsenkers (bei Entlassung prospektiv festgehalten, jedoch ohne Differenzierung nach Art des Lipidsenkers, 24 % Diabetiker darunter), sich bereits nach 1 Monat lebensverlängernd auswirkt mit Senkung der Mortalitätsrate um 50 %, so auch nach 6 Monaten (in Gruppe ohne Lipidsenker 19 % Diabetiker).

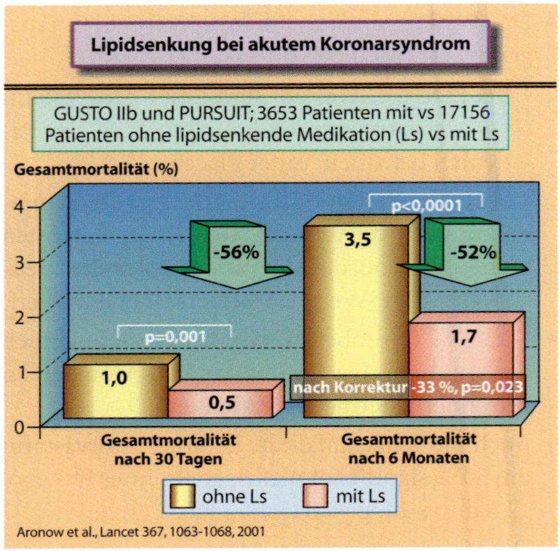

Abb. 14.24: Ergebnisse der GUSTO IIb und PURSUIT-Studie bei Patienten mit akutem Koronarsyndrom (mit und ohne ST-Elevation) und Einsatz einer lipidsenkenden Therapie bei stationärer Entlassung (53).
LS = Lipidsenker.

14.9.3.2. Die pleiotropen Effekte der CSE-Hemmer

Zusatzeffekte der CSE-Hemmer sind (36):

- Verbesserung der Vasomotorik - bei akutem Myokardinfarkt nach 6 Wochen nachweisbar (s. RECIFE-Studie)
- antiinflammatorische Effekte mit Senkung des hochsensitiven CRP
- Stabilisierung der Plaquemembran
- Ausschwemmung endothelialer Progenitorzellen aus dem Knochenmark zur Reparatur ischämischer Schäden (Vaskulogenese)
- antithrombogene Effekte
- positive Beeinflussung der plasmatischen Gerinnungsfaktoren
- profibrinolytische Effekte

14.9.3.3. CSE-Hemmer - auch Standard beim Diabetiker

Wenngleich Subgruppenanalysen z.Zt. noch nicht vorliegen, liegt auch der Nutzen des CSE-Hemmers beim akuten Koronarsyndrom für den Diabetiker aufgrund seines höheren Risikos auf der Hand. In der MIRACL-Studie sind zudem 22,2 % der Atorvastatin-Patienten Diabetiker (Placebo 24,1 %). In der RIKS-HIA-Analyse in Schweden beträgt der Diabetikeranteil 17 % in der

Statingruppe vs 19 % ohne Statine, in der Analyse von GUSTO IIb und PURSUIT 24 % Diabetiker mit Lipidsenkern vs 19 % Diabetiker ohne Lipidsenker.

14.9.4. Heparin bei instabiler Angina pectoris

14.9.4.1. Unfraktioniertes Heparin

Unfraktioniertes Heparin ist bei instabiler Angina pectoris sinnvoll, besonders wenn es mit ASS kombiniert wird. Die Rationale liefert hierfür eine Metaanalyse (54), in der 6 Studien mit insgesamt 1356 Patienten zusammengefaßt werden. Im Vergleich mit ASS allein reduziert die Kombination Heparin plus ASS das Risiko für Myokardinfarkt oder Tod um 33 % (7,9 % vs 10,4 %, p=0,06). Eine Subgruppenanalyse für Diabetiker liegt nicht vor.

14.9.4.2. Niedermolekulares Heparin

In der ESSENCE-Studie (55), in der 3171 Patienten mit Ruhe-Angina oder Non-Q-wave-Infarkt eingeschlossen sind, führt die Gabe von Enoxaparin (1 mg/kg 2 x /d s.c.) im Vergleich mit unfraktioniertem Heparin nach 30 Tagen zu einer signifikanten Abnahme des kombinierten primären Endpunktes (Tod, Myokardinfarkt oder rezivierender Angina) von 19 % (19,8 % vs 23,3 %; p=0,02). 22 % Diabetiker sind eingeschlossen. Eine Subgruppenanalyse wird jedoch nicht angegeben.

Auch bei Patienten (n=6095) mit frischem transmuralem Myokardinfarkt ist in der ASSENT-3-Studie zusammen mit Tenecteplase das niedermolekulare Heparin Enoxaparin dem unfraktionierten Heparin klar überlegen. Die 30-Tagesmortalität und der Re-Infarkt während des stationären Aufenthaltes liegt in der Enoxaparingruppe bei 11,4 %, in der Heparin-Gruppe (unfraktioniert) dagegen bei 15,4 %; p=0,0001. 19 % der Patienten sind Diabetiker.

- Der kombinierte Endpunkt (Tod innerhalb 30 Tagen, Re-Infarkt während des stationären Aufenthaltes oder refraktäre Ischämie) wird für diese Subgruppe unter Enoxaparin um 10 % gemindert (13,8 % vs 12,4 %; CI: 0,62-1,30)
- bei den Nicht-Diabetikern dagegen mit 29 % deutlich stärker gesenkt (13,0 % unter Heparin vs 9,5 % unter Enoxaparin; CI: 0,60-0,85)

14.9.5. Invasives vs nicht-invasives Vorgehen bei instabiler Angina/Non-Q-wave-Infarkt

14.9.5.1. Die FRISC II-Studie

(57)

Die FRISC II-Studie bei instabiler KHK an 2457 Patienten, zum Teil invasiv, zum Teil nicht invasiv behandelt, hat einen Überlebensvorteil zugunsten der invasiven Therapie ergeben. Die 1-Jahres-Mortalität liegt bei invasivem Vorgehen bei 2,2 %, bei nicht-invasivem Vorgehen bei 3,9 %, somit ein um 43 % geringeres Risiko, p=0,016. Der primäre Endpunkt (Kombination aus Tod und Myokardinfarkt) ist bei invasivem Vorgehen ebenfalls um 26 % seltener (10,4 % vs 14,1 %; p=0,005)

Diabetiker sind hier ebenfalls eingeschlossen, 13 % bei invasivem Vorgehen bzw. 12 % bei nicht-invasivem Vorgehen.

- Die Subgruppenanalyse für dieses Kollektiv ergibt hinsichtlich des kombinierten Endpunktes aus Tod und Myokardinfarkt nach 1 Jahr bei invasivem Vorgehen eine Reduktion von 30 % (20,8 % vs 29,9 %)
- Bei Nicht-Diabetikern eine Reduktion von 26 % (8,9 % vs 12,1 %).
- Auch durch invasives Vorgehen wird hier der Diabetiker somit noch nicht einmal bezüglich dieses Endpunktes auf die Stufe des Nicht-Diabetikers ohne invasives Vorgehen gebracht (20,8 % vs 12,1 %)
- Die 1-Jahres-Mortalität ist
  - bei Diabetikern mit invasivem Vorgehen ebenfalls geringer, 7,7 % vs 12,5 %, relative Risikoreduktion 38 %
  - bei Nicht-Diabetikern 1,4 % vs 2,8 %, relative Risikoreduktion 49 %
- Die absolute Risikoreduktion bezüglich Mortalität ist bei Diabetikern mit ihrem auch hier deutlich höherem Risiko größer (4,8 % vs 1,4 % bzw. NNT 21 Diabetiker vs 71 Nicht-Diabetiker)! Diabetiker profitieren somit vom invasiven Vorgehen bei instabiler Angina/Non-Q-wave-Infarkt besonders stark.

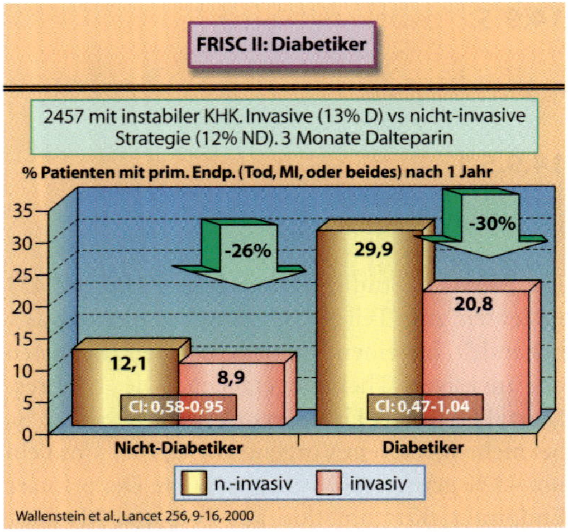

Abb. 14.25: Ergebnisse der FRISC II - die Subgruppe der Diabetiker vs Nicht-Diabetiker mit Darstellung des primären Endpunktes nach 1 Jahr.

14.9.5.2. Die TACTICS-Studie

(58)

Zur Klärung der Frage, ob frühes invasives oder konservatives Vorgehen bei instabiler A.p./Non-Q-wave-Infarkt besser ist, werden in der TACTICS-Studie 2220 Patienten (28 % Diabetiker) mit instabiler Angina pectoris oder Myokardinfarkt ohne ST-Hebung (Basistherapie: ASS, Heparin, Tirofiban) einer frühen invasiven Strategie innerhalb von 4-48 h, ggf. mit Revaskularisation, oder einer mehr konservativen Therapie (selektiv invasiv bei Zeichen einer rekurrenten Ischämie oder anomalem Streßtest) zugeteilt. Nach 6 Monaten ist der primäre Endpunkt (Tod, nicht-tödlicher Infarkt, erneute stationäre Aufnahme wegen akutem Koronarsyndrom) um 22 % seltener; 15,9 % bei invasivem Vorgehen, 19,4 % bei konservativem Vorgehen, p=0,025. Die Häufigkeit von Tod und nicht-tödlichem Infarkt ist nach 6 Monaten unter invasiver Therapie mit 24 % in ähnlicher Höhe seltener (7,3 % vs 9,5 %; p<0,05).

Die Subgruppenanalyse zeigt, daß Diabetiker stärker als Nicht-Diabetiker vom invasiven Vorgehen profitieren: Häufigkeit des primären Endpunktes bei invasivem Vorgehen

- bei Diabetikern 20,1 % vs 27,7 % bei konservativerem Vorgehen
- bei Nicht-Diabetikern dagegen: 14,2 % bei invasivem Vorgehen vs 16,4 % bei konservativem Vorgehen

Dies entspricht einer NNT bei Diabetes von 13 Patienten, bei Nicht-Diabetikern von 45 Patienten.

FRISC II und TACTICS sprechen somit für ein frühes invasives Vorgehen auch beim Diabetiker.

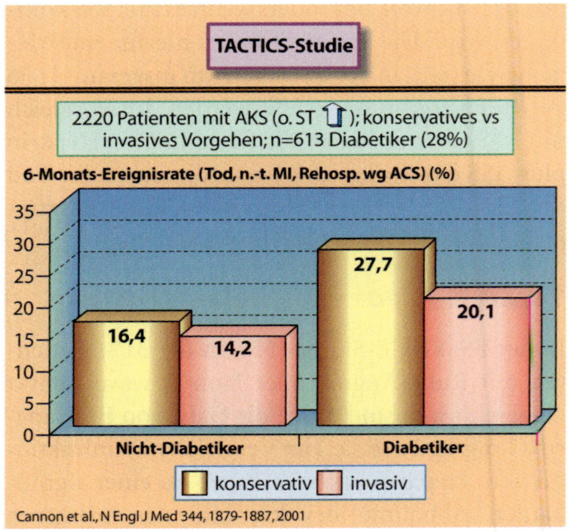

Abb. 14.26: Ergebnisse der TACTICS-Studie. Diabetiker vs Nicht-Diabetiker.

14.9.6. Vorgehen bei instabiler Angina pectoris/Non-ST-Elevationsinfarkt bei Diabetes (ACC/AHA-Richtlinien)

(59)

Klasse I: (= bewiesen oder allgemeine Übereinkunft)

- zwischen Diabetikern wie Nicht-Diabetiker gibt es in der Akutphase keinen Unterschied bezüglich medikamentöser Therapie noch hinsichtlich der Entscheidungen für interventionelles Vorgehen (Level of evidence: C)
- auf eine straffe Glukosekontrolle sollte geachtet werden (Level of evidence B)
- bei Patienten mit Mehrgefäßerkrankung wird die Bypass-OP unter Verwendung der IMA dem interventionellen Vorgehen vorgezogen (Level of evidence: B)

Klasse II: (Nicht sicher bewiesen oder unterschiedliche Meinung)

- perkutane Koronarintervention bei Patienten mit 1-Gefäßerkrankung und induzierbarer Ischämie (Level of evidence: B)
- Abciximab für Diabetiker, die einen Stent erhalten haben (Level of evidence: B)

14.10. Zusammenfassung

Die Therapie des akuten Myokardinfarktes/des akuten Koronarsyndroms ist durch o.g. Maßnahmen deutlich verbessert worden.

Dies hat nicht nur zu einer Verbesserung der Überlebensrate beim Nicht-Diabetiker, sondern auch beim Diabetiker geführt.

Dennoch bleibt die Überlebensrate beim Diabetiker niedriger, egal welche therapeutische Maßnahme durchgeführt wird.

Die medikamentöse Therapie unterscheidet sich zwischen beiden Gruppen nicht.

Beim Diabetiker ist jedoch zusätzlich die Glukose-Stoffwechselkontrolle im Rahmen einer intensivierten Insulintherapie, wie in der DIGAMI-Studie durchgeführt, von prognostischem Vorteil.

Bei instabiler Angina pectoris, Non-Q-wave Infarkt sprechen Studien (FRISC II und TACTICS, allerdings Subgruppen-Analysen) auch beim Diabetiker für ein frühes invasives Vorgehen.

14.11. Literatur

1. Lynch M, Gammage MD, Lamb P, Nattrass M, Pentecost BL: Acute myocardial infarction in diabetic patients in the thrombolytic era. Diab Med 11, 102-105, 1994

2. Lee KL, Woodlief LH, Topol PJ, Weaver WD, Betriu A, Col J, Simoons M, Aylward, P, Van de Werf F, Califf RM, for the GUSTO-I Investigators: Predictors of 30-day mortality in the era of reperfusion for acute myocardial infarction. Results from an international trial of 41021 patients. Circulation 91, 1659-1668, 1995

3. Mueller HS, Cohen LS, Braunwald E, Forman S, Feit F, Ross A, Schweiger M, Cabin H, Davison R, Miller D, Solomon R, Knatterud GL, for the TIMI Investigators: Predictors of early mortality and morbidity after thrombolytic therapy of acute myocardial infarction: Analyses of patient subgroups in the Thrombolysis in Myocardial Infarction (TIMI) trial, phase II. Circulation 85, 1254-1264, 1992

4. Zuanetti G, Latini R, Maggioni AP, Santoro L, Franzosi MG: Influence of diabetes on mortality in acute myocardial infarction: Data from the GISSI-2 study. J Am Coll Cardiol 22, 1788-1794, 1993

5. Paul SD, Lambrew CT, Rogers WJ, Fifer MA, for the NRMI 2 Investigators: A study of 118276 patients with acute myocardial infarction in the United States in 1995: less aggressive care, worse prognosis, and longer hospital length of stay for diabetics. Circulation 94, Suppl I, I-610-I-611, 1996

6. Zuanetti G, Latini R, Maggioni AP, Santoro L, Franzosi MG, Tognoni G, on behalf of the GISSI-3 Investigators: Prognosis of diabetic patients after myocardial infarction: Effect of early treatment with ace-inhibitors J Am Coll Cardiol 27, Suppl A. 219A, 1996

7. Zuanetti G, Latini R, Maggioni AP, Franzosi MG, Santoro L, Tognoni G: Effect of the ace-inhibitor lisinopril on mortality in diabetic patients with acute myocardial infarction. Data from the GISSI-3 study. Circulation 96, 4239-4245, 1997

8. Orlander PR, Goff DC, Morrissey M, Ramsey DJ, Wear ML: The relation of diabetes to the severity of acute myocardial infarction and post-myocardial infarction survival in mexican-americans and non-hispanic whites. The Corpus Christi Heart Project. Diabetes 43, 897-902, 1994

9. Chun BY, Dobson AJ, Heller RF: The impact of diabetes on survival among patients with first myocardial infarction. Diabetes Care 20, 704-708, 1997

10. Löwel H, Stieber J, Koenig W, Thorand B, Hörmann A, Gostomzyk J, Keil U: Das Diabetes-bedingte Herzinfarktrisiko in einer süddeutschen Bevölkerung: Ergebnisse der MONICA-Augsburg-Studien 1985-1994. Diab Stoffw 8, 11-21, 1999

11. Woodfield SL, Lundergan CF, Reiner JS, Deychak Y, Thompson M, Califf R, Ross A, GUSTO angiographic investigators: Angiographic findings in diabetics treated with thrombolytic therapy after acute myocardial infarction. J. Am. Coll. Cardiol. 25, suppl A, 105A, 1995.

12. Woodfield SL, Lundergan C, Reiner J, Greenhouse S, Thompson M, Rohrbeck S, Deychak Y, Simoons M, Califf R, Topol E, Ross A: Angiographic findings and outcome in diabetic patients treated with thrombolytic therapy for acute myocardial infarction: the GUSTO-1 experience. J Am Coll Cardiol 28, 1661-1669, 1996

13. Jacoby RM, Nesto RW: Acute myocardial infarction in the diabetic patient: Pathophysiology, clinical course and prognosis. J Am Coll Cardiol 20, 736, 744, 1992

14. Karlson BW, Herlitz J, Hjalmarson A: Prognosis of acute myocardial infarction in diabetic and non-diabetic patients. Diabet Med 10, 449-454, 1993

15. Stone PH, Muller JE, Hartwell T, York BJ, Rutherford JD, Parker CB, Turi ZG, Strauss HW, Willerson JT, Ro-

bertson T, Braunwald E, Jaffe AS, and the MILIS Study Group: The effect of diabetes mellitus on prognosis and serial left ventrivcular function after acute myocardial infarction: Contribution of both coronary disease and diastolic left ventricular dysfunction to the adverse prognosis. J Am Coll Cardiol 14, 49-57, 1989

16. Grines CL, Topol EJ, Califf RM, Stack RS, Geurge BS, Kereiakes D, Boswick JM, Kline E, O'Neill WW: Prognostic implications and predictors of enhanced regional wall motion of the noninfarct zone after thrombolysis and angioplasty therapy of acute myocardial infarction, The TAMI Study Groups. Circulation 80, 245-253, 1989

17. Granger CB, Califf RM, Young S, Candela R, Samaha J, Worley S, Kereiakes DJ, Topol EJ: Outcome of patients with diabetes mellitus and acute myocardial infarction treated with thrombolytic agents. The Thrombolysis and Angioplasty in Myocardial Infarction (TAMI) Study Group. J Am Coll Cardiol 21, 920-925, 1993

18. Iwasaka T, Takahashi N, Nakamura S, Sugiura T, TarumiN, Kimura Y, Okubo N, Taniguchi H, Matsui Y, Inada M: Residual left ventricular pump function after acute myocardial infarction in NIDDM patients. Diabetes Care 15, 1522-1526, 1992

19. Kereiakes D: Myocardial infarction in the diabetic patient. Clin Cardiol 8, 446-450, 1985

20. Depre C, Vanoverschelde L-LJ, Taegtmeyer H: Glucose for the heart. Circulation 99, 578-588, 1999

21. Malmberg K, Ryden L, Efendic S, Herlitz J, Nicol P, Waldenström A, Wedel H, Welin L, on behalf of the DIGAMI-Studie Group: Randomized trial of insulin-glucose infusion followed by subcutaneous insulin treatment in diabetic patients with acute myocardial infarction (DIGAMI Study); effects on mortality at 1 year. J Am Coll Cardiol 26, 57-65, 1995

22. Malmberg K: Prospective randomised study of intensive insulin treatment on long term survival after acute myocardial infarction in patients with diabetes mellitus. DIGAMI (Diabetes mellitus, Insulin Glucose Infusion in Acute Myocardial Infarction) study group. Brit Med J 314, 1512-1515, 1997

23. Fath-Ordoubadi F, Beatt KJ: Glucose-insulin-potassium therapy for treatment of acute myocardial infarction. An overview of randomized placebo-controlled trials. Circulation 96, 1152-1156, 1997

24. Fibrinolytic therapy trialists' (FFT) Collaborative group: Indications for fibrinolytic therapy in suspected acute myocardial infarction: collaborative overview of early mortality and major morbidity results from all randomised trials of more than 1000 patients. Lancet 343, 311-322, 1994

25. ISIS-2 (Second International Study of Infarct Survival) Collaborative Group: Randomised trial of intravenous streptokinase, oral aspirin, both, or neither among 17187 cases of suspected acute myocardial infarction: ISIS-2. Lancet 2, 349-360, 1988

26. Mahaffey KW, Granger CB, Toth CA, White HD, Stebbins AL, Barbash GI, Vahanian A, Topol EJ, Califf RM for the GUSTO-1 Investigators: Diabetic retinopathy should not be a contraindication to thrombolytic therapy for acute myocardial infarction: review of ocular hemorrhage incidence and location in the GUSTO-1 trial. Global utilization of streptokinase and t-PA for occluded coronary arteries. J Am Coll Cardiol 30, 1606-1610, 1997

27. Webster MWI, Scott RS: What cardiologists need to know about diabetes. Lancet 350, suppl I, 23-28, 1997

28. Wu KC, Zerhouni EA, Judd RM, Logo-Olivieri CH, Baroch LA, Schulman SP, Blumenthal RS, Lima JAC: Prognostic significance of microvascular obstruction by magnetic resonance imaging in patients with acute myocardial infarction. Circulation 97, 765-772, 1998

29. Topol EJ, Yadav JS: Recognition of the importance of embolization in atherosclerotic vascular disease. Circulation 101, 570-580, 2000

30. Antiplatelet trialists' collaboration: Collaborative overview of the randomised trials of antiplatelet therapy-I: Prevention of death, myocardial infarction, and stroke by prolonged antiplatelet therapy in various categories of patients. Brit Med J 308, 81-106, 1994

31. Yudkin SJ: Managing the diabetic patient with acute myocardial infarction. Diabet Med 15, 276-281, 1998

32. Malmberg K, Herlitz J, Hjalmarson A, Ryden L: Effects of metoprolol on mortality and late infarction in diabetics with suspected acute myocardial infarction. Retrospective data from two large studies. Eur Heart J 10, 423-428, 1989

33. ISIS-1 (First International Study of Infarct Survival) Collaboration Group: Randomised trial of intravenous atenolol among 16027 cases of suspected acute myocardial infarction. Lancet ii, 57-66, 1986

34. Kjekshus J, Gilpin E, Cali G, Blackey AR, Henning H, Ross J Jr: Diabetic patients and beta-blockers after acute myocardial infarction. Eur Heart J 11, 43-50, 1990

35. The Beta-Blocker Pooling Project Research Group: The Beta-Blocker Pooling Research (BBPP): subgroup findings from randomised trial in postinfarction patients. The Beta-Blocker Pooling Research Group. Eur Heart J 9, 8-16, 1988

36. Strödter, D: Sekundärprävention bei Postinfarktpatienten - Strategien und Resultate. UNI MED SCIENCE, Bremen-London-Boston, 2001

37. Nesto RW, Zarich S: Acute myocardial infarction in diabetes mellitus. Lessons learned from ACE inhibition. Circulation 97, 12-13, 1998

38. Hasdai D, Granger CB, Srivatsa SS, Criger DA, Ellis SG, Califf RM, Topol EJ, Holmes DR: Diabetes mellitus

and outcome after primary coronary angioplasty for acute myocardial infarction: Lessons from the GUSTO-IIb angiopasty substudy. J Am Coll Cardiol 35, 1502-1512, 2000

39. Malmberg K, Yusuf S, Gerstein HC, Brown J, Zhao F, Hunt D, Piegas L, Calvin J, Keltai M, Budaj A,; for the OASIS Registry Investigators: Impact of diabetes on long-term prognosis in patients with unstable angina and non-Q-wave myocardial infarction. Results of the OASIS (Organization to Assess Strategies for Ischemic Syndromes) Registry. Circulation 102, 1014-1019, 2000

40. Fava S, Azzopardi H, Agius-Muscat H: Outcome of unstable angina in patients with diabetes mellitus. Diabet Med 14, 209-213, 1997

41. Kleiman NS, Lincoff AM, Kereiakes DJ, Miller DP, Aguirre FV, Anderson KM, Weisman HF, Califf RM, Topol EJ: Diabetes mellitus, glycoprotein IIb/IIIa blockade, and heparin. Circulation 97, 1912-1920, 1998

42. PRISM PLUS Study Investigators: Inhibition of the platelet glycoprotein IIb/IIIa receptor with tirofiban in unstable angina and non-Q-wave myocardial infarction. Platelet receptor inhibition in ischemic syndrome management in patients limited by unstable signs and symptoms. N Engl J Med 338, 1488-1497, 1998

43. Theroux P, Alexander J Jr, Pharand C, Barr E, Snapinn S, Ghannam AF, Sax FL; on behalf of the PRISM-PLUS Investigators: Glycoprotein IIb/IIIa receptor blockade improves outcomes in diabetic patients presenting with unstable angina/non-ST-elevation myocardial infarction. Circulation 102, 2466-2472, 2000

44. The Platelet Receptor Inhibition in Ischemic Syndrome Management (PRISM) Study Investigators: A comparison of aspirin plus tirofiban with aspirin plus heparin for unstable angina. N Engl J Med 338, 1498-1505, 1998

45. Roffi M, Chew DP, Mukherjee D, Bhatt DL, White JA, Heeschen C, Hamm CW, Moliterno DJ, Califf RM, White HD, Kleiman NS, Theroux P, Topol EJ: Platelet glycoprotein IIb/IIIa-inhibitors reduce mortality in diabetic patients with non-ST-segment-elevation acute coronary syndromes. Circulation 104, 2767-2771, 2001

46. CURE Study Investigators: The Clopidogrel in Unstable angina to prevent Recurrent Events (CURE) trial programme. Ratinale, design and baseline characteristics including a meta-analysis of the effects of thienopyridines in vascular diease. Eur Heart J 21, 2033-2041, 2000

47. The Clopidogrel in Unstable Angina to Pevent Recurrent Events Trial Investigators: Effects of clopidogrel in addition to aspirin in patients with acute coronary syndromes without ST-segment elevation. N Engl J Med 345, 494-502, 2001

48. Mehta SR, Yusuf S, Peters RJG, Bertrand ME, Lewis BS, Natzarajan MK, Malmberg K, Rupprecht H-J, Zhao F, Chrolavicius S, Copland I, Fox KAA, for the Clopidogrel in Unstable angina to prevent Recurrent Events trial (CURE) Investigators: Effects of pretreatment with clopidogrel and aspirin followed by long-term therapy in patients undergoing percutaneous coronary intervention: the PCI-CURE study. Lancet 358, 527-533, 2001

49. Schwartz GG, Olsson AG, Ezekowitz MD, Ganz P, Oliver MF, Waters D, Zeiher A, Chaitman BR, Leslie S, Stern T, for the Myocardial Ischemia Reduction with Aggressive Cholesterol Lowering (MIRACL) Study Investigators: Effects of atorvastatin on early recurrent ischemic events in acute coronary syndroms. JAMA 285, 1711-1718, 2001

50. Sacks FM: Lipid-lowering therapy in acute coronary syndroms. JAMA 285, 1758-1760, 2001

51. Arntz Hr, Agrawal R, Wunderlich W, Schnitzer L, Stern R, Fischer F, Schultheiss HP: Beneficial effects of pravastatin (±colestyramine/niacin) initiated immediately after a coronary event (The randomized Lipid-Coronary Artery Disease - L-CAD - study). Am J Cardiol 86, 1293-1298, 2000

52. Stenestrand U, Wallentin L, for the Swedish Registry of Cardiac Intensive Care (RIKS-HIA): Early statin treatment following acute myocardial infarction and 1-year survival. JAMA 285, 430-436, 2001

53. Aronow HD, Topol EJ, Roe MT, Houghtaling PL, Wolski KE, Lincoff AM, Harrington RA, Califf RM, Ohman EM, Kleiman NS, Keltai M, Wilcox RG, Vahanian A, Armstrong PW, Lauer MS: Effect of lipid-lowering therapy on early mortality after acute coronary syndromes: an observational study. Lancet 357, 1063-1068, 2001

54. Oler A, Whooley MA, Oler J, Grady D: Adding heparin to aspirin reduces the incidence of myocardial infarction and death in patients with unstable angina. A meta-analysis. JAMA 276, 811-815, 1996

55. Cohen M, Demers C, Gurfinkel EP, Trapie AGG, Fromell GJ, Goodman S, Langer A, Califf RM, Fox KAA, Premmereur J and Bigonzi F, for the Efficacy and Safety of Subcutaneous Enoxaparin in Non-Q-Wave Coronary Events Study Group: A comparison of low-molecular-weight heparin with unfractionated heparin for unstable coronary artery disease. N Engl J Med 337, 447-452, 1997

56. The Assessment of the Safety and Efficacy of a New Thrombolytic regimen (ASSENT-3) Investigators: Efficacy and safety of tenecteplase in combination with enoxaparin, abciximab, or unfractionated heparin: the ASSENT-3 randomised trial in acute myocardial infarction. Lancet 358, 605-613, 2001

57. Wallentin L, Lagerqvist B, Husted S, Kontny F, Stahle E, Swahn E, for the FRISC II Investigatores: Outcome at 1 year after an invasive compared with a non-invasive stra-

tegy in unstable coronary-artery disease: the FRISC II invasive randomised trial. Lancet 356, 9-16, 2000

58. Cannon CP, Weintraub WS, Demopoulos LA, Vivari R, Frey MJ, Lakkis N, Neumann FJ, Robertson DH, DeLucca PT, DiBattiste PM, Gibson M, Braunwald E, for the TACTICS-Thrombolysis in Myocardial Infarction 18 Investigators: Comparison of early invasive and conservative stategies in patients with unstable coronary syndromes treated with the glycoprotein IIb/IIIa inhibitor tirofiban. N Engl J Med 344, 1879-1887, 2001

59. Braunwald E, Antman EM, Beasley JW, Califf RM, Cheitlin MD, Hochman JS, Jones RH, Kereiakes D, Kupersmith J, Levin TH, Pepine CJ, Schaeffer JW, Smith III EE, Steward DE, Theroux P: ACC/AHA guidelines for the management of patients with unstable angina and non-ST-segment elevation myocardial infarction. J Am Coll Cardiol 36, 970-1062, 2000

60. Montalescot G, Barragan P, Wittenberg O, Ecollan P, Elhadad S, Villain P, Boulenc J-M, Morice M.C, Maillard L, Pansieri M, Choussat R, Pinton P, for the ADMIRAL Investigators: Platelet glycoprotein IIb/IIIa inhibition with coronary stenting for acute myocardial infarction. N Engl J Med 344, 1895-1903, 2001

15. Sekundärprävention der KHK bei Diabetes

15.1. Prognose des Diabetikers nach Herzinfarkt

Typ II-Diabetiker ohne abgelaufenen Infarkt haben in 7 Jahren genauso häufig einen Myokardinfarkt wie nicht-diabetische Postinfarktpatienten Re-Infarkte haben (1). Sie haben somit die Prognose von nicht-diabetischen Postinfarktpatienten. Diabetische Postinfarkt-Patienten haben darüber hinaus eine besonders schlechte Prognose.

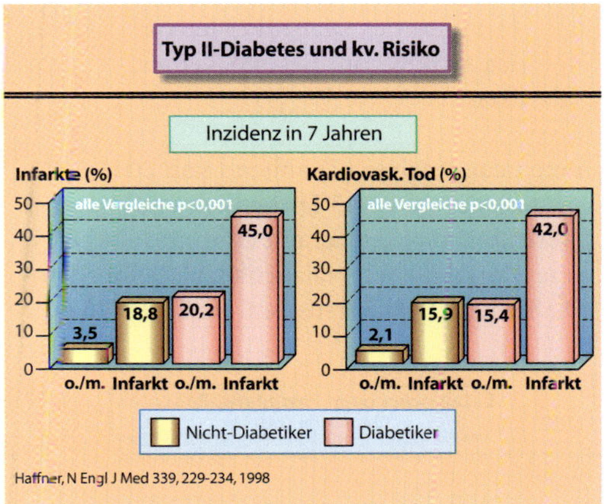

Abb. 15.1: Myokardinfarkt-Inzidenz bei Typ II-Diabetikern und Prognose nach Herzinfarkt.

Dies gilt nicht nur für ein gemischtes Kollektiv (überwiegend Männer) (1), sondern auch für Diabetikerinnen.

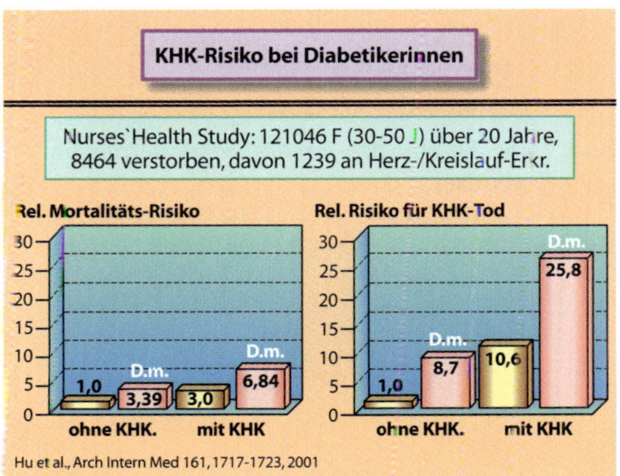

Abb. 15.2: KHK-Risiko bei Diabetikerinnen und das Mortalitäts-Risiko bei KHK.

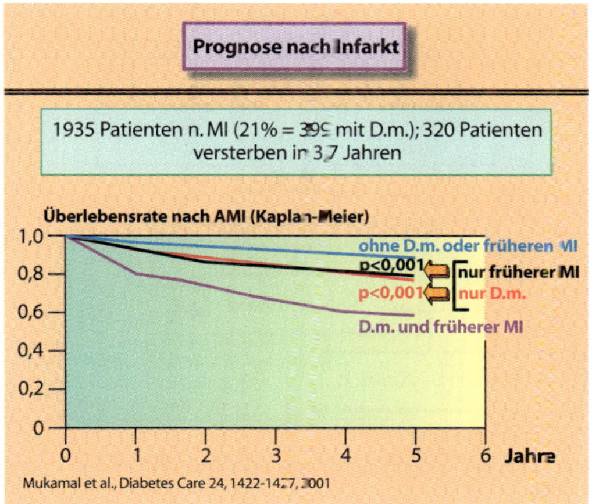

Abb. 15.3: Prognose von Diabetikerinnen nach Myokardinfarkt.

Diabetiker haben zudem beim Herzinfarkt nicht nur eine signifikant höhere Frühsterblichkeit, sondern auch eine höhere Spätmortalität (2,3,4). Diese wird vorrangig auf rezidivierende Myokardinfarkte und die häufigere Entwicklung einer Herzinsuffizienz zurückgeführt. Trotz nach Höhe der CK-MB-Spiegel kleinerer Infarktgröße (p<0,003) und bei stationärer Entlassung gleicher EF von 47 % haben Diabetiker nach 3 Monaten etwa zweimal häufiger eine Herzinsuffizienz (27,6 % vs 16,1 %; p<0,02), nach 6 Monaten sogar dreimal häufiger eine Herzinsuffizienz (30,1 % vs 10,7 %; p<0,0001) (3) als Nicht-Diabetiker, d.h. einen klinisch faßbaren Funktionszustand des Herzens, der der Prognose eines Malignoms entspricht!

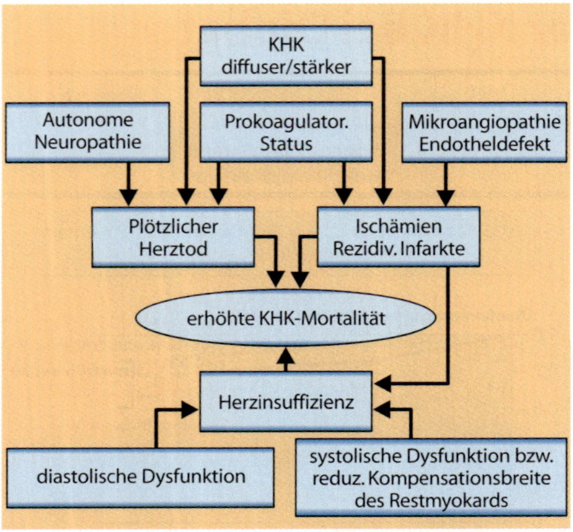

Abb. 15.4: Ursachen für die erhöhte Mortalität.

15.2. Sekundärprävention beim Diabetiker - die Studienlage

Evidence based medicine ist heute die Grundlage der Therapie. Große prospektive Untersuchungen mit Doppelblindcharakter stellen damit die rationale und rationelle Grundlage therapeutischer Entscheidungen dar.

Während für viele Erkrankungen des kardiologischen Fachgebietes diese Forderung durch Studien mit Großkollektiven bereits größtenteils erfüllt ist, ist man speziell für den Diabetiker in der Regel auf Subgruppenanalysen dieser Studien angewiesen. Dies gilt für interventionelle, operative wie auch medikamentöse Therapien.

15.3. Betablocker bei diabetischen Postinfarktpatienten

Auch beim Diabetiker hat der Betablocker einen festen Stellenwert in der Sekundärprävention. In der Norwegischen Timolol-Studie (5), im Mittel 10 Tage nach Infarkt begonnen, ergibt die retrospektive Analyse der 99 diabetischen Patienten in 17 Monaten eine Senkung der Mortalität durch den Betablocker um 63 %. Das gleiche gilt für den Betablocker beim akuten Infarkt, wie dies in mehreren Subgruppen-Analysen festgestellt werden konnte. Dieser günstige Betablockereffekt beim Diabetiker wird trotz des höheren Risikoprofils (höheres Alter, häufigere Reinfarkte, vorbekannte Angina, radiologische Zeichen der Lungenstauung oder häufigerem Einsatz von Diuretika und Digitalis), sämtlich bereits generell Prädiktoren ungünstigen Verlaufs, erreicht.

15.3.1. Die Metaanalyse von Kendall

Die Metaanalyse von Kendall (6) ergibt beim Diabetiker

- eine Reduktion der Mortalität durch Betablocker um 48 %
- und eine Reduktion der Reinfarkte um 55 %
- dagegen beim Nicht-Diabetiker nur eine um 33 % geringere Mortalität und
- eine nur 21 %ige Minderung der Reinfarktrate unter Betablockade

Somit profitiert der Diabetiker bei dieser Indikation noch stärker vom Betablocker als der Nicht-Diabetiker.

Eine neue Analyse (7) anhand von 201752 Patienten, davon 59445 Diabetiker, ergibt nach 2 Jahren Betablockertherapie eine um 36 % geringere Mortalität beim Diabetiker als beim Nicht-Diabetiker (17 % versus 26,6 %; CI 0,60-0,69).

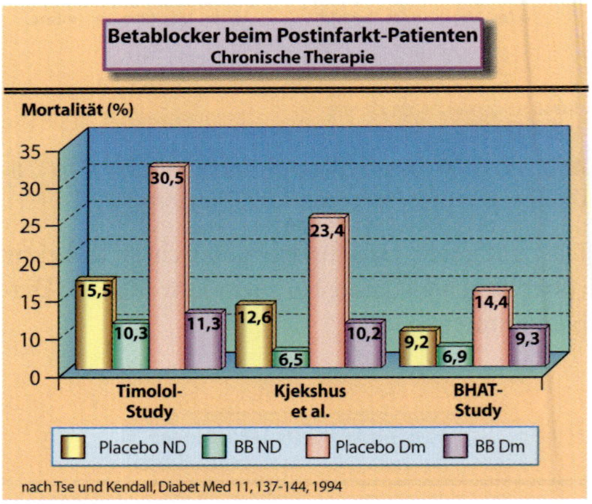

Abb. 15.5: Betablocker in der Sekundärprävention beim Diabetiker.

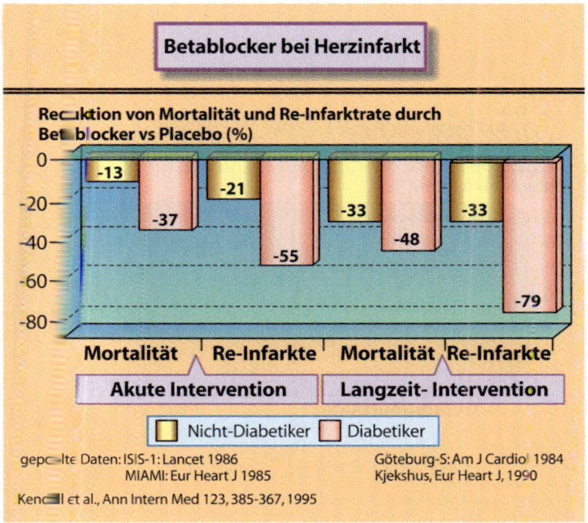

Abb. 15.6: Gegenüberstellung der Mortalitätssenkung durch Betablocker beim akuten Infarkt und beim Postinfarktpatienten, Diabetiker versus Nicht-Diabetiker.

15.3.2. Betablocker bei chronischer KHK

Auch bei den Patienten der BIP-Studie (Screening von 14417 Patienten mit chronischer KHK, 19 % davon Typ II-Diabetiker, n=2723) beträgt die 3-Jahres-Mortalität bei den Diabetikern unter Betablockern 7,8 %, dagegen bei denjenigen ohne Betablocker 14 %. Damit ist die Mortalität unter Betablockern bei den Diabetikern um 44 % niedriger ($p<0{,}0001$). Die Multivarianzanalyse ergibt zudem, daß vor allem die Hochrisiko-Patienten vom Betablocker profitieren, zu denen die älteren Diabetiker wie auch die diabetischen Postinfarktpatienten gehören (8).

15.3.3. Betablocker-Auswahlkriterien beim Betablocker

Die Zurückhaltung bezüglich Betablockertherapie beim Diabetiker wegen möglicher ungünstiger Auswirkungen auf die Stoffwechsellage oder der Maskierung hypoglykämischer Zustände ist bei diesem kardialen Hochrisikokollektiv nicht gerechtfertigt. Zudem sind diese Situationen selten klinisch bedeutsam, besonders nicht, wenn beta-1-selektive Betablocker im Einsatz sind, was auch für den diabetischen Hypertoniker gilt (9). Die Beta-1-Selektivität des Betablockers oder seine Stoffwechselneutralität (dilatative Betablocker) sind hier somit durchaus nachvollziehbare Auswahlkriterien. Antiarrhythmische Effekte mit positiver Beeinflussung der Flimmerschwelle, antiischämische wie antiatherosklerotische Wirkungen sind als zugrunde liegende protektive Mechanismen der Betablockertherapie anzunehmen.

15.4. ACE-Hemmer bei diabetischen Postinfarktpatienten

ACE-Hemmer haben heute einen festen Stellenwert in der Sekundärprävention bei KHK- und Postinfarkt-Patienten (zur Übersicht der umfangreichen Studienlage s. Literatur zu Nr. 10). Auch bei diabetischen Postinfarktpatienten ist der ACE-Hemmer durch Wirkung auf die Plaques günstig. Die ACE-Aktivität nimmt in den Schaumzellen zu. Angiotensin II fördert das Plaquewachstum und die Plaqueruptur über verschiedene Mechanismen:

- Aktivierung und Adhäsion von Monozyten an Endothelzellen
- Vermehrte Expression von Adhäsionsmolekülen
- Stimulation der Infiltration und Akkumulation von Makrophagen
- Superoxid-Produktion und Lipidperoxidation
- Vermehrte Bildung von Schaumzellen
- Freisetzung von Zytokinen
- Aktivierung von Metalloproteinasen
- Proliferation und Migration glatter Muskelzellen

15.4.1. Ergebnisse der Subgruppenanalyse der SAVE-Studie

Eine Subgruppenanalyse der SAVE-Studie (Mortalitätssenkung von 19 % durch den ACE-Hemmer über 42 Monate im Gesamtkollektiv, signifikant) zeigt, daß auch Diabetiker vom ACE-Hemmer in der Postinfarktphase profitieren (11). Die Mortalität geht beim Diabetiker um 12 % (ns) zurück, beim Nicht-Diabetiker um 20 % (sig.). Der kombinierte Endpunkt kardiovaskuläre Mortalität und Morbidität ist in beiden Gruppen dagegen signifikant rückläufig, 17 % vs 26 % beim Nicht-Diabetiker.

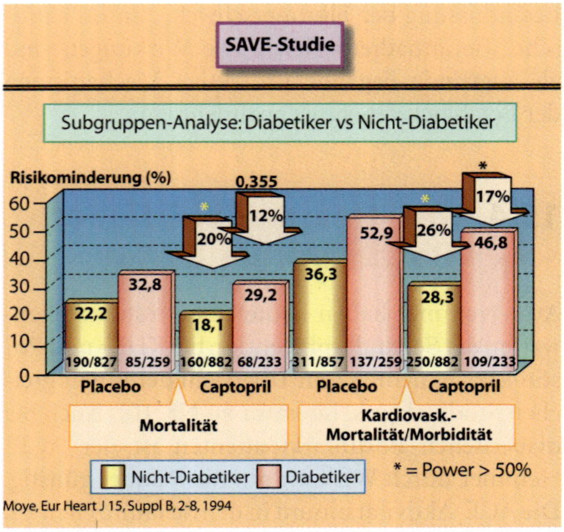

Abb. 15.7: Die Subgruppenanalyse der SAVE-Studie.

15.4.2. Ergebnisse der Subgruppenanalyse der TRACE-Studie

Die retrospektive Analyse der TRACE-Studie (1749 Postinfarktpatienten mit EF ≤ 35 %) zeigt, daß Diabetiker (n=237 = 14 %) vom ACE-Hemmer Trandolapril (im Vergleich zu Placebo) stärker als Nicht-Diabetiker profitieren, 36 % Senkung der Gesamtmortalität vs 18 % in der Nicht-Diabetiker-Gruppe (12), aber beide Gruppen profitieren bezüglich Gesamtmortalität signifikant von Trandolapril. Dagegen mindert der ACE-Hemmer das Risiko der Progression in die schwere Herzinsuffizienz bei Diabetikern signifikant um 62 % (<0,001), bei Nicht-Diabetikern nicht-signifikant um 19 % (p=0,10).

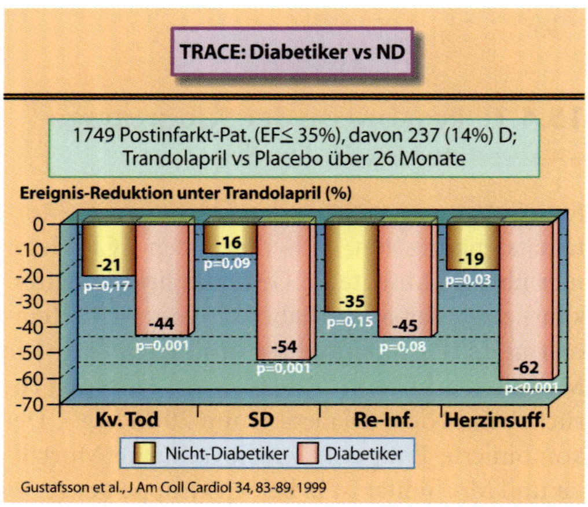

Abb. 15.8a: ACE-Hemmer beim diabetischen Postinfarktpatienten, Ergebnisse der TRACE-Studie.

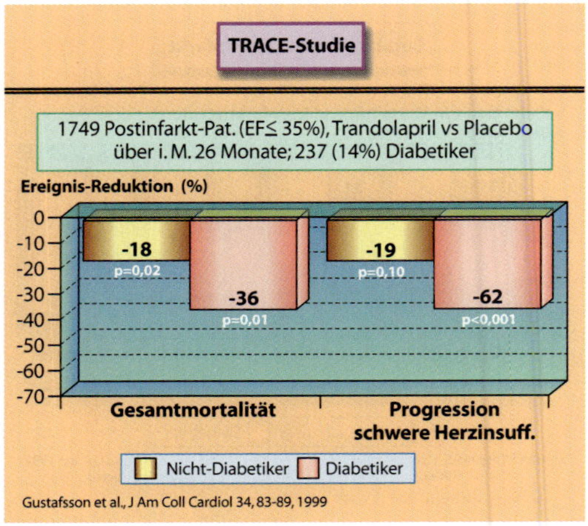

Abb. 15.8b: ACE-Hemmer beim diabetischen Postinfarktpatienten vs Nicht-Diabetiker. Ergebnisse zu Mortalität und Herzinsuffizienz in der TRACE-Studie.

15.4.3. ACE-Hemmer bei Diabetikern - die HOPE-Studie

(13, 14)

3577 Diabetiker, zu 98 % Typ II-Diabetiker, müssen für die Studienaufnahme einen weiteren Risikofaktor haben. 58 % bzw. 62 % (Placebo-Gruppe) haben eine KHK, 15 % sind Raucher, 58 % bzw. 54 % (Placebo) sind Hypertoniker. Jeweils 5 % sind in beiden Gruppen mit Insulin behandelt. Der Blutdruck der Ramiprilgruppe beträgt zu Beginn der Studie im Mittel 141,7/80 mmHg. Am Ende der Studie liegt der Blutdruck in der Ramipril-Gruppe um 2,4/1,0 mmHg niedriger als in der Placebogruppe.

Unter dem ACE-Hemmer ist

- der kombinierte primäre Endpunkt (Myokardinfarkt, Apoplex und kardiovaskulärer Tod um 25 % seltener (15,3 % vs 19,8 %, p=0,0004)
- der Myokardinfarkt um 22 % (10,2 % vs 12,9 %, p=0,01)
- der kardiovaskuläre Tod um 37 % (6,2 % vs 9,7 %, p=0,0001)
- der Apoplex um 33 % seltener (4,2 % vs 6,1 %, p=0,074)
- Nach Korrektur wegen der unterschiedlichen Blutdrucksenkung bleibt die Reduktion des primären Endpunktes 25 % (p=0,0004)

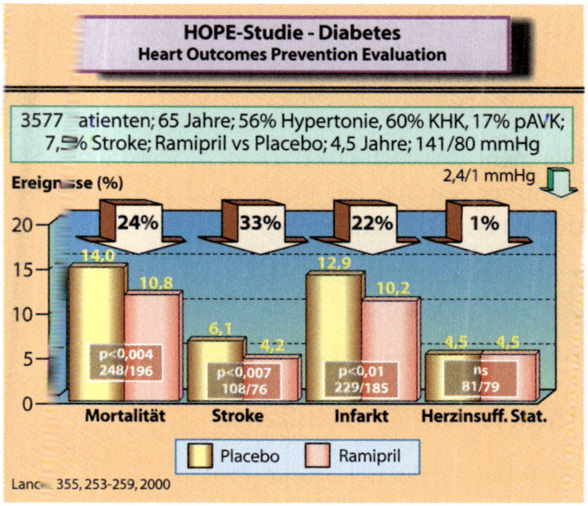

Abb. 15.9: Ergebnisse des Diabetikerarms der HOPE-Studie.

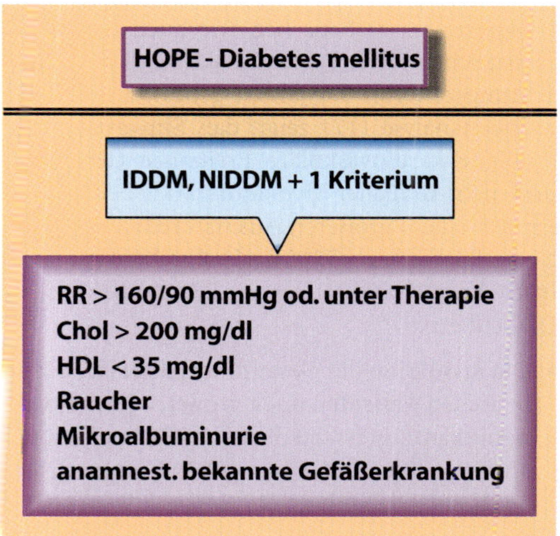

Abb. 15.10: Risikofaktoren bei Diabetikern in der HOPE-Studie.

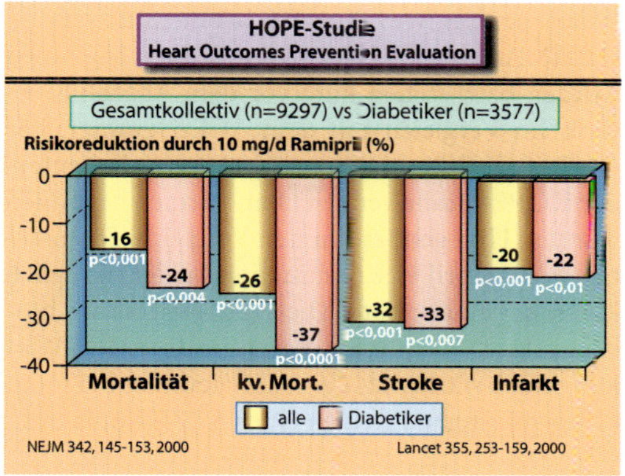

Abb. 15.11: Ergebnisse bei Diabetikern vs Gesamtkollektiv der HOPE-Studie.

Der günstige Effekt des ACE-Hemmers wird auf eine Minderung der Angiotensin II-Spiegel und eine Erhöhung der Bradykinin-Konzentrationen zurückgeführt. AG II ist ein starker Vasokonstriktor und Wachstumsfaktor, möglicherweise durch Induktion von Proto-Onkogenen und weiteren Wachstumsfaktoren. AG II kann auch die Plaqueruptur und Entwicklung der Atherothrombose durch vermehrte Endothelin-Freisetzung bei Inhibition der Fibrinolyse begünstigen. Bradykinin ist ein Vasodilatator, der zudem weitere dilatatorische Substanzen wie NO und Prostacyclin freisetzt (14).

Muß der rauchende Diabetiker mit einem RR von 142/80 mmHg (HOPE-Studie) ohne weiteren Hinweis auf eine kardiovaskuläre Erkrankung mit einem ACE-Hemmer präventiv behandelt werden? Allein vom Ausgangsblutdruck her wäre eine antihypertensive Therapie nach den neuen WHO-Richtlinien bereits angebracht mit dem Ziel RR < 130/85 mmHg. Unabhängig davon wäre dies auch nach den Daten der HOPE-Studie zu überlegen. Dies gilt auch für hypertensive Diabetiker oder derjenigen mit Hypercholesterinämie oder niedrigem HDL.

KHK-Patienten, die dem HOPE-Kollektiv gleichen, sollten heute auch bei guter LV-Funktion bereits mit einem ACE-Hemmer behandelt werden.

15.5. AT$_1$-Rezeptorantagonisten

Für diese vielversprechende Substanzgruppe liegen z.Zt. keine Daten aus Großstudien bei Postinfarktpatienten vor. Entsprechende Studien wie OPTIMAAL und CHARM sind jedoch begonnen worden bzw. stehen kurz vor dem Abschluß, jeweils im Vergleich mit dem ACE-Hemmer. Die ONTARGET-Studie mit 28000 KHK-Patienten, der HOPE-Studie vergleichbar, ist auch begonnen worden. Hier geht es um den Vergleich Telmisartan vs Ramipril vs Kombination beider bezüglich klinischer Endpunkte. Diese Substanzklasse blockiert durch Angriff am Rezeptor die AG II-Wirkung noch stärker als der ACE-Hemmer bei möglichen günstigen Effekten einer AT_2-Stimulation.

15.6. Ca-Antagonisten bei diabetischen KHK-Patienten

Für Ca-Antagonisten liegen Daten für Diabetiker mit KHK oder Postinfarktstatus nicht vor. Man muß somit die Daten des Gesamtkollektivs auf die Diabetiker extrapolieren, siehe unter Ca-Antagonisten.

In der Primärprävention beim hypertensiven Diabetiker sind die Ca-Antagonisten dem ACE-Hemmer in der Verhinderung kardialer Ereignisse unterlegen. Dies haben die ABCD- und die FACET-Studie gezeigt. Andererseits ist die Größe dieser 2 Studien für die definitive Beantwortung dieser Frage nicht ganz ausreichend. Daß Felodipin bei hypertensiven Diabetikern, meist in Kombination mit dem ACE-Hemmer oder Betablocker bei starker Blutdrucksenkung unter diastolisch 80 mmHg zu einer signifikanten Minderung kardiovaskulärer Ereignisse wie tödlicher und nicht-tödlicher Myokardinfarkt sowie Apoplex führt, hat die HOT-Studie gezeigt, hier allerdings meist in der Kombination mit dem ACE-Hemmer (15).

15.7. Nitrate bei diabetischen KHK-Patienten

Subgruppenanalysen für Diabetiker fehlen bezüglich Nitraten bei Postinfarkt-Patienten. Aber weder in der GISSI-3- (6 Monate) noch in der ISIS-4-Studie (1 Jahr) ist eine lebensverlängernder Effekt für 50-60 mg/d Mononitrat für das untersuchte Gesamtkollektiv belegt.

15.8. CSE-Hemmer bei diabetischen KHK-und Postinfarktpatienten

Die Zahl der Diabetiker in den 3 großen CSE-Hemmer-Studien bei KHK- und Postinfarktpatienten ist nicht sehr groß:

- 4S-Studie 4,5 %
- CARE 14,5 %
- LIPID 9 % Diabetiker

15.8.1. Die 4S-Studie

Im Rahmen der 4S-Studie (16) bei 4444 KHK-Patienten waren auch 202 Diabetiker eingeschlossen. Simvastatin führt hier zu gleich günstiger Beeinflussung der Serumlipide wie bei Nicht-Diabetikern. Durch den CSE-Hemmer wird die Prognose der diabetischen wie auch der nichtdiabetischen KHK-Patienten während der Beobachtungszeit von 5,4 Jahren gebessert. Die Subgruppenanalyse (17) zeigt, daß Simvastatin wesentliche kardiovaskuläre Ereignisse (KHK-Tod und nicht-tödlicher Myokardinfarkt) bei Diabetikern in einem größeren Ausmaß reduziert als bei Nicht-Diabetikern, 55 % bei Diabetikern (p=0,002 trotz kleiner Zahl) versus 32 % bei Nicht-Diabetikern.

- Die Reduktion der Gesamtmortalität ist bei diabetischen Patienten auch größer, obwohl nicht signifikant unterschiedlich, bei Diabetikern um 43 % niedriger (24,7 % vs 14,3 %) versus 29 % bei Nicht-Diabetikern (10,9 % vs 7,9 %) (17)
- Der absolute klinische Nutzen ist somit beim Diabetiker größer als beim Nicht-Diabetiker, da Diabetiker ein höheres Risiko bezüglich rezidivierender KHK-Ereignisse und anderer kardiovaskulärer Ereignisse haben
- Im übrigen ist der Effekt des CSE-Hemmers unabhängig von der begleitenden Therapie mit ASS oder Betablockern vorhanden.
- Dies weist darauf hin, daß der Effekt des CSE-Hemmers über andere Mechanismen induziert wird

15.8.2. Die CARE-Studie

In der CARE -Studie (18), in der nur Postinfarktpatienten (mindestens 3 Monate nach Infarkt, mittleres LDL 139 mg/dl, Therapieziel LDL < 100 mg/dl) eingeschlossen waren, wurden auch 586 diabetische Postinfarktpatienten eingeschlossen.

- Während 5-jähriger Studiendauer beträgt die Risikoreduktion hinsichtlich größerer kardiovaskulärer Ereignisse (KHK-Tod, nicht-tödlicher Myokardinfarkt, PTCA, ACB-OP) unter Pravastatin 23 % für Nicht-Diabetiker (p<0,001), 25 % (p=0,05) dagegen für Diabetiker
- Somit findet sich hier bei dieser leichteren Form der Fettstoffwechselstörung kein so großer Unterschied zwischen Diabetikern und Nicht-Diabetikern wie in der 4S-Studie

15.8.3. Die LIPID-Studie

Die Subgruppenanalyse der LIPID-Studie (19) ergibt

- eine relative Risikoreduktion (KHK-Tod und nicht-tödlicher Myokardinfarkt) von 19 % beim Diabetiker durch Pravastatin (23 % unter Placebo vs 19 % unter Pravastatin)
- beim Nicht-Diabetiker von 25 % (15 % unter Placebo vs 12 % unter Pravastatin)
- Der Diabetiker hat damit auch hier tendenziell eine schlechtere Prognose, unter Placebo wie unter Pravastatin

Es bleibt abzuwarten, welche Resultate die CSE-Hemmer bei speziell diabetischen Kollektiven zeigen werden.

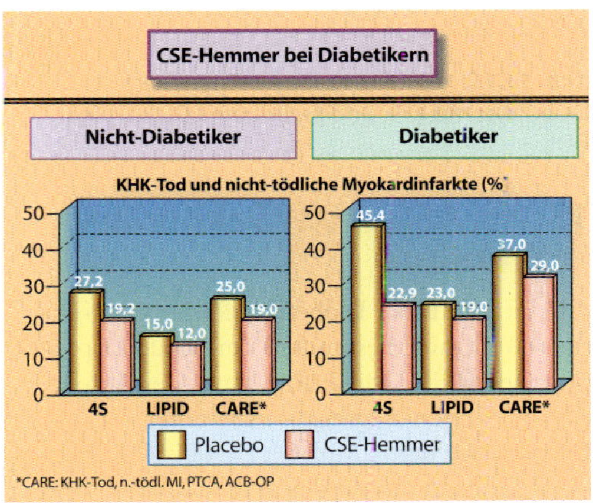

Abb. 15.12: CSE-Hemmer bei KHK- und Postinfarkt-Patienten.

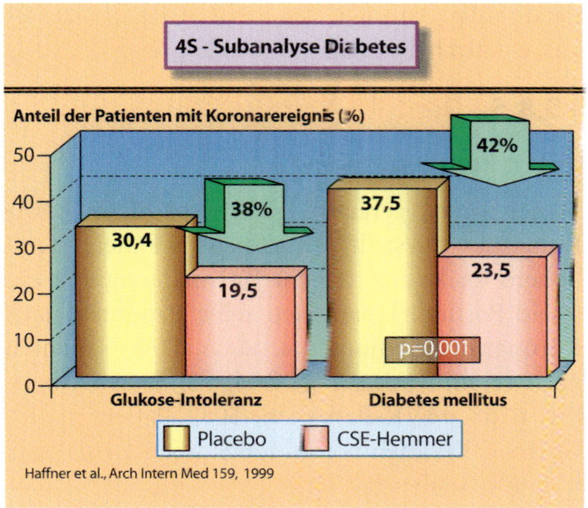

Abb. 15.13: CSE-Hemmer bei KHK- und Postinfarkt-Patienten in der 4S-Studie. Effekte bei Glukose-Intoleranz und Diabetes mellitus.

15.8.4. CSE-Hemmer bei Diabetikern nach ACB-OP

In der Post-CABG-Studie profitieren die Diabetiker bei aggressiver LDL-Senkung vom CSE-Hemmer stärker als die Nicht-Diabetiker. Eine aggressive LDL-Senkung führt somit auch bei diesen Patienten zu besseren Ergebnissen.

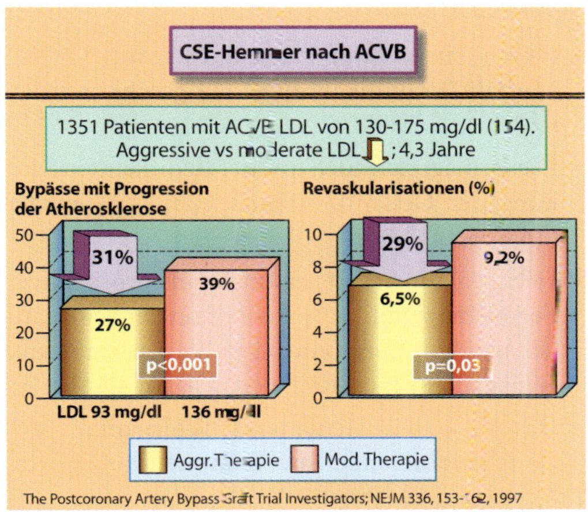

Abb. 15.14: Diabetiker vs Nicht-Diabetiker nach ACB-OP, Vergleich aggressive vs moderate LDL-Senkung.

Nach Rücknahme des Cerivastatins wegen Rhabdomyolyse vom Markt stehen heute 5 CSE-Hemmer zur Verfügung, die sämtlich in großen Studien mit günstigen Resultaten getestet wurden. Cerivastatin, der letzte auf den Markt gekommene CSE-Hemmer, zeichnete sich u.a. durch eine äußerst hohe Affinität zur HMG-CoA-Reduktase aus, wodurch die geringe Dosierung möglich war.

15.8.5. Die HPS-Studie

(Heart Protection Study)

Diese Sudie (gerade 11/2001 auf dem AHA-Kongress vorgestellt) schließt 20536 Patienten mit hohem Risiko für tödliche Koronarereignisse ein (viele Postinfarktpatienten oder Patienten nach Koronarintervention, u.a. auch 3288 Patienten nach cerebrovaskulärem Ereignis, 5963 Diabetiker, 6748 pAVK-Patienten, 5082 Patientinnen). Über 9500 Teilnehmer sind zu Studienbeginn über 65 Jahre alt, über 6000 Patienten sogar über 70 Jahre alt. Gemeinsam ist allen Patienten, daß bei ihnen keine klare Indikation, aber auch keine Kontraindikation für eine Statin-Therapie bestand. Der durchschnittliche LDL-Wert liegt bei 130 mg/dl.

Die Patienten werden über 5 Jahre entweder mit Placebo oder mit 40 mg/d Simvastatin behandelt. Das Statin führt zu einer LDL-Senkung um ca. 40 %. Der Schwerpunkt dieser Studie liegt auf den Subgruppen, für die der Nutzen einer Lipidsenkung noch nicht mit letzter Beweiskraft prospektiv gesichert worden war. So stellen Frauen, Diabetiker und Ältere einen besonders hohen Anteil am Studienkollektiv.

- Durch Simvastatin kann die kardiovaskuläre Mortalität signifikant um 17 % gesenkt werden (9,2 % vs 7,7 %)
- Dies schlägt sich auch in einer signifikanten Senkung der Gesamtmortalität von 12 % nieder (14,6 % vs 12,0 %)
- HPS dokumentiert erstmals in prospektiver Form eine signifikante Reduktion der Schlaganfall-Inzidenz durch ein Statin, Verringerung der Schlaganfälle hierdurch von 6 % auf 4,4 %
- Das Risiko für Herzinfarkt, Schlaganfall oder revaskularisierende Interventionen nimmt von 25,4 % auf 19,9 % ab
- Auch ein Nutzen für Diabetiker, Frauen und Ältere ist nachweisbar. Hierfür fanden sich bislang nur in retrospektiven Subgruppenanalysen positive Anhaltspunkte. In den bisherigen CSE-Hemmer-Studien ist der Diabetiker-Anteil zudem nur sehr gering gewesen

Der Nutzen der CSE-Hemmer-Therapie ist in dieser Studie unabhängig vom Ausgangscholesterin. Selbst Patienten, die nach den Therapierichtlinien optimale Werte hatten, also LDL-Werte < 100 mg/dl, profitieren noch von einer weiteren Cholesterinsenkung durch Simvastatin.

Dies bedeutet, daß nach den Resultaten dieser Studie das Risikoprofil, weniger der absolute Cholesterin-LDL-Wert das entscheidende Kriterium für die Therapieentscheidung ist. Die endgültige Publikation dieser Studie bleibt aber abzuwarten.

15.9. Fibrate bei diabetischen KHK-Patienten

In der VA-HIT-Studie (Postinfarkt-Patienten mit normalem LDL und niedrigem HDL) führt Gemfibrozil /1200 mg/d) nicht nur im Gesamtkollektiv, sondern sowohl bei Nicht-Diabetikern als auch bei Diabetikern zu günstigen Ergebnissen (20).

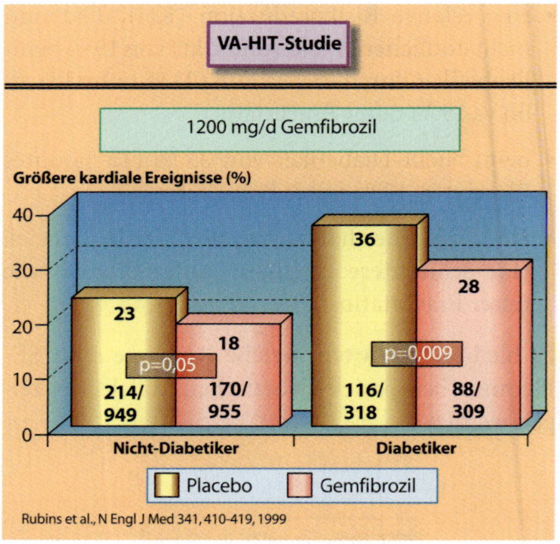

Abb. 15.15: Gemfibrozil bei Diabetikern vs Nicht-Diabetiker mit KHK und niedrigem LDL bei niedrigem HDL.

15.10. ASS in der Sekundärprävention

ASS ist heute bei Diabetikern wie Nicht-Diabetikern obligater Bestandteil der Sekundärprävention der KHK. Ihr Erfolg bzw. der Erfolg der Thrombozyten-Aggregationshemmer ist in der Metaanalyse der Antiplatelet Trialists' Collaboration (21) nicht nur für den akuten Infarkt, sondern auch für den Postinfarktpatienten eindeutig belegt.

- Pro 1000 Behandelter können
  - beim Nicht-Diabetiker 36 vaskuläre Ereignisse (nicht-tödlicher Myokardinfarkt, nicht-tödlicher Apoplex, vaskulärer Tod) verhindert werden (p>0,00001) bzw. 12,8 % vs 16,4 %
  - beim Diabetiker die gleiche Größenordnung, nämlich 38 Fälle pro 1000 Behandelter (p<0,002) bzw. 18,5 % vs 22,3 %
- D.h. die ARR beträgt beim Nicht-Diabetiker 3,6 %, beim Diabetiker 3,8 %, ist somit zwischen beiden Gruppen nicht wesentlich unterschiedlich, obwohl das Risiko beim Diabetiker deutlich größer ist
- ASS bringt den Diabetiker noch nicht einmal auf die Stufe des Nicht-Diabetikers ohne ASS! Dies ist bei Clopidogrel ganz anders

Eine Zunahme von Blutungskomplikationen (diabetische Thrombozytopathie) wird beim Diabetiker unter ASS nicht gesehen!

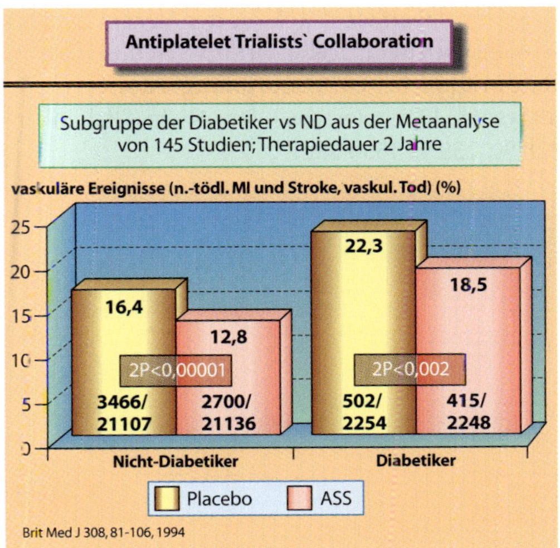

Abb. 15.16: ASS beim Diabetiker in der Sekundärprävention.

Allgemein werden heute in der Sekundärprävention 75-325 mg/d ASS empfohlen. Vor dem Hintergrund o.g. Resultate empfiehlt Yudkin die Akuttherapie mit 300 mg zu beginnen und mit gleicher Dosis fortzusetzen (22). In der Regel werden in Deutschland sekundärpräventiv in der Langzeit-Therapie auch beim Diabetiker 100 mg/d ASS eingesetzt.

15.11. Clopidogrel in der CAPRIE-Studie

Für Clopidogrel, den ADP-Rezeptorantagonisten, der sich in der CAPRIE-Studie (23) bei 19185 Patienten mit KHK, AVK und zerebralem Insult dem ASS (325 mg) als überlegen gezeigt hat, liegt eine Subgruppenanalyse inzwischen vor. Diabetiker (n=3866) profitieren von Clopidogrel stärker als Nicht-Diabetiker (24).

- Die Ereignisrate/Jahr (vaskulär bedingte Todesfälle, Myokardinfarkte, Schlaganfälle und erneute Klinikaufenthalte wegen Angina, TIA etc.) liegt bei den nicht-diabetischen Patienten bei 12,7 % unter ASS-Therapie, unter Clopidogrel bei 11,8 % (p=0,096)
- Bei den Diabetikern dagegen bei 17,7 % unter ASS und 15,6 % unter Clopidogrel, p=0,042
- Bei Insulintherapie ist die absolute Risikoreduktion noch deutlicher (21,5 % unter ASS vs 17,7 % unter Clopidogrel (NNT=26). D.h. Diabetiker profitieren von Clopidogrel deutlich stärker als von ASS

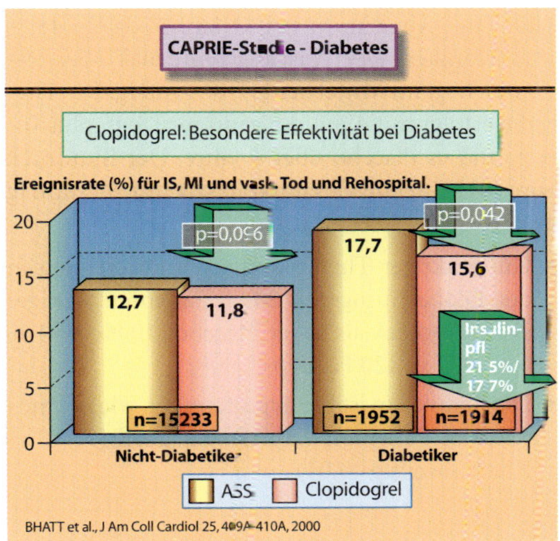

Abb. 15.17: Ergebnisse bei Diabetikern in der CAPRIE-Studie.

15.12. Clopidogrel plus ASS

Das Ziel dieses speziellen Therapieansatzes ist die Verbesserung der bisherigen Ergebnisse bei KHK. Die thrombozyten-aggregationshemmende Wirkung beider Substanzen addiert sich. Diese Kombination ist bereits Standard über 1 Monat nach Stent. Längere Therapiedauern werden gerade untersucht.

In der CURE-Studie (☞ Kap.14.) (25) wurde die Kombination mit guten Resultaten über im Mittel 9 Monate nach instabiler Angina pectoris/Non-Q-wave-Infarkt appliziert. Hierdurch kommt es zu einer deutlichen Reduktion des primären Endpunktes (kardiovaskulärer Tod, nicht-tödlicher Myokardinfarkt und Apoplex) sowohl bei Diabetikern als auch Nicht-Diabetikern.

15.13. Sekundärprävention nach Apoplex - die PROGRESS-Studie

(26)

In dieser Sekundärpräventionsstudie nach Apoplex (71 %) oder TIA sind 6105 Patienten eingeschlossen (Alter im Mittel 64 Jahre), davon 48 % Hypertoniker. Der Ausgangsblutdruck aller Patienten liegt im Mittel bei 147/86 mmHg. Die Therapie erfolgt mit 4 mg/d Perindopril, ggf. plus Indapamid vs Placebo über 4 Jahre. Der Blutdruck wird im Mittel im Gesamtkollektiv um 9/4 mmHg gesenkt.

- Unter aktiver Therapie mit Verum erleiden in der Beobachtungszeit 28 % Patienten weniger einen Apoplex als unter Placebo (10 % vs 14 % bzw. 307 vs 420 Fälle; $p<0{,}0001$)
- Die Reduktion ist bei hypertensiven wie normotensiven Patienten vergleichbar groß (32 % vs 27 %; jeweils $p<0{,}01$)
- Die antihypertensive Kombination (RR-Senkung 12/5 mmHg) ist in der Reduktion der Apoplex-Häufigkeit deutlich effektiver als die Monotherapie (RR-Senkung 5/3 mmHg) (43 % vs 5 %)
- Größere kardiovaskuläre Ereignisse sind unter Verum um 26 % seltener
- ein nicht-tödlicher Myokardinfarkt ist um 38 % seltener (60 vs 96 Infarkte)

Somit sind auch hier ähnlich wie in der HOPE-Studie antiarteriosklerotische Folgekomplikationen in Gefäßprovinzen außerhalb des primären Indikationsgebietes nachweisbar. Dies wird auch in den Statin-Studien beobachtet.

Im Gegensatz zur HOPE-Studie (hier niedrigerer RR, ca. 80 % KHK-Patienten, 11 % mit Apoplex) sind die günstigen Effekte in der PROGRESS-Studie (nur 16 % KHK-Patienten) von der Blutdrucksenkung nicht unabhängig, sondern abhängig. Hierfür können mehrere Gründe herangezogen werden, deren Diskussion allerdings spekulativ bleiben müßte.

Für die Diabetiker (13 % in der Verum-Gruppe bzw. 12 % in der Placebo-Gruppe) ist die Apoplex-Rate in ähnlicher Größenordnung reduziert (33 %, 48 vs 65 Fälle) wie bei den Nicht-Diabetikern (28 %, 259 vs 355 Fälle).

15.14. Zusammenfassung

Beim Postinfarktpatienten bzw. KHK-Patienten unterscheidet sich die Therapie nicht von der des Nicht-Diabetikers.

Betablocker sind auch beim Diabetiker in der Sekundärprävention unverzichtbar.

Der beta-1-selektive oder der dilatative (=stoffwechselneutrale) Betablocker sollte bei Diabetes bevorzugt werden.

Diabetiker profitieren auch vom ACE-Hemmer, besonders bei Vorliegen einer Postinfarkt-Herzinsuffizienz bzw. einer LV-Dysfunktion.

Aber auch Diabetiker mit einem weiteren Risikofaktor profitieren vom ACE-Hemmer, wie die HOPE-Studie gezeigt hat.

Für Ca-Antagonisten und Nitrate liegen keine Subgruppenanalysen vor. Es ist hier z. Zt. diesbezüglich von einer gleichen Situation wie bei der Gesamtheit der Postinfarktpatienten auszugehen.

ASS hat bei Postinfarktpatienten, Diabetikern wie Nicht-Diabetikern, gleich günstige Effekte.

Beim Diabetiker mit arteriosklerotischer Grunderkrankung ist Clopidogrel dem ASS deutlich überlegen.

Die Überlegenheit von Clopidogrel gegenüber ASS ist beim Diabetiker deutlich größer als beim Nicht-Diabetiker.

Clopidogrel sollte u.a. daher bei diesem Kollektiv bevorzugt werden.

Inwieweit die Kombination beider Substanzen für die chronische Therapie sinnvoll wird, also jenseits der 9 Monate (im Mittel) nach Einsatz bei akutem Koronarsyndrom (CURE) bleibt abzuwarten.

CSE-Hemmer führen bei Diabetikern zu einer noch stärkeren Risikoreduktion als beim Nicht-Diabetiker.

Auch nach aortokoronarem Bypass profitieren die Diabetiker von einer aggressiven LDL-Senkung stärker als Nicht-Diabetiker.

15.15. Literatur

1. Haffner SM, Lehto S, Rönnemaa T, Pyorälä K, Laakso M: Mortality from coronary heart disease in subjects with type 2 diabetes and in nondiabetic subjects with and without prior myocardial infarction. N Engl J Med 339, 229-234, 1998

2. Jacoby RM, Nesto RW: Acute myocardial infarction in the diabetic patient: Pathophysiology, clinical course and prognosis. J Am Coll Cardiol 20, 736-744, 1992

3. Karlson BW, Herlitz J, Hjalmarson A: Prognosis of acute myocardial infarction in diabetic and non-diabetic patients. Diabet Med 10, 449-454, 1993

4. Stone PH, Muller JE, Hartwell T, York BJ, Rutherford JD, Parker CB, Turi ZG, Strauss HW, Willerson JT, Robertson T, Braunwald E, Jaffe AS, and the MILIS Study Group: The effect of diabetes mellitus on prognosis and serial left ventricular function after acute myocardial infarction: Contribution of both coronary disease and diastolic left ventricular dysfunction to the adverse prognosis. J Am Coll Cardiol 14, 49-57, 1989

5. Gundersen T, Kjekshus J: Timolol treatment after myocardial infarction in diabetic patients. Diabetes Care 6, 285-290, 1983

6. Kendall MJ, Lynch KP, Hjalmarson A, Kjekshus J: Beta-blockers and sudden cardiac death. Ann Intern Med 123, 358-367, 1995

7. Gottlieb SS, McCarter RJ, Vogel RA: Effect of beta-blockade on mortality among high risk and low risk patients after myocardial infarction. N Engl J Med 339, 489-497, 1998

8. Jonas M, Reicher-Reiss H, Boyko V, Shotan A, Mandelzweig L, Goldbourt U, Behar S: Usefulness of beta blocker therapy in patients with non-insulin-dependent diabetes mellitus and coronary artery disease. Bezafibrate Infarction Prevention (BIP) Study Group. Am J Cardiol 77, 1273-1277, 1996

9. Tse WY, Kendall M: Is there a role for beta-blockers in hypertensive diabetic patients? Diab Med 11, 137-144, 1994

10. Strödter D: Sekundärprävention bei KHK und Postinfarktpatienten - Strategien und Resultate, Gesichertes und Ungesichertes. UNI-Med Science, Bremen - London - Boston, 2001

11. Moye LA, Pfeffer MA, Wun CC, Davis BR, Geltman E, Hayes D, Farnham DJ, Randall OS, Dinh H, Arnold JMO, Kupersmith J, Hager D, Glasser SP, Biddle T, Hawkins CM, Braunwald E, for the SAVE Investigators: Uniformity of captopril benefit in the SAVE study: subgroup analysis. Eur Heart J 15, 2-8, 1994

12. Gustafsson I, Torp-Pedersen C, Kober L, Gustafsson F, Hildebrandt P, on behalf of the TRACE Study Group: Effect of the angiotensin-converting enzyme inhibitor trandolapril on mortality and morbidity in diabetic patients with left ventricular dysfunction after acute myocardial infarction. J Am Coll Cardiol 34, 83-89, 1999

13. The Heart Outcomes Prevention Evaluation Study Investigators: Effects of an angiotensin converting-enzyme inhibitor, ramipril, on cardiovascular events in high risk patients. N Engl J Med 342, 145-153, 2000

14. The Heart Outcomes Prevention Evaluation Study (HOPE) Investigators: Effects of ramipril on cardiovascular and microvascular outcomes in people with diabetes mellitus: results of the HOPE study and MICRO-HOPE substudy. Lancet 355, 253-259, 2000

15. Hansson L, Zanchetti A, Carruthers SG, Dahlöf B, Elmfeldt D, Julius S, Menard J, Rahn KH, Wedel H, Westerling S: Effects of intensive blood-pressure lowering and low-dose aspirin in patients with hypertension: Principal results of the Hypertension Optimal Treatment (HOT) randomised trial. HOT Study Group. Lancet 351, 1755-1762, 1998

16. Scandinavian Simvastatin Survival Group: Randomised trial of cholesterol lowering in 4444 patients with coronary heart disease: the Scandinavian simvastatin Survival Study (4S). Lancet 344, 1383-1389, 1994

17. Pyörälä K, Pedersen TR, Kjekshus J, Faergeman O, Olsson AG, Thorgeirsson G: Cholesterol lowering with simvastatin improves prognosis of diabetic patients with coronary heart disease. Diabetes Care 20, 614-620, 1997

18. Sacks FM, Pfeffer MA, Moye LA, Rouleau JL, Rutherford JD, Cole TG, Brown L, Warnica JW, Arnold JMO, Wunn CC, Davis BR, Braunwald, the Cholesterol And Recurrent Events Trial Investigators: The effects of pravastatin on coronary events after myocardial infarction in patients with average cholesterol levels. N Engl J Med 335, 1001-1009, 1996

19. The Long-Term Intervention with Pravastatin in Ischaemic Disease (LIPID) Study Group: Prevention of cardiovascular events and death with pravastatin in patients with coronary heart disease and a broad range of initial cholesterol levels. N Engl J Med 339, 1349-1357, 1998

20. Rubins HB, Robins SJ, Collins D, Fye CL, Anderson JW, Elöam MB, Faas FH, Linares E, Schaefer EJ, Schectman G, Wilt TJ, Wittes J, for the Veterans Affairs High-Density Lipoprotein Cholesterol Intervention Trial Study Group: Gemfibrocil for the secondary prevention of coronary heart disease in men with low levels of high-density lipoprotein cholesterol. N Engl J Med 341, 410-418, 1999

21. Antiplatelet trialists' collaboration: Collaborative overview of the randomised trials of antiplatelet therapy-I: Prevention of death, myocardial infarction, and stroke by prolonged antiplatelet therapy in various categories of patients. Brit Med J 308, 81-106, 1994

22. Yudkin SJ: Managing the diabetic patient with acute myocardial infarction. Diabet Med 15, 276-281, 1998

23. CAPRIE Steering Committee: A randomised, blinded, trial of clopidogrel versus aspirin in patients at risk of ischaemic events (CAPRIE). Lancet 348, 1329-1338, 1996

24. Bhatt DL, Marso SP, Hirsch AT, Ringleb P, Hacke W, Topol EJ: Superiority of clopidogrel versus aspirin in patients with a history of diabetes mellitus. J Am Coll Cardiol 35, suppl A, 409A-410A, 2000

25. Mehta SR, Yusuf S, Peters RJG, Bertrand ME, Lewis BS, Natzarajan MK, Malmberg K, Rupprecht H-J, Zhao F, Chrolavicius S, Copland I, Fox KAA, for the Clopidogrel in Unstable angina to prevent Recurrent Events trial (CURE) Investigators: Effects of pretreatment with clopidogrel and aspirin followed by long-term therapy in patients undergoing percutaneous coronary intervention: the PCI-CURE study. Lancet 358, 527-533, 2001

26. PROGRESS Collaborative Group: Randomised trial of a perindopril-based blood-pressure-lowering regimen among 6105 individuals with previous stroke or transient ischaemic attack. Lancet 358, 1033-1041, 2001

16. Koronarinterventionelle Maßnahmen bei stabiler KHK

16.1. Schlechtere Resultate nach PTCA beim Diabetiker

Diabetiker haben nach PTCA eine schlechtere Langzeit-Prognose sowie eine höhere Restenoserate als Nicht-Diabetiker. Dies zeigt sich in mehreren Studien und schlägt sich letztlich in den neuen Empfehlungen der AHA/ACC zur PTCA aus dem Jahr 2001 zur elektiven PTCA nieder.

16.1.1. Akuterfolge der PTCA versus Langzeiterfolge

Der Akut-Erfolg der PTCA ist bei Diabetikern dagegen mit großem Erfolg und niedrigen Komplikationsraten verbunden und zunächst mit den Resultaten bei Nicht-Diabetikern vergleichbar (1, 2, 3).

Als Beispiel sei die große Studie von Stein u. Mitarbeiter (1) näher dargestellt. Der angiographische Erfolg ist in beiden Gruppen nicht signifikant unterschiedlich:

- bei Diabetikern (n=1133) 88,8 %
- bei Nicht-Diabetikern (n=9300) 90,1 %
- Diabetiker haben jedoch bei im Mittel gleicher EF von 58 % (ns vs ND) etwas häufiger Mehrgefäßerkrankungen: 1-GFE 67,6 % vs 71,8 %, p<0,004; 2-GFE 25,8 % vs 23,3 %; 3-GFE 6,6 % vs 4,9 %
- Diabetiker hatten in dieser Studie nicht nur häufiger
  - einen früheren Infarkt (37,2 % vs 33,6 %; p<0,018), sondern auch
  - eine Herzinsuffizienz (7,2 % vs 1,9 %; p<0,0001), aber auch
  - einen Hochdruck häufiger (61,1 % vs 41,1 % p<0,0001)

Der Erfolg der PTCA in dieser Studie ist definiert: Dilatation der Stenose unter 50 % und Abfall des Stenose-Diameters über 20 %. Obgleich die Hospitalmortalität in beiden Gruppen gleich ist und die Langzeit-Ergebnisse akzeptierbar erscheinen, haben Diabetiker eine höhere Rate an kardiovaskulären Ereignissen und benötigen häufiger eine Revaskularisation.

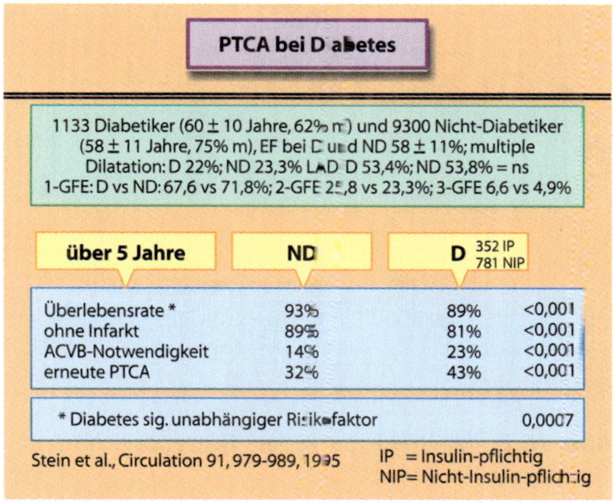

Abb. 16.1: Resultate nach PTCA bei Diabetikern.

Die 5-Jahres-Überlebensrate ist bei Diabetikern mit 88 % signifikant (p<0,0001) niedriger als bei Nicht-Diabetikern (93 %). Der Unterschied zwischen beiden Gruppen wird bereits nach 1,5 Jahren deutlich.

- Auch sind Diabetiker nach Infarkt seltener in den folgenden 5 Jahren frei von Reinfarkten (89 % versus 81 %, p<0,0001)
- Diesbezüglich ist der Unterschied bereits nach 2 Jahren deutlich
- In den der PTCA folgenden 5 Jahren benötigen Diabetiker darüber hinaus auch häufiger eine Bypass-OP (23 % versus 14 %; p<0,0001)
- Auch ist die Re-PTCA beim Diabetiker
  - im ersten Jahr häufiger notwendig (25 % versus 21 %; p<0,0001)
  - in 5 Jahren desgleichen (43 % versus 32 %; p<0,0001)

Dies dürfte Folge früher Restenose sein, aber auch Folge einer späteren Progression der KHK in anderen Segmenten. Die angiographische Restenoserate ist bei Diabetes mit 47 % gegenüber 32 % bei Nicht-Diabetikern, somit um 32 % deutlich höher als bei Nicht-Diabetikern (2,4). Als Ursache werden verschiedenste Mechanismen diskutiert (4).

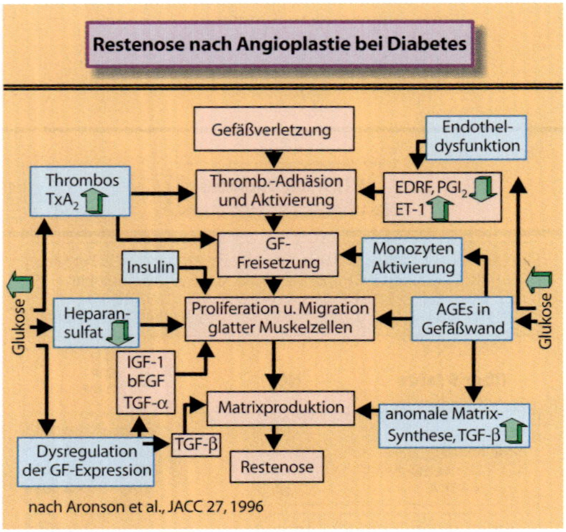

Abb. 16.2: Mechanismen der Restenosierung bei Diabetes (GF = growth factor).

16.1.2. Angiographische Ergebnisse nach PTCA bei Diabetes

Eine 300 Patienten umfassende PTCA-Studie (5) bei Patienten mit Eingefäßerkrankung mit nach 6 Monaten erfolgter Kontrollangiographie ergibt, daß die Restenoserate bei Diabetikern, die einer PTCA zugeführt werden (19 % des Kollektivs) etwa doppelt so hoch ist wie bei Nicht-Diabetikern (63 % versus 36 %; p=0,0002).

16.2. Stentimplantation beim Diabetiker

Was bringen Stentimplantationen beim Diabetiker? Gerade vor dem Hintergrund der erheblichen Zunahme der Stentimplantationen bei PTCA ist diese Frage wichtig. Die hohe Restenoserate bei Diabetikern nach PTCA schien gerade diese Patienten zu geeigneten Kandidaten für einen Stent zu machen.

16.2.1. Stent im nativen Gefäß

Die Restenosierungsrate nach PTCA kann durch Stenteinlage deutlich reduziert werden. Hierdurch werden jedoch nur die elastischen Rückstellkräfte der Gefäßwand ('recoil') vermindert, die überschießende Proliferation der glatten Gefäßmuskelzellen nicht entscheidend beeinflußt. Profitiert der Diabetiker vom Stent? Nach der bisherigen Datenlage profitiert hiervon auch der Diabetiker, wenngleich hier die Restenosierungsrate unverändert höher ist als beim Nicht-Diabetiker. Van Belle et al. (5) untersuchen neben PTCA-Patienten (s.o.) auch 300 Patienten mit Eingefäßerkrankung nach Stenteinlage. Hier ist die Restenoserate nach 6 Monaten bei Diabetikern wie Nicht-Diabetikern gleich (25 % vs 27 %, ns).

Andererseits ergibt eine Multivarianzanalyse (6) von 1084 Patienten (1399 Läsionen), daß der Diabetes ein signifikanter Prädiktor einer Restenosierung ist, das diesbezügliche Risiko hier um den Faktor 1,86 erhöht ist (p<0,001). Gleiche Resultate bei Eingefäßstenting ergibt auch eine weitere Untersuchung über 5 Monate bei 42 Diabetikern im Vergleich zu 42 Nicht-Diabetikern. Hier beträgt die Restenosierungsrate 40,5 % versus 16,7 %; p<0,015) (7), ist also beim Diabetiker um 59 % häufiger.

Daß Diabetiker ein deutlich höheres Restenose-Risiko haben als Nicht-Diabetiker wird auch von anderen Autoren bestätigt (8,9).

16.2.2. Stent im Venenbypass

Auch bei Stenteinlage im Venenbypass haben Diabetiker häufiger Re-Okklusionen und klinische Ereignisse. Bei 908 konsekutiven Patienten (1366 Vena saphena-Bypass-Läsionen), 290 Diabetiker versus 618 Nicht-Diabetiker, erfolgt eine Stent-Behandlung im Venenbypass (10).

- Die Hospitalmortalität ist bei den Diabetikern mit 2,2 % sieben mal höher als bei den Nicht-Diabetikern, wo sie 0,3 % beträgt, p=0,003
- Innerhalb eines Jahres ist die erneute Zielgefäß-Revaskularisation bei 16,6 % der Diabetiker notwendig, dagegen nur bei 12,3 % der Nicht-Diabetiker, p=0,03
- Das kardiale ereignisfreie Überleben (kein Tod, kein Q-wave-Infarkt, keine Koronarrevaskularisation) ist nach 1 Jahr bei den Diabetikern mit 68 % geringer als bei den Nicht-Diabetikern mit 79 %, p=0,0003

16.2.3. Typ I- vs Typ II-Diabetiker nach PTCA und Stent

Während bei o.g. Untersuchungen der Diabetestyp nicht weiter klassifiziert wird, es wohl überwiegend Typ II-Diabetiker gewesen sind, sind auch Patienten mit Typ I-Diabetes nach PTCA und Stentimplantation über ein Jahr untersucht (11). Von 954 untersuchten Patienten (1304 Läsionen) sind 151 Typ II-, 97 Typ I-Diabetiker. Re-Angiographie und IVUS-Kontrollen erfolgen.

Die Hospitalmortalität ist bei Typ I-Diabetikern mit 2 % signifikant höher (p<0,029) als bei Typ II-Diabetikern (0 %) oder Nicht-Diabetikern (0,3 %).

Die ereignisfreie 1-Jahres-Überlebensrate (Tod, Infarkt, Revaskularisation) ist bei IDDM mit 60 % signifikant (p<0,0004) niedriger als bei Typ II-Diabetikern (70 %) oder Nicht-Diabetikern (76 %). Die Multivarianzanalyse identifiziert den Typ I-Diabetes als unabhängigen Prädiktor für kardiale Ereignisse.

16.3. PTCA plus Stent plus Glykoprotein IIb/IIIa-Rezeptorantagonist

Bei den perkutanen Koronar-Interventionen haben Glykoprotein IIb/IIIa-Rezeptorantagonist zu einer signifikanten Reduktion der Inzidenz von Tod oder nicht-tödlichem Myokardinfarkt von 38 % nach 30 Tagen geführt (7 Studien wie EPIC, EPILOG, EPISTENT, CAPTURE, IMPACT II, RESTORE, ESPRIT, zusammen: n=16770) (12).

16.3.1. Die EPISTENT-Studie

Die EPISTENT-Studie (13) untersucht die Frage, inwieweit die Gabe von Abciximab, einem Glykoprotein IIb/IIIa-Rezeptorantagonisten günstige Effekte bei elektiver und dringlicher Koronarstentimplantation hat. Basistherapie ist hier Heparin, ASS 325 mg/d und Ticlopidin 2 x 250 mg/d.

Die Ergebnisse der Stentimplantation sind durch Abciximab, einem Glykoprotein IIb/IIIa-Rezeptorantagonisten gegenüber Stent plus Placebo signifikant verbesserbar, dies nicht nur im Gesamtkollektiv der EPISTENT-Studie (1-Jahres-Mortalität 1,0 % vs 2,4 %; d.h. 57 % geringere Mortalität, p=0,037), sondern auch bei Nicht-Diabetikern wie Diabetikern (=20,4 % der Studienteilnehmer; n=489).

- Die 1-Jahres-Mortalität bei Diabetikern mit Stent plus Abciximab beträgt 1,2 %, bei Diabetikern mit Stent und Placebo 4,1 %, p=0,11, somit ein ermutigender Trend hinsichtlich besserer Überlebensrate
- Der gemeinsame Endpunkt Tod und großer nicht-tödlicher Myokardinfarkt (nach 1 Jahr) ist bei Diabetikern mit Stentimplantation unter Abciximab signifikant seltener: 4,9 % vs 14,0 % (8 vs 24) als ohne Abciximab; p=0,005. Diese Endpunkte betragen bei Diabetikern (ohne Stent) nach PTCA und Abciximab 10,3 % (ns vs Stent plus Placebo)
- Die Notwendigkeit für erneute Revaskularisation des Zielgefäßes ist in 6 Monaten bei Diabetikern mit Stent und Abciximab ebenfalls signifikant seltener: 8,1 % vs 16,6 %, p=0,02, d.h. um 51 % seltener notwendig. Durch Abciximab geht die Notwendigkeit zur erneuten Revaskularisation auf die Größenordnung beim Nicht-Diabetiker zurück, hier 9 % (14). Diese Studie ist die einzige, die bislang eine Minderung der Zielgefäß-Revaskularisationrate beim Diabetiker gezeigt hat (15)
- Der angiographische Gewinn (nach 6 Monaten) ist bei Diabetikern mit Stent plus Abciximab ebenfalls größer als bei Stent plus Placebo (0,55 mm vs 0,88 mm; p=0,01), ist aber am geringsten bei PTCA und Abciximab (0,43 mm; p=0,001 vs Stent plus Abciximab) (14)
- Somit ist der Diabetiker in dieser Untersuchung in der Endpunkt-Häufigkeit durch Stent plus Abciximab dem Nicht-Diabetiker vergleichbar

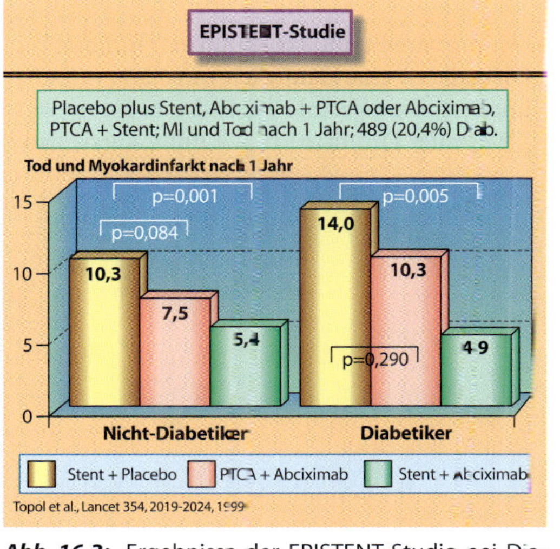

Abb. 16.3: Ergebnisse der EPISTENT-Studie bei Diabetikern und Nicht-Diabetikern.

16.3.2. Die ESPRIT-Studie

Diese Studie (16) (n=2064) untersucht die Frage, ob der Glykoprotein IIb/IIIa-Rezeptorantagonist Eptifibatid im Vergleich zu Placebo (jeweils plus ASS, Heparin plus Clopidogrel) bei geplanter Stentimplantation das Risiko des gemeinsamen Endpunktes (Tod, Myokardinfarkt, dringliche Gefäßrevaskularisation) nach 48 h und sekundär in 30 Tagen mindern kann. Während im Gesamtkollektiv (deswegen vorzeitiger Abbruch) der primäre Endpunkt innerhalb 48 h um 37 % (6,6 % vs 10,5 % unter Placebo, p=0,0015) niedriger liegt (ähnlich günstiger Effekt auch nach 30 Tagen), profitieren nach der Subgruppenanalyse Diabetiker (20 % des Verum-Armes, 21 % des Placebo-Armes) ebenso wie Nicht-Diabetiker von dieser Maßnahme. Diabetische Hoch-Risiko-Patienten waren allerdings vorher ausgeschlossen.

16.3.3. Die TARGET-Studie

In der TARGET Studie (12) geht es um den Vergleich Tirofiban (n=2398) vs Abciximab (n=2411) bei PTCA und Stentimplantation. Hierbei ergibt sich, daß der primäre Endpunkt (Tod, nicht-tödlicher Infarkt oder dringliche Zielgefäß-Revaskularisation in 30 Tagen) unter Tirofiban 7,6 % beträgt, unter Abciximab 6,0 %, somit der protektive Effekt von Tirofiban geringer erscheint, p=0,038.

Dieser protektivere Effekt von Abciximab findet sich auch bei der Subgruppenanalyse der Diabetiker (23 % jedes Therapiearms).

Der primäre Endpunkt hat unter Tirofiban bei Diabetikern eine Häufigkeit von 6,3 % vs 5,4 % unter Abciximab, bei Nicht-Diabetikern von 7,9 % unter Tirofiban vs 6,2 % unter Abciximab.

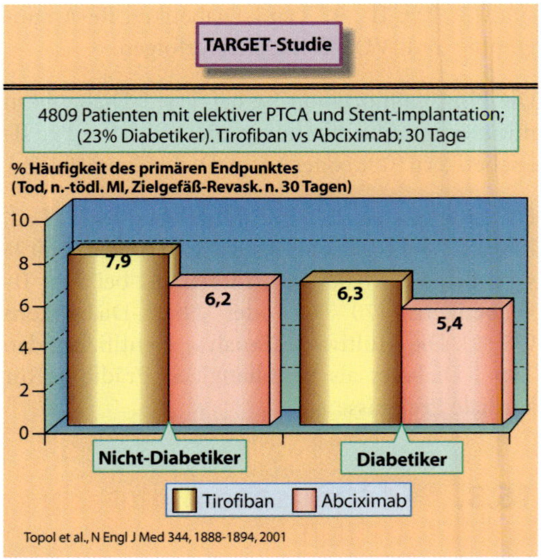

Abb. 16.4: Ergebnisse der TARGET-Studie - Diabetiker vs Nicht-Diabetiker.

16.4. Die Atherektomie bei Diabetikern

Im Rahmen der CAVEAT-I-Studie (Vergleich PTCA vs Atherektomie) haben Diabetiker 6 Monate nach Atherektomie signifikant häufiger angiographische Restenosen als Nicht-Diabetiker (59,7 % vs 47,4 %) und signifikant kleinere minimale Lumendiameter (1,20 vs 1,40 mm). Daneben ist bei Diabetikern nach Atherektomie auch häufiger eine Bypass-OP (12,8 vs 8,5 %) oder eine PTCA (36,5 % vs 28,1 %) notwendig (17).

16.5. Diabetiker und Bypass-OP

Diabetiker haben auch nach Bypass-OP eine schlechtere Prognose als Nicht-Diabetiker, wie die Post-CABG-Studie zeigt.

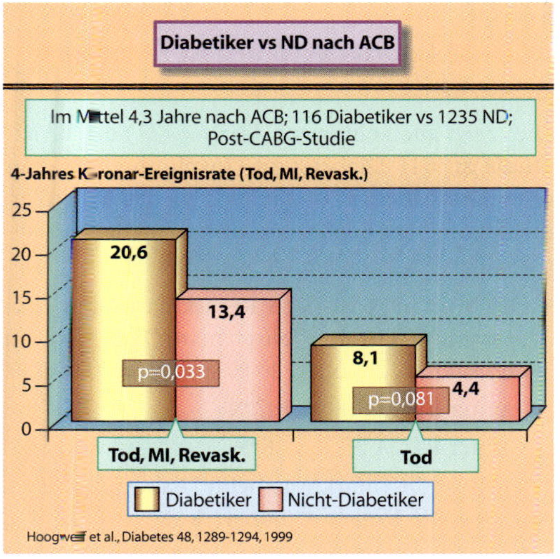

Abb. 16.5: Die 4-Jahres-Koronar-Ereignisrate bei Diabetikern vs Nicht-Diabetikern.

16.6. PTCA vs Bypass

16.6.1. Die Ergebnisse der BARI-Studie

Die BARI-Studie (18) geht der Frage nach, ob bei Mehrgefäßerkrankung die Bypass-OP der PTCA (jeweils 25 % Diabetiker in Bypass- und PTCA-Gruppe) überlegen ist (kein Stent, kein Abciximab) Im Gesamtkollektiv vom 1829 Patienten (Nicht-Diabetiker plus Diabetiker), die im Mittel über 5,4 Jahre beobachtet werden, findet sich kein signifikanter Unterschied zwischen beiden Interventionen bezüglich der Gesamt-Überlebensrate (89,3 % bei ACB vs 86,3 % bei PTCA; ns), dies auch nicht bezüglich infarktfreier Überlebensrate.

- Diabetiker haben jedoch nach Bypass oder PTCA eine mit 73,1 % signifikant (p<0,0001) geringere 5-Jahres-Überlebensrate als Nicht-Diabetiker mit 91,3 % (2,19)
- Die Bypass-Operation erscheint für Diabetiker jedoch prognostisch günstiger als die PTCA - die kumulative 5-Jahres-Überlebensrate beträgt unter Bypass 80,6 %, unter PTCA 65,5 %; p=0,003 (2) bzw. 5-Jahresmortalität unter Bypass 19,4 %, unter PTCA 34,5 %
- Während 25 % der Diabetiker dieser Studie während der 5 Beobachtungsjahre nach Bypass sterben oder wiederholt Revaskularisationen brauchen, liegt die Häufigkeit dieses gemeinsamen Endpunktes bei der PTCA-Kohorte dagegen bei 77,9 % (2,19). Dieser gemeinsame Endpunkt ist somit bei Diabetikern nach PTCA dreimal häufiger

Bei den Nicht-Diabetikern dagegen findet sich mit einer Überlebensrate von 91,4 % (Bypass) bzw. 91,1 % % (PTCA) kein Unterschied zwischen beiden Verfahren.

Die neuen PTCA-Richtlinien des ACC/AHA 2001 sehen daher bei behandeltem Diabetes von einer PTCA wegen asymptomatischer oder milder Angina pectoris mit einer oder mehr signifikanten Läsionen in 1 oder 2 Koronargefäßen ab (15).

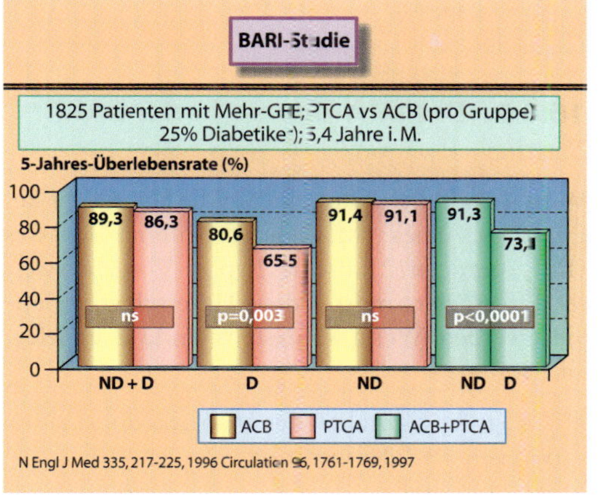

Abb. 16.6: Ergebnisse der BARI-Studie - Bypass vs PTCA.

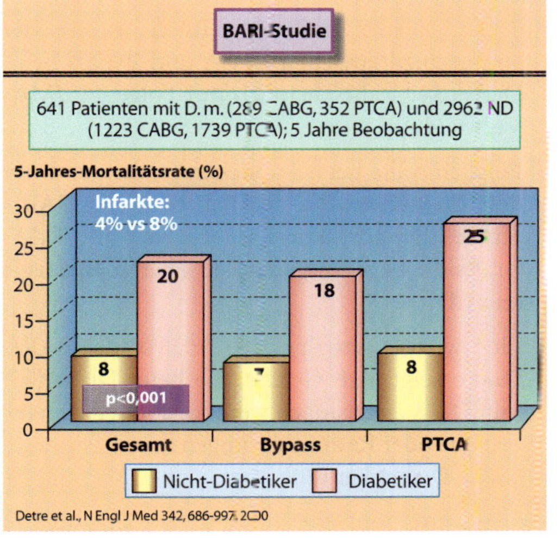

Abb. 16.7: Eine neue Analyse der BARI-Studie - Bypass vs PTCA.

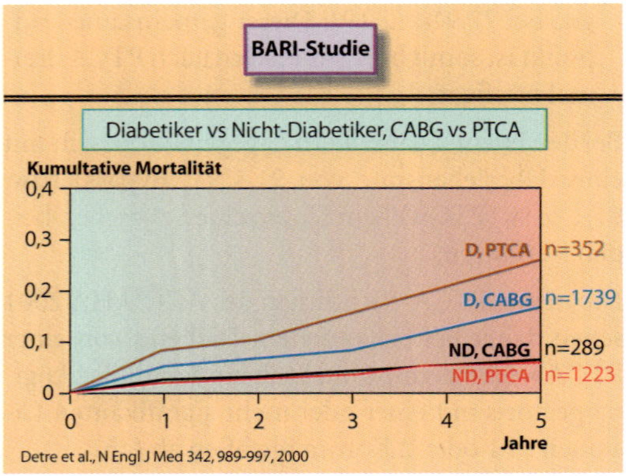

Abb. 16. 8: Bypass vs PTCA - Ergebnisse der BARI-Studie - zeitlicher Verlauf bei Diabetikern vs Nicht-Diabetikern.

16.6.2. Der IMA-Bypass in der BARI-Studie

Wird jedoch dieses Resultat auf die Häufigkeit des Einsatzes eines Mammaria interna-Bypasses (IMA) bezogen (2), also das Bypass-Vorgehen weiter differenziert, müssen diese Unterschiede relativiert werden. Wenn wenigstens ein IMA angelegt wird,

- beträgt die Mortalität der Diabetiker nur 2,9 %, dagegen 18,2 %, wenn nur Venenbypässe implantiert werden
- Diese Rate deckt sich im wesentlichen mit der Mortalitätsrate von 20,6 % bei den Patienten, die eine PTCA erhalten
- Somit ist nach Ansicht der BARI-Autoren der Unterschied zwischen PTCA und Bypass beim Diabetiker wahrscheinlich nur Folge der IMA-Verwendung
- Folglich sollte bei behandelten Diabetikern mit den Charakteristika der Patienten der BARI-Studie der aortokoronare Bypass mit IMA-Grafts die bevorzugte initiale Therapiestrategie sein (2)
- Eine weitere retrospektive Analyse der BARI-Studie zeigt, daß Gefäße, die beim Diabetiker mit PTCA angegangen werden, doppelt so häufig neue oder Restenosierungen zeigen wie beim Nicht-Diabetiker (20)
- Dies würde auf eine besondere Vulnerabilität der angegangenen Gefäße bei interventionellen Maßnahmen hinweisen

16.6.3. Prognostischer Effekt einer ACB-OP bei Diabetikern mit Myokardinfarkt

Dies zeigt auch eine neue Analyse (21) der BARI-Studie an 641 Diabetikern (Insulintherapie oder orale Antidiabetica) versus 2962 Nicht-Diabetiker, die über 5 Jahre beobachtet und entweder mit Bypass oder PTCA behandelt werden.

- Die Mortalität ist nach Revaskularisation (Bypass und PTCA) in 5 Jahren beim Diabetiker um den Faktor 2,5 höher, 20 % vs 8 % ($p<0{,}001$)
  - unter Bypass 18 % vs 7 %
  - unter PTCA 25 % vs 8 %
- Auch ist die Infarktrate beim Diabetiker in diesem BARI-Kollektiv höher, 8 % versus 4 %, $p<0{,}001$. Während keine Unterschiede in der Mortalität zwischen Bypass und PTCA bei Nicht-Diabetikern vorliegen, profitiert der Diabetiker vom Bypass stärker als von der PTCA (21), 18 % Mortalität in 5 Jahren vs 25 %, d.h. 28 % geringere 5-Jahres-Mortalitätsrate unter Bypass-OP beim Diabetiker
- Haben die Diabetiker nach Bypass einen transmuralen Myokardinfarkt, so haben sie eine erheblich günstigere Prognose als beim transmuralen Myokardinfarkt nach PTCA (21)
- Die 5-Jahres-Mortalität beträgt in dieser Situation bei Diabetikern mit Bypass 17 %, nach PTCA 80 %, bei Nicht-Diabetikern 27 % vs 30 %
- Der Verlauf nach Infarkt unterscheidet sich beim Diabetiker mit Bypass nicht signifikant von dem des Nicht-Diabetikers, der Diabetiker erreicht somit in dieser Situation erstmalig die Prognose des Nicht-Diabetikers! Die Zahl der Patienten mit Q-wave-Infarkt ist in dieser Studie allerdings klein

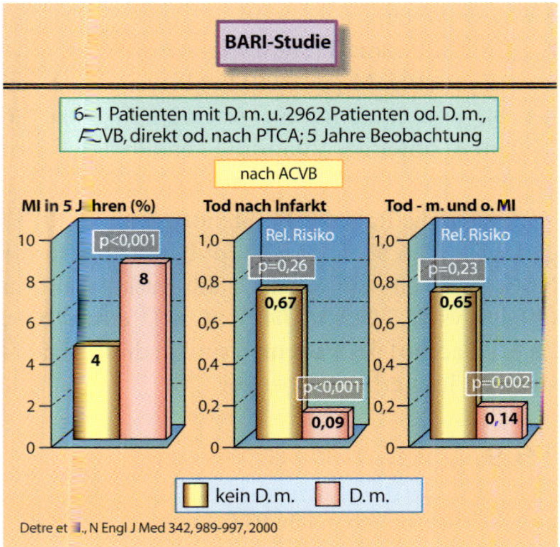

Abb. 16.9: Ergebnisse der BARI-Studie. Häufigkeit des Todes nach Myokardinfarkt bei Diabetikern mit erfolgter Bypass-OP.

16.6.4. Die Northern New England Cardiovascular Disease-Studie

Der Frage, welche Therapie bei Diabetikern mit Mehrgefäßerkrankung besser ist, PTCA oder ACB geht auch die Northern New England Cardiovascular Disease-Studie nach (22).

Von 7159 konsekutiven Patienten mit Diabetes wurden 2766 in dieser Untersuchung wegen Mehrgefäßerkrankung einer Koronar-Revaskularisation zugeführt, 736 Patienten einer PTCA, 2030 Patienten einer Bypass-OP.

- In 5 Jahren Nachbeobachtung versterben
  - nach PTCA 94 Patienten (12,8 %)
  - nach ACB-OP 194 (9,6 %)
- Nach Korrektur wegen Unterschieden in den Basiswerten (Alter, Geschlecht, EF, LVEDP und Co-Morbidität wie COPD oder Dialyse) ist die Wahrscheinlich in 5 Jahren zu versterben in der PTCA-Gruppe um 49 % höher als in der ACB-Gruppe, p=0,037
- Bei Differenzierung nach der Zahl der betroffenen Gefäße
  - verdoppelt sich bei 3-Gefäßerkrankung das Mortalitäts-Risiko in der PCI-Gruppe vs der ACB-Gruppe (HR=2,02; p=0,038)
  - ist aber auch in der PTCA-Gruppe bei 2-Gefäßerkrankung höher (HR 1,33; p=0,2)

- Diese Daten unterstützen die Ergebnisse der BARI-Studie. Hier beträgt bei Diabetikern mit Mehrgefäßerkrankung die 5-Jahres-Mortalität 34,5 % in der PTCA-Gruppe vs 19,4 % in der ACB-Gruppe (18)

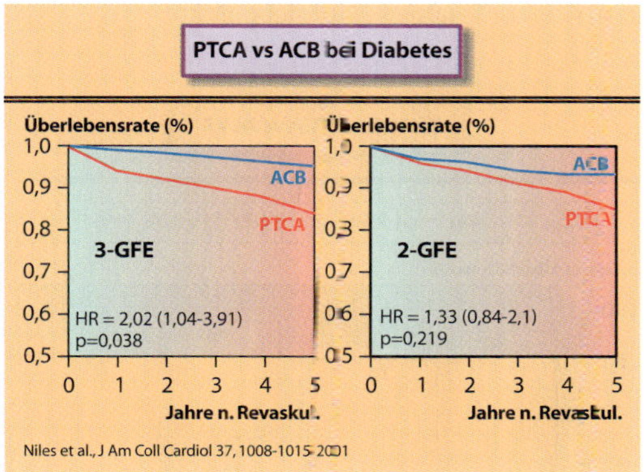

Abb. 16.10: Ergebnisse der Northern New England Cardiovascular Disease-Studie. PTCA vs ACB-OP bei Diabetikern und Mehrgefäßerkrankung.

16.6.5. PTCA vs operative Koronarrevaskularisation bei Diabetes (ARTS)

In dieser Studie (23) sind 1205 Patienten mit Mehrgefäßerkrankung randomisiert, die entweder der Stentapplikation (n=600, davon 112 Diabetiker) oder der operativen Koronarrevaskularisation (n=605, davon 96 Diabetiker) zugeführt werden. Nach 1 Jahr ist das ereignisfreie Überleben

- bei Diabetikern mit Stent mit 63,4 % signifikant (p<0,001) niedriger als
- bei Diabetikern nach ACB-OP (84,4 %) oder
- Nicht-Diabetikern mit Stent (76,2 %)

Ursache ist die erhöhte Zahl notwendiger Revaskularisationen bei den Diabetikern mit Stent (p=0,04). Umgekehrt haben Diabetiker wie Nicht-Diabetiker eine ähnliche 1-Jahres-Überlebensrate ohne Ereignisse (84,4 % vs 88,4 %).

16.7. Weitere Studien bei Diabetikern mit Bypass

Eine andere prospektive Studie (24) an 3220 Patienten, davon 24 % Diabetiker,

- ergibt eine 5-Jahres-Überlebensrate nach aortokoronarem Bypass bei Nicht-Diabetikern von 86 %, bei Diabetikern von 74 % (p<0,0001)

- Ähnliche Resultate finden sich in dieser Studie für Diabetiker nach PTCA: Die 5-Jahres-Überlebensrate beträgt hier 76 % versus 88 % bei Nicht-Diabetikern (p<0,0001)
- Somit haben Diabetiker in dieser Studie sowohl nach ACB-OP als auch nach PTCA eine um 12 % geringere 5-Jahres- Überlebensrate

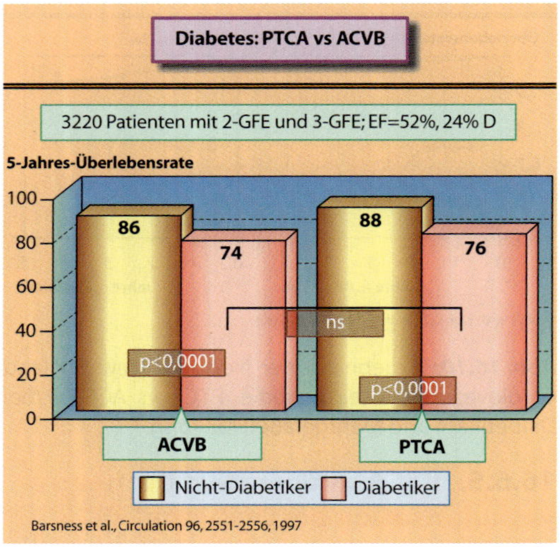

Abb. 16.11: Die 5-Jahresüberlebensrate bei Diabetikern - PTCA vs ACB-OP.

Auch bei kürzerer Beobachtungszeit haben Diabetiker nach Bypass eine schlechtere Prognose.

- Die 30-Tages-Mortalität liegt bei 1859 Nicht-Diabetikern bei 3,0 %, bei Diabetikern dagegen bei 6,7 % (p<0,01)
- Die Sterblichkeit zwischen dem 30. postoperativem Tag und 2 Jahren liegt beim Nicht-Diabetiker bei 3,6 %, dagegen ist sie beim Diabetiker mit 7,8 % doppelt so hoch (p<0,01) (25)

Diabetiker haben somit nicht nur nach PTCA, sondern auch nach Bypass eine schlechtere Prognose. Auch bei Langzeitbeobachtung ist die Mortalität doppelt so hoch wie beim Nicht-Diabetiker.

16.8. Senkung der Homozystein-Spiegel nach PTCA

Erhöhte Homozystein-Spiegel sind mit einer Re-Stenosierung nach PTCA assoziiert. Jetzt konnte in einem Kollektiv von 205 Patienten (prospektiv, doppel-blind, randomisiert) gezeigt werden, daß eine Therapie über 6 Monate mit 1 mg/d Folsäure, 400 µg/d Vitamin B_{12} und 10 mg/d Pyridoxin (hierdurch Plasma-Homozystein-Abfall von 11,1 auf 7,2 µmol/l i. M.; p<0,001) vs Placebo der Grad der Stenose (quantitative Angiographie nach 6 Monaten) unter der Vitamin-Therapie signifikant geringer ausfällt (39,9 % vs 48,2 %; p=0.01). Zudem ist die Rate der Re-Stenosierung (≥ 50 %) geringer (19,6 % vs 37,6 %; p=0,01), ebenso die Notwendigkeit zur Ziel-Gefäßrevaskularisation (10,8 % vs 22,3 %; p=0,047). 26 % (Verum) bzw. 28 % (Placebo) der Patienten sind in dieser Untersuchung immerhin Diabetiker (26).

16.9. Zusammenfassung

> Diabetiker haben nach PTCA eine signifikant höhere Restenosierungsrate.
> Diese sollten deswegen vorrangig einer operativen Myokardrevaskularisation unterzogen werden, bevorzugt mittels IMA.
> Diabetiker haben auch nach Stent-Einlage eine höhere Restenoserate als Nicht-Diabetiker.
> Dies gilt auch nach Atherektomie.
> Auch nach ACB-OP haben Diabetiker eine schlechtere Prognose als Nicht-Diabetiker. Bei Langzeitbeobachtung ist die Mortalität bei ihnen doppelt so hoch wie bei Nicht-Diabetikern.
> Dies unterstreicht noch einmal die Bedeutung einer suffizienten Primärprävention mit intensivierter Diabetes-Therapie, optimaler Hypertonie-Einstellung, aber auch optimaler Einstellung anderer Risikofaktoren bei Ausschöpfung aller nicht-pharmakologischen Möglichkeiten wie Diät, Bewegung etc.

16.10. Literatur

1. Stein B, Weintraub WS, Gebhart SSP, Cohen-Bernstein CI, Grosswald R, Liberman HA, Douglas JS Jr, Morris DC, King SB: Influence of diabetes mellitus on early and late outcome after percutaneous transluminal coronary angioplasty. Circulation 91, 979-989, 1995

2. The BARI Investigators: The bypass angioplasty revascularization investigation (BARI). Influence of diabetes on 5-year mortality and morbidity in a randomized trial comparing CABG and PTCA in patients with multivessel disease. Circulation 96, 1761-1769, 1997

3. Kip KE, Favon DP, Detre KM, Yeh W, Kelsey SF, Currier JW; for the Investigators of the NHLBI PTCA Registry: Coronary angioplasty in diabetic patients: the National Heart, Lung, and Blood Institute Percutaneous

Transluminal Coronary Angioplasty Registry. Circulation 94, 1818-1825, 1996

4. Aronson D, Bloomgarden Z, Rayfield EJ: Potential mechanisms promoting restenosis in diabetic patients. J Am Coll Cardiol 27, 528-535, 1996

5. Van Belle E, Bauters C, Hubert E, Bodart JC, Abolmaali K, Meurice T, McFadden E, Lablanche JM, Bertrand ME: Restenosis rates in diabetic patients: A comparison of coronary stenting and balloon angioplasty in native coronary vessels. Circulation 96, 1454-1460, 1997

6. Kastrati A, Schömig A, Elezi S, Schühlen H, Dirschinger J, Hadamitzky M, Wehinger A, Hausleiter J, Walter H, Neumann FJ: Predictive factors of restenosis after coronary stent placement. J Am Coll Cardiol 30, 1428-1436, 1997

7. Lau KW, Ding ZP, Johan A, Lim YL: Midterm angiographic outcome of single-vessel intracoronary stent placement in diabetic versus non-diabetic patients: a matched comparative study. Am. Heart J 136, 150-155, 1998

8. Carozza JP, Kuntz KE, Fishman RF, Baim DS: Restenosis after arterial injury caused by coronary stenting in patients with diabetes mellitus. Ann Intern Med 118, 344-349, 1993

9. Elezi S, Kastrati A, Pache J, Wehinger A, Hadamitzky M, Dirschinger, Neimann F-J, Schömig A: Diabetes mellitus and the clinical and angiographic outcome after coronary stent placement. J Am Coll Cardiol 32, 1866-1873, 1998

10. Ahmed JM, Hong MK, Mehran R, Dangas G, Mintz GS, Pichard AD, Satler LF, Kent KM, Wu H, Stone GW, Leon MB: Influence of diabetes mellitus on early and late clinical outcomes in saphenous vein grafting stenting. J Am Coll Cardiol 36, 1186-1193, 2000

11. Abizaid A, Kornowski R, Mintz GS, Hong MK, Abizaid AS, Mehran R, Pichard AD, Kent KM, Satler LF, Wu H, Popma JJ, Leon MB: The influence of diabetes mellitus on acute and late clinical outcomes following coronary stent implantation. J Am Coll Cardiol 32, 584-589, 1998

12. Topol EJ, Moltiterno DJ, Herrmann HC, Powers ER, Grines CL, Cohen DJ, Cohen EA, Bertrand M, Neumann F-J, Stone GW, BiBattiste PM, Demopoulos L, for the TARGET Investigators: Comparison of two platelet glycoprotein IIb/IIIa inhibitors, tirofiban and abciximab, for the prevention of ischemic events with percutaneous coronary revascularization. N Engl J Med 344, 1888-1894, 2001

13. Topol EJ, Lincoff AM, Cohen E, Burton J, Kleiman N, Talley D, Sapp S, Booth J, Cabot CF, Anderson KM, Califf RM, for the EPISTENT Investigators: Outcomes at 1 year and economic implications of platelet glycoprotein IIb/IIIa blockade in patients undergoing coronary stenting: Results from a multicentre randomised trial. Lancet 354, 2019-2024, 1999

14. Lincoff AM, Califf RM, Moliterno DJ, Ellis SG, Ducas J, Kramer JH, Kleiman NS, Cohen EA, Booth JE, Sapp SK, Cabot CF, Topol EJ, for the Evaluation of Platelet IIb/IIIa Inhibition in Stenting Investigators: Complementary clinical benefits of coronary-artery stenting and blockade of platelet glycoprotein IIb/IIIa receptors. N Engl J Med 341, 319-327, 1999

15. ACC/AHA Guidelines for percutaneous coronary intervention (revision of the 1993 PTCA guidelines) - Executive Summary. J Am Coll Cardiol 37, 2215-2238, 2001

16. The ESPRIT Investigators: Novel dosing regimen of eptifibatide in planned coronary stent implantation (ESPRIT): a randomised, placebo-controlled trial. Lancet 356, 2037-2044, 2000

17. Levine GN, Jacobs AK, Keeler GP, Whitlow PL, Berdan LG, Leya F, Topol EJ, Califf RM: Impact of diabetes mellitus on percutaneous revascularization (CAVEAT-I). CAVEAT-I Investigators Coronary angioplasty versus excisional atherectomy. Am J Cardiol 79, 748-755, 1997

18. The BARI-Investigators: Comparison of coronary bypass surgery with angioplasty in patients with multivessel disease. N Engl J Med 335, 217-225, 1996

19. The BARI Investigators: The influence of diabetes on five year mortality and morbidity after angioplasty (PTCA) and bypass surgery (CABG) in the BARI randomized trial. Circulation 94, Suppl I, I-318, 1996

20. Rozenman Y, Sapoznikov D, Mosseri M. Gilon D, Lotan C, Nassar H, Weiss AT, Hasin Y, Gotsman MS: Long-term angiographic follow-up of coronary balloon angioplasty in patients with diabetes mellitus. J Am Coll Cardiol 30, 1420-1425, 1997

21. Detre KM, Lombardero MS, Brooks MM, Hardison RM, Holubkov R, Sopko G, Frye RL, Chaitman BR, for the Bypass Angioplasty Revascularization Investigation Investigators: The effect of coronary-artery bypass surgery on the prognosis of patients with diabetes who have acute myocardial infarction. N Engl J Med 342, 989-997, 2000

22. Niles NW, McGrath PD, Malenka D, Quinton H, Wennberg D, Shubrooks SJ, Tryzelaar JF, Clough R, Hearne MJ, Hernandez Jr F, Watkins MW, O'Connor GT, for the Northern New England Cardiovascular Disease Study Group: Survival of patients with diabetes and multivessel coronary artery disease after surgical or percutaneous coronary revascularization: Results of a large regional prospective study. J Am Coll Cardiol 37, 1008-1015, 2001

23. Abizaid A, Costa MA, Centemero M, Abizaid AS, Legrand VMG, Limet RV, Schuler G, Mohr FW, Lindeboom W, Sousa AGMR, Sousa JE, Van Hout B, Hugen-

holtz PG, Unger F, Serruys PW; on behalf of the ARTS Investigators: Clinical and economic impact of diabetes mellitus on percutaneous and surgical treatment of multivessel coronary disease patients. Circulation 104, 533-538, 2001

24. Barsness GW, Peterson ED, Ohman EM, Nelson CL, DeLong ER, Reves JG, Smith PK, Anderson RD, Jones RH, Mark DB, Califf RM: Relationship between diabetes mellitus and long-term survival after coronary bypass and angioplasty. Circulation 96, 2551-2556, 1997

25. Herlitz J, Wognsen GB, Emanuelsson H, Haglid M, Karlson BW, Albertsson P, Westberg S: Mortality and morbidity in diabetic and non-diabetic patients during a 2-year period after coronary artery bypass grafting. Diabetes Care 19, 698-703, 1996

26. Schnyder G, Roffi M, Pin R, Flammer Y, Lange H, Eberli FR, Meier B, Turi ZG, Hess OM: Decreased rate of coronary restenosis after lowering of plasma homocysteine levels. N Engl J Med 345, 1593-1600, 2001

17. Diabetes und Herzinsuffizienz

17.1. Inzidenz der Herzinsuffizienz bei Diabetikern

Diabetiker haben häufiger eine Herzinsuffizienz als Nicht-Diabetiker. Dies hat bereits die Framingham-Studie 1974 ergeben (1). In der Altersgruppe jenseits des 65. Lebensjahres nimmt bei Diabetikern die jährliche Inzidenz der manifesten Herzinsuffizienz um das 4-5fache zu, was indirekt auf die Bedeutung der KHK und des Herzinfarktes als Ursache der Herzinsuffizienz bei diesen Patienten hinweist. Der Herzinfarkt ist bei dieser Altersgruppe grundsätzlich die Hauptursache für die Entwicklung einer Herzinsuffizienz.

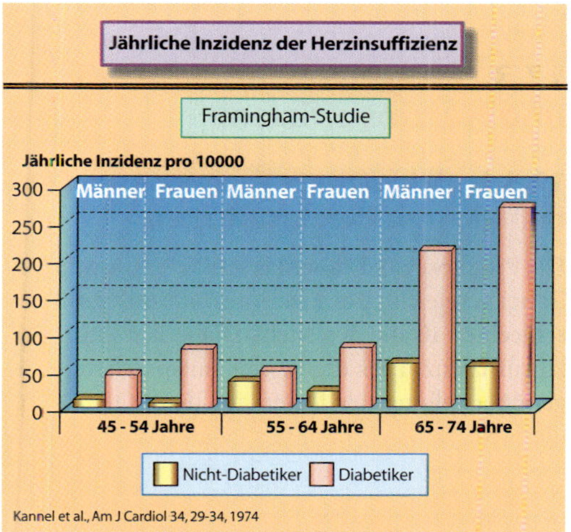

Abb. 17.1: Jährliche Inzidenz der Herzinsuffizienz bei Diabetikern und Nicht-Diabetikern.

Da jedoch inzwischen nicht nur die antidiabetische Therapie, sondern auch die Therapie begleitender Risikofaktoren wie Hypertonie und Fettstoffwechselstörung, aber auch der entsprechenden Folgeerkrankungen wie der KHK verbessert wurden, können diese älteren Daten nur orientierenden Charakter haben. Besser ist es, auf neuere Daten zurückzugreifen.

In der NHANES I Epidemiologic Follow-up-Studie (2), die 13643 Personen ab den Jahren 1971-1975 einschließt und diese über 19 Jahre beobachtet, ist der Diabetes mellitus für die Entwicklung der Herzinsuffizienz mit einem relativen Risiko von 1,85 ($p<0{,}001$) behaftet, also mit einem fast doppelt so hohen Risiko. Nur die KHK hat in dieser prospektiven Studie ein mit 8,11 ($p<0{,}001$) deutlich höheres Risiko, nicht dagegen die Hypertonie (RR 1,40; $p<0{,}001$).

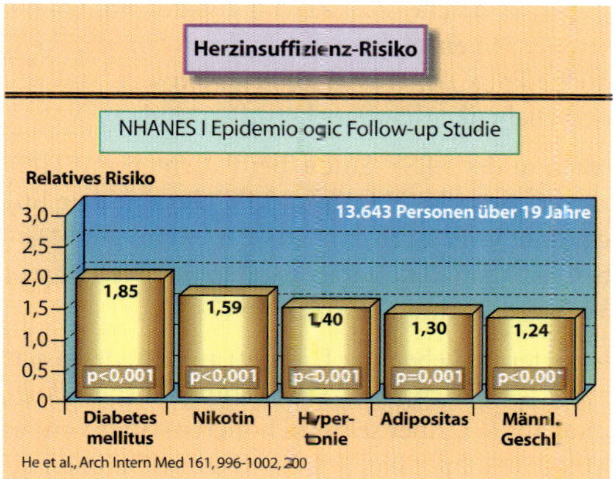

Abb. 17.2: Diabetes mellitus als Risikoindikator für Herzinsuffizienz - Vergleich verschiedener kardiovaskulärer Risikofaktoren.

In einer weiteren Untersuchung an 9591 Typ II-Diabetikern beträgt die Prävalenz der Herzinsuffizienz 11,8 %, in einem gleich großen Kollektiv von Nicht-Diabetikern dagegen nur 4,5 %. Bei Beobachtung über 3 Jahre ist bei diesen Diabetikern die Herzinsuffizienz-Inzidenz mit 7,7 % gut doppelt so hoch wie bei den Nicht-Diabetikern mit 3,4 % (3).

Aber auch die neuen großen Herzinsuffizienz-Studien mit klar definierter Bestimmung der Ejektionsfraktion zeigen, daß Diabetiker häufiger eine Herzinsuffizienz haben. Im SOLVD-Therapiearm (Patienten mit NYHA II-III und einer EF < 35 %, im Mittel 25 %) sind Diabetiker mit 25-27 % deutlich häufiger vertreten, als es ihrer Häufigkeit bei einem mittleren Alter des untersuchten Kollektivs von 61 Jahren entspricht (4).

- In dieser Untersuchung haben 70 % der Diabetiker und
- 64 % der Nicht-Diabetiker einen früheren Myokardinfarkt gehabt (5)

d.h. die KHK als Ursache der Herzinsuffizienz ist auch hier bei Diabetikern wie Nicht-Diabetikern die häufigste Ursache.

Ähnliche Verhältnisse finden sich im SOLVD-Präventionsarm (6) bei Patienten mit asymptomatischer LV-Funktion:

- 79 % der Diabetiker sind hier Postinfarktpatienten, aber auch
- 80 % der Nicht-Diabetiker haben einen Myokardinfarkt überstanden

Daß diabetische Postinfarktpatienten in beiden Studienarmen nicht noch stärker vertreten sind, dürfte Folge der Ausschlußkriterien sein, von denen Diabetiker häufiger betroffen sind.

Auch in der BEST-Studie bei Patienten mit Herzinsuffizienz NYHA III und IV (Betablocker Bucindolol vs Placebo, n=2708 Patienten) sind Diabetiker besonders stark vertreten, im Placeboarm 34 %, im Bucindololarm 37 % (7).

Je später im Leben der Diabetes auftritt, desto weniger wirkt sich diese Erkrankung lebensverkürzend aus (8). Aber selbst in höherem Alter von im Mittel 81 Jahren haben Diabetiker im Rahmen einer prospektiven Untersuchung an 2737 Personen über 43 Monate eine höhere Wahrscheinlichkeit hinsichtlich des Auftretens einer neuen Herzinsuffizienz (9).

- Während 39 % der Diabetiker eine Herzinsuffizienz entwickeln, sind dies bei den Nicht-Diabetikern nur 23 % (p<0,0001)
- Nach Korrektur weiterer beeinflussender Faktoren haben Diabetiker diese Alters eine 1,3fach höhere Wahrscheinlichkeit für eine Herzinsuffizienz-Entwicklung (p=0,0003)

Auch in der großen Digitalis-Studie, der DIG-Studie (10) bei 6800 Patienten mit Herzinsuffizienz, überwiegend des NYHA-Schweregrads II-III und einer EF im Mittel von 28 %, sind Diabetiker mit 28 % ebenfalls überproportional vertreten.

17.2. Zur Ursache der höheren Inzidenz der Herzinsuffizienz bei Diabetes

Die höhere Inzidenz der Herzinsuffizienz beim Diabetiker, schon früher bei weniger kontrollierten Studien vielfach beobachtet, hat zur Annahme der Existenz einer diabetes-spezifischen Kardiomyopathie geführt (11, 12). Nun ist aber beim Diabetiker wie beim Nicht-Diabetiker die Hauptursache der Herzinsuffizienz die KHK.

Diese höhere Inzidenz der Herzinsuffizienz bei Patienten nach akutem Myokardinfarkt wird auf die vorbestehende subklinische diastolische Dysfunktion (12, 13, 14, 15), verbunden mit diabetischer Kardiomyopathie oder anderen Prozessen, die im Kapitel "Akuter Myokardinfarkt" näher dargelegt sind, zurückgeführt (12, 13, 14, 15). Die Diskrepanz zwischen signifikant häufigerer Herzinsuffizienz des Diabetikers trotz relativ gut erhaltener Pumpfunktion wird nach Stone und Mitarbeitern (13) vorrangig durch die diastolische Dysfunktion verursacht. Oder umgekehrt formuliert: Klinische Zeichen einer Herzinsuffizienz treten bei diastolischer Dysfunktion bereits bei weniger stark herabgesetzter Ejektionsfraktion auf, was zeigt, daß die diastolische Komponente den Verlauf durchaus aggraviert. Eine Vielzahl weiterer Mechanismen begünstigen diesen Verlauf (13, 14, 15).

17.3. Prognose bei Diabetes und Herzinsuffizienz

17.3.1. Schlechtere Prognose bei Diabetikern mit Herzinsuffizienz

Die Prognose des Diabetikers mit Herzinsuffizienz ist bei vergleichbarer Ejektionsfraktion signifikant schlechter als die des Nicht-Diabetikers mit Herzinsuffizienz. Dies ergibt eine entsprechende Gegenüberstellung der Daten aus den SOLVD-Studien (5).

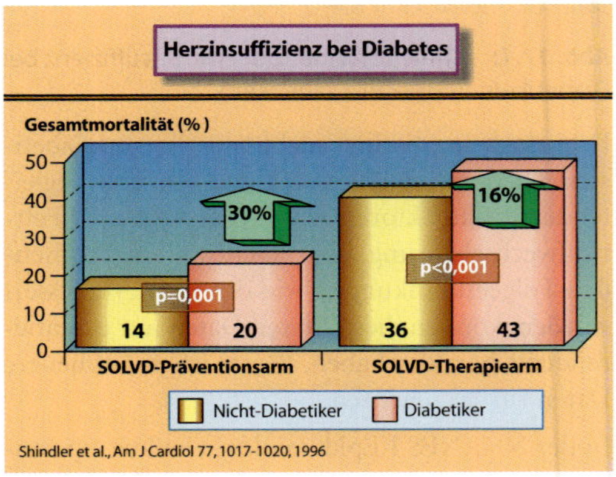

Abb. 17.3: Prognose des Diabetikers bei Herzinsuffizienz (SOLVD-Therapie- und -Präventionsarm).

In einem weiteren von der Pumpfunktion (EF <35 %, NYHA II) her klar definierten Kollektiv der

MOCHA-Studie (16), einer Untergruppe der US-Carvedilol-Studie,

- liegt unter Placebo die Mortalität bei Diabetikern bei 30 %
- bei Nicht-Diabetikern bei 8,8 % (p<0,05)

17.3.2. Diabetes und Prognose bei ischämischer vs nicht-ischämischer Kardiomyopathie

Unabhängig von Diabetes haben Patienten mit ischämischer Kardiomyopathie in der VHeFT II-Studie eine schlechtere Prognose als Patienten mit nicht-ischämischer Kardiomyopathie (17).

Eine neue Analyse der SOLVD-Studien (18) dagegen ergibt, daß bei Ausschluß der Diabetiker die ischämische und die nicht-ischämische Kardiomyopathie mit der gleichen Prognose verbunden ist. Diese Analyse zeigt aber auch, daß die Kombination aus Diabetes und chronischer Ischämie bei LV-Dysfunktion eine Hochrisikogruppe identifiziert.

- Diabetes verstärkt das Fortschreiten der Herzinsuffizienz bei Patienten mit ischämischer, nicht aber mit nicht-ischämischer LV-Dysfunktion
- Daneben ist Diabetes (korrigierte Analyse) bei ischämischer Kardiomyopathie mit einem erhöhten relativen Mortalitätsrisiko von 1,37 (p< 0,001) verbunden (Pumpversagen RR=1,44; p=0,0003)
- dagegen aber nicht bei nicht-ischämischer Kardiomyopathie (relatives Mortalitätsrisiko von 0,98; ns; Pumpversagen RR =0,91; p=0,91)
- Bei Nichtberücksichtigung der Patienten mit Diabetes und ischämischer Kardiomyopathie haben Patienten mit ischämischer wie nicht-ischämischer Kardiomyopathie die gleiche Prognose
- Beim Vergleich von 3 Patientengruppen (mit ischämischer Kardiomyopathie ohne Diabetes, nicht-ischämischer Kardiomyopathie mit und ohne Diabetes sowie ischämischer Kardiomyopathie mit Diabetes) haben bei einzelner Betrachtung der 2 SOLVD-Studien in jeder dieser Studien die Nicht-Diabetiker mit ischämischer Kardiomyopathie die geringste jährliche Mortalität, 4,6 % im Präventionsarm bzw. 12,9 % im Therapiearm (19)
- Dagegen haben Diabetiker mit ischämischer Kardiomyopathie die höchste Mortalität
- Dies gilt auch für den Tod durch Pumpversagen und akuten Herztod

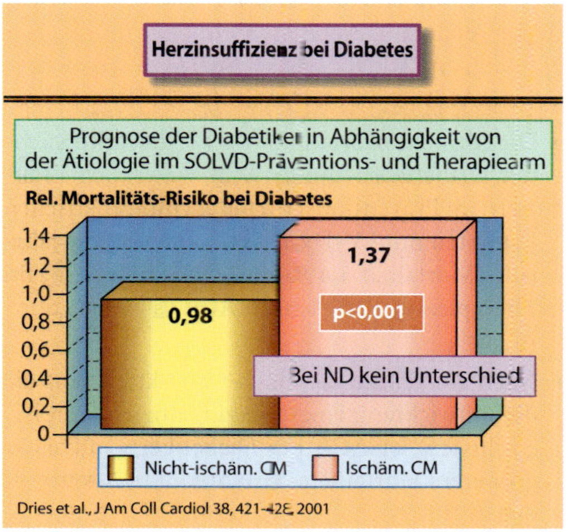

Abb. 17.4: Gesamtmortalität bei ischämischer vs nicht-ischämischer Herzinsuffizienz (SOLVD) des Diabetikers.

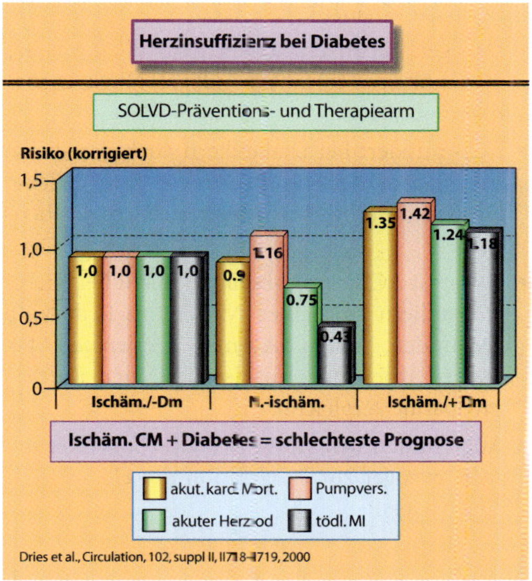

Abb. 17.5: Risiko bei ischämischer vs nicht-ischämischer Herzinsuffizienz mit und ohne Diabetes.

17.4. Günstiger Einfluß einer ACB-OP bei Diabetikern mit ischämischer Kardiomyopathie

Auch hierzu liegt eine Subgruppenanalyse der SOLVD-Studien vor (18, 20). In dieser retrospektiven Analyse werden 4 Gruppen untersucht: ND/kein ACB (n=2955), ND/ACB (n=1523), D/kein ACB (n=761), D/ACB (n=348).

- Die jährliche Mortalität wird bei den untersuchten Diabetikern durch ACB wesentlich reduziert; im Präventionsarm bei asymptomatischen Patienten mit LV-Dysfunktion beträgt die jährliche Mortalität 5,4 % vs 9,3 % ohne ACB; im Therapiearm 12,5 % nach ACB vs 19,5 % ohne ACB
- Nach Korrektur der Basis-Charakteristika, die die Entwicklung einer Herzinsuffizienz mit beeinflussen, ist ACB bei Diabetikern mit einer größeren Mortalitäts-Risikoreduktion verbunden als bei Nicht-Diabetikern, 31 % (p<0,001) vs 18 % (p=0,007)
- Dadurch unterscheidet sich die Überlebensrate von Diabetikern mit ACB in diesen Studien nicht mehr signifikant von der Überlebensrate der Nicht-Diabetiker, p=0,60
- Dagegen haben Diabetiker ohne ACB ein um 49 % höheres Mortalitätsrisiko als Nicht-Diabetiker, p<0,001
- ACB mindert bei Diabetikern auch das Risiko bezüglich akutem Herztod um 43 %, in gleicher Größenordnung (45 %) auch bei Nicht-Diabetikern
- Somit ist ACB bei Diabetikern, nicht bei Nicht-Diabetikern mit einer Mortalitäts-Reduktion verbunden, deren Ausmaß derjenigen bei Nicht-Diabetikern mit ischämischer Kardiomyopathie vergleichbar ist
- Auch finden sich Hinweise, daß Diabetiker mit ACB weniger zur Progression der Herzinsuffizienz neigen

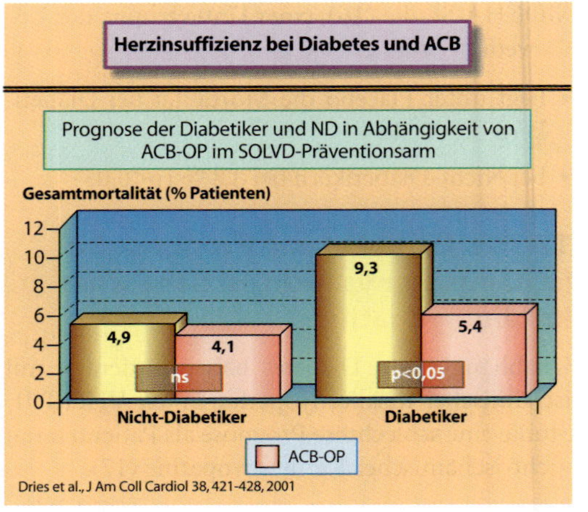

Abb. 17.6a: Prognose der Herzinsuffizienz bei Diabetes mit und ohne ACB-OP - der SOLVD-Präventionsarm.

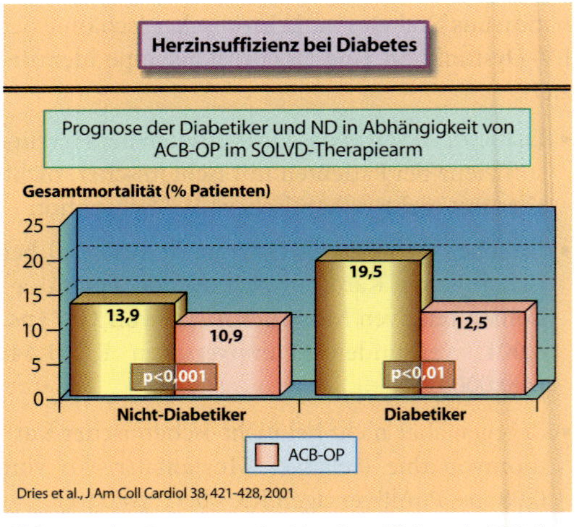

Abb. 17.6b: Prognose der Herzinsuffizienz bei Diabetes mit und ohne ACB-OP - der SOLVD-Therapiearm.

Ähnliche Ergebnisse zeigt eine Analyse der CABG-Patch Studie (n=900 Patienten, davon 38 % Diabetiker, eine ICD-Studie) mit einer EF < 36 % und ACB-OP zwischen 1990 und 1996 (21). Die Häufigkeit der Verwendung eines IMA-Bypasses beträgt in der Diabetiker-Gruppe 58,4 %, in der Nicht-Diabetiker-Gruppe 63,9 %, ein überraschend seltener IMA-Einsatz. Bei Beobachtung über im Mittel 32 Monate ist die Mortalität in beiden Gruppen nicht unterschiedlich, 26 % bei den Diabetikern, 24 % bei den Nicht-Diabetikern (p=0,66). Somit ist der Diabetes hier bei diesen Patienten mit LV-Dysfunktion und ACB-OP kein

Prädiktor für erhöhte Mortalität. Diabetes ist jedoch nicht nur mit einem erhöhten Risiko bezüglich postoperativer Komplikationen, sondern auch mit einem erhöhten (44 %, p=0,0001) Risiko hinsichtlich erneuter stationärer Aufnahmen verbunden.

17.5. Therapie der Herzinsuffizienz bei Diabetikern

Die Therapie der Herzinsuffizienz beim Diabetiker unterscheidet sich in keiner Weise von der Therapie aller Patienten mit Herzinsuffizienz bzw. derjenigen ohne Diabetes mellitus. Egal welche bei dieser Indikation bewährten Pharmaka kritisch betrachtet werden, alle haben sich auch, allerdings in Subgruppenanalysen, beim Diabetiker bewährt.

Basistherapeutika in Abhängigkeit vom NYHA-Schweregrad sind bei dieser Indikation heute ACE-Hemmer (alternativ AT_1-Rezeptorantagonisten), Diuretika, Betablocker, Digitalis und Spironolacton.

17.5.1. ACE-Hemmer

ACE-Hemmer sind in den Postinfarktstudien mit eingeschränkter Dysfunktion auch für Diabetiker günstig. In reinen Herzinsuffizienz-Studien, den SOLVD-Studien (4,6), wenngleich auch hier ebenfalls überwiegend Postinfarkt- bzw. KHK-Patienten (SOLVD-Therapiearm 70 % der Diabetiker, SOLVD-Präventionsarm 79 % der Diabetiker), konnte ebenfalls in einer Subgruppenanalyse ein günstiger Effekt für ACE-Hemmer bei Patienten mit EF < 35 % nachgewiesen werden (4), d.h. Diabetiker wie Nicht-Diabetiker profitieren bei Herzinsuffizienz gleichermaßen vom ACE-Hemmer.

Auch in der ATLAS-Studie (22), an der 611 Diabetiker teilgenommen haben (Hochdosis versus Niedrigdosis ACE-Hemmer), kann der Nutzen der ACE-Hemmer-Therapie bei diesem Kollektiv belegt werden. Während die Sterberate bei Nicht-Diabetikern durch die gesteigerte Lisinopril-Dosis um 6 % gesenkt wird, fällt sie bei den Diabetikern infolge der Dosissteigerung sogar um 14 %, somit über doppelt so stark.

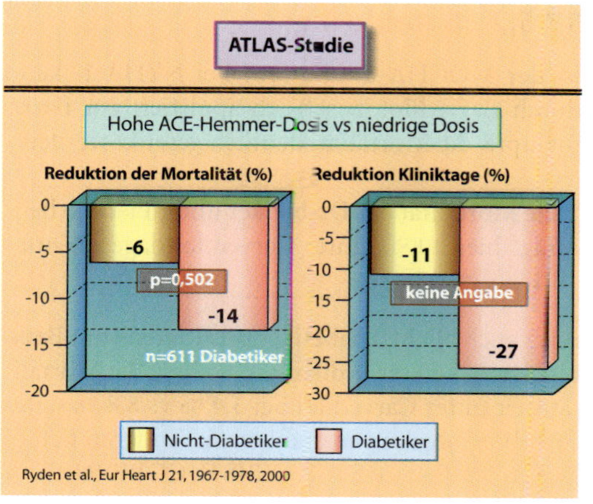

Abb. 17.7: Diabetiker und ACE-Hemmer bei Herzinsuffizienz - Ergebnisse der ATLAS-Studie.

- Die retrospektive Analyse der TRACE-Studie (1749 Postinfarktpatienten mit EF ≤ 35 %) zeigt, daß Diabetiker (n=237 = 14 %) vom ACE-Hemmer Trandolapril (im Vergleich zu Placebo) stärker als Nicht-Diabetiker profitieren, 36 % Senkung der Gesamtmortalität vs 18 % in der Nicht-Diabetiker-Gruppe (23), aber beide Gruppen profitieren bezüglich Gesamtmortalität signifikant von Trandolapril
- Dagegen mindert der ACE-Hemmer bei Diabetikern das Risiko der Progression zur schweren Herzinsuffizienz signifikant um 62 % (<0,001)
- bei Nicht-Diabetikern nicht-signifikant um 19 % (p=0,10)

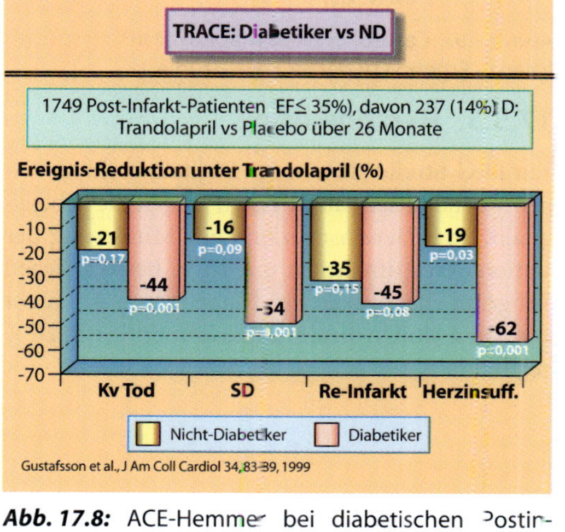

Abb. 17.8: ACE-Hemmer bei diabetischen Postinfarktpatienten, Ergebnisse der TRACE-Studie.

17.5.2. Betablocker

In der MOCHA-Studie (16) bei NYHA II kann durch Carvedilol, zusätzlich appliziert zur Basistherapie, die Mortalität deutlich gesenkt werden.

> Die Mortalität der Diabetiker unter Placebo beträgt hier 30 %, unter Carvedilol dagegen nur 6,1 % (<0,05).

Aber auch Nicht-Diabetiker profitieren vom Betablocker bei dieser Indikation: So liegt die Mortalität hier unter Carvedilol bei 3,4 % vs 8,8 % unter Placebo. Subgruppenanalysen aus anderen Betablocker-Studien (MERIT, CIBIS II, COPERNICUS, BEST, CAPRICORN) liegen z.Zt. nicht vor.

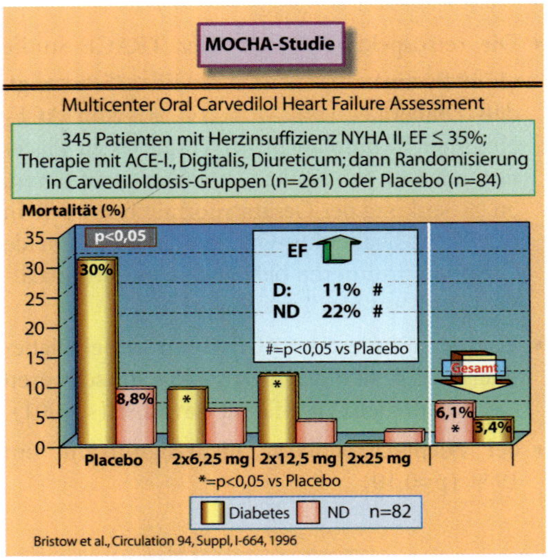

Abb. 17.9: Carvedilol beim Diabetiker mit Herzinsuffizienz - Ergebnisse der MOCHA-Studie.

17.5.3. Herzglykoside

Zur DIG-Studie (10), in der Digitalis wohl zu keiner Mortalitätsabnahme führt, jedoch die Lebensqualität bei Herzinsuffizienz mit Minderung der stationären Aufnahmen um 28 % bessert, liegen Subgruppenanalysen für Diabetiker noch nicht vor. Diese sind in dieser Studie immerhin mit 28 % vertreten.

17.5.4. AT_1-Rezeptorantagonisten

Für die AT_1-Rezeptorantagonisten, eine vielversprechende Substanzgruppe, liegt z.Zt. nur eine begrenzte Datenlage für Hochdruck, Postinfarktstatus oder Herzinsuffizienz vor.

In der ELITE II-Studie (24) ist der ACE-Hemmer dem AT_1-Rezeptorantagonisten bei Herzinsuffizienz überlegen - 13 % geringere Mortalität, allerdings nicht-signifikant. Eine Subgruppenanalyse für Diabetiker liegt z.Zt. nicht vor.

In der ValHeFT-Studie (32) sind 5010 Patienten mit Herzinsuffizienz (EF im Mittel 26,6 %, mittleres Alter 62,4 Jahre, jeweils Valsartan-Gruppe), überwiegend NYHA II (62,1 %) und NYHA III (36,1 %) eingeschlossen. Neben herkömmlicher Therapie mit ACE-Hemmern (92,6 % jeweils Valsartan-Gruppe), Diuretikum (85,8 %), Digitalis (67,1 %), Betablockern (34,5 %) erfolgt die zusätzliche Gabe von 2x 160 mg/d Valsartan oder Placebo.

- Die Mortalitätssenkung ist in beiden Gruppen gleich (14,2 % unter Valsartan, 12,6 % unter Placebo), damit kein Effekt auf die Mortalität durch die Kombination
- Der weitere primäre kombinierte Endpunkt aus Mortalität, Herzstillstand mit Reanimation, Hospitalisation wegen Herzinsuffizienz oder intravenöse Therapie für mindestens 4 h ist in der Valsartangruppe um 13,2 % seltener (32,1 % vs 28,8 %; p=0,009)
- Dies ist vor allem auf eine Reduktion der stationären Aufnahmen (18,2 % vs 13,8 %; p<0,001) um 24 % zurückzuführen
- Unter der Kombination ACE-Hemmer plus Betablocker plus Valsartan nimmt allerdings die Mortalität zu (p=0,009), der kombinierte Endpunkt aus Mortalität und Morbidität nimmt tendenziell zu (p=0,10)

Eingeschlossen in diese Studie sind auch 25,9 % Diabetiker. Die Subgruppenanalyse zeigt, daß sowohl Nicht-Diabetiker als auch Diabetiker von der Zugabe von Valsartan profitieren, Nicht-Diabetiker signifikant, Diabetiker nur tendenziell.

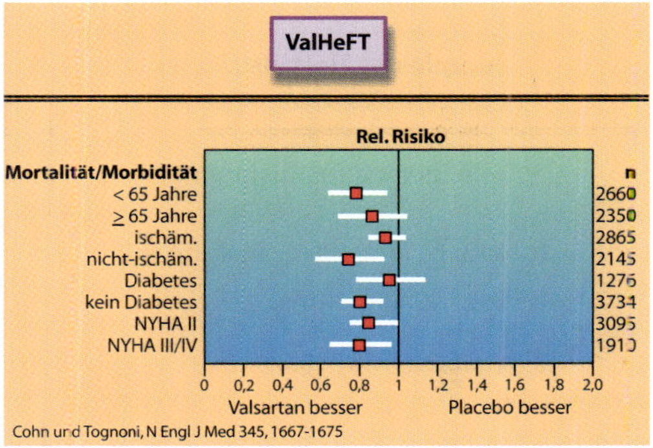

Abb. 17.10a: Die Ergebnisse der Subgruppenanalyse der ValHeFT-Studie.

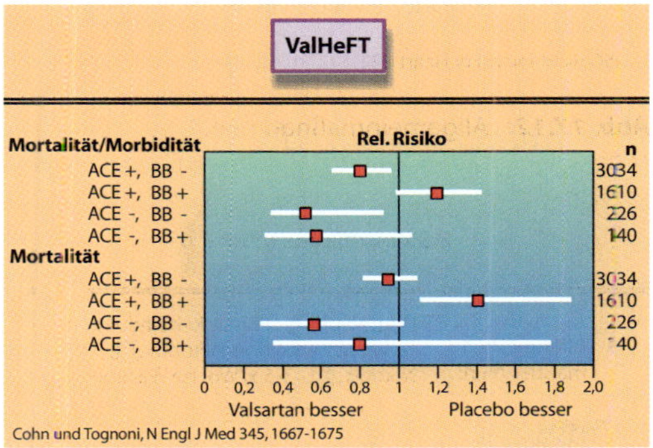

Abb. 17.10b: Die Ergebnisse der ValHeFT-Studie in Abhängigkeit von der Therapie.

Auch nach den Ergebnissen dieser Studie ist die Klasse der Sartane daher nur eine Alternative für ACE-Hemmer, einsetzbar bei deren Unverträglichkeit. Ein Teil der Patienten, die in dieser Studie nur den AT_1-Rezeptor-Antagonisten Valsartan einnehmen, keinen ACE-Hemmer, haben ebenfalls einen klinisch faßbaren Nutzen. Bei der kleinen Gruppe von 226 Patienten ohne Betablocker und ohne ACE-Hemmer, aber mit Valsartan, ist die Mortalität signifikant gesenkt (p=0,012).

Die Kombination dieser beiden das RAAS-System beeinflussenden Substanzen hat keinen Effekt auf die Mortalität, reduziert jedoch im Gesamtkollektiv die stationären Aufnahmen und verbessert die Lebensqualität. In der Kombination beider Substanzen bei zusätzlicher Gabe eines Betablockers ergibt sich jedoch eine Zunahme der Mortalität (p=0,009) und eine tendenzielle Zunahme des kombinierten Endpunktes, weswegen diese Dreierkombination zu vermeiden ist.

17.5.5. Spironolacton - die RALES-Studie

In dieser Studie (25) ist bei Patienten (n=1663) mit Herzinsuffizienz NYHA III (70 %) und IV (EF im Mittel 25 %; Basis: ACE-Hemmer, Schleifendiuretikum, Digitalis, aber nur 11 % Betablocker) unter Spironolacton (im Mittel 26 mg/d) die Gesamtmortalität um 30 % signifikant niedriger (35 % vs 46 %; p< 0,001). In die Studie sind auch 389 Diabetiker (in der Originalpublikation zunächst nicht angegeben) eingeschlossen, die bezüglich der Endpunkte auch von der Spironolacton-Therapie profitieren.

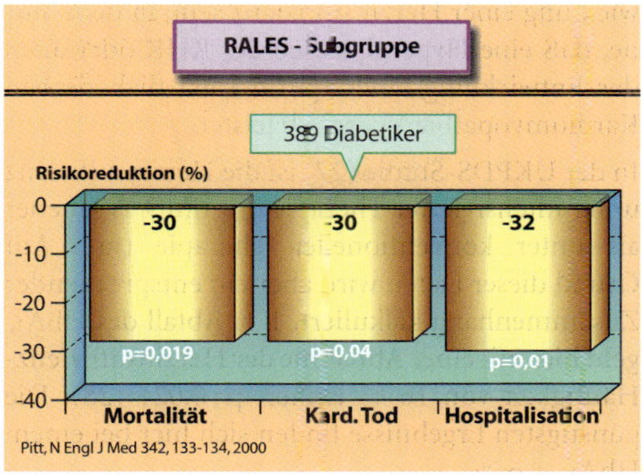

Abb. 17.11: Ergebnisse der RALES-Studie bei Diabetikern.

17.6. Prävention der Herzinsuffizienz durch Glukose-Kontrolle

Einen Zusammenhang zwischen HbA_{1c}, dem Maß für die Güte der Diabetes-Einstellung und dem Risiko einer Hospitalisierung wegen Herzinsuffizienz und/oder Tod, hat eine Kohortenstudie (n=25958 Männer, 22900 Frauen, beide Kollektive vorrangig Typ II-Diabetes, mittleres Alter 58 Jahre, Beobachtungszeit im Median 2,2 Jahre) ergeben (26). Angaben zur EF oder zum NYHA-Grad fehlen allerdings. Die alters-korrigierte Herzinsuffizienz-Inzidenz nimmt mit steigenden HbA_{1c} in linearer Beziehung für Männer wie Frauen zu (p für linearen Trend =0,0001 bei Männern bzw. =0,009 bei Frauen).

Jeder Anstieg des HbA_{1c} um 1 % ist in dieser Analyse (nach Korrektur) mit einem Herzinsuffizienz-Risiko-Anstieg von 8 % verbunden. Ein $HbA_{1c} \geq$ 10 % geht im Vergleich zu einem $HbA_{1c} <$ 7 % mit einem 1,56fach höheren Herzinsuffizienz-Risiko einher. Somit mindert offensichtlich eine konsequente Blutzucker-Einstellung die Inzidenz der Herzinsuffizienz.

> HbA_{1c}-Werte < 7 %, besser < 6,5 % sind daher unter diesem Gesichtspunkt beim Diabetiker anzustreben.

Als Ursache ist zum einen zu diskutieren, daß der HbA_{1c}-Wert auch ein Parameter für die Compliance bezüglich Blutdruck-und Lipidmedikation sowie Qualität der ärztlichen Versorgung sein kann, zum anderen kann eine schlechte Glukosekontrolle durchaus ein Risikofaktor für die Entwicklung einer Herzinsuffizienz sein, in dem Sinne, daß eine Hyperglykämie der KHK oder auch der Entwicklung einer spezifischen diabetischen Kardiomyopathie Vorschub leistet.

In der UKPDS-Studie (27) ist die Herzinsuffizienz unter intensivierter Therapie nur um 9 % seltener als unter konventioneller Therapie (ns). Auf Grund dieser Daten wird aber ein entsprechender Zusammenhang kalkuliert. 1 % Abfall des HbA_{1c} geht hier mit einer Abnahme der Herzinsuffizienz-Häufigkeit von 16 % einher, p=0,021 (28). Die günstigsten Ergebnisse finden sich hier bei einem HbA_{1c} < 6 %.

17.7. Therapiestrategien bei Herzinsuffizienz in Kürze

Zusammenfassend ist somit die Therapie bei Herzinsuffizienz und Diabetes die gleiche wie bei Herzinsuffizienz allgemein. Die folgenden Abbildungen fassen das therapeutische Vorgehen bei Herzinsuffizienz zusammen (31).

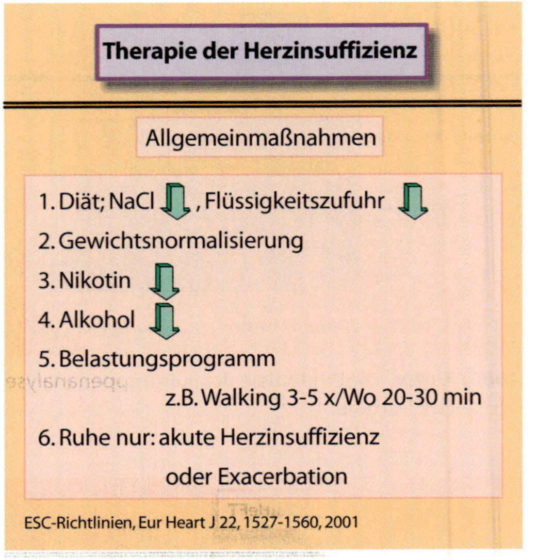

Abb. 17.12: Allgemeinmaßnahmen.

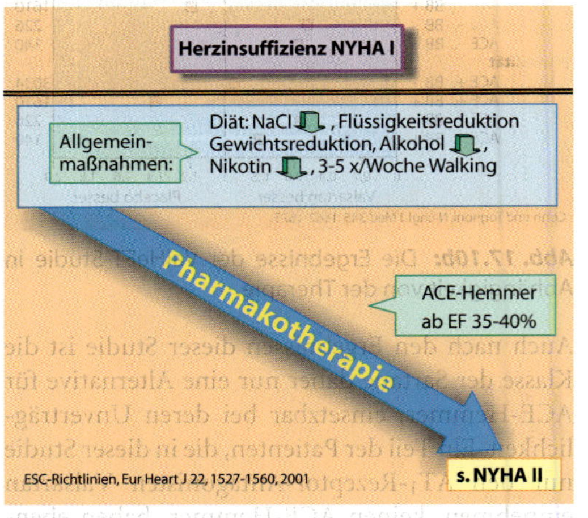

Abb. 17.13: Therapie bei NYHA I.

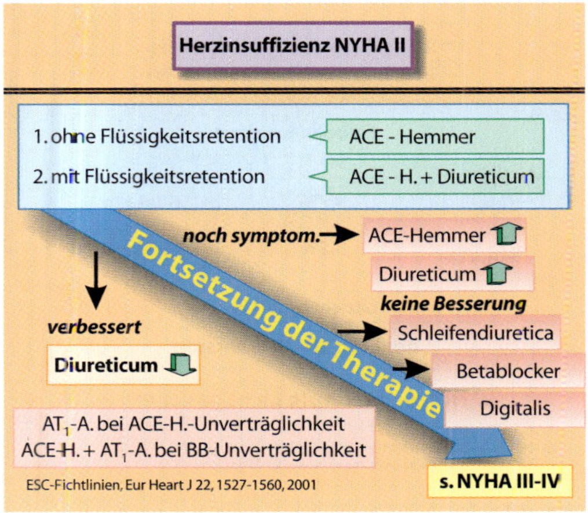

Abb. 17.14: Therapie bei NYHA II.

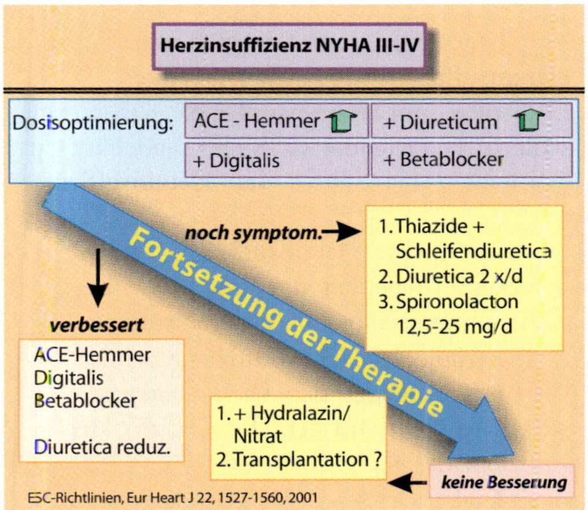

Abb. 17.15: Therapie bei NYHA III-IV.

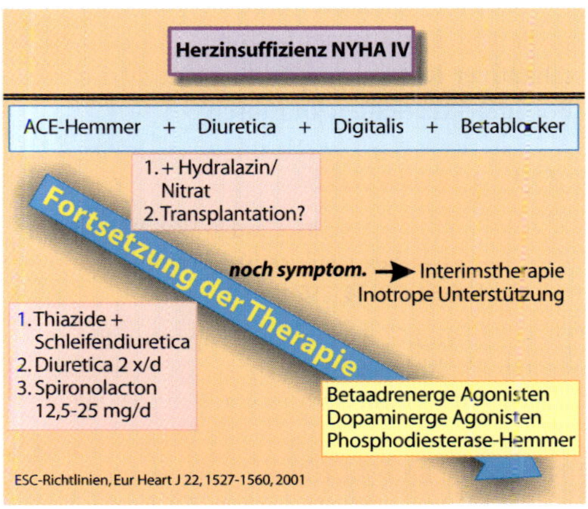

Abb. 17.16: Therapie bei NYHA IV.

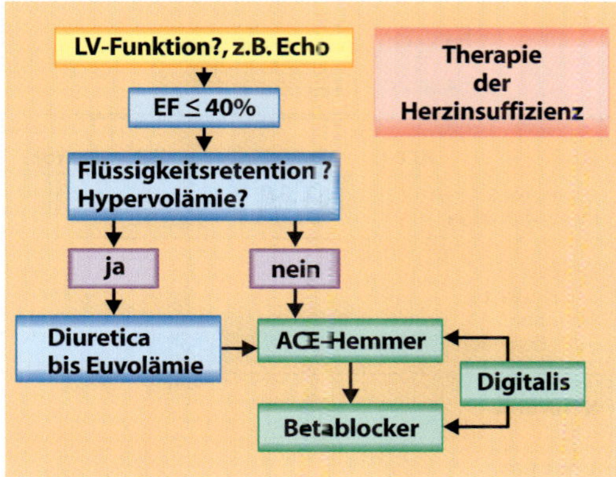

Abb. 17.17: Einsatz von Digitalis.

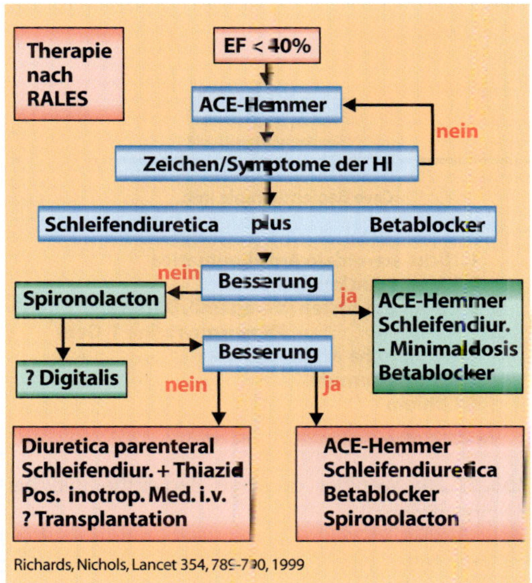

Abb. 17.18: Einsatz von Spironolacton.

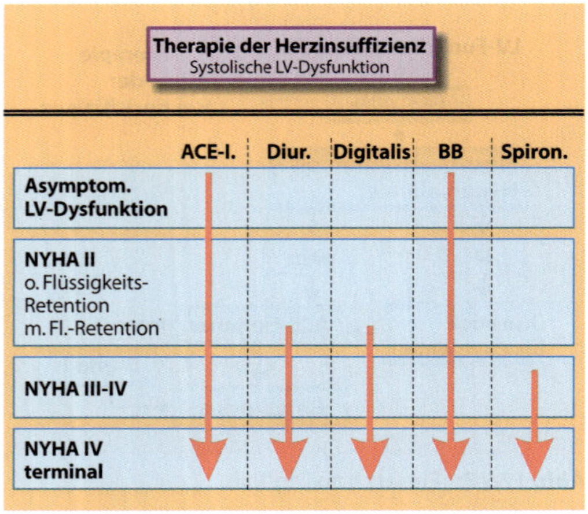

Abb. 17.19: Pharmakotherapie in der Übersicht, NYHA-abhängig.

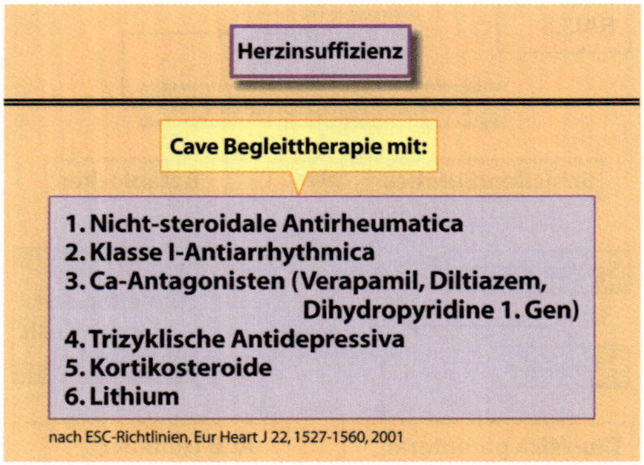

Abb. 17.20: Weniger günstige Begleittherapie bei Herzinsuffizienz.

Für ASS (auch ein NSAR) in der bei Sekundärprävention üblichen niedrigen Dosierung ist keine ungünstige Interaktion mit dem ACE-Hemmer bekannt (29). Bei älteren Überlebenden eines akuten Myokardinfarktes (>65 Jahre, n=14129) geht diese Kombination sogar mit einer leicht geringeren Mortalität einher als die Monotherapien (30).

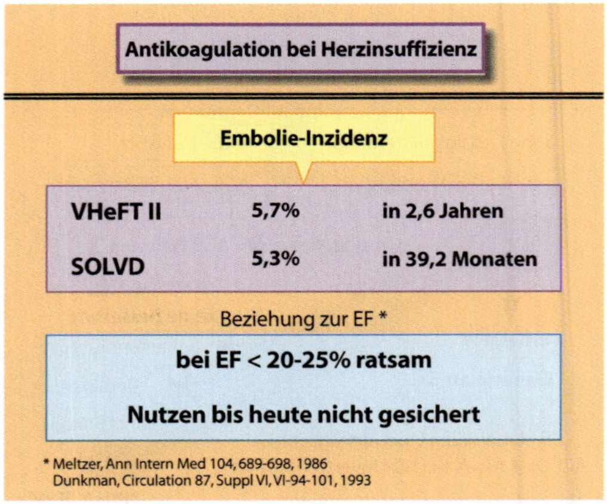

Abb. 17.21: Antikoagulation bei Herzinsuffizienz.

17.8. Zusammenfassung

Typ II-Diabetiker haben doppelt so häufig eine Herzinsuffizienz wie Nicht-Diabetiker.

Diabetiker mit Herzinsuffizienz haben eine schlechtere Prognose als Nicht-Diabetiker mit gleichem NYHA-Grad der Herzinsuffizienz oder gleicher EF.

Die ischämische Herzinsuffizienz verschlechtert beim Diabetiker die Prognose, nicht die nicht-ischämisch bedingte Herzinsuffizienz.

Die Therapie der Herzinsuffizienz bei Diabetikern unterscheidet sich nach heutigem Wissensstand nicht von der Therapie der Herzinsuffizienz des Nicht-Diabetikers.

Beim Diabetiker ist jedoch besonderer Wert auf die Therapie begleitender Risikofaktoren inklusive intensivierter Diabetes-Therapie zu legen.

Von den Risikofaktoren sind Diabetiker, ob Postinfarkt-, KHK-Patienten oder Patienten mit dilatativer Kardiomyopathie grundsätzlich wie Postinfarktpatienten zu führen.

17.9. Literatur

1. Kannel WB, Hjortland M, Castelli WP: Role of diabetes in congestive heart failure: the Framingham study. Am J Cardiol 34, 29-34, 1974

2. He J, Ogden LG, Bazzano LA, Vupputuri S, Loria C, Whelton PK: Risk factors for congestive heart failure in US men and women. Arch Intern Med 161, 996-1002, 2001

3. Nichols GA, Erbey JR, Hillier TA, Brown JB: Congestive heart failure in type 2 diabetes. Diabetes Care 24, 1614-1619, 2001

4. The SOLVD Investigators: Effect of enalapril on survival in patients with reduced left ventricular ejection fractions and congestive heart failure. N Engl J Med 325, 293-302, 1991

5. Shindler DM, Kostis JB, Yusuf S, Quinones MA, Pitt B, Stewart D, Pinkett T, Ghali JK, Wilson AC: Diabetes mellitus, a predictor of morbidity and mortality in the studies of left ventricular dysfunction (SOLVD) trials and registry. Am J Cardiol 77, 1017-1020, 1997

6. The SOLVD Investigators: Effect of enalapril on mortality and the development of heart failure in asymptomatic patients with reduced left ventricular ejection fractions. N Engl J Med 327, 685-691, 1992

7. The Beta-Blocker Evaluation of Survival Trial Investigators. A trial of the beta-blocker bucindolol in patients with advanced chronic heart failure. N Engl J Med 344, 1659-1667, 2001

8. Morgan CL, Currie CJ, Peters JR: Relationship between diabetes and mortality: a population study using record linkage. Diabetes Care 23, 1103-1107, 2000

9. Aronow WS, Ahn C: Incidence of heart failure in 2737 older persons with and without diabetes mellitus. Chest 115, 867-868, 1999

10. The Digitalis Investigation Group: The effect of digoxin on mortality and morbidity in patients with heart failure. N Engl J Med 336, 525-533, 1997

11. Rubler S, Dlugash J, Yuceoglu YZ, Kumural T, Branwood AW, Grishman A: New type of cardiomyopathy associated with diabetic glomerulosclerosis. Am J Cardiol 30, 595-602, 1972

12. Zarich SW, Nesto RW: Diabetic cardiomyopathy. Am Heart J 118, 1000-1012, 1989

13. Stone PH, Muller JE, Hartwell T, York BJ, Rutherford JD, Parker CB, Turi ZG, Strauss HW, Willerson JT, Robertson T, Braunwald E, Jaffe AS, and the MILIS Study Group: The effect of diabetes mellitus on prognosis and serial left ventricular function after acute myocardial infarction: Contribution of both coronary disease and diastolic left ventricular dysfunction to the adverse prognosis. J Am Coll Cardiol 14, 49-57, 1989

14. Nesto RW, Zarich S: Acute myocardial infarction in diabetes mellitus. Lessons learned from ace-inhibition. Circulation 97, 12-15, 1998

15. Aronson D, Rayfield EJ, Chesebrow JH: Mechanisms determining course and outcome of diabetic patients who have had acute myocardial infarction. Ann Intern Med 126, 296-306, 1997

16. Bristow MR, Gilbert EM, Abraham WT, Adams KF, Fowler MB, Hersberger R, Kubo SH, Narahara KA, Robertson AD, Krueger S: Effect of carvedilol on LV-function and mortality in diabetic versus non-diabetic patients with ischemic or non-ischemic dilated cardiomyopathy. Circulation 94, Suppl 1, I-664, 1996

17. Cohn JN, Johnson G, Ziesche S, Cobb F, Francis G, Tristani F, Smith R, Dunkman WB, Loeb H, Wong M, Bhat G, Goldman S, Fletcher RD, Doherty J, Hughes CV, Carson P, Cintron G, Shabetai R, Haakenson C: A comparison of enalapril with hydralazine-isosorbide dinitrate in the treatment of chronic congestive heart failure. N Engl J Med 325, 303-310, 1991

18. Dries DL, Sweitzer NK, Drazner MH, Exner DV, Stevenson LW, Gersh BJ: Prognostic impact of diabetes mellitus in patients with heart failure according to the etiology of left ventricular systolic dysfunction. J Am Coll Cardiol 38, 421-428, 2001

19. Dries DL, Sweitzer NK, Drazner MH, Exner DV, Stevenson LW: Diabetes aggravates heart failure progression in ischemic but not non-ischemic heart failure. Circulation 102, suppl II, II-718, 2000

20. Sweitzer NK, Stevenson LW, Gersh BJ, Dries DL: CABG reduces excess risk of death due to progressive heart failure in patients with diabetes and systolic dysfunction. Circulation 102, suppl II, II-502, 2000

21. Whang W, Bigger JT, for The CABG Patch Trial Investigators and Coordinators: Diabetes and outcomes of coronary artery bypass graft surgery in patients with severe left ventricular dysfunction: results from the CABG Patch Trial Database. J Am Coll Cardiol 36, 1166-1172, 2000

22. Ryden L, Armstong PW, Cleland JG, Horowitz JD, Massie BM, Packer M, Poole-Wilson PA: Efficacy and safety of high-dose lisinopril in chronic heart failure patients at high cardiovascular risk, including those with diabetes mellitus. Results from the ATLAS trial. Eur Heart J 21, 967-978, 2000

23. Gustafsson I, Torp-Pedersen C, Kober L, Gustafsson F, Hildebrandt P, on behalf of the TRACE Study Group: Effect of the angiotensin-converting enzyme inhibitor trandolapril on mortality and morbidity in diabetic patients with left ventricular dysfunction after acute myocardial infarction. J Am Coll Cardiol 34, 83-89, 1999

24. Pitt B, Poole-Wilson PA, Segal R, Martinez FA, Dickstein K, Camen AJ, Koustam MA, Riegger G, Klinger GH, Neaton J, Sharma D, Thiyagaran B, on behalf of the ELITE II Investigators: Effect of losartan compared with captopril on mortality in patients with symptomatic heart failure: randomised trial - the Losartan Heart Failure Survival Study ELITE II. Lancet 355, 1582-1587, 2000

25. Pitt B, Zannad F, Remme WJ, Cody R, Castaigne A, Perez A, Palensky J, Wittes J: The effect of spironolactone on morbidity ansd mortality in patients with severe heart failure. N Engl J Med 341, 709-717, 1999

26. Iribarren C, Karter AJ, Go AS, Ferrara A, Liu JY, Sidney S, Selby JV: Glycemic control and heart failure

among adult patients with diabetes. Circulation 103, 2668-2673, 2001

27. UK Prospective Diabetes Study (UKPDS) Group: Intensive blood-glucose control with sulphonylureas or insulin compared with conventional treatment and risk of complications in patients with type 2 diabetes (UKPDS 33). Lancet 352, 837-853, 1998

28. Stratton IM, Adler AJ, Neil AW, Matthews DR, Manley SE, Cull CA, Hadden D, Turner RC, Holman RR, on behalf of the UK Prospective Diabetes Study Group: Association of glycaemia with macrovascular and microvascular complications of type 2 diabetes (UKPDS 35): prospective observational study. Brit Med J 321, 405-412, 2000

29. Stys T, Lawson WE, Smaldone GC, Stys A: Does aspirin attenuate the beneficial effects of angiotensin-converting enzyme inhibition in heart failure. Arch Intern Med 160, 1409-1413, 2000

30. Krumholz HM, Chen Y-T, Wang Y, Radford MJ: Aspirin and angiotensin-converting enzyme inhibitors among elderly survivors of hospitalization for an acute myocardial infarction. Arch Intern Med 161, 538-544, 2001

31. Remme WJ, Swedberg K: Task Force for the diagnosis and treatment of chronic heart failure, European Society of Cardiology. Guidelines for the diagnosis and treatment of chronic heart failure. Eur Heart J 22, 1527-1560, 2001

32. Cohn JN, Tognoni G, for the Valsartan Heart Failure trial investigators: A randomized trial of the angiotensin-receptor-blocker valsartan in chronic heart failure. N Engl J Med 345, 1667-1675, 2001

18. Therapieziele beim Diabetiker aus kardiologischer Sicht

18.1. Ergebnisse der Primärprävention beim Diabetiker

Die DCCT-Studie (1), eine Primärpräventionsstudie, die der Frage nachging, inwieweit eine intensivierte Insulintherapie bei Typ-I-Diabetes einer konventionellen Therapie überlegen ist, ergab auch für die kardialen Probleme ermutigende Resultate:

- 76 % seltener kardiale Komplikationen unter intensivierter Insulintherapie bei IDDM!
- Wenngleich die kardialen Endpunkte zwischen beiden Therapieformen um den Faktor 5 differieren, wird das Signifikanzniveau jedoch nicht erreicht, wahrscheinlich infolge der mit 6,5 Jahren noch zu kurzen Beobachtungszeit bei diesen jungen Patienten, die bei Abschluß der Untersuchung erst 34 Jahre alt sind, der KHK-Gipfel bei IDDM jedoch erst mit 55 Jahren erreicht wird

Auch bei Typ II-Diabetikern ist eine intensivierte Diabetes-Therapie grundsätzlich mit weniger kardiovaskulären Problemen in der Folgezeit behaftet, wie die UKPDS-Studie zeigt (2). Die gleichen günstigen Resultate finden sich in der UKPDS-Studie auch bei intensivierter Hochdrucktherapie von Typ II-Diabetikern (3). Diese profitieren von der Hochdrucktherapie sogar noch deutlich stärker als von der intensivierten Stoffwechseltherapie.

Der primärpräventive Effekt von ASS wurde in einer Subgruppenanalyse der Early Treatment Diabetic Retinopathy Study untersucht (23). Diese ergibt eine Reduktion der tödlichen und nichttödlichen Infarkte (allerdings nicht signifikant), jedoch keine Mortalitätssenkung.

Dagegen haben behandelte Hypertoniker in der HOT-Studie (5) unter 75 mg/d ASS als Primärpräventivum 36 % seltener einen Myokardinfarkt erlitten, 2,3 % vs 3,6 % bzw. 82 vs 127 Ereignisse, p=0,002. Die Befürchtung, daß es unter ASS vermehrt zu Hirnblutungen und retinalen Problemen beim behandelten Hypertoniker kommen könne, hat sich nicht bestätigt. ASS ist bezüglich größerer kardiovaskulärer Ereignisse und Myokardinfarkte bei Diabetikern in dieser Studie genauso wirksam wie bei der Gesamtgruppe der Untersuchten.

Beim hypertensiven Typ II-Diabetiker, aber durchaus auch beim hypertensiven Typ I-Diabetiker ab 45 Jahren, sollte daher ASS in die Therapie aufgenommen werden (5).

D.h. ASS ist bei Typ I- und Typ II-Diabetes als primärpräventive Maßnahme bei Hochrisiko-Patienten mit folgenden Risikofaktoren anzusehen (6, 7):

- positive KHK-Familienanamnese
- Rauchen
- Hochdruck
- Adipositas (> 120 % des normalen Gewichtes)
- BMI> 28 kg/m^2 bei Frauen
- BMI > 27,3 kg/m^2 bei Männern
- Mikro- oder Makroalbuminurie
- Hyperlipidämie
  - Cholesterin > 200 mg/dl
  - LDL > 130 mg/dl
  - HDL < 40 mg/dl
  - Triglyzeride > 250 mg/dl

Dosierungen von 80-325 mg werden von der ADA (American Association of Diabetes) empfohlen. Dem muß jedoch entgegen gehalten werden, daß sich der HOT-Studie bei Hypertonikern bereits 75 mg/d als sinnvoll erwiesen hat (spätere Erkenntnis).

18.2. Welche Therapieziele bei Diabetes - einer kardiovaskulären Erkrankung?

Diabetes mellitus ist neben einer endokrinen Erkrankung vorrangig eine **kardiovaskuläre Erkrankung.** Den US-Gremien ist bei dieser Einschätzung hierbei ebenso Recht zu geben wie bei der neuen Formulierung " **Diabetes mellitus - ein KHK-Risiko-Äquivalent**". Beide Formulierungen sind als Dringlichkeits-Programm, Aufforderung, aber auch als Erwartungshaltung an die Kardiologen zu verstehen!

Die Resultate von DCCT und UKPDS gehen aus kardiologischer Sicht zudem in die gleiche Richtung. Die intensivierte Diabetes-Therapie bringt hier wohl bezüglich mikrovaskulärer Folgeerkrankungen Vorteile, die makrovaskulären Erkrankungen, an denen der Diabetiker vorrangig verstirbt, sind dagegen nur tendenziell rückläufig. Eine interdisziplinäre Zusammenarbeit zum Erreichen der Ziele der St. Vincent-Deklaration sind daher absolut notwendig und sollten auch durch intensivere Zusammenarbeit endlich erreicht werden.

Im folgenden seien wesentliche Ziele beim Diabetiker aus kardiologischer Sicht zusammengefaßt (8, 9, 10, 11, 12, 13, 14, 15), wobei sich die Ziele mit anderen Fachgebieten durchaus überschneiden, was als gegenseitige Inspiration empfunden werden sollte, in keiner Weise als Konkurrenz. Dies wäre kontraproduktiv. Die Diabetes-Therapie selbst mit den verschiedensten Insulinen und den vielen weiteren Antidiabetica (Sulfonylharnstoff, Biguanide, Alpha-Glucosidase-Hemmer, Glitazone, Glinide etc.) wird hierbei naturgemäß dem Fachdiabetologen überlassen bleiben müssen.

Die Anforderungen an eine Diabetes-Therapie sind gewachsen. Ein NBZ < 140mg/dl, in der UKPDS noch das Ziel der intensiviert behandelten Gruppe, genügt heutigen Standards nicht mehr. Ein NBZ < 110 mg/dl wird von der European Policy Group 1998 für die Therapie des Typ II-Diabetikers gefordert. Der HbA_{1c} sollte für eine gute BZ-Einstellung < 6,5 % betragen. Diesen Wert hatten in UKPDS nur ca. 10 %. Um einen HbA_{1c}-Wert < 7 % zu erreichen, muß der NBZ zwischen 90-110 mg/dl eingestellt werden. Die Rate von Hypoglykämien steigt erst bei NBZ-Werten < 90 mg/dl an.

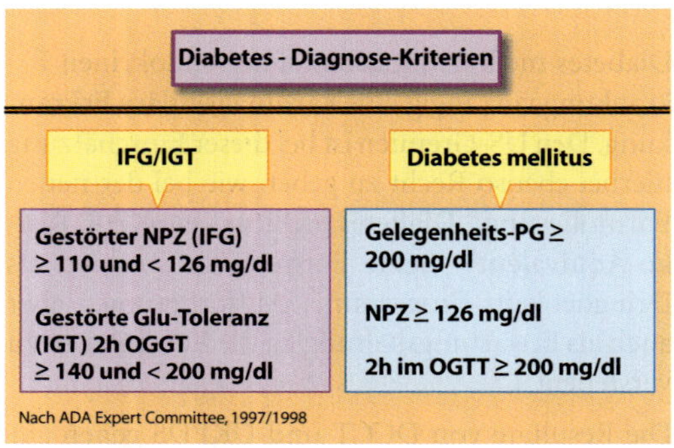

Abb. 18.1: Neue Kriterien zur Diabete-Diagnose.

Neben intensivierter Diabetes-Therapie (DCCT, UKPDS), die naturgemäß primär Aufgabe des Diabetologen ist, ist somit eine intensivierte Hochdruck-Therapie (UKPDS) ebenso anzustreben wie eine optimale kardiale Therapie unter primär- oder sekundärpräventivem Gesichtspunkt. Auch weitere Subdisziplinen sind hierbei gefragt. Besonderer Wert ist grundsätzlich auf organprotektive und organreparative Therapieziele (kardioprotektive, nephroprotektive, retinoprotektive, neuroprotektive etc.) zu legen.

Lipide

- LDL-Ziel: primär- und sekundärpräventiv < 100 mg/dl (15).

Somit gibt es hier im Gegensatz zum Nicht-Diabetiker keine Risikostratifizierung (Abhängigkeit von Risikofaktoren und KHK)!

- Triglyzeride < 150 mg/dl (8)

Sind diese LDL-Ziele trotz maximaler Statin-Dosis nicht erreichbar und sind die Triglyzeride < 200 mg/dl, ist ein Ionenaustauscher hinzuzufügen.

Liegen die Triglyzeride > 250 mg/dl oder ist HDL < 35 mg/dl, sollte gegebenenfalls ein Fibrat oder Nikotinsäure in Erwägung gezogen werden.

Sekundäres Therapieziel bei Triglyzeriden von 200-499 mg/dl: Non-HDL-Cholesterin (= LDL plus VLDL) = Gesamtcholesterin minus HDL < 130 mg/dl (15).

Blutzucker-Einstellung

- Blutglukose zwischen 80-110 mg/dl
- HbA_{1c}-Ziel: < 7 %, besser < 6,5 %, cave Hypoglykämie

Körpergewicht

- Normgewicht, BMI < 25 kg/m^2
- Taillenumfang beim Mann < 102 cm
- Taillenumfang bei der Frau < 88 cm

Blutdruck

- RR < 130/85 mmHg bei Gelegenheits-RR-Messung
- Im ABDM < 130/80 über 24h
  - am Tag < 135/85 mmHg
  - nachts < 120/75 mmHg
  - max. 25 % der Werte am Tag > 140/90 mmHg
  - nächtlicher RR-Abfall > 10-15 %

- Bei behandeltem Hypertonus und bei Nephropathie ABDM-Kontrolle über 24h
  - RR bei Nephropathie < 125/75 mmHg (Gelegenheitsblutdruck)

Renale Eiweißausscheidung

- Albuminurie < 30 mg/24h oder < 20 µg/min

18.3. Was soll bestimmt werden?

- Blutzucker nüchtern
- Blutzucker postprandial, Blutzuckertagesprofil
- HbA_{1c}
- Blutdruckwerte, Gelegenheits RR und ABDM-Werte
- Gesamtcholesterin
- LDL
- HDL
- Triglyzeride
- Gewicht (BMI)
- Taillenumfang
  - Männer
  - Frauen
- Albuminurie/Proteinurie/24h
- EKG
- Belastungs-EKG, wiederholen 1-2 mal/Jahr und bei Bedarf
- Echokardiographie zur Beurteilung der LV-Funktion
- In Abhängigkeit von diesen Untersuchungen und Beschwerdebild ggf. weitere invasive Untersuchungen

Ggf. sind die LDL-Subfraktionen (Größenpartikel), Lp(a), Homozysteinsäure, Fibrinogen etc. zu bestimmen. Nicht für jeden Parameter stehen z.Zt. allerdings suffiziente Therapiestrategien zur Verfügung (16).

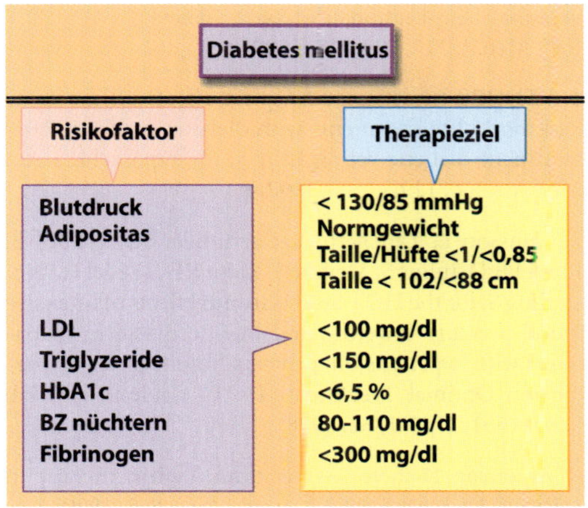

Abb. 18.2: Therapieziele beim Diabetiker.

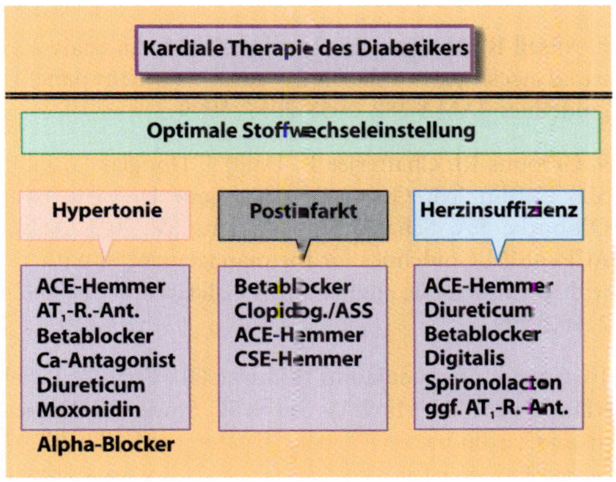

Abb. 18.3: Kardiale Therapie des Diabetikers. Bei Hochdruck-Therapie sind grundsätzlich alle Substanzen möglich, Diuretikum und nicht-selektiver Betablocker allerdings nicht 1. Wahl. Den stoffwechselneutralen sowie den organprotektiven wie -reparativen Substanzen ist die Präferenz zu geben.

18.4. Literatur

1. The Diabetes Control and Complications Trial (DCCT) Research Group: Effect of intensive diabetes management on macrovascular events and risk factors in the diabetes control and complications trial. Am. J. Cardiol. 75, 894-903, 1995

2. UK Prospective Diabetes Study (UKPDS) Group: Intensive blood-glucose control with sulphonylureas or insulin compared with conventional treatment and risk of complications in patients with type 2 diabetes (UKPDS 33). Lancet 352, 837-853, 1998

3. UK Prospective Diabetes Study Group: tight blood pressure control and risk of macrovascular and micro-

vascular complications in type 2 diabetes. UKPDS 38. Brit. Med. J. 317, 703-713, 1998

4. ETDDRS Investigators: Aspirin effects on mortality and morbidity in patients with diabetes mellitus. Early treatment diabetic retinopathy study report 14. J Am Med Ass 268, 1292-1300, 1992

5. Hansson L, Zanchetti A, Carruthers SG, Dahlof B, Elmfeldt D, Julius S, Menard J, Rahn KH, Wedel H, Westerling S, for the HOT Study Group: Effects of intensive blood-pressure lowering and low-dose aspirin in patients with hypertension: principal results of the Hypertension Optimal Treatment (HOT) randomised trial. Lancet 351, 1755-1762, 1998

6. American Diabetes Association: Aspirin therapy in diabetes. Diabetes Care 22, suppl 1, S60-S62, 1999

7. Colwell JA: Aspirin Therapy in diabetes (Technical Review). Diabetes Care 20, 1767-1771, 1997

8. Ansell BJ, Watson KE, Fogelman AM: An ecidence-based assessment of the NCEP adult treatment panel II guidelines. JAMA 282, 2051-2057, 1999

9. Gibbons RJ, Chatterjee K, Daley J, Douglas JS, Fihn SD, Gardin JM, Grunwald MA, Levy D, Lytle BW, O'Rourke RA, Schafer AP, Williams SV: ACC/AHA/ACP-ASIM Guidelines for the management of patients with chronic stable angina. J Am Coll Cardiol 33, 2092-2190, 1999

10. Grundy SM, Benjamin IJ, Burke GL, Chait A, Eckel RH, Howard BV, Mitch W, Smith SC, Sowers JR: Diabetes and cardiovascular disease. A statement for healthcare professionals from the American Heart Association. Circulation 100, 1134-1146, 1999

11. Balady GJ, Ades PA, Comoss P, Limacher M, Pina IL, Southard D, Williams MA, Bazzarre T: Core components of cardiac rehabilitation/secondary prevention programs. A statement for healthcare professionals from the American Heart Association and the American Association of Cardiovascular and Pulmonary Rehabilitation. Circulation 102, 1069-1073, 2000

12. Mosca L, Grundy SM, Judelson D, King K, Limacher M, Oparil S, Pasternak R, Pearson TA, Redberg RF, Smith SC, Winston M, Zinberg S: Guide to preventive cardiology for women. Circulation 99, 2480-2484, 1999

13. Krauss RM, Eckel RH, Howard B, Appel LJ, Daniels SR, Deckelbaum RJ, Erdman JW, Kris-Etherton P, Goldberg IJ, Kotchen TA, Lichtenstein AH, Mitch WE, Mullis R, Robinson K, Wylie-Rosett J, St. Jeor S, Suttie J, Tribble DL, Bazarre TL: AHA dietary guidelines. Revision 2000: A statement for healthcare professionals from the nutrition committee of the American Heart Association. Circulation 102, 2284-2299, 2000

14. Gotto AM: Low high-density lipoprotein cholesterol as a risk factor in coronary heart disease. A working group report. Circulation 103, 2213-2218, 2001

15. Expert Panel on Detection, Evaluation, and Treatment of High Blood Cholesterol in Adults: Executive summary of the third report of the National Cholesterol Education Program (NCEP) expert panel on detection, evaluation, and treatment of high blood cholesterol in adults (Adult Treatment Panel III). JAMA 285, 2486-2497, 2001

16. Strödter D: Sekundärprävention bei KHK und Postinfarktpatienten - Strategien und Resultate, Gesichertes und Ungesichertes. Uni Med Science, Bremen-London-Boston, 2001

19. Kasuistiken

In den Kasuistiken wird der Schwerpunkt auf die kardiale Therapie gelegt, da die Diabetes-Therapie Aufgabe des Diabetologen ist.

19.1. Typ I-Diabetes und Mikroalbuminurie

- 24 jähriger Student
- Typ-I-Diabetes seit 12 Jahren
- Mikroalbuminurie (250 mg/24h) 2 x nachgewiesen
- RR 140/90 mmHg
- HbA_{1c} 8,1 %

Therapiestrategie

- neben **Optimierung der Diabetes-Einstellung** (HbA_{1c}-Ziel ≤ 6,5 mg/dl) sind wegen des Diabetes eine **Senkung des Blutdruckes** in die gewünschten Bereiche von < 130/<85 mmHg zu beachten
- wegen der bestehenden **Nephropathie** sollte das RR-Ziel strenger sein, nämlich <120/<75 mmHg (WHO u. ISH, 1999)
- neben der RR-Senkung sind somit nephroprotektive Gesichtspunkte dringlich. D.h. Einsatz eines **ACE-Hemmers**, wodurch nicht nur der Blutdruck gesenkt wird, sondern auch ein Rückgang der Mikroalbuminurie zu erwarten ist
- RR-Kontrolle zudem mit Hilfe des **ABDM**, um auch eine suffiziente nächtliche RR-Senkung zu belegen (< 120/75 mmHg)

19.2. Typ II-Diabetiker mit Hypertonie und Nephropathie

- 56 jähriger Mann, seit 10 Jahren bekannter Hypertonus mit Gelegenheits-RR von 160/100 mmHg, seit 2 Jahren Diabetes
- BMI 35 kg/m^2
- NBZ 120 mg/dl, HbA_{1c} = 7,3 %
- Taillenumfang 112 cm
- Proteinurie von 600 mg/24h
- LDL 145 mg/dl, HDL 30 mg/dl, Triglyzeride 245 mg/dl
- Gesamt-Cholesterin nach der Friedewald-Formel berechenbar:

$$LDL = Cholesterin - HDL - \frac{Triglyceride}{5}$$

Diagnose:
Metabolisches Syndrom mit diabetischer Nephropathie

Therapiestrategie

Neben Gewichtsreduktion, vermehrter körperlicher Aktivität und Diät sind bei der Hochdrucktherapie nephroprotektive Gesichtspunkte besonders zu beachten. Daneben ist eine Lipidsenkung zur Minderung des kardiovaskulären Risikos - Diabetes - ein KHK-Äquivalent - unabdingbar.

Vorrangig somit Einsatz eines **AT_1-Rezeptorantagonisten** (PRIME-Programm, IDNT), z.B. 300 mg Irbesartan, ggf. Einsatz einer Fixkombikation mit Diuretikum in Abhängigkeit von der RR-Senkung. Blutdruck-Therapieziel < 125/75 mmHg. Daneben **Gewichtsreduktion**, pro kg Gewichtsabnahme ist mit einem RR-Abfall von ca. 2/1 mmHg zu rechnen. Einsatz eines **CSE-Hemmers**, LDL-Ziel < 100 mg/dl. Durch Gewichtsreduktion und Diät werden die Triglyzeride in den Zielbereich abfallen, Ziel < 150 mg/dl.

19.3. 56 jähriger Typ II-Diabetiker (insulin-pflichtig) mit KHK

- Z.n.Vorderwandinfarkt
- EF = 35 %
- Hypertonie, RR 170/98 mmHg
- LDL 145 mg/dl, HDL 34 mg/dl
- HbA_{1c} 8,1 %, BZ pp 175 mg/dl
- Gewicht 88 kg bei einer Größe von 168 cm

Therapievorschlag

- ACE-Hemmer
- Betablocker
- Thrombozyten-Aggregationshemmer, Clopidogrel günstiger als ASS
- CSE-Hemmer mit dem Ziel LDL < 100 mg/dl

- Bessere Diabetes-Einstellung, HbA_{1c} <7,0 % bzw. besser < 6,5 % mit Gewichtsreduktion bzw. Gewichtsnormalisierung und körperlicher Aktivität, Diätberatung

19.4. 62 jähriger Typ II-Diabetiker mit metabolischem Syndrom, KHK, Nephropathie und pAVK

- KHK (3-GFE) mit Z.n. ACB-OP vor 1 Jahr, EF = 48 %
- Nephropathie mit Proteinurie (820 mg/24h) und Niereninsuffizienz mit Kreatinin 2,3 mg/dl
- pAVK Stadium IIa
- LDL 122 mg/dl, Triglyzeride 325 mg/dl, HDL 28 mg/dl
- Größe 172 cm, Gewicht 95 kg, Taille 120 cm, BMI 32,1 kg/m^2
- Raucher

Therapievorschlag

- ACE-Hemmer trotz leicht reduzierter LV-Funktion seit HOPE
- in Anbetracht der deutlichen Nephropathie hier eventuell eher Einsatz eines AT_1-Rezeptorantagonisten (PRIME-Programm, IDNT)
- Betablocker obligat, hier speziell wegen pAVK dilatativer Betablocker
- Clopidogrel günstiger als ASS, siehe Subgruppenanalyse von CAPRIE
- Gewichtsreduktion, körperliche Aktivität, Diät
- Nikotinaufgabe sofort!
- Eiweißrestriktion

19.5. 59 jährige Typ II-Diabetikerin mit KHK und Herzinsuffizienz

- 3-GFE, Z.n. Vorderwandinfarkt und Hinterwandinfarkt
- EF = 20 %
- Herzinsuffizienz NYHA IV
- RR 152/78 mmHg, damit isolierte systolische Hypertonie
- Ex-Raucher
- LDL 256 mg/dl, HDL 34 mg/dl
- HbA_{1c} 8,5 %, BZ pp 187 mg/dl
- Mikroalbuminurie (280 mg/24h)
- Größe 161 cm, Gewicht 89 kg
- Taillenumfang 114 cm

Therapievorschlag

- ACE-Hemmer in optimaler Dosierung wegen der reduzierten LV-Funktion
- Betablocker, z.B. Carvedilol langsam hochtitrieren, Nutzen in COPERNICUS bei NYHA IV belegt
- CSE-Hemmer mit dem Ziel LDL < 100 mg/dl. Hierbei dürfte zum Erreichen des Zieles zusätzlich ein Ionenaustauscher notwendig werden.
- Thrombozytenaggregationshemmer bzw. Überlegung einer Marcumar-Therapie (INR 2-3)
- Gewichtsreduktion, Diät
- Der erhöhte RR wird sich durch ACE-Hemmer und Betablocker normalisieren

19.6. 48 jähriger Typ II-Diabetiker mit KHK und Z.n. Bypass-OP

- Z.n. Bypass-OP (2 Venengrafts, plus IMA zur LAD)
- EF = 65 %
- RR 178/98 mmHg
- LDL 162 mg/dl, HDL 43 mg/dl, Triglyzeride 188 mg/dl

Therapievorschlag

- Clopidogrel deutlich besser als ASS, s. Subgruppenanalyse für Bypass-Patienten und Diabetiker
- Betablocker
- CSE-Hemmer
- Zur Hypertonietherapie zusätzlich ACE-Hemmer oder AT_1-Rezeptorantagonist

19.7. 25 jähriger Typ I-Diabetiker mit Nephropathie

- LDL 180 mg/dl, Triglyzeride 250 mg/dl,
- HbA_{1c} =9,5 %,
- Insulintherapie
- RR 150/92 mmHg
- Eiweißausscheidung 550 mg/24h, somit liegt auch eine Nephropathie vor

Therapievorschlag

- Neben besserer Diabetes-Einstellung (Diät, körperliche Aktivität) Insulin-Therapie überprüfen
- Zusätzlich RR-Senkung mit ACE-Hemmer, der auch die hier zu fordernden nephroprotektiven Effekte hat
- RR - Ziel in Anbetracht der Nephropathie < 120/75 mmHg, ABDM-Kontrollen!
- Nach weiteren Risikofaktoren fanden!
- LDL < 100 mg/dl!

19.8. Der Typ I-Diabetiker mit KHK und EF = 28 %

45 jähriger Finanzbeamter, Typ I-Diabetes, Vorderwandinfarkt vor 1 Jahr

- 3-GFE, EF = 28 %
- RR 158/92 mmHg
- Cholesterin 242 mg/dl
- LDL 157 mg/dl
- HDL 34 mg/dl
- TG 225 mg/dl

Er ist diätetisch beraten und nimmt am Koronarsport teil.

Optimal behandelt? In keiner Weise!

Obligate Ergänzung der Therapie durch:

- ACE-Hemmer
- Betablocker
- ASS, alternativ Clopidogrel
- CSE-Hemmer, Ziel LDL < 100 mg/dl

Der Patient braucht somit 4 Substanzen in richtiger Dosierung. Therapieziele sind:

- LDL < 100 mg/dl
- RR < 130/85 mmHg

19.9. 66 jähriger Typ II-Diabetiker mit Apoplex

- RR 168/95 mmHg, ischämischer Hirninsult vor 3 Monaten
- LDL 157 mg/dl, HDL 44 mg/Dl, Triglyzeride 212 mg/dl

Therapieziele

- seitens des Hochdrucks RR <130/85 mmHg, z.B. wegen der Ergebnisse der PROGRESS-Studie die 4 mg/d Perindopril plus Indapamid, aber auch andere ACE-Hemmer und Ca-Antagonisten mindern in der STOP II-Studie die Apoplex-Rate stärker als herkömmliche Antihypertensiva
- zusätzlich CSE-Hemmer mit dem Ziel LDL < 100 mg/dl (☞ NCEP-Richtlinien 2001)
- ASS 300 mg oder besser Clopidogrel, da Diabetiker
- Optimale Glukosestoffwechseleinstellung

19.10. Der Diabetiker mit KHK und stabiler Angina

R.A., 56 jährige Patientin, Größe 159, Gewicht 84 kg

- Typ II-Diabetes, auf Insulin und orale Antidiabetica eingestellt
- NBZ 162 mg/dl, HbA_{1c} 8,4 %
- LDL 163 mg/dl, HDL 41 mg/dl, Triglyzeride 256 mg/dl
- RR 165/94 mmHg
- EF = 54 %
- Belastungs-EKG bis 125 Watt ohne pathologischen Befund
- Kreatinin 1,7 mg/dl, Proteinurie 800 mg/d
- z.Zt. nur Diabetes-Therapie

Therapiestrategie

Hier besteht eine erhebliche Diskrepanz zwischen den Diagnosen und der Therapie! Neben der Sekundärprävention der KHK ist das weitere Ziel der Therapie das metabolische Syndrom mit Diabetes, Fettstoffwechselstörung, Hochdruck, Adipositas. In Anbetracht der Niereninsuffizienz mit Proteinurie bei diabetischer Nephropathie sind daneben auch nephroprotektive Aspekte zu berücksichtigen.

Therapievorschlag

- Thrombozyten-Aggregationhemmer - in Anbetracht des Hochrisikoprofils ist Clopidogrel dem ASS hier vorzuziehen, da wirksamer
- Betablocker
- ACE-Hemmer zur Sekundärprävention der KHK bei Diabetes, wegen des Hochdrucks und wegen der nephroprotektiven Eigenschaften, alternativ bei ACE-Hemmer-Unverträglichkeit AT_1-Rezeptorantagonist

- CSE-Hemmer, Ziel-LDL < 100 mg/dl
- Optimierung der Diabetes-Diät und Gewichtsreduktion
- Sollte der Blutdruck unter ACE-Hemmer und Betablocker-Gabe nicht normalisiert werden, d.h. nicht < 130/85 mmHg liegen (die Kombination ist in der RR-Senkung nicht sehr additiv), besser diastolisch < 80 mmHg (HOT-Studie!) bzw. < 125/75 mmHg angesichts der Nephropathie liegen, wäre die Zugabe eines langwirkenden Ca-Antagonisten (3. Generation) sinnvoll, eventuell zusätzlich ein niedrig dosiertes Diuretikum (in Fixkombination mit ACE-Hemmer oder AT_1-Rezeptorantagonist)
- **Ziel:**
  LDL < 100 mg/dl, HbA_{1c} < 6,5 %, RR ≤ 130/85 mmHg bzw. < 130/80 mmHg

19.11. 75 jähriger Typ II-Diabetiker nach ACB-OP

H.P., 75 jähriger Patient, vor 2 Jahren 4-fach ACB (mit IMA) bei 3-Gefäßerkrankung. Diabetes seit 15 Jahren

- im EKG SR, 88/min, LT, Zeichen eines alten abgelaufenen Hinterwandinfarktes
- im Echo Akinesie der Hinterwand, EF = 45 %
- RR 155/92 mmHg
- LDL 158 mg/dl, HDL 32 mg/dl
- NBZ 108 mg/dl

Bisherige Therapie

- ASS 100

Obligate Ergänzung der Therapie

- Betablocker
- CSE-Hemmer, LDL-Ziel < 100 mg/dl
- ACE-Hemmer
- Thrombozytenaggregationshemmer:
  In Anbetracht der Untergruppenanalysen der CAPRIE-Studie (Hypercholesterinämie, ACVB) ist Clopidogrel deutlich präventiver als ASS
- **RR-Ziel** < 140/90 mmHg, da älterer Patient, hochnormaler RR-Bereich

19.12. Typ I-Diabetiker nach PTCA

K.L., 43 Jahre, Bruder und Vater haben ebenfalls KHK

- der älteste Bruder ist am plötzlichen Herztod verstorben
- Zustand nach PTCA einer LAD-Stenose vor 6 Monaten mit Stent-Einlage, in den übrigen Gefäßen Koronarsklerose
- er ist beschwerdefrei
- Ergometrie bis 175 Watt ohne pathologischen Befund
- EKG: SR, 90/min, LT, ohne pathologischen Befund
- Im Echo EF = 60 %
- LDL 145 mg/dl, HDL 27 mg/dl
- RR 145/ 86 mmHg

Bisherige Therapie

- Mono-Nitrat 60 mg/d

Obligate Ergänzung der Therapie durch:

- Thrombozytenaggregationshemmer (ASS oder Clopidogrel)
- CSE-Hemmer
- Betablocker
- ACE-Hemmer

Das Nitrat ist nicht obligat.

19.13. Der Postinfarktpatient mit Herzinsuffizienz NYHA IV

M.A., 58 Jahre, abgelaufener Vorderwand- und Hinterwandinfarkt

- ischämische Kardiomyopathie mit EF = 20 %
- Dyspnoe bei Belastung, keine Angina pectoris
- Bei Ergometrie bis 75 Watt keine ST-Senkung, keine Angina
- Lunge frei, insbesondere keine feuchten RG, insgesamt keine kardialen Dekompensationszeichen
- RR 155/ 92 mmHg
- Im EKG absolute Arrhythmie bei Vorhofflimmern, Kammerfrequenz 105/min, dies seit 2 Jahren
- Im Echo Diameter des linken Vorhofs 60 mm

- LDL 151 mg/dl, HDL 38 mg/dl

Therapie zur Zeit

- Digitalis
- Schleifendiuretikum

Obligate Ergänzung der Therapie

- ACE-Hemmer
- Betablocker, hier Einsatz von Carvedilol, da für diesen Betablocker bei NYHA IV in der COPERNICUS-Studie ein lebensverlängernder Effekt nachgewiesen wurde
- CSE-Hemmer
- Marcumar low dose, INR 2-3
- Dosisreduktion des Schleifendiuretikums
- Langfristig Überlegung, ob nicht die Zugabe von 25 mg Spironolacton sinnvoll ist. Aber erst Auftitrierung des ACE-Hemmers vor Einsatz des Betablockers abwarten
- in Anbetracht der Frequenz Überprüfung der Digitalis-Dosis
- Statt Spironolacton käme auch der AT_1-Rezeptorantagonist (VaL-HeFT-Studie mit Valsartan!) in Betracht

19.14. Der KHK-Patient mit LDL= 92 mg/dl und HDL= 21 mg/dl, Typ II-Diabetes

CSE-Hemmer notwendig?

Dieser Patient braucht keinen CSE-Hemmer. Er sollte mit einem Fibrat behandelt werden, da dieses das HDL, und hierauf kommt es jetzt an, stärker anhebt als der CSE-Hemmer. In dieser Situation ist für 1200 mg Gemfibrozil in der VA-HIT-Studie ein lebensverlängernder Effekt belegt.

19.15. Der Postinfarktpatient mit schwerem Hochdruck und Diabetes mellitus Typ II

K.R., 58 Jahre, seit Jahren Hochdruck, vor 1 Jahr Vorderwandinfarkt.

- 1-Gefäßerkrankung, EF = 35 %
- ACE-Hemmer-Unverträglichkeit
- RR bei wiederholter Messung 175/101 mmHg
- Eine sekundäre Hypertonie ist ausgeschlossen
- LDL 153 mg/dl, HDL 41 mg/dl

Seine bisherige Therapie

- ASS
- AT_1-Rezeptorantagonist in bisher anerkannter Höchst-Dosis
- Betablocker
- CSE-Hemmer, niedrig dosiert

Therapiestrategie

Eine weitere Drucksenkung ist das primäre Ziel, auch in Anbetracht der ASS-Medikation (Apoplex-Gefahr mit Blutung), Ziel-RR <130/85 mmHg. Die bisherige antihypertensive Zweierkombination ist nicht sehr additiv, deswegen zusätzlich niedrig dosiertes Diuretikum, z.B. in Fixkombination mit AT_1-Rezeptorantagonist.

Wenn die Dreierkombination dann nicht ausreichend drucksenkend ist, Zugabe eines Ca-Antagonisten. Bei der schlechten Pumpfunktion ist dann aber ein Ca-Antagonist der 3. Generation zu bevorzugen, z.B. Amlodipin, da hierunter keine ungünstigen Effekte bei Herzinsuffizienz, s. PRAISE I und II-Studie, oder aber Lercanidipin, Lacidipin.

19.16. Der diabetische Postinfarktpatient mit Niereninsuffizienz II und COPD

S.D., 51 Jahre, vor 2 Jahren Vorderwandinfarkt mit Akut-PTCA

- RR 150/95 mmHg
- LDL 145 mg/dl, HDL 39 mg/dl, Triglyzeride 2?2 mg/dl
- Im EKG Sinusrhythmus, Zeichen eines abgelaufenen Vorderwandinfarktes
- EF im Echo 35 %
- Kreatinin 1,8 mg/dl, HbA_1c = 7 %

Bisherige Therapie:

- Insulin plus orale Antidiabetica
- Gute Einstellung der COPD mit Bronchodilatatoren, inhalative Steroide

Neben der Sekundärprävention sind somit die

- eingeschränkte LV-Funktion
- der Diabetes
- die Hypercholesterinämie
- der Hochdruck
- die Niereninsuffizienz bei diabetischer Nephropathie

- ebenso die COPD

zu bedenken

Ergänzung der Therapie

- ACE-Hemmer, alternativ AT_1-Rezeptorantagonist, dies wegen reduzierter LV-Funktion, Hochdruck und diabetischer Nephropathie
- ASS, alternativ Clopidogrel (dieses ist beim Diabetiker deutlich protektiver als ASS - vgl. CAPRIE-Subgruppenanalyse!)
- Betablocker? Hier könnte in Anbetracht der COPD der beta-1-selektivste Betablocker zum Einsatz kommen (Nebivolol)
- angesichts der LV-Funktion sind die frequenzsenkenden Ca-Antagonisten hier zu vermeiden
- CSE-Hemmer

20. Abkürzungen

ABDM	ambulante Blutdruck-Dauermessung
ACE	Angiotensin converting enzyme
ACH	Acetylcholin
ACVB	Aorto-koronarer Venen-Bypass
ADH	Antidiuretisches Hormon
ADP	Adenosin-Diphosphat
AG II	Angiotensin II
ARR	Absolute Risikoreduktion
ASS	Acetylsalicylsäure
BB	Betablocker
BMI	Body-Mass-Index (kg/Quadratmeter der Körpergröße in m)
BZ	Blutzucker
Ca-A.	Calcium-Antagonist
CABG	Coronary artery bypass grafting
CHF	Coronary heart failure
CM	Cardiomyopathie
COPD	Chronic obstructive pulmonary disease
CRP	c-reaktives Protein
CSE-Hemmer	Cholesterin-Synthese-Enzym-Hemmer
D.m.	Diabetes mellitus
EF	Ejektionsfraktion
ESRD	end-stage renal disease
GP-IIb/IIIa-Rezeptor-antagonist	Glykoprotein IIb/IIIa-Rezeptor-Antagonist
GFE	Gefäßerkrankung
GFR	glomeruläre Filtrationsrate
HI	Herzinsuffizienz
HZV	Herzzeitvolumen
ICD	Implantierbarer Cardioverter-Defibrillator
IDDM	Insulin-dependent diabetes mellitus
IFG	impaired fasting glucose
IGT	impaired glucose tolerance

IMA	Internal mammary artery
INR	International normalized ratio
IS	Ischämischer Stroke
ISH	International Society of Hypertension
ISH	Isolierte systolische Hypertonie
IVUS	Intravaskulärer Ultraschall
KG	Körpergewicht
KHK	Koronare Herzkrankheit
LAD	Left artery descending = RIVA
LV	Linker Ventrikel
LVH	linksventrikuläre Hypertrophie
LVMI	linksventrikulärer Massenindex
MAU	Mikroalbuminurie
MI	Myokardinfarkt
NA	Noradrenalin
NBZ	Nüchternblutzucker
NEJM	New England Journal of Medicine
NCEP	National Cholesterol Education Program
NIDDM	Non insulin dependent diabetes mellitus
NNT	Numbers-needed-to-treat
NO	Stickoxid
NSAR	Nicht-steroidale Antirheumatica
NYHA	New York Heart Association
oGTT	oraler Glukosetoleranztest
PAI-1	Plasminogen activator inhibitor
pAVK	periphere arterielle Verschlußkrankheit
PCI	perkutane Koronar-Intervention
PDGF	Platelet derived growth factor
pp	postprandial
PTCA	Perkutane transluminale Coronarangioplastie
RAAS	Renin-Angiotensin-Aldosteron-System

RPF	Renaler Plasmafluß
RR	Riva-Rocci, kurz für Blutdruck
RRR	Relative Risikoreduktion
SD	sudden death
SR	Sinusrhythmus
SV	Schlagvolumen
TG	Triglyceride
TIA	Transitorische ischämische Attacke
TPR	Totaler peripherer Widerstand
V.	Vena
vs	versus

Index

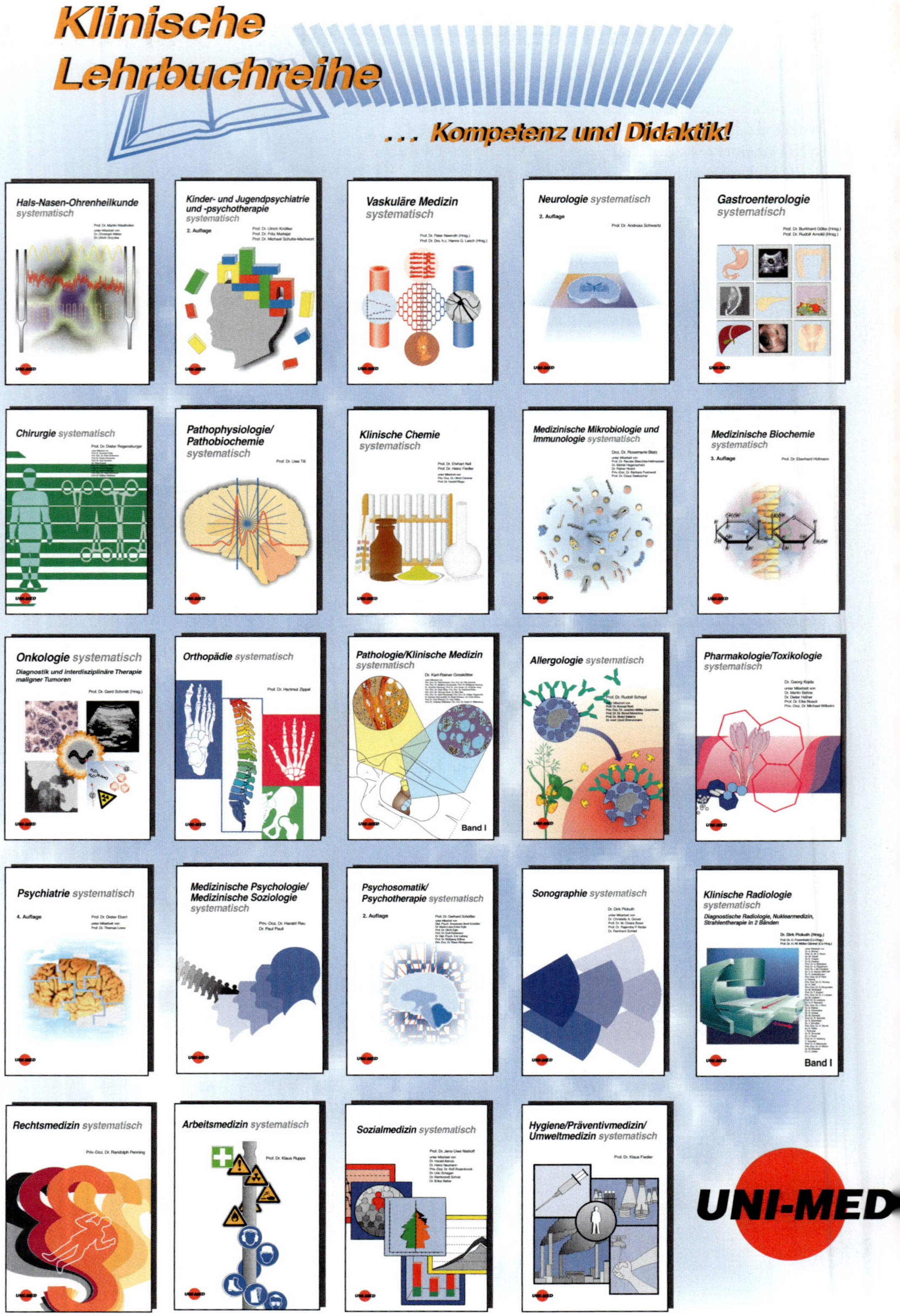
Klinische Lehrbuchreihe
... Kompetenz und Didaktik!
Hals-Nasen-Ohrenheilkunde systematisch
Kinder- und Jugendpsychiatrie und -psychotherapie systematisch
2. Auflage
Vaskuläre Medizin systematisch
Neurologie systematisch
2. Auflage
Gastroenterologie systematisch
Chirurgie systematisch
Pathophysiologie/Pathobiochemie systematisch
Klinische Chemie systematisch
Medizinische Mikrobiologie und Immunologie systematisch
Medizinische Biochemie systematisch
3. Auflage
Onkologie systematisch
Diagnostik und interdisziplinäre Therapie maligner Tumoren
Orthopädie systematisch
Pathologie/Klinische Medizin systematisch
Band I
Allergologie systematisch
Pharmakologie/Toxikologie systematisch
Psychiatrie systematisch
4. Auflage
Medizinische Psychologie/Medizinische Soziologie systematisch
Psychosomatik/Psychotherapie systematisch
2. Auflage
Sonographie systematisch
Klinische Radiologie systematisch
Diagnostische Radiologie, Nuklearmedizin, Strahlentherapie in 2 Bänden
Band I
Rechtsmedizin systematisch
Arbeitsmedizin systematisch
Sozialmedizin systematisch
Hygiene/Präventivmedizin/Umweltmedizin systematisch
UNI-MED

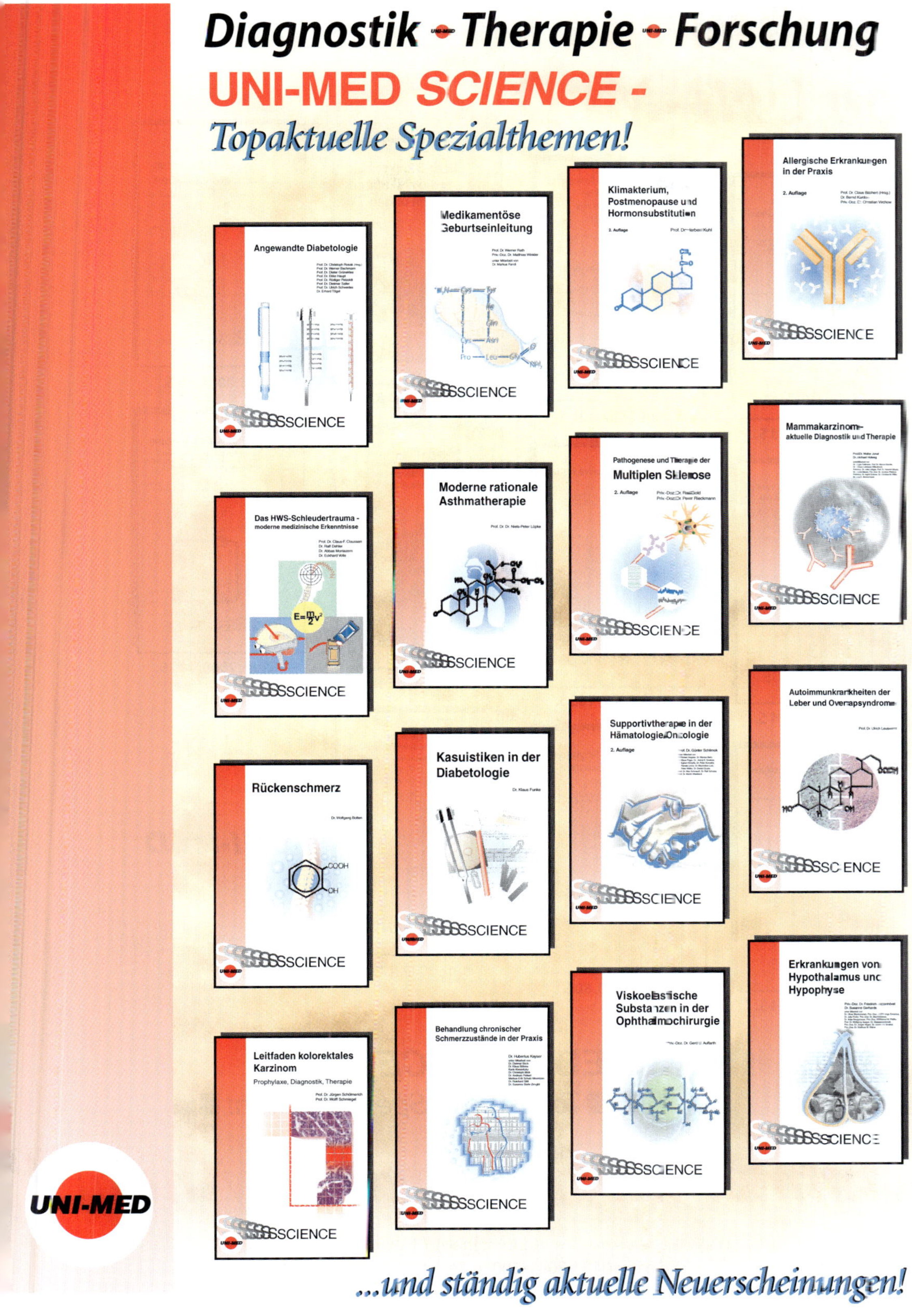
Diagnostik · Therapie · Forschung
UNI-MED SCIENCE -
Topaktuelle Spezialthemen!
Angewandte Diabetologie
Medikamentöse Geburtseinleitung
Klimakterium, Postmenopause und Hormonsubstitution
Allergische Erkrankungen in der Praxis
Das HWS-Schleudertrauma - moderne medizinische Erkenntnisse
Moderne rationale Asthmatherapie
Pathogenese und Therapie der Multiplen Sklerose
Mammakarzinom - aktuelle Diagnostik und Therapie
Rückenschmerz
Kasuistiken in der Diabetologie
Supportivtherapie in der Hämatologie/Onkologie
Autoimmunkrankheiten der Leber und Overlapsyndrome
Leitfaden kolorektales Karzinom
Prophylaxe, Diagnostik, Therapie
Behandlung chronischer Schmerzzustände in der Praxis
Viskoelastische Substanzen in der Ophthalmochirurgie
Erkrankungen von Hypothalamus und Hypophyse
UNI-MED
...und ständig aktuelle Neuerscheinungen!

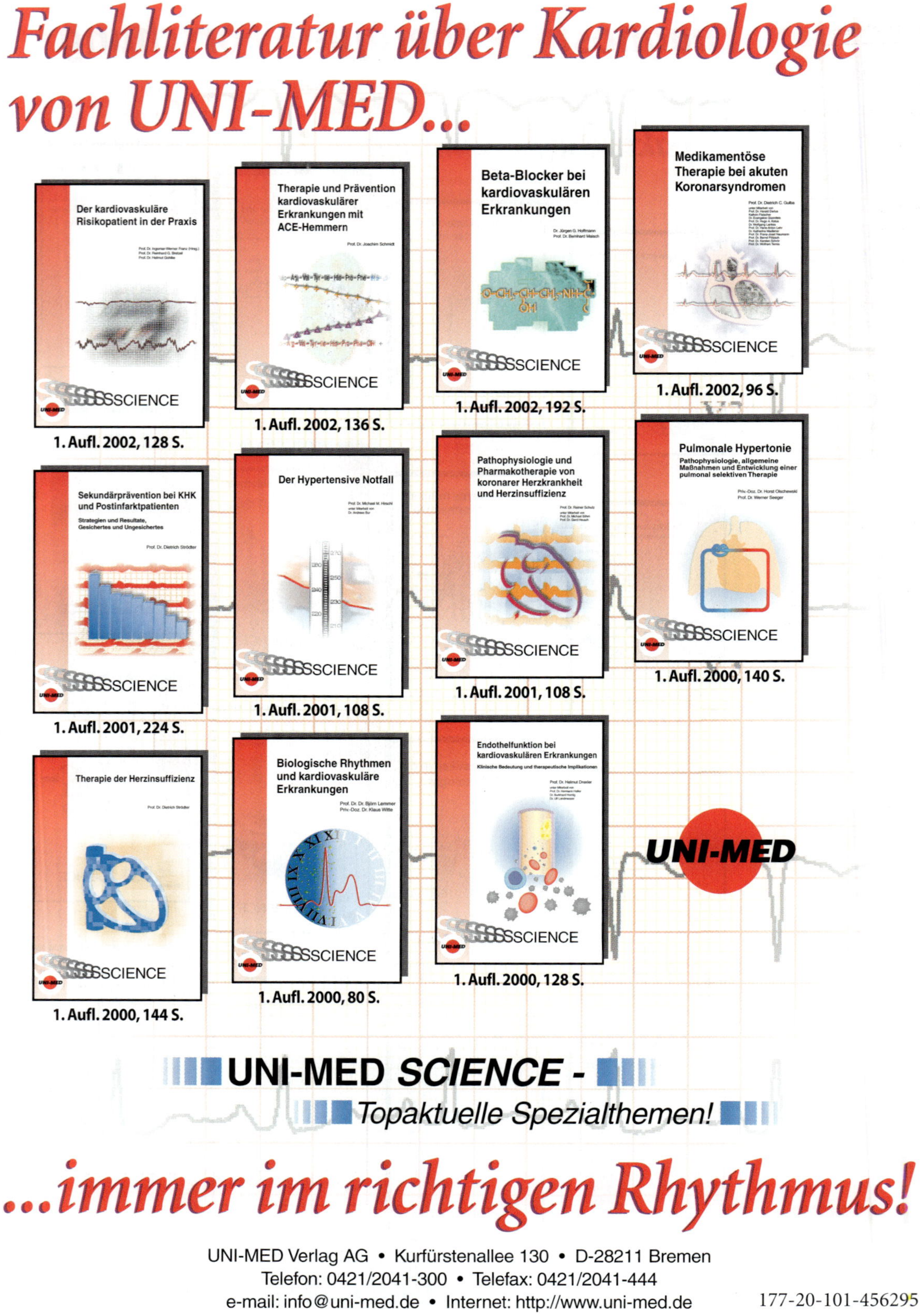

177-20-101-456295